临床抗感染药物手册

主编 戴德银 卢海波 刘 洋

科学出版社

北京

内 容 简 介

　　本书分上、下两篇共 24 章。上篇 9 章收载抗感染中成药 871 种，下篇 15 章收载抗感染用西药 353 种。抗感染中成药分别介绍了药物组成、功能主治与应用；抗感染西药介绍了作用特点与用途；中西药均介绍用法用量、不良反应与注意事项、禁忌证、制剂的规格，部分药物介绍了药动学、药效学、药物相互作用或配伍禁忌等相关内容。

　　本书注重中西药抗感染的互补性、实用性、专业性、参考性，适用于各级医务人员参考，也可供城乡家庭、社区健康服务中心参考。

图书在版编目（CIP）数据

临床抗感染药物手册 / 戴德银，卢海波，刘洋主编. —北京：科学出版社，2018.4

ISBN 978-7-03-056971-4

Ⅰ. ①临… Ⅱ. ①戴…②卢…③刘… Ⅲ. ①抗感染药—临床应用—手册 Ⅳ. ①R978.2-62

中国版本图书馆 CIP 数据核字（2018）第 051692 号

责任编辑：车宜平 / 责任校对：樊雅琼　王萌萌
责任印制：赵　博 / 封面设计：吴朝洪

科 学 出 版 社 出版

北京东黄城根北街 16 号
邮政编码：100717
http://www.sciencep.com

中国科学院印刷厂 印刷
科学出版社发行　各地新华书店经销

＊

2018 年 4 月第　一　版　　开本：890×1240　1/32
2018 年 4 月第一次印刷　　印张：15 1/8
字数：624 000

定价：68.00 元
（如有印装质量问题，我社负责调换）

《临床抗感染药物手册》
编写人员

主　　编　戴德银　卢海波　刘　洋

主　　审　冯怀志　肖　莉　李　健

副主编　皮儒先　许群芬　刘亚红　朱　艳　廖　琦

钱亚玲　钟　梁　田酉洪　田卫卫　赵　艳

李　硕　李　卓　王　江　罗　敏　吴　巧

徐　勇　敬新蓉　张　刚　林芸竹　陈　贤

钟国成

编　　者（按姓氏汉语拼音排序）

曹亚玲	陈　贤	程建锋	代升平	戴德银
邓聪颖	窦艳玲	顾明忠	顾宣奎	何　洁
何恩福	何文秀	胡晓允	敬新蓉	康晓曦
匡　红	李　东	李　红	李　静	李　青
李　硕	李　卓	李光清	李海龙	李泽兴
梁颖隽	廖　皓	廖　琦	廖银华	林芸竹
刘　洋	刘　英	刘丛丛	刘晓轩	刘亚红
龙　君	卢海波	罗　敏	罗　毅	孟　青
皮儒先	亓占中	钱亚玲	任婷婷	石清明
宋朝理	孙　颖	唐　超	唐文艳	田卫卫
田酉洪	王　皓	王　江	王　奎	王维萍
王鑫惠	王雪燕	王跃蓉	吴　巧	吴昭萍
肖莎丽	徐　勇	许群芬	吴　峰	张德云
张　刚	张　燕	赵　艳	郑　雪	钟　梁
钟伯君	钟国成	朱　艳	朱慧莉	

学术秘书　代升平

前　　言

为贯彻落实国家《遏制细菌耐药国家行动计划》(2016～2020 年)，我们根据《抗菌药物临床应用指导原则》，以中西医药相结合，参考经典文献和多年临床实践经验，编写了《临床抗感染药物手册》。在临床实践中，感染性疾病的病原不仅包括细菌，还包括病毒、真菌、寄生虫、原虫等，特整理相关内容编入本书。全书分上、下两篇。上篇抗感染中成药共 871 种，包括临床验证疗效相对确切的 17 种注射剂和 854 种内服/外用药。中成药注射剂作用快、疗效好，但不良反应也不少，有时还很严重。故对注射剂的不良反应、注意事项、禁忌等内容的介绍较详细；而对内服、外用药的介绍较精练。本书收集用于感冒及呼吸系统感染性疾病用中成药相对较多，因为上呼吸道感染(尤其是体温 38.5℃以下者)发病率较高，且多为病毒性感染，对症选用适宜的中成药治疗效果颇佳；而"习惯性"滥用抗生素往往无效，甚至出现不良反应。下篇抗感染西药共 353 种。

自《遏制细菌耐药国家行动计划》(2016～2020年)和《抗菌药物临床应用指导原则》发布以来，已要求将碳青霉烯类及替加环素等抗生素使用过程关键环节的信息保留，即按"特殊级使用"的"最高级别"进行"专档管理"，以利于遏制细菌耐药。合理使用抗菌药物和分级管理已经不再是医药卫生界独家之事，各行各业要齐抓共管，人人有责。为了更好地编写抗感染药物并指导临床合理用药，本书参考大量相关文献资料，并结合编者多年临床经验，综合整理抗感染中成药和西药。其中大多数为国家基本药物，参考《中华人民共和国药典》(2015 年版)、药典编委会编写的《临床用药须知》和《国家基本医疗保险、工伤保险和生育保险药品目录》(2017 年版)，分别在药名右上角"【　】"中标明"基"

（国家基本药物）、"典"（《中华人民共和国药典》及《临床用药须知》收载药品）、"保甲"（医保甲类药品）/"保乙"（医保乙类药品）、"农合"（基本医疗保险新农合药品），"蒙""藏""彝""苗"则代表基本医疗保险中的少数民族药品，"剧"指剧毒品，有警示作用，以示相对安全有效。

关注儿童用药责无旁贷，民族药亦不可或缺。本书注重收载儿童用药和民族药，便于读者参考。

本书将抗感染中西药物合编成一册，每种中成药介绍了药物组成、功能主治与应用；西药介绍了作用特点与用途；中西药均介绍了用法用量、不良反应与注意事项、禁忌证、制剂规格，部分药物介绍了药动学、药效学、药物相互作用或配伍禁忌等相关内容。本书文字精练，收载品种多，注重中西药抗感染的互补性、实用性、专业性、参考性等，适合各级医务人员参考，也可供城乡家庭、社区健康服务中心工作者参考。

由于医药事业不断发展，编者的业务水平和文献检索资料有限，书中如有疏漏或不足之处，欢迎读者批评指正。

中国人民解放军第四五二医院
主任药师、成都医学院兼职教授
戴德银
2018 年 1 月 1 日于成都

目　录

上篇　抗感染中成药

下篇　抗感染西药

上篇　抗感染中成药

第一章　感染伴高热、惊厥用中成药

一、注　射　剂

1. 清开灵注射液（胶囊、软胶囊、颗粒、滴丸、片、泡腾片、口服液）[典][基][保甲/乙]

【药物组成】　胆酸、猪去氧胆酸、黄芩苷、水牛角（浓缩粉）、金银花、栀子、板蓝根、珍珠母（浓缩粉）。

【功能主治】　清热解毒，化痰通络，醒神开窍。本品有解热、保护脑、抗肝肾损伤等作用。用于热病，症见热毒壅盛、高热不退、烦躁不安、咽喉肿痛、舌质红绛、苔黄或腻、脉数、神昏、中风偏瘫、神志不清；急性肝炎、上呼吸道感染、肺炎、脑血栓形成、脑出血见上述证候者。

【用法用量】　口服胶囊剂一次 2～4 粒，或软胶囊剂一次 1～2 粒，或温开水冲服颗粒剂一次 1～2 袋，或 10～20 小丸，或片剂一次 1～2 片，或泡腾片一次 1～2 片，或口服液一次 20～30ml，酌情一日 2～4 次。或肌内注射一次 2～4ml，一日 3 次；重症者静脉滴注：一日 20～40ml 以 10% 葡萄糖注射液 200ml 或 0.9% 氯化钠注射液 100ml 溶解稀释后（4h 以内）缓慢滴注。疗程视病情遵医嘱。其他剂型参见说明书，遵医嘱。

【禁忌】　有恶寒发热者忌用；使用本品前应对光检查，发现混浊、沉淀、变色、漏气等均禁用。

【注意事项】　有药物过敏史者不宜用，若出现变态反应（又称过敏反应）者应及时停用；用药期间应密切观察病情变化，及时对症处理。

【配伍禁忌与药物相互作用】　本品不可与其他药物混合使用或同时静脉滴注；与本品注射剂配伍禁忌的药物有硫酸庆大霉素、青霉素、肾上腺素、间羟胺（阿拉明）、乳糖酸红霉素、多巴胺、洛贝林（山梗菜碱）、硫酸美芬丁胺等。

【规格】　注射剂：2ml、10ml；胶囊剂：0.4g（含黄芩苷 20mg）；颗粒剂：3g；滴丸：每 10 丸重 0.3g；片剂：0.5g；泡腾片：1g；口服液：10ml。

2. 喜炎平（炎琥宁、穿心莲内酯、莲必治）注射液 [保乙]

【主要成分】　穿心莲内酯总酯磺化物。

【功能主治】　清热解毒，止咳止痢。

【药理作用】　①抗病毒：对腺病毒Ⅲ（ADV3）、流感病毒甲Ⅰ、流感病毒甲Ⅱ、流感病毒甲Ⅲ、呼吸道合胞病毒（RSV）等（体外试验）有灭活作用。②抗菌：对革兰氏阳性及阴性细菌包括致病性大肠埃希菌、伤寒沙门菌、肺炎链球菌、流感嗜血杆菌、金黄色葡萄球菌、溶血性链球菌、变形杆菌、志贺菌等细菌均有明显的杀菌和抑菌作用。③解热消炎：对多种内毒素、肺炎链球菌、溶血性链球菌的发热有解热作用。其口服 300mg/kg 的解热作用与同等剂量的阿司匹林相当。对多种炎症模型如蛋白、组胺、二甲苯等所致的毛细血管通透性增高，巴豆油出血性渗出等具有不同程度抗炎作用。④镇咳：舒张气管、支气管平滑肌，缓解平滑肌痉挛，抑制浆液分泌，祛痰镇咳。⑤增强机体免疫：提高血清备解素水平，增强白细胞和单核巨噬细胞的吞噬能力，提高脾内 T、B 淋巴细胞密度，促进免疫球蛋白形成。

【临床应用】　临床应用于①儿科：小儿病毒性肺炎、小儿支气管炎、儿童急性呼吸道感染、小儿风疹、小儿秋季腹泻、小儿疱疹性咽炎；喜炎平注射液在治疗重大传染性疾病（如甲型 H1N1 流感、手足口病等）中，取得了很好的疗效验证，这些疾病的患者中以儿童居多。②呼吸科：急性病毒性呼吸道感染、病毒性流行性感冒、急慢性支气管炎、肺炎，多用于支气管炎，扁桃体炎；一些中心城市医院的儿科用喜炎平注射液治疗病毒性肺炎和支气管炎的情况也越来越普遍，这都使该药品在儿科的用量占其总用量的比例越来越高，达到 70%。③消化科：细菌性痢疾、小儿腹泻及急性热性疾病等的治疗。④可以与抗生素联合使用。除可替代抗病毒药（如利巴韦林注射液）外，其他多种分类下的抗生素主要是针对各种不同细菌感染的治疗或者是支原体、衣原体、立克次体等的感染，喜炎平注射液可与其联合使用，缩短疗程，减少发热时间。但不能完全替代抗生素使用。

【药动学】　肌内注射炎琥宁一次 40mg 肌内或静脉给药后，在体内迅速吸收、分布，其吸收相半衰期（$t_{1/2Ka}$）为（18.90±12.12）min，分布相半衰期（$t_{1/2\alpha}$）仅为（1.3±0.3）min。用药 6h 后血药浓度明显下降，其消除相半衰期（$t_{1/2\beta}$）为（3.86±1.06）h，用药 2 天后可排出给药量的 85%以上。肌内注射的生物利用度达 94.2%左右，表明肌内注射后吸收利用较完全。

【用法用量】　炎琥宁临用前，加灭菌注射用水适量使其溶解。一次 40～80mg，一日 1～2 次。静脉滴注用 5%葡萄糖注射液或 5%葡萄糖氯化钠注射液稀释后滴注，一日 0.16～0.4g，一日 1～2 次。小儿酌减或遵医嘱。肌内注射：成人一次 50～100mg，一日 2～3 次；小儿酌减或遵医嘱。喜炎平注射液静脉滴注：一日 250～500mg，加入 5%葡萄糖注射液或 0.9%氯化钠注射液稀释后静脉滴注；或遵医嘱。儿童：一日按 5～10mg/kg（0.2～0.4ml/kg）体重，最高剂量不超过 250mg，以 5%葡萄糖注射液或 0.9%氯化钠注射液 100～250ml 稀释后静脉滴注，控制滴速每分钟 30～40 滴，一日 1 次；或遵医嘱。莲必治肌内注射，一次 0.1～0.2g，一日 2 次。静脉滴注，一日 0.4～0.75g，加于 5%葡萄糖注射液或氯化钠注射液中滴注。

【禁忌】　严禁与其他药物混合配伍，谨慎联合用药，如确需联合使用其他药品时，应谨慎考虑与本品的间隔时间及药物相互作用等问题。肾功能不全者禁用。对本品有过敏史者禁用。

【不良反应】　2011 年 1 月 1 日～2011 年 12 月 31 日，国家药品不良反应监测中心病例报告数据库中有关喜炎平注射液的病例报告共计 1476 例（单用喜炎平注射液病例报告 971 例，占 65.79%），不良反应/事件主要为全身性损害、呼吸系统损害、心血管系统一般损害、皮肤及其附件损害等。其中严重病例 49 例（单用喜炎平注射液病例报告 32 例，占 65.31%），占整体报告 3.32%。病例报告涉及 14 岁以下儿童患者较多。全身性损害约占 42.51%，主要表现为过敏样反应、过敏性休克等；呼吸系统损害约占 16.43%，主要表现为呼吸困难等；皮肤及其附件损害约占 16.43%，主要表现为全身皮疹等；心血管系统一般损害约占 16.43%，主要表现为发绀等。典型病例：患者，女，21 岁，因上呼吸道感染，静脉滴注喜炎平注射液 150mg+5%葡萄糖注射液（250ml）。输入至 2/3 时，患者出现寒战、发热、心悸、严重呼吸困难，随即停止该液，马上给予地塞米松加入到 5%葡萄糖注射液（250ml），同时肌内注射苯海拉明 20mg，氧气吸入。30min 后患者症状好转。儿童严重病例分析：2011 年国家药品不良反应监测中心病例报告数据库中有关喜炎平注射液涉及 14 岁以下儿童患者病例报告达 1048 例，占整体报告的 71.00%；其中严重报告 28 例，占整体严重报告 57.14%。儿童报告主要不良反应表现为过敏样反应、过敏性休克、发绀、呼吸困难等。有关喜炎平注射液过敏性休克病例共 10 例，其中 5 例为儿童患者。典型病患儿举例：患者，男，7 岁，因上呼吸道感染，静脉滴注喜炎平注射液，约 10min 后，患者出现大汗淋漓、双眼球持续充血、两眼肿胀、全身荨麻疹伴瘙痒，停止使用药物。并静脉注射地塞米松 5mg，口服氯雷他定，测血压为 63/30mmHg，加用多巴胺、间羟胺各一支，半小时后血压上升，上述症状有所缓解，留院观察。

【注意事项】　①老年人、儿童、孕妇、哺乳期妇女及有肾脏疾病的患者应慎用。②本品不宜与氨基糖苷类药物及其他可能造成肾损害的药物合用。③用药期间注意监测肾功能。如果出现肾功能损伤情况，应立即停药，并做相应处理。④用药过程中建议尽量多饮水。⑤本品不宜与其他药物在同一容器中混合使用。⑥发现药液出现混浊、沉淀、变色、漏气等现象时不能使用。⑦静脉滴注过程中出现腰痛、腰酸等症状时，应立即停药，必要时给予对症处理。

【规格】　注射用炎琥宁 80mg、200mg。喜炎平注射液每支装 5ml：125mg；莲必治注射液 5ml：0.25g。

3. 痰热清注射液 [保乙]

【药物组成】　黄芩、熊胆粉、山羊角、金银花、连翘。辅料为丙二醇。

【功能主治】　清热、化痰、解毒。用于风温肺热病属痰热壅肺证，症见发热、咳嗽、咳痰不爽、咽喉肿痛、口渴、舌红、苔黄；肺炎早期、急性支气管炎、慢性支气管炎急性发作，以及上呼吸道感染属上述证候者。

【药理作用】　临床前药效学实验结果表明：体外试验对肺炎链球菌、乙型溶血性链球菌、金黄色葡萄球菌、流感嗜血杆菌均有抑制作用；整体试验可降低金黄色葡萄球菌感染和流感病毒感染小鼠的死亡率，并减少肺匀浆病毒血凝素滴度，呈现抑制病毒作用；本品用流感病毒感染小鼠肺组织诱导干扰素（IFN）-α 产生，对 T、B 淋巴细胞增殖及腹腔巨噬细胞的吞噬功能具有明显促进作用；能使病毒感染小鼠肺匀浆中 Th2 细胞分泌白细胞介素（IL）-4 的抑制状态获得解除，并促进 Th1 分泌 IFN-γ。降低内毒素导致的大鼠炎症模型及流感病毒感染小鼠肺泡灌洗液中肿瘤坏死因子（TNF）-α 含量；抑制大鼠炎性肉芽肿形成和二甲苯所致小鼠耳肿胀；降低内毒素致热家兔及酵母菌致热大鼠的体温；增加小鼠气管酚红排泌量，延长氨水和二氧化硫引咳小鼠的咳嗽潜伏期；抑制硝酸士的宁和戊四唑所致小鼠惊厥。

【用法用量】　常用量成人一般一次 20ml，重症患者一次可用 40ml，加入 5%葡萄糖注射液或 0.9%氯化钠注射液 250～500ml，静脉滴注，控制滴数每分钟不超过 60 滴，一日 1 次。儿童按 0.3～0.5ml/kg 体重，最高剂量不超过 20ml，加入 5%葡萄糖注射液或 0.9%氯化钠注射液 100～200ml，静脉滴注，控制滴数每分钟 30～60 滴，一日 1 次；或遵医嘱。

【不良反应】　本品偶有过敏反应，可见头晕、恶心、呕吐、全身发红、瘙痒或皮疹。

【禁忌】　①对本品、醇类过敏或过敏体质者禁用。②老年伴有肝肾功能不全者禁用。③严重肺源性心脏病（肺心病）伴有心力衰竭者禁用。④孕妇、24 个月以下婴幼儿禁用。

【注意事项】　①本品不良反应包括极其罕见的过敏性休克，用药过程中应密切观察用药反应，特别是开始 5～30min；一旦出现过敏反应或其他严重不良反应，应立即停药并及时救治；同时应妥善保留相关药品、患者使用后残存药液及输液用所有器具，采集患者血样并冷藏，以备追溯不良反应产生的原因。②本品用于风温肺热病属痰热壅肺证及风热感冒等，对寒痰阻肺和风寒感冒属不对症治疗范畴，故而在临床使用过程中要注意寒热辨证合理应用。③稀释溶媒的温度要适宜，确保在输液时药液为室温，一般在 20～30℃为宜。④药液稀释倍数不低于 1∶10（药液∶溶媒），稀释后药液必须在 4h 内使用。⑤用药前应认真检查药品及配制后的滴注液，发现药液出现混浊、沉淀、变色、结晶等药物性状改变，以及瓶盖、瓶身细微破裂者，均不得使用。⑥不得和其他药物混合滴注。⑦如需联合用药，在换药时需先用 5%葡萄糖注射液或 0.9%氯化钠注射液（50ml 以上）冲洗输液管或更换新的输液器，并应保持一定的时间间隔，以免药物相互作用产生不良反应。⑧该药在输液过程中，液体应经过过滤器，若发现有气泡，应减慢滴速。严格控制输液速度，儿童以 30～40 滴/分为宜，成年人以 30～60 滴/分为宜，滴速过快或有渗漏可引起头晕、胸闷或局部疼痛。⑨对老年人、肝肾功能异常患者等特殊人群应慎重使用，加强监测。

【规格】 每支装 10ml。

4. 双黄连注射液 [保乙]

【药物组成】 金银花、黄芩、连翘。

【功能主治】 清热解毒，清宣风热。

【药理作用】 有一定抑制细菌、抗病毒、抗炎等作用。

【临床应用】 用于外感风热引起的发热、咳嗽、咽痛。适用于病毒及细菌感染所致的上呼吸道感染、肺炎、扁桃体炎、咽炎等。

【用法用量】 静脉注射，一次 10～20ml，一日 1～2 次；静脉滴注，每次按 1ml/kg 体重，加入 0.9%氯化钠注射液或 5%～10%葡萄糖注射液中；肌内注射一次 2～4ml，一日 2 次。

【不良反应】 ①过敏反应：以荨麻疹最多，少数出现花斑样血斑。②过敏性休克：一般于注射的数秒至 5min 内发生，先是局部瘙痒、皮疹，继而心悸、胸闷、呼吸困难、发绀、血压下降，很快出现意识丧失和肢体抽搐，个别出现呼吸、心搏骤停。③消化系统：恶心、呕吐、肠痉挛、腹泻、黄疸等。一般为一过性，停药或常规处理即可恢复。④循环系统：静脉炎、血管疼痛、血压升高、心房颤动、短暂心跳过速，停药后对症治疗均能恢复。⑤神经系统：神志不清、头晕、头痛。

【注意事项】 ①咳喘病、严重血管神经性水肿、静脉炎及对本品过敏者慎用。②15 岁以下、50 岁以上患者使用本品时应注意监护。③与复方葡萄糖注射液同用，使本品疗效降低。④与氨基糖苷类同用产生沉淀，疗效丧失。⑤与红霉素同用，超过 1.2g 即产生沉淀。⑥与地塞米松同用，治疗小儿病毒性肺炎时，影响疗效，使病程延长。⑦与环丙沙星同用，可产生沉淀。

【规格与贮藏】 注射液：每支 20ml。密封、避光、置凉暗处（避光并不超过 20℃）。

5. 复方蒲公英注射液

【药物组成】 蒲公英、鱼腥草、野菊花。辅料为苯甲醇。

【功能主治】 清热解毒，疏风止咳。用于风热感冒，肺卫热盛，症见发热头痛，咳嗽痰黄。

【用法用量】 肌内注射。一次 2～4ml，一日 2 次。

【不良反应】 ①可引起局部疼痛、红肿。②可引起皮肤瘙痒、皮疹。③个例出现头晕、汗出、面色苍白。

【禁忌】 ①对鱼腥草类药品有过敏或严重不良反应病史者禁用。②本品含苯甲醇，孕妇、儿童禁用。

【注意事项】 ①过敏体质者慎用。②哺乳期妇女慎用。③参见药品说明书，遵医嘱。

【规格】 注射液：2ml。

6. 热可平注射液

【药物组成】 北柴胡、鹅不食草。

【功能主治】 解热。

【药理作用】 药理研究表明，热可平注射液能减少醋酸所致小鼠的扭体反应，降低小鼠对热痛的敏感性，降低干酵母所致发热大鼠的体温，并有抗内毒素、抗炎作用。急性毒性试验，小鼠肌内注射给药最大耐受量在 40mg/kg 以上，相当于成人一日用量的 300 倍，长期毒性试验无异常的现象。

【临床应用】 用于一般高热和流行性感冒（简称流感）及其他病毒性疾患引起的高热，亦可用于疟疾引起的发热。

【用法用量】 肌内注射，一次 2～4ml，一日 2 次。

【禁忌】 孕妇禁用。

【规格】 注射液：2ml。

7. 射干抗病毒注射液

【药物组成】 射干、金银花、佩兰、茵陈、柴胡、蒲公英、板蓝根、大青叶。

【功能主治与应用】 抗病毒及抗菌消炎药，也可与其他药物配合使用治疗流行性出血热早期病症。

【用法用量】 肌内注射。一次 2～5ml，一日 3 次。

【禁忌】 孕妇禁用。

【规格】 注射液：2ml。

8. 银黄注射液 [保乙]

【药物组成】 金银花、黄芩。

【功能主治与应用】 清热，解毒，利咽。用于风热犯肺而致发热、咳嗽、咽痛等症，上呼吸道感染、急性扁桃体炎、咽炎见上述证候者。

【用法用量】 肌内注射，一次 2～4ml，一日 1～2 次。

【规格】 注射液：2ml。

9. 鱼腥草注射液 [保乙]

【药物组成】 鱼腥草提取物。

【功能主治与应用】 清热解毒，清痈排脓，利湿通淋；有一定抗病毒、抗内毒素等作用。用于痰热壅肺所致的肺脓肿、肺部感染、皮肤化脓性感染（痈疖）、尿路感染（白带）；症见咳嗽、发热、胸痛、痰腥臭而黏稠且黄、可带血；或小便黄赤、短数、灼热刺痛、少腹拘急胀痛或有寒热、口苦舌红、苔黄腻、脉滑数等。

【用法用量】 肌内注射：一次 2~4ml，一日 4~6ml；静脉滴注：一次 20~100ml，用 5%~10% 葡萄糖注射液稀释后缓慢滴注，或遵医嘱。

【不良反应】 少数患者有局部疼痛；阴道内充血，及时停药后可消失。罕见大疱性表皮松解萎缩型皮炎、过敏性紫癜、过敏性休克乃至死亡。

【禁忌】 对本品有过敏或严重不良反应病史者禁用。

【注意事项】 忌辛辣、刺激、油腻食物；本品不宜与其他药物在同一容器内混合使用；本品是中药制剂，保存不当可能影响产品质量，使用前必须对光检查，如发现药液出现混浊、沉淀、变色、漏气或瓶身细微破裂者，均不能使用；用药期间应密切观察病情变化，注意防止过敏反应性休克发生，及时正确处理。

【规格】 注射剂每支（瓶）2ml、10ml、50ml、100ml。

10. 热毒宁注射液 [保乙]

【药物组成】 青蒿、金银花、栀子。辅料：聚山梨酯 80。

【功能主治】 清热，疏风，解毒。

【药理作用】 药理学试验表明，本品对 2, 4-二硝基苯酚、大肠埃希菌引起大鼠发热，三联疫苗引起家兔发热有解热作用；可延长流感病毒感染小鼠的平均存活时间，对流感病毒感染小鼠的肺指数有一定降低作用；对金黄色葡萄球菌感染小鼠和肺炎克雷伯菌感染小鼠的死亡率有一定降低作用；可抑制二甲苯所致小鼠耳郭肿胀；可提高小鼠血清碳粒廓清指数，提高血清溶血素水平，增强羊红细胞致小鼠迟发型超敏反应；可抑制醋酸所致小鼠扭体反应。

【临床应用】 临床用于上呼吸道感染（外感风热证）所致的高热、微恶风寒、头身痛、咳嗽、痰黄等症。

【用法用量】 静脉滴注。一次 20ml（2 支），以 5% 葡萄糖注射液或 0.9% 氯化钠注射液 250ml 稀释后静脉滴注，滴速为 30~60 滴/分，1 次/日，疗程 3 日。或遵医嘱。

【不良反应】 ①个别患者出现头晕、胸闷、口干、腹泻、恶心呕吐。②偶见全身发红、瘙痒或皮疹等过敏反应。

【禁忌】 ①对本品过敏者禁用。有药物过敏史者慎用。②既往有溶血（血胆红素轻度增高或尿胆素原阳性）现象发生者慎用。

【注意事项】　①本品不宜与其他药物在同一容器内混合使用，与青霉素类、氨基糖苷类和大环内酯类等药物配伍使用时可产生混浊或沉淀。如需配合使用，可分别静脉滴注。②溶液配制浓度不低于 1：4（药液：溶媒）③临床试验曾有给药后实验室检查血总胆红素（T-BIL）、结合胆红素（D-BIL）增高，与药物可能相关，给药后请定期检测血 T-BIL、D-BIL。④本品是纯中药制剂，保存不当可能影响产品质量，使用前请认真检查，如发现药液出现混浊、沉淀、变色、漏气、瓶身细微破裂者，均不能使用。如经 5%葡萄糖注射液或 0.9%氯化钠注射液 250ml 稀释后，出现混浊亦不得使用。⑤本品尚未有儿童、孕妇使用的临床研究资料。⑥使用本品滴速不宜过快，滴速过快可能导致头晕、胸闷和局部皮疹。

【规格】　注射液：10ml。

11. 去感热注射液

【药物组成】　芦竹根、青蒿、竹叶柴胡、石膏。

【功能主治与应用】　清热解毒，发汗解表。用于上呼吸道感染引起的高热症。

【用法用量】　肌内注射，一次 1～2 支，一日 2～3 次，或遵医嘱。

【不良反应】　有个别患者在肌内注射本品后出现过敏性休克和荨麻疹。

【禁忌】　因本品含少量苯甲醇，两个月以下婴儿禁用。对本品有过敏史或严重过敏反应者禁用。

【注意事项】　①本品不宜与其他药物在同一容器内混合使用。②本品为纯中药制剂，保存不当可能会影响质量，故使用前应对光检查，若发现溶液出现混浊、沉淀、变色、漏气或瓶身有细微破裂者，均不能使用。

【规格】　注射液：每支 2ml，每盒 6 支。

12. 白花蛇舌草注射液

【药物组成】　白花蛇舌草。

【功能主治与应用】　清热解毒，抗炎消肿。

【药理作用】　①白花蛇舌草注射液能诱导人肺癌 SPC-A-1 细胞凋亡，其机制可能与上调 P53 蛋白表达，以及下调 B 淋巴细胞瘤 2（Bcl-2）和转录因子 NF-κB 蛋白表达有关。②白花蛇舌草注射液浓度提高至 3.12～25ml/L 时，对人早幼粒白血病 hl-60 细胞则出现明显的增殖抑制作用，且随浓度增加抑制作用增强（$P<0.05$ 或 $P<0.01$）；而浓度提高至 6.25ml/L 则明显抑制 k562 细胞增殖，且随浓度增加抑制增强（$P<0.05$ 或 $P<0.01$）。③有一定抑菌、抗病毒、消炎作用。

【临床应用】　①配合肝癌介入化疗中使用本品可有明显缩小肿块的效果，并可较好改善患者生存质量。②用白花蛇舌草注射液联合 EP 方案治疗非小细胞肺癌是一种有效的治疗方案。③与化疗联合应用治疗晚期恶性肿瘤，能提高患者机体免疫功能，改善机体抗病能力，缓解疼痛，减轻化疗的不良反应，从而提高了患者对化疗的耐受性，改善了患者生存质量。④逆转 k562/ADM（ADM 为多柔比星）细胞多药耐药性，逆转耐药的机制可能是它下调了 Bcl-2 的表达，促进细胞凋亡而产生的。⑤治疗恶性腹水总有效率达 65.4%。同时还能显著提高患者的生存质量，并未发现明显的毒副作用。⑥动脉灌注白花蛇舌草注射液治疗晚期消化道肿瘤患者，临床症状均有明显缓解，总有效率为 68.9%，几乎未出现化疗毒副反应症状。⑦静脉滴注白花蛇舌草注射液治疗中晚期食管癌显示完全缓解 19 例（17.9%），部分缓解 43 例（40.6%），稳定 27 例（25.5%），进展 17 例（16%），有效率为 84%。白花蛇舌草注射液对胸腔积液、腹水、癌性疼痛及癌性发热具有一定的抑制作用，静脉滴注用药无明显毒副作用。⑧白花蛇舌草注射液对感染的治疗：主要用于呼吸道感染、扁桃体炎、肺炎、阑尾炎、胆囊炎、痈、疖等。有报道在急性上呼吸道感染白花蛇舌草注射液肌内注射（治疗组）与青霉素肌内注射加盐酸吗啉胍（病毒灵）口服（对照组）治疗比较中，用药后治疗组 48h 内体温降至正常，上呼吸道感染症状及体征减少消失 62 例，对照组为 50 例；用药后治疗组 72h 内体温降至正常，上呼吸道感染症状及体征减少消失 72 例，对照组为 22 例；用药后治疗组 72h 内发热不退，上呼吸道感染症状及体征未减轻或加重 8 例，对照组为 16 例。两组总有效率为 87.10% 和 68.00%，统计学差异显著。

【用法用量】　肌内注射：一次 2～4ml，一日 1～2 次。疗程遵医嘱。

【不良反应与注意事项】　参见药品说明书，注意临床观察并对症处理。

【规格】　注射液：2ml。

【提示】　本品可试用于癌症伴有感染者。

13. 柴胡注射液 [基][保甲]

【药物组成】　柴胡。

【功能主治与应用】　退热解表。有一定解热、抗炎、抗病毒、抗惊厥、抗癫痫、保肝等作用。用于外感风热所致的感冒、流行性感冒及疟疾发热。症见身热面赤、头痛、周身酸楚、口干而渴。

【用法用量】　肌内注射。一次 2～4ml，一日 1～2 次。

【不良反应与注意事项】　少见过敏反应、过敏性休克、致死及急性肺水肿等。本品为退热解表药，无发热者不宜。孕妇慎用。过敏体质慎用。

【规格】　注射液：2ml。

备选注射剂中成药 4 种：14. 羚羊角注射液、15. 金莲花注射液、16. 复方金莲花注射液、17. 金银花注射液。

二、内服药及散剂

18. 黛蛤散 [典] [保乙]

【药物组成】　青黛、蛤壳。

【功能主治与应用】　能清热化痰，清肝利肺，降逆除烦。用于肝火犯肺、湿热所致的头昏耳鸣、咳嗽吐衄、肺痿肺痈、咽膈不利、口渴心烦；急性支气管炎、肺部感染等属肝肺火热热证者；胃炎、胃及十二指肠溃疡属胃热证者；盆腔炎、阴道毛滴虫病等属肝经湿热证者；咯血。

【用法用量】　布包水煎汤服用，一次 1.5～15g，一日 1～2 次。也可直接用开水冲服，一次 1.5～3g，一日 1～2 次。或遵医嘱。

【注意事项】　高热者应对症综合治疗。

【规格】　散剂：3g、6g、15g、30g。

19. 热炎宁颗粒（片、合剂） [典] [基]

【药物组成】　颗粒剂：蒲公英、虎杖、北败酱、半枝莲组成；辅料由糊精、甜菊糖组成。片剂由蒲公英、虎杖、北败酱、半枝莲。辅料：淀粉、微晶纤维素、硬脂酸镁、Ⅳ丙烯酸树脂、聚乙二醇-6000、钛白粉。合剂：蒲公英、虎杖、北败酱、半枝莲。

【功能主治与应用】　清热解毒，有抗菌抗病毒作用。用于外感风热、内郁化火所致的风热感冒，发热，咽喉肿痛，口苦咽干，咳嗽痰黄，尿黄便结；急性咽炎、化脓性扁桃体炎、急性支气管炎及单纯性肺炎见上述证候者。治疗化脓性扁桃体炎、急性咽炎时，可配合使用外用药物，以增强疗效。

【用法用量】　颗粒剂：口服，开水冲服，一次 1～2 袋。片剂：口服，一次 3～6 片，一日 2～4 次。合剂：口服，一次 10～20ml，一日 2～4 次；或遵医嘱。

【注意事项】　本药寒凉，易伤胃气，老人、儿童及素体脾胃虚弱者慎服；阴虚火旺者慎用。或遵医嘱。

【规格】　颗粒剂：每袋装 16g、4g（无蔗糖）。片剂：每素片重 0.25g，糖衣片每片 0.25g。合剂：每瓶 100ml。

20. 牛黄解毒片（丸、胶囊、软胶囊、颗粒） [典] [基] [保甲]

【药物组成】　人工牛黄、石膏、大黄、黄芩、桔梗、冰片、雄黄、甘草。

【功能主治与应用】　能清热解毒，消肿止痛。用于火热内盛所致的咽喉肿痛，牙龈肿痛、口舌生疮、目赤肿痛、便秘；咽喉炎、面颊炎、腭扁桃体炎、牙龈炎、舌炎、急性胰腺炎、原发性血小板增多症。

【用法用量】 口服：蜜丸一次 1 丸，或片剂一次 2 片，或软胶囊一次 4 粒；均一日 2～3 次。

【不良反应与注意事项】 本品不良反应偶见过敏反应、出血倾向、膀胱炎；罕见有新生儿因滥用而引起的中毒反应、造血系统损害，支气管哮喘；孕妇禁用，新生儿慎用；本品不宜与四环素类、磷酸盐、硫酸盐类及含生物碱或金属离子的药物合用。

【规格】 蜜丸：3g；片剂：每片含黄芩的黄芩苷（$C_{21}H_{18}O_{11}$）计，小片不得少于 0.5mg，大片不得少于 0.75mg；软胶囊：每粒 0.4g，36 粒/盒。其他剂型参见说明书，遵医嘱。

21. 万氏牛黄清心丸（片）[典][基][保乙]

【药物组成】 牛黄、朱砂、郁金、黄连、黄芩、栀子。

【功能主治与应用】 能清热解毒，镇惊安神。用于邪热内闭引起的流行性乙型脑炎、流行性脑脊髓膜炎、中毒性痢疾、中毒性肝炎等；症见高热烦躁、神昏谵妄或烦躁不安；也用于原发性高血压、脑血管意外等见上述证候者。

【用法用量】 口服：小蜜丸一次 2 丸，或大蜜丸一次 1 丸，或浓缩丸一次 4 丸，或片剂一次 4～5 片，均一日 2～3 次。3～7 岁者服成人 1/3 剂量，7～12 岁者服成人 1/2 剂量，12 岁以上者服成人剂量或遵医嘱酌减。

【规格】 小蜜丸：1.5g；大蜜丸：3g；浓缩丸：每 4 丸相当于原药材 1.5g；片剂：0.3g。

22. 复方牛黄消炎胶囊（牛黄消炎灵胶囊）[典]

【药物组成】 人工牛黄、黄芩、栀子、朱砂、珍珠母、郁金、雄黄、冰片、石膏、水牛角浓缩粉、盐酸小檗碱。

【功能主治与应用】 清热解毒，镇静安神用于气分热盛，高热烦躁；上呼吸道感染、肺炎、气管炎见上述证候者。口服：一次 3～4 粒，一日 2 次。或遵医嘱。

【注意与禁忌】 因含有朱砂、雄黄等有毒成分，不宜久服，孕妇禁用。口服不良反应较少，偶有恶心、呕吐、皮疹和药物热，停药后消失。

【规格】 胶囊剂：0.4g（含盐酸小檗碱 4.3mg）。片剂参见说明书，遵医嘱。

23. 清热解毒口服液（软胶囊）[典][基][保乙]

【药物组成】 生石膏、金银花、玄参、熟地黄、连翘、栀子、甜地丁、黄芩、龙胆草、板蓝根、知母、麦冬。

【功能主治与应用】 能清热解毒；有一定抗炎、抗菌、抗病毒作用和退热作用。用于外感时邪，内蕴热毒所致的流感、上呼吸道感染，发热疾病如咽喉肿痛、扁桃体炎、流行性脑脊髓膜炎、肺炎等；症见身热汗出，头痛身痛，心烦口渴，微恶寒或高热等。

【用法用量】　口服：口服液一次 10～20ml，或软胶囊剂一次 1.2g，均一日 3 次。或遵医嘱。

【注意与禁忌】　阳虚便溏者忌用。

【规格】　口服液：10ml；软胶囊剂：1.2g。

24. 一清胶囊（颗粒）[保乙]

【药物组成】　黄连、大黄、黄芩。

【功能主治与应用】　能清热燥湿，泻火解毒，化痰止血。用于上呼吸道感染、咽炎、腭扁桃炎、牙龈炎及热盛迫血妄行所致的吐血、咯血、鼻出血、大便隐血、痔疮出血等。症见湿热毒邪所致的身热烦躁，目赤口疮，咽喉、牙龈肿痛，大便秘结等。

【用法用量】　口服：胶囊剂，一次 2 粒；颗粒剂，每次 1 袋；均一日 3 次，儿童酌减。

【不良反应】　偶有腹痛、腹泻等。

【规格】　胶囊剂：50mg，每盒 24 粒；颗粒剂：7.5g（相当于原生药 7.32g）。

25. 复方双花片（颗粒、口服液）[保乙]

【药物组成】　金银花、连翘、穿心莲、板蓝根。

【功能主治与应用】　能清热解毒，利咽消肿。用于风热外感、风热乳蛾。症见发热（微寒），微恶风，头痛，鼻塞流涕，咽红而痛或咽喉干燥灼痛，咽及扁桃体红肿，舌边尖红苔薄黄或舌红苔黄，脉浮数或数。

【用法用量】　口服：成人一次 4 片，一日 4 次；儿童 3 岁以下一次 2 片，一日 3 次；3～7 岁一次 2 片，一日 4 次；7 岁以上一次 4 片，一日 3 次；疗程 3 日。

【注意事项】　脾胃虚寒者慎用。

【规格】　片剂：0.62g，每盒 24 片。其他剂型见说明书。

26. 绿雪胶囊（散）

【药物组成】　寒水石、滑石、磁石、石膏、玄参、升麻、甘草、青木香、丁香、石菖蒲、玄明粉、硝石、水牛角浓缩粉、青黛、朱砂。

【功能主治与应用】　能清热解毒，镇静安神。用于外感热病、热盛动风，或用于外感时邪引起的高热神昏、头痛脑胀、咽痛口渴、面赤腮肿、大便燥结、小儿急热惊风、高热惊厥者。

【用法用量】　口服。散剂每次 1.5～3g，小儿酌减，或遵医嘱；胶囊剂每次 4～

8 粒；小儿酌减，或遵医嘱。

　　【注意与禁忌】　虚风内动者、孕妇均忌服；属高热急症者，应采取综合治疗。

　　【规格】　散剂：每瓶 3g；胶囊剂 0.37g。

27. 复方穿心莲片

　　【药物组成】　穿心莲、路边青。

　　【功能主治与应用】　能清热解毒、凉血、利湿。治热病、炎症。用于风热感冒、喉痹、痄腮、湿热泄泻及咽喉肿痛，口舌生疮，顿咳劳咳，热淋涩痛，痈肿疮疡，毒蛇咬伤，外伤感染等。

　　【用法用量】　口服：一次 4 片，一日 3 次。

　　【不良反应】　偶见血清谷丙转氨酶（GPT）暂时升高，停药后逐渐恢复。尚有过敏性药疹、过敏性休克（罕见）、心肌损伤、胃肠道反应等个案报道。

　　【规格】　糖衣或薄膜衣片：每瓶 100 片。

28. 万应胶囊（锭）[典][保乙]

　　【药物组成】　胡黄连、黄连、儿茶、冰片、香墨、熊胆粉、人工牛黄、牛胆汁、人工麝香。

　　【功能主治与应用】　能清热，镇惊，解毒。主治小儿上呼吸道感染、支气管炎、麻疹肺炎、支气管扩张咯血、上呼吸道消化道出血及口腔溃疡等。用于口舌生疮、牙龈肿痛，咽喉肿痛，小儿高热，烦躁易惊。

　　【用法用量】　胶囊：一次 1～2 粒；一日 2 次；3 岁以内小儿酌减。锭（大粒），一次 2～4 锭，一日 2 次；3 岁以内小儿酌减。孕妇慎用。

　　【规格】　胶囊剂：0.3g；锭剂（大粒）：每 10 锭重 1.5g。

29. 复方鱼腥草片[典]

　　【药物组成】　鱼腥草、黄芩、板蓝根、连翘、金银花。

　　【功能主治与应用】　能清热解毒。治外感风热证。用于外感风热引起的咽喉疼痛；急性咽喉炎、咽炎、腭扁桃体炎有风热证候者。

　　【用法用量】　口服：一次 4～6 片，一日 3 次。

　　【注意与禁忌】　药品性状发生改变时禁止服用；腭扁桃体化脓并有全身高热等症状者应去医院就诊。服药 3 日后症状无改善或出现其他症状，应去医院就诊。按用法用量服用；儿童应在医师指导下服用；防止儿童误食、误用。服用其他药物前应咨询医师或药师。

　　【规格】　片剂：每片相当于生药 1g，每盒 15 片×2 板。

30. 复方公英片

【药物组成】 蒲公英、板蓝根。

【功能主治与应用】 能清热解毒。主治感冒及上呼吸道感染。适用于上呼吸道感染引起的发热，微恶风，有汗，口渴，鼻流浊涕，咽喉肿痛，咳吐黄痰。

【用法用量】 口服：一次6～8片，一日3次。

【注意事项】 有高血压、心脏病、肝病、糖尿病、肾病者；脾胃虚寒，症见腹痛、喜暖、泄泻者应在医师指导下服用。

【规格】 片剂：每片相当于原生药0.64g，每盒12片，铝塑泡罩包装。

31. 莲芝消炎胶囊

【药物组成】 穿心莲内酯、山芝麻干浸膏。

【功能主治与应用】 清热，解毒，消炎。用于胃肠炎、支气管炎、扁桃体炎、咽喉炎、肺炎等。高热者应对症综合治疗。

【用法用量】 口服：一次1粒，一日3次；或遵医嘱。

【规格】 胶囊剂：0.6g。

32. 防风通圣丸 [典][基][保甲]

【药物组成】 防风、薄荷、麻黄、大黄、川芎、当归、白芍、连翘、芒硝、滑石、桔梗、石膏、黄芩、甘草、栀子、荆芥穗、白术（炒）。

【功能主治与应用】 能解表通里，清热解毒。用于外寒内热、表里俱实、恶寒壮热、头痛咽干、小便短赤、大便秘结、瘰疬初起、风疹湿疮。动物实验显示本品有通便、解热、抗炎、抑菌等作用。

【注意事项】 据文献报道，同类药防风通圣丸的不良反应有过敏性皮疹。虚寒证者不适用。孕妇慎用。

【用法用量】 口服：水丸一次6g，一日2次；浓缩丸一次8丸，一日2次。

【规格】 水丸每20丸重1g；浓缩丸每8丸相当于原药材6g。

33. 葛根芩连微丸（片、口服液、颗粒、胶囊）[典][保乙]

【药物组成】 葛根、黄芩、黄连、炙甘草。

【功能主治与应用】 能解肌透表，清热解毒，利湿止泻。动物实验显示本品有抗菌、止泻、解热和抗炎等作用。用于湿热蕴结所致的细菌性痢疾、肠炎、阿米巴痢疾、伤寒、表浅性胃炎；尚有用于小儿麻痹症；症见泄泻腹痛、下痢臭秽及便黄而黏、肛门灼热及风热感冒所致的发热恶风、头痛身痛。

【用法用量】 口服：一次3g；小儿一次1g，一日3次；或遵医嘱。

【禁忌】 脾胃虚寒腹泻者，慢性虚寒性痢疾者忌用。

【注意事项】 本药苦寒，易伤胃气，不可过服、久用。严重脱水者，则应采取相应的治疗措施。

【规格】 微粒丸：每袋装 1g。其他制剂剂型参见药品说明书，遵医嘱。

34. 上清丸【保乙】

【药物组成】 连翘、菊花、白芷、薄荷、川芎、荆芥穗、防风、桔梗、栀子、黄芩（酒炒）、黄柏（酒炒）、大黄（酒炒）。

【功能主治与应用】 能清热散风，解毒泻火，通便。用于鼻窦炎、病毒性感冒、急性溃疡病、牙龈炎、牙周炎、结膜炎；症见口舌生疮、牙龈肿痛、头晕耳鸣、目赤、大便秘结等。

【用法用量】 口服：成人一次 6g，一日 1～3 次；小儿剂量酌减。

【不良反应与注意事项】 服药后偶见呕心、胃肠不适等，一般可自行消失；孕妇忌用。

【规格】 水丸：每 50 丸重 3g。

35. 炎宁颗粒

【药物组成】 鹿茸草、白花蛇舌草、鸭跖草。

【功能主治与应用】 清热解毒，消炎止痛。用于上呼吸道感染、扁桃体炎、尿路感染、急性细菌性痢疾、肠炎。

【用法用量】 开水冲服：一次 14g，一日 3～4 次，或遵医嘱。

【规格】 颗粒剂：14g（相当于总药材 31.25g）。

第二章　呼吸系统感染性疾病用中成药

第一节　普通感冒用中成药

临床表现与诊断要点：发热与全身疼痛等症状较轻。有鼻塞、流涕、发热、头痛、咳嗽、多痰等症状。或外感风寒湿邪，恶寒发热，无汗或少汗，头痛项强，肢体酸痛，咳嗽声重，鼻塞流涕，舌苔白腻，脉浮；或咽红肿痛、口渴、舌苔薄黄、脉浮数等。病原多为感冒病毒，如副流感病毒、鼻病毒等；各种常用抗生素均无效。经辨证论治可选用以下中成药。

一、风寒表实证用中成药

36. 风寒感冒颗粒（丸）

【药物组成】　麻黄、桂枝、紫苏叶、白芷、陈皮、防风、葛根、桔梗、苦杏仁、干姜、甘草。辅料为蔗糖、糊精。

【功能主治与应用】　能温肺散寒，祛痰止咳。用于外感风寒表证，症见恶寒发热、头痛、鼻流清涕、咳嗽、舌淡、苔白、脉厚；上呼吸道感染见上述证候者。

【用法用量】　口服：颗粒剂，一次 5g，一日 2 次，开水冲服。或丸剂，每次 6～9g，一日 2 次，温开水送服。

【注意事项】　风热感冒及寒郁化热明显者忌用；方中含有麻黄，高血压、心脏病患者慎用。

【规格】　颗粒剂：8g，每盒 10 包；丸剂：每袋（瓶）6g。

37. 感冒清热颗粒（胶囊）[典][基][保甲/乙]

【药物组成】　荆芥穗、苦地丁、薄荷、紫苏叶、桔梗、白芷、防风、柴胡、葛根、苦杏仁、芦根。

【功能主治与应用】　能疏风散寒，解表清热。用于风寒感冒，头痛发热，恶寒身痛，鼻流清涕，咳嗽咽干。风热感冒者不宜服用。

【用法用量】　开水冲服：颗粒剂，一次 1 袋，一日 2 次；病情较重者，首次可加倍。

【规格】　颗粒剂：6g（无蔗糖）、12g（含乳糖）。胶囊剂参见说明书，遵医嘱。

38. 表实感冒颗粒 [典]

【药物组成】　麻黄、紫苏叶、葛根、防风、白芷、桂枝、桔梗、炒苦杏仁、陈皮、生姜。

【功能主治与应用】　能发汗解表，疏风散寒。有明显的解热镇痛作用，主治外感风寒所致表实感冒，喘咳。症见恶寒重，发热轻，无汗，鼻塞声重，流清涕，咳喘痰白，或喘咳气重，头痛，体痛，舌苔薄白，脉浮紧等。用于流行性感冒、急性支气管炎属风寒表实证者。高血压、心脏病患者慎用。

【用法用量】　口服：成年人一次 1 袋，一日 3 次；小儿酌减，开水冲服，宜多饮白开水。

【规格】　冲剂（颗粒）：8g，每盒 10 袋。

39. 荆防颗粒（合剂） [基][保乙]

【药物组成】　荆芥、防风、独活、柴胡、前胡、枳壳、茯苓、羌活、桔梗、甘草。

【功能主治与应用】　能发寒解表，散风祛湿。主治感冒风寒，头痛身痛，恶寒无汗，鼻塞流涕，咳嗽。临床用于流行性感冒、轻度上呼吸道感染等。

【用法用量】　口服：一次 15g，一日 3 次，开水冲服。

【规格】　颗粒剂：15g，每盒 10 袋。

40. 正柴胡饮颗粒 [典][保甲]

【药物组成】　柴胡、陈皮、防风、甘草、赤芍、生姜。

【功能主治与应用】　表散风寒，解热止痛。主治外感风寒初起，发热恶寒，无汗，头痛，鼻塞，喷嚏，咽痒咳嗽，四肢酸痛等症，如流行性感冒初起，轻度上呼吸道感染等。亦用于心肌炎、肺炎、高热症。

【用法用量】　开水冲服：一次 1 袋，一日 3 次，小儿酌减或遵医嘱，糖尿病者用无糖型。

【规格】　颗粒剂：每袋 10g（含糖）、3g（无蔗糖），每盒 10 袋。

41. 感冒疏风丸 [保乙]

【药物组成】　麻黄绒（炙）、桂枝、白芍（酒炙）、苦杏仁、桔梗、防风、独活、紫苏叶、谷芽（炒）、生姜（捣碎）、大枣（去核）、甘草。

【功能主治与应用】　散寒解表，宣肺止咳。用于风寒感冒，症见恶寒发热、咳喘气促、头痛鼻塞、鼻流清涕、骨节酸痛、四肢倦怠。

【用法用量】　口服：水蜜丸一次 6g；大蜜丸一次 1 丸，一日 2 次。

【注意事项】　本品辛温解表，风热感冒者不适用。孕妇慎用。

【规格】　大蜜丸每丸重 9g。

42. 散寒解热口服液[保乙]

【药物组成】　葛根、麻黄、桂枝、白芍、苦杏仁、生姜、大枣、甘草。

【功能主治与应用】　散寒解表，宣肺止咳。主治风寒感冒。用于感冒风寒证，症见恶寒重，发热轻，无汗，头痛，肢体酸楚，鼻塞声重，时流清涕，喉痒咳嗽，项强，舌苔薄白，脉浮或浮紧，或急性上呼吸道感染见上述证候者。

【用法用量】　口服：一次 1 支，一日 3 次。

【注意事项】　风热感冒者禁用。

【规格】　口服液：10ml，每盒 6 支。

43. 五虎汤

【药物组成】　基础组方：鲜生姜 45g，大枣 45g（掰开不用去核），京葱白（东北大葱）1～2 根（去须，每根切成 4 段，最后 15min 下），核桃 6 个（个小的 10 个，打碎带壳入药），黑豆（黑皮黄心）30g，加水 1000ml。

【功能主治与应用】　本方能驱寒、解热、疏络、止痛。最佳适应证为风寒感冒初期，症见喷嚏、流涕、怕风、怕冷；或过敏性鼻炎，以反复发作的晨起喷嚏、流涕为典型表现；相对适应证为风寒感冒引起的咳嗽、发热；感冒发热使用消炎药退热后持续性咳嗽；小儿体质虚寒，易反复感冒、咳嗽，胃纳不佳，大便颗粒状，夜眠汗多；早期颈椎病、肩周炎，以颈肩酸痛为主症；因受寒表证未解引起的睡眠不佳；小儿脾胃虚弱，易腹泻，身材瘦小；喘息性支气管炎，反复发作咳嗽，咳甚出现气喘感；慢性荨麻疹的辅助治疗。

【用法用量】　煎煮 1h，取汤（加或不加红糖适量调味）分多次频服，或分早中晚 3 次服；可食核桃仁和黑豆，用药汁送服。不必反复煎煮。

【注意事项】　湿热证出现高热、大便秘结、口气臭秽、大渴欲饮，高血压危象等禁服。孕妇慎用，且不要常规加入苦杏仁煎煮服用；咽喉疼痛明显者可加乌梅和冰糖；或遵医嘱。

二、风寒表虚证用中成药

44. 桂枝合剂（颗粒）

【药物组成】　桂枝、白芍、生姜、大枣、甘草。

【功能主治与应用】　解肌发表，调和营卫。有抗病毒、抗炎、镇痛、镇静、发汗等作用，主治外感风寒表虚证所致的发热头痛，汗出恶风，舌苔薄白，脉浮缓等。多用于治疗风寒感冒、流行性感冒等疾病。尚有用于自主神经功能紊乱、肢体麻木、面神经麻木、神经性头痛、眩晕，阵发性心动过速的胸闷心悸、受惊吓后心悸等症。

【用法用量】　口服：合剂，一次 10～15ml，一日 3 次；颗粒剂，冲服每次 1 袋；均一日 3 次。

【注意事项】　表实无汗者或温病内热口渴者忌服。

【规格】　合剂：每瓶 100ml；颗粒剂：10g，每盒 10 袋。

45. 表虚感冒颗粒 [典][保乙]

【药物组成】　桂枝、白芍、生姜、大枣、葛根、炒苦杏仁。

【功能主治与应用】　散风解肌，和营退热。用于风寒表虚型感冒，症见发热恶风，有汗，头痛项痛，咳嗽痰白，舌苔薄白，脉浮或浮缓等。风寒感冒，鼻鸣干呕，或咳，或嚏，急性鼻炎等症见上述证候者。

【用法用量】　口服：一次 1 袋，一日 3 次；开水冲服，多饮水为好。

【注意事项】　风热感冒者慎用。

【规格】　颗粒剂：8g、10g。

三、风寒挟湿证用中成药

46. 九味羌活丸（口服液、片、颗粒）[典][基][保甲]

【药物组成】　羌活、防风、苍术、细辛、川芎、白芷、黄芩、地黄、甘草。

【功能主治与应用】　疏风解表，散寒除湿，退热止痛。主治恶寒发热，头痛无汗，口干，肢体酸痛。主要用于感冒、关节痛、头痛、肌纤维炎、面神经麻痹、落枕、下颌关节炎等。

【用法用量】　口服：丸剂，一次 6～9g；颗粒剂冲剂，一次 15g；片剂，一次 4～5 片；口服液，一次 10ml；均一日 2～3 次。用姜葱汤或温开水送服。

【注意事项】　阴虚气虚者慎用。

【规格】　水丸剂：每 500 粒重约 30g，每袋 18g；颗粒剂：5g；片剂：0.5g；口服液：10ml。

47. 柴连口服液 [典]

【药物组成】　麻黄、广藿香、肉桂、柴胡、连翘、桔梗。

【功能主治与应用】　能解表宣肺，化湿和中。用于感冒风寒挟湿证，症见恶寒发热、头痛鼻塞、咳嗽、咽干、脘闷、恶心。具有解热、抗炎、止咳、抗菌、抗病毒作用。

【用法用量】　饭后半小时口服。一次 10ml，一日 3 次；或遵医嘱。

【注意事项】　本方辛温发表，风热感冒者、孕妇慎用。方中含麻黄，高血压、冠心病患者慎用或遵医嘱。

【规格】　口服液：每支装 10ml。

48. 调胃消滞丸[典]

【药物组成】　紫苏叶、苍术（泡）、防风、白芷、薄荷、前胡、厚朴（姜汁制）、羌活、陈皮（蒸）、神曲、乌药（醋制）、半夏（姜汁制）、砂仁、豆蔻、茯苓、草果、枳壳、广藿香、川芎（酒蒸）、木香、香附（四制）、甘草。

【功能主治与应用】　疏风解表，散寒化湿，健胃消食。用于感冒属风寒挟湿，内伤食滞证，症见恶寒发热、头痛身困、食少纳呆、嗳腐吞酸、腹痛腹泻。

【用法用量】　口服：一次 2.2g，一日 2 次。

【注意事项】　本品疏风解表散寒，风热感冒者不适用。孕妇慎用。

【规格】　丸剂：每瓶装 2.2g。

49. 藿香正气水（丸、片、胶囊、软胶囊、颗粒、口服液）[典][基][保甲/乙]

【药物组成】　广藿香油、紫苏叶油、白芷、厚朴（姜制）、大腹皮、生半夏、陈皮、苍术、茯苓、甘草浸膏。

【功能主治与应用】　解表化湿，理气和中。动物实验显示本品能缓解组胺、乙酰胆碱、氯化钡等所致肠肌痉挛。具有抗过敏、镇吐、镇痛作用，尚有一定抗菌、抗病毒作用。临床用于外感风寒、内伤湿滞或夏伤暑湿所致的感冒，症见头痛昏重、胸膈痞闷、脘腹胀痛、呕吐泄泻；胃肠型感冒见上述证候者。据文献报道藿香正气水的不良反应有药疹、紫癜、休克等过敏反应及肠梗阻、上消化道出血、小儿低血糖症。

【用法用量】　口服。水剂：一次 5～10ml，一日 2 次，用时摇匀。片剂：一次 4～8 片，一日 2 次。合剂：一次 10～15ml，一日 3 次，用时摇匀。口服液：一次 5～10ml，一日 2 次，用时摇匀。滴丸：一次 2.5～5g，一日 2 次。胶囊剂：一次 4 粒，一日 2 次，小儿酌减。软胶囊：一次 2～4 粒，一日 2 次。颗粒剂：开水冲服，一次 5g，一日 2 次；儿童酌减。

【注意事项】　本品辛温解表，热邪导致的霍乱、感冒忌服，阴虚火旺者忌服。孕妇忌服。饮食宜清淡，服药期间忌服滋补性中药。

【规格】　水剂：每支装 10ml；片剂：每片重 0.3g；滴丸：每袋装 2.5g；口服液：每支装 10ml；胶囊剂：每粒装 0.3g；软胶囊：每粒装 0.45g；颗粒剂：每袋装 5g。

四、风热表证用中成药

50. 风热感冒颗粒

【药物组成】　板蓝根、连翘、桑叶、菊花、荆芥穗、薄荷、牛蒡子、六神曲、苦杏仁、芦根、桑枝。

【功能主治与应用】　清热解毒，宣肺利咽。有显著的抗病毒、抑制细菌、解热镇痛和抗炎作用。用于外感风热或温热所致的感冒、风热乳蛾、痄腮等，症见发热重、恶寒轻、少汗、头痛、肢体酸楚、口干咽痛、鼻塞流黄涕等。

【用法用量】　口服：一次 1 袋，一日 3 次，开水冲服；小儿酌减。

【规格】　颗粒剂：10g。

（编者注：市售本品数个同名药说明书中药物组成有微小差异。）

51. 感冒清片（胶囊）[保甲]

【药物组成】　南板蓝根、大青叶、金盏银盘、岗梅、山芝麻、穿心莲叶、对乙酰氨基酚、盐酸吗啉胍、马来酸氯苯那敏（扑尔敏）。

【功能主治与应用】　疏风解表，清热解毒。用于风热感冒，发热，头晕，鼻塞流涕，喷嚏，咽喉肿痛，全身酸痛等症。

【用法用量】　口服：片剂一次 3～4 片，或胶囊剂一次 1～2 粒；均一日 3 次；儿童酌减。

【注意事项】　用药期间不宜驾驶车辆、管理机器及进行高空作业或精细操作等。

【规格】　片剂：0.22g（含对乙酰氨基酚 12mg），每盒 20 片，每瓶 100 片；胶囊剂：0.5g（含对乙酰氨基酚 24mg）。

52. 感冒退热颗粒[典]

【药物组成】　大青叶、板蓝根、连翘、拳参。

【功能主治与应用】　清热解毒。用于防治感冒、流感及风热感冒或温毒所致发热重、恶寒轻、全身酸痛、咳嗽、咽痛咽干、鼻流浊涕、舌苔薄黄、脉浮数等。主要用于治疗风热感冒或急性扁桃体炎、流行性感冒、急性咽喉炎、腮腺炎、支气管炎等。

【用法用量】　口服：一次 1～2 袋，一日 3 次，开水冲服。6 岁以上儿童一次用 1/2 袋，一日 2 次；6 岁以下儿童一次用 1/3 袋，一日 2 次，温开水送服。

【注意事项】　脾胃虚者忌用。

【规格】　颗粒剂：18g。

53. 金羚感冒片

【药物组成】　忍冬藤、野菊花、水牛角浓缩粉、羚羊角、北豆根、阿司匹林、马来酸氯苯那敏、维生素 C。

【功能主治与应用】　疏风解表，清热解毒。用于风热感冒，症见发热头痛、咽干口渴。

【用法用量】　口服：一次 4～5 片，一日 3 次。

【注意事项】　外感风寒者慎用；孕妇，胃、十二指肠溃疡患者均慎用；用药期间不宜驾车、管理机器及进行高空作业。

【规格】　片剂：0.6g，每盒 24 片。

54. 精制银翘解毒片（胶囊）

【药物组成】　金银花、连翘、荆芥穗、薄荷脑、淡豆豉、淡竹叶、牛蒡子、桔梗、对乙酰氨基酚、甘草。

【功能主治与应用】　清热散风，发汗解表。用于感冒风热证，症见发热恶风、四肢酸懒、头痛、咳嗽、咽喉肿痛。风寒感冒者慎用。该药系中西药合用，由原银翘解毒加对乙酰氨基酚组方，对乙酰氨基酚用量大可致发汗过多，当予注意。

【用法用量】　片剂：口服，一次 3～5 片，一日 2 次；儿童酌减。胶囊剂：口服，一次 3～5 粒，一日 2 次；儿童酌减。

【规格】　片剂：每片含对乙酰氨基酚 44mg。胶囊剂：每粒装 0.19g（含对乙酰氨基酚 44mg）。

55. 抗感颗粒（口服液）[典]

【药物组成】　金银花、赤芍、绵马贯众。

【功能主治与应用】　清热解毒。用于外感风热引起的感冒，症见发热、头痛、鼻塞、喷嚏、咽痛、全身乏力、酸痛。

【用法用量】　颗粒剂：开水冲服，一次 10g，一日 3 次；小儿酌减或遵医嘱。口服液：口服，一次 10ml，一日 3 次。

【注意事项】　风寒外感者慎用。孕妇慎用。小儿酌减或遵医嘱。

【规格】　口服液：每支 10ml；颗粒剂：每袋 10g。

56. 银翘解毒丸（颗粒、片、胶囊、软胶囊）[典][基][保甲/乙]

【药物组成】　金银花、连翘、薄荷、荆芥、淡豆豉、牛蒡子（炒）、桔梗、淡竹叶、甘草。

【功能主治与应用】　疏风解表，清热解毒。经动物实验显示本品具有解毒、抗菌、抗病毒、抗炎、镇痛作用。用于风热感冒，症见发热、头痛、咳嗽、口干、喉痛。

【用法用量】　丸剂：用芦根汤或温开水送服，一次 1 丸，一日 2～3 次。颗粒剂：开水冲服，一次 15g 或 5g（含乳糖），一日 3 次；重症者加服 1 次。片剂：口服，一次 4～5 片，一日 3～4 次。胶囊剂：口服，一次 4 粒，一日 2～3 次。软胶囊剂：口服，一次 2 粒，一日 3 次。

【注意事项】　风寒感冒者不适用。孕妇慎用。

【规格】　丸剂：每丸重 3g。颗粒剂：每袋 15g、2.5g（含乳糖）。片剂：薄膜衣片每片重 0.52g。胶囊剂：每粒 0.4g。软胶囊剂：每粒 0.45g。

57. 羚羊感冒胶囊（片）[典]

【药物组成】　金银花、连翘、羚羊角、牛蒡子、荆芥、淡豆豉、桔梗、淡竹叶、薄荷素油、甘草。

【功能主治与应用】　清热解表。动物实验显示本品具有解热、抗病毒、抗炎、止咳作用。用于流行性感冒风热证，症见发热恶风、头痛头晕、咳嗽、胸闷、咽喉肿痛。

【用法用量】　胶囊剂：口服，一次 2 粒，一日 2～3 次。片剂：口服，一次 4～6 片，一日 2 次。

【注意事项】　风寒外感者慎用。

【规格】　胶囊剂：每粒 0.42g。片剂：薄膜衣片每片重 0.32g、0.36g。

58. 清热灵颗粒 [典]

【药物组成】　黄芩、大青叶、连翘、甘草。

【功能主治】　清热解毒。临床应用于感冒热邪壅肺证，症见发热、咽喉肿痛、急喉痹、急乳蛾。

【用法用量】　开水冲服。周岁以内一次 5g；1～6 岁一次 10g，一日 3 次；7 岁以上一次 15g，一日 3～4 次。

【注意事项】　风寒外感者慎用。

【规格】　每袋 5g、15g。

59. 桑菊感冒片（丸、颗粒、合剂）[典][保乙]

【药物组成】　桑叶、菊花、连翘、薄荷（油）、苦杏仁、桔梗、芦根、甘草。

【功能主治与应用】　疏风清热，宣肺止咳。动物实验显示本品具有发汗、解毒、抗炎作用。用于风热感冒，感冒初起，症见头痛、咳嗽、口干、咽痛。

【用法用量】　口服片剂：一次 4～8 片，一日 2～3 次。颗粒剂：开水冲服，一次 10～22g，一日 2～3 次。合剂：口服，一次 15～20ml，一日 3 次；用时摇匀。丸剂：口服，一次 25~30 丸，一日 2~3 次。

【注意事项】　风寒感冒者慎用。

【规格】　薄膜衣片剂：0.62g。颗粒剂：每袋装 11g。合剂：10ml、100ml。丸剂：每 100 粒重 15g。

60. 桑菊银翘散

【药物组成】　桑叶、菊花、金银花、连翘、薄荷、荆芥、淡豆豉、牛蒡子、蝉蜕、僵蚕、绿豆、桔梗、苦杏仁、川贝母、淡竹叶、芦根、滑石、甘草。

【功能主治与应用】　疏风解表，清热解毒，宣肺止咳。用于风热感冒，症见发热恶寒、头痛、咳嗽、咽喉肿痛。

【用法用量】　口服：一次 10g，一日 2~3 次。

【注意事项】　风寒外感者慎用。孕妇慎用。

【规格】　每袋 10g。

61. 感冒舒颗粒 [典]

【药物组成】　大青叶、连翘、荆芥、防风、薄荷、白芷、牛蒡子、桔梗、甘草。

【功能主治与应用】　疏风清热，解表宣肺。用于风热感冒，头痛体困，发热恶寒，鼻塞流涕，咳嗽咽痛。

【注意事项】　风寒外感者慎用。

【用法用量】　开水冲服：一次 15g，一日 3 次；病情较重者，首次可加倍。

【规格】　每袋 15g。

62. 金莲清热颗粒（胶囊、泡腾片）[典][保乙]

【药物组成】　金莲花、大青叶、生石膏、知母、生地黄、玄参、苦杏仁（炒）。

【功能主治与应用】　清热解毒，生津利咽，止咳化痰。动物实验显示本品具有解热、抗炎、抗病毒、抗菌、祛痰、止咳作用。用于感冒热毒壅盛证，症见高热、口渴、咽干、咽痛、咳嗽、痰稠；流行性感冒、上呼吸道感染见上述证候者。

【用法用量】　颗粒剂：口服，一次 5g，一日 4 次，高热时每 4h 一次；小儿周岁以内一次 2.5g，一日 3 次，高热时每日 4 次；1~15 岁一次 2.5~5g，一日 4 次，高热时每 4h 一次；或遵医嘱。胶囊剂：口服，一次 4 粒，一日 3 次。泡腾片：口服，加热水适量，泡腾溶解后口服，成人一次 2 片，一日 4 次，高热时每 4h 服 1 次；小儿 1 岁以下每次 1 片，一日 3 次，高热时每日 4 次；1~15 岁每次 1~2 片，一日 4 次，高热时每 4h 服 1 次，或遵医嘱。

【注意事项】　风寒外感者慎用。方中含生石膏、知母，寒凉伤中，虚寒泄泻者不宜服用。

【规格】　颗粒剂：每袋 5g（无蔗糖）；胶囊剂：每粒 0.4g；泡腾片：每片重 4g。

63. 强力感冒片

【药物组成】　金银花、连翘、荆芥、薄荷、淡豆豉、牛蒡子、桔梗、淡竹叶、甘草、对乙酰氨基酚。

【功能主治与应用】　辛凉，疏风解表，清热解毒，解热镇痛。用于伤风感冒，发热头痛，口干咳嗽，咽喉疼痛。

【用法用量】　口服：一次 2 片，一日 2～3 次。

【注意事项】　风寒外感者慎用；忌烟、酒及辛辣、生冷、油腻食物；不宜在服药期间同时服用滋补性中成药；本品含对乙酰氨基酚。服用本品期间不得饮酒或含有乙醇的饮料；不能同时服用与本品成分相似的其他抗感冒药；肝、肾功能不全者慎用；孕妇及哺乳期妇女慎用；脾胃虚寒，症见腹痛、喜暖、泄泻者慎用；高血压、心脏病、糖尿病等慢性病严重者应在医师指导下服用；儿童、年老体弱者应在医师指导下服用；服药 3 天后症状无改善或症状加重或出现新的严重症状如胸闷、心悸等应立即停药，并去医院就诊；对本品过敏者禁用，过敏体质者慎用。本品与其他解热镇痛药并用，有增加肾毒性的危险。

【规格】　每盒 12 片、24 片。

64. 金莲花片（颗粒、胶囊）[典][保乙]

【药物组成】　金莲花。

【功能主治与应用】　清热解毒。用于感冒、喉痹、乳蛾之风热袭肺，热毒内盛证，症见发热恶风、咽喉肿痛；上呼吸道感染、咽炎、扁桃体炎见上述证候者。

【用法用量】　口服：一次 3～4 片，一日 3 次。

【注意事项】　风寒外感者慎用。服药期间宜饮食清淡易消化之品，忌辛辣油腻食品。

【规格】　片剂：每瓶 36 片、54 片。

65. 双黄连口服液（颗粒、片、糖浆、合剂、胶囊、滴眼液）[保甲/乙]

【药物组成】　金银花、黄芩、连翘。

【功能主治与应用】　疏风解表，清热解毒。用于外感风热所致的感冒，症见发热、咳嗽、咽痛，临床辅助用于上呼吸道感染、支气管炎、肺炎。

【用法用量】　口服液：口服，一次 20ml，一日 3 次；小儿酌减或遵医嘱。颗粒剂：口服或开水冲服。无糖颗粒：一次 5g，一日 3 次，6 个月以下，一次 1.0～1.5g；6 个月至 1 岁，一次 1.5～2.0g；1～3 岁，一次 2.0～2.5g；3 岁以上儿童酌量或遵医嘱。含糖颗粒，服用量加倍。片剂：口服，一次 4 片，一日 3 次；小儿酌量或遵医嘱。糖浆剂：口服，一次 20ml，一日 3 次；小儿酌减或遵医嘱。合剂：口服，一次 10ml，一日 3 次；小儿酌减或遵医嘱。胶囊剂：口服，一次 4 粒，一日 3 次；小儿酌减或遵医嘱。其他制剂参见说明书，遵医嘱。

【不良反应与注意事项】　据文献报道，双黄连口服液的不良反应在服药第 2 天上呼吸道感染症状减轻，但全身皮肤瘙痒，出现皮疹；又有报道，服双黄连口服液出现全身瘙痒和大小不等斑丘疹。风寒感冒者不适用；本药苦寒，易伤胃气，脾胃虚寒者慎服。

【规格】　口服液：每支 10ml。颗粒剂：每袋 5g，无糖颗粒相当于原药材 60g，含糖颗粒相当于原药材 30g。片剂：每片重 0.53g。糖浆剂：每瓶 100ml。合剂：每瓶 100ml。胶囊剂：每粒 0.4g。滴眼液：10ml、15ml。

66. 维 C 银翘片（颗粒、胶囊）[典][基][保甲]

【药物组成】　山银花、连翘、薄荷素油、牛蒡子、淡豆豉、荆芥、桔梗、甘草、芦根、淡竹叶、马来酸氯苯那敏、对乙酰氨基酚、维生素 C。

【功能主治与应用】　疏风解表，清热解毒。用于外感风热所致的流行性感冒，症见发热、头痛、咳嗽、口干、咽喉疼痛。

【用法用量】　口服：片剂一次 2 片，一日 3 次。颗粒剂和胶囊剂遵医嘱用，参见说明书。

【不良反应与注意事项】　有报道服用维 C 银翘片导致过敏反应和过敏性休克死亡者。风寒感冒者慎服。孕妇慎用。2004 年 1 月 1 日至 2010 年 4 月 30 日，国家药品不良反应监测中心病例报告数据库中有关维 C 银翘片的病例报告数共计 1885 例，严重病例报告共计 48 例，无死亡报告。严重病例的不良反应表现：全身发疹型皮疹伴瘙痒、严重荨麻疹、重症多形红斑型药疹、大疱性表皮松解症；肝功能异常；过敏性休克、过敏样反应、昏厥；间质性肾炎；白细胞减少、溶血性贫血等。病例报告数据库信息分析显示，维 C 银翘片的安全性问题与其所含的相关成分有一定关联性。分析还显示，维 C 银翘片的使用存在超说明书使用现象，表现为未按照说明书推荐的用法用量使用，同时合并使用与维 C 银翘片成分相似的其他药品，以及对维 C 银翘片所含成分过敏者用药。故建议医师处方或药店售药时，应提示患者维 C 银翘片为中西药复方制剂，含马来酸氯苯那敏、对乙酰氨基酚及维生素 C。对该品所含成分过敏者禁用，过敏体质者慎用。患者应严格按说明书用药，避免超剂量、长期连续用药。用药后应密切观察，出现皮肤瘙痒、皮疹、呼吸困难等早期过敏症状应立即停药并及时处理或立即就诊。出现食欲缺乏、尿黄、皮肤黄染等症状应立即停药并监测肝功能，及时就诊。

【规格】　片剂：每片含维生素 C 49.5mg，对乙酰氨基酚 105mg，马来酸氯苯那敏 1.05mg。

67. 银翘伤风胶囊[典]

【药物组成】　山银花、连翘、人工牛黄、薄荷、荆芥、淡豆豉、桔梗、牛蒡子、芦根、淡竹叶、甘草。

【功能主治与应用】　疏风解表，清热解毒。用于外感风热，温病初起，发热恶寒，高热口渴，头痛目赤，咽喉肿痛。

【注意事项】　风寒感冒者忌用。孕妇慎用。

【用法用量】　口服：一次 4 粒，一日 3 次。

【规格】　每粒装 0.3g。

68. 治感佳胶囊

【药物组成】　山芝麻、穿心莲、三叉苦、板蓝根、葫芦茶、羌活、薄荷脑、对乙酰氨基酚、盐酸吗啉胍、马来酸氯苯那敏。

【功能主治与应用】　清热解毒，疏风解表；有解热、镇痛、抗炎、抗病毒等作用。用于温病初起，风热感冒，症见发热恶风、头痛鼻塞、咽喉肿痛、咳嗽痰黄。

【用法用量】　口服：一次 2 粒，一日 3 次；小儿酌减。

【注意事项】　风寒感冒者不适用。孕妇慎用。服药期间不宜驾驶车辆，进行车床操作及高空作业等。

【规格】　每粒含对乙酰氨基酚 100mg。

69. 重感灵片（胶囊）[保乙]

【药物组成】　葛根、青蒿、毛冬青、板蓝根、石膏、马鞭草、羌活、马来酸氯苯那敏、安乃近。

【功能主治与应用】　解表清热，疏风止痛。用于感冒表邪未解，入里化热所致的恶寒高热、头痛、四肢酸痛、咽痛、鼻塞咳嗽。

【用法用量】　口服：一次 6~8 片，一日 3~4 次。胶囊剂遵医嘱。

【不良反应与注意事项】　过敏及嗜睡、乏力等。风寒感冒者忌用。孕妇忌用。过敏体质慎用。用药期间不宜驾驶车辆、管理机器及进行高空作业等，本品中西药配合，解热镇痛作用迅速，也有较强的发汗作用，使用本药一定注意保暖避风寒，注意不能发汗太过。

【规格】　每片重 0.25g（含安乃近 31.25mg，马来酸氯苯那敏 0.37mg）。

70. 银翘双解栓 [典]

【药物组成】 连翘、金银花、黄芩、丁香叶。

【功能主治与应用】 疏解风热，清肺泻火。用于外感风热，肺热内盛所致的发热、微恶风寒、咽喉肿痛、咳嗽、痰白或黄、口干微渴、舌红苔白或黄、脉浮数或滑数；感冒、外感咳嗽等上呼吸道感染、扁桃体炎（急乳蛾）、急性支气管炎见上述证候者。

【用法用量】 应在排便后纳入肛门，以利药物吸收。肛门给药。一次 1 粒，一日 3 次；儿童用量酌减。

【注意事项】 外感风寒者忌用。孕妇慎用。

【规格】 每粒重 1g、1.5g。

71. 柴胡口服液（滴丸） [典] [保乙]

【药物组成】 柴胡。

【功能主治与应用】 退热解表。有一定解热、抗炎、抗病毒、抗惊厥、抗癫痫、保肝等作用。用于外感风热所致的感冒、流行性感冒及疟疾发热。症见身热面赤、头痛、周身酸楚、口干而渴。

【用法用量】 口服液一次 10ml，或滴丸一次 0.551g，均一日 3～4 次；或遵医嘱。

【不良反应与注意事项】 少见过敏反应、过敏性休克、致死及急性肺水肿等。本品为退热解表药，无发热者不宜。孕妇慎用。过敏体质慎用。

【规格】 口服液：每支 10ml；滴丸：每袋 0.551g。

72. 柴黄颗粒（口服液、胶囊、片） [保乙]

【药物组成】 柴胡、黄芩提取物。

【功能主治与应用】 清热解表，有一定抗炎、抗菌作用。用于风热感冒，症见发热、周身不适、头痛、目眩、咽喉肿痛；上呼吸道感染见上述证候者。

【用法用量】 口服：颗粒剂一次 4g，一日 2 次；口服液，一次 10ml，一日 3 次，或遵医嘱；片剂一次 3～5 片，一日 2 次。胶囊剂遵医嘱用或见说明书。

【注意事项】 风寒感冒者慎服；脾胃虚寒忌服。孕妇慎用。

【规格】 颗粒剂：每袋 4g；口服液：每支 10ml；片剂：每片相当于原药材 2g。

73. 风热清口服液 [典]

【药物组成】 山银花、熊胆粉、青黛、桔梗、瓜蒌皮、甘草。

【功能主治与应用】 清热解毒，宣肺透表，利咽化痰。有一定解热、抗炎等作用。用于外感风热所致感冒，症见发热、微恶风寒、头痛、咳嗽、口渴、咽痛；急性上呼吸道感染见上述证候者。

【用法用量】 口服：一次 10ml，一日 3～4 次；重症加量；儿童酌减；或遵医嘱。

【注意事项】 风寒感冒、脾胃虚寒者不适用。孕妇慎用。

【规格】 每支 10ml。

74. 感冒消炎片

【药物组成】 臭灵丹、蒲公英、千里光。

【功能主治与应用】 散风清热，解毒利咽。有一定抗菌、解热作用。用于感冒热毒壅盛证，症见发热咳嗽、咽喉肿痛、乳蛾、目赤肿痛。

【用法用量】 口服：一次 6 片，一日 3 次。

【注意事项】 风寒感冒、脾胃虚寒者不适用。孕妇慎用。

【规格】 片剂：每片相当于总药材 1g。

75. 桑姜感冒片 [典]

【药物组成】 桑叶、连翘、菊花、苦杏仁、紫苏叶、干姜。

【功能主治与应用】 散风清热，祛寒止咳。用于外感风热、痰浊阻肺所致的感冒，症见发热头痛、咽喉肿痛、咳嗽痰白。

【注意事项】 风寒感冒者慎用。孕妇慎用。

【用法用量】 口服：一次 3～4 片，一日 3 次。

【规格】 片剂：每盒 24 片、36 片。

76. 感冒止咳颗粒（糖浆、合剂）[典]

【药物组成】 柴胡、葛根、山银花、连翘、黄芩、青蒿、桔梗、苦杏仁、薄荷脑。

【功能主治与应用】 清热解表，止咳化痰。用于外感风热所致感冒，症见发热恶风、头痛鼻塞、咽喉肿痛、咳嗽、周身不适。

【用法用量】 口服：颗粒剂一次 10g，合剂/糖浆剂一次 10ml；均一日 3 次。

【注意事项】 外感风寒者慎用。

【规格】 颗粒剂：每袋 10g（相当于总药材 6g）；合剂：每支 10ml；糖浆剂：

每瓶 100ml。

77. 苦甘颗粒

【药物组成】 金银花、薄荷、黄芩、麻黄、苦杏仁、桔梗、浙贝母、蝉蜕、甘草。

【功能主治与应用】 疏风清热，宣肺化痰，止咳平喘。用于风热感冒及风温肺热引起的恶风、发热、头痛、咽痛、咳嗽、咳痰、气喘；上呼吸道感染、流行性感冒、急性气管支气管炎见上述证候者。

【用法用量】 开水冲服：一次 8g，一日 3 次；小儿酌减或遵医嘱。

【注意事项】 风寒感冒者慎用。孕妇慎用。本品含麻黄，高血压、青光眼者慎用。

【规格】 每袋 4g。

78. 芎菊上清丸 [典][保乙]

【药物组成】 菊花、川芎、连翘、薄荷、蔓荆子（炒）、黄芩、栀子、黄连、羌活、藁本、防风、白芷、荆芥穗、桔梗、甘草。

【功能主治与应用】 清热解表，散风止痛。用于外感风邪引起的恶风身热、偏正头痛、鼻流清涕、牙疼喉痛。

【注意事项】 肝火上攻、风阳上扰头痛慎用。

【用法用量】 口服：一次 6g，一日 2 次。

【规格】 丸剂：6g。

79. 芙朴感冒颗粒

【药物组成】 芙蓉叶、牛蒡子（炒）、厚朴、陈皮。

【功能主治与应用】 清热解毒，宣肺利咽，宽中理气。用于风热或风热挟湿所致的感冒，症见发热头痛、咽痛、肢体酸痛、鼻塞、胃纳减退。

【用法用量】 开水冲服：一次 15～30g，一日 2 次。

【注意事项】 风寒感冒者忌用。孕妇慎用。

【规格】 每袋 15g。

80. 复方大青叶合剂 [典]

【药物组成】 大青叶、金银花、拳参、大黄、羌活。

【功能主治与应用】 疏风清热，解毒消肿，凉血利胆。用于感冒发热头痛，咽喉红肿，耳下肿痛，胁痛黄疸等症；流感、腮腺炎、急性病毒性肝炎见上述证候者。

【用法用量】　口服：一次 10～20ml，一日 2～3 次；用于急性病毒性肝炎，一次 30ml，一日 3 次。

【注意事项】　虚寒证者忌服。孕妇慎用。

【规格】　每支 10ml；每瓶 100ml。

热炎宁颗粒（片、合剂）　见本篇"19."。

81. 解热清肺糖浆

【药物组成】　鱼腥草、桑白皮、黄芩、倒扣草、前胡、紫苏叶、紫菀、枳壳、甘草。

【功能主治与应用】　清热解毒，宣肺利咽，祛痰止咳。用于风温感冒，发热、头痛、咽喉肿痛、咳嗽。本品有一定镇咳、祛痰、抗炎作用。

【用法用量】　温开水送服。一次 15ml，一日 3 次；小儿酌减。

【注意事项】　风寒感冒者慎用。糖尿病患者慎用。

【规格】　每瓶 135ml。

82. 双清口服液

【药物组成】　金银花、连翘、郁金、大青叶、石膏、广藿香、知母、地黄、桔梗、甘草、蜂蜜、山梨酸钾。

【功能主治与应用】　疏透表邪，清热解毒。用于风温肺热，卫气同病，症见发热、微恶风寒、咳嗽、痰黄、头痛、口渴、舌红苔黄或黄白苔相兼、脉浮滑或浮数；急性支气管炎见上述证候者。

【用法用量】　口服：一次 20ml，一日 3 次。

【注意事项】　风寒感冒、脾胃虚寒者不适用。孕妇慎用。

【规格】　每支 10ml。

83. 双黄连栓 [典][基][保甲/乙]

【药物组成】　金银花、黄芩、连翘。

【功能主治与应用】　疏风解表，清热解毒。用于外感风热所致的感冒，症见发热、咳嗽、咽痛；上呼吸道感染、肺炎见上述证候者。

【用法用量】　直肠给药：小儿一次 1 粒，一日 2～3 次。

【规格】　栓剂：1.5g。

复方双花口服液（片、颗粒）[保乙]　　见本篇"25."。

84. 复方黄芩片

【药物组成】　黄芩、十大功劳、虎杖、穿心莲。

【功能主治与应用】　清热解毒，凉血消肿。用于风热上攻、湿热内蕴所致的咽喉肿痛、口舌生疮、感冒发热、湿热泄泻、热淋涩痛、痈肿疮疡。

【用法用量】　口服：一次 4 片，一日 3～4 次；小儿酌减。

【注意事项】　本品为治疗风热或湿热内蕴所致喉痹、口疮、感冒、疮疡、泄泻、热淋实证的中药，属虚证者慎用。老人、儿童及素体脾胃虚弱者慎服。急性咽炎、疮疡痈肿等病，感染严重、有发热等全身症状者，酌情应用抗生素，以促使炎症尽快消退。

【规格】　每片重 0.33g。

五、风热挟湿证用中成药

芙朴感冒颗粒　　见本篇"79."。

六、气虚表证用中成药

85. 参苏丸（胶囊）[典][保乙]

【药物组成】　紫苏叶、葛根、前胡、半夏（制）、桔梗、陈皮、枳壳（炒）、党参、茯苓、木香、甘草。

【功能主治与应用】　益气解表，疏风散寒，祛痰止咳；有一定解热、抗炎和镇咳作用。用于身体虚弱、感受风寒所致感冒，症见恶寒发热、头痛鼻塞、咳嗽痰多、胸闷呕逆、乏力气短。

【用法用量】　口服：丸剂一次 6～9g，一日 2～3 次；或胶囊剂一次 4 粒，一日 2 次。

【注意事项】　风寒感冒者不宜。孕妇慎用。

【规格】　丸剂：每 10 丸重 0.6g；胶囊剂：每粒 0.45g。

86. 玉屏风胶囊（颗粒、口服液）[典][基][保乙]

【药物组成】　黄芪、白术（炒）、防风。

【功能主治与应用】　益气，固表，止汗。有增强机体免疫功能和抗过敏反应等作用。用于表虚不固，自汗恶风，面色㿠白，或体虚易感风邪者。

【用法用量】　口服：胶囊剂一次 2 粒，或开水冲服颗粒剂一次 5g，或口服液一次 10ml；均一日 3 次。

【注意事项】　热病汗出忌用。阴虚盗汗应慎用。

【规格】　胶囊剂：0.5g；颗粒剂：5g；口服液：10ml。

七、秋燥表证用中成药

87. 秋燥感冒颗粒

【药物组成】　桑叶、菊花、苦杏仁（炒）、伊贝母、桔梗、前胡、北沙参、麦冬、山豆根、竹叶、甘草。

【功能主治与应用】　清燥退热，润肺止咳。用于感冒秋燥证，症见恶寒发热、鼻咽口唇干燥、干咳少痰、舌边尖红、苔薄白而干或薄黄少津。

【用法用量】　开水冲服：一次 10～20g，一日 3 次；小儿酌减。

【注意事项】　风寒感冒者忌用。脾胃虚寒者慎服。孕妇慎用。

【规格】　每袋 10g。

八、暑热证用中成药

88. 紫金锭（散）[典][保乙]

【药物组成】　人工麝香、山慈菇、雄黄、红大戟、千金子霜、五倍子、朱砂。

【功能主治与应用】　辟瘟解毒，消肿止痛。有镇痛、抗炎、抗肿瘤作用。用于中暑。症见脘腹胀痛，恶心呕吐，痢疾泄泻，小儿痰厥；外治疔疮疖肿，痄腮，丹毒，喉风。

【用法用量】　锭剂：口服，一次 0.6～1.5g，一日 2 次。外用，醋磨调敷患处。散剂：口服，一次 1.5g，一日 2 次。

【不良反应与注意事项】　偶见恶心或腹泻，外用可出现局部皮肤红肿、丘疹及破溃，并引起过敏反应。气血虚弱者忌用。孕妇忌用。肝肾功能不全者慎用。本品含有毒药物，不宜过量、久服。

【规格】　每锭重 0.3g、3g；散剂：3g。

89. 十滴水（软胶囊）[典][基][保甲]

【药物组成】　樟脑、干姜、桉油、小茴香、肉桂、辣椒、大黄。

【功能主治与应用】　健胃，祛暑。有抑制胃肠运动、镇痛等作用。用于因中暑所致的头晕、恶心、腹痛、胃肠不适。

【用法用量】　口服：水剂一次 2～5ml，或胶囊剂一次 1～2 粒；儿童酌减。

【注意事项】　罕见猩红热样药疹、接触性皮炎；可能误致眼损伤。孕妇忌服。

【规格】　胶囊剂：0.425g；水剂：10ml。

90. 清暑益气丸 [典]

【药物组成】　黄芪（蜜炙）、人参、白术（麸炒）、葛根、苍术（米泔炙）、升麻、当归、麦冬、五味子（醋炙）、泽泻、黄柏、陈皮、青皮（醋炙）、六神曲（麸炒）、甘草。

【功能主治与应用】　祛暑利湿，补气生津。用于中暑受热、气津两伤，症见头晕身热、四肢倦怠、自汗心烦、咽干口渴。

【用法用量】　姜汤或温开水送服。一次 1 丸，一日 2 次。

【注意事项】　孕妇慎用。

【规格】　每丸重 9g。

九、暑湿证用中成药

91. 午时茶颗粒 [典]

【药物组成】　广藿香、紫苏叶、苍术、陈皮、厚朴、白芷、川芎、防风、羌活、山楂、麦芽（炒）、六神曲（炒）、枳实、柴胡、连翘、桔梗、前胡、红茶、甘草。

【功能主治与应用】　祛风解表，化湿和中。用于外感风寒、内伤食积证，症见恶寒发热、头痛身楚、胸脘满闷、恶心呕吐、腹痛腹泻。

【用法用量】　开水冲服：一次 6g，一日 1～2 次。

【注意事项】　风热感冒者不适用。孕妇慎用。

【规格】　每袋 6g。

92. 纯阳正气丸 [典]

【药物组成】　广藿香、丁香、肉桂、木香、麝香、朱砂、冰片、雄黄、硝石（精制）、硼砂、金礞石（煅）、陈皮、半夏（姜制）、苍术、白术、茯苓。

【功能主治与应用】　温中散寒。用于暑天感寒受湿，腹痛吐泻，胸膈胀满，头痛恶寒，肢体酸重。湿热中阻证、腹痛吐泻不宜。

【用法用量】　口服：一次 1.5～3g，一日 1～2 次。

【注意事项】　孕妇禁用。方中含有朱砂、硝石、硼砂、雄黄、金礞石，故不宜过量或久服，肝肾功能不全者慎用。

【规格】　丸剂：1.5g、3g。

93. 沙溪凉茶（颗粒）

【药物组成】　岗梅、臭茉莉、天文草、蒲桃、野颠茄。

【功能主治与应用】　清热祛暑，除湿导滞。用于暑湿感冒，症见恶寒发热、身倦骨痛、胸膈饱滞、大便不爽。

【用法用量】　煎煮茶用水煎服；袋泡茶用开水泡服，一次 1 袋，一日 1～2 次。颗粒剂用开水冲服。一次 7g，一日 1～2 次。

【注意事项】　风寒感冒者不适用。孕妇慎用。

【规格】　煎煮茶每袋 75g；袋泡茶每袋 1.8g；颗粒剂每袋 7g（相当于原药材 75g）。

94. 暑湿感冒颗粒 [典]

【药物组成】　藿香、佩兰、紫苏叶、白芷、防风、半夏、陈皮、苦杏仁、香薷、茯苓、大腹皮。

【功能主治与应用】　消暑祛湿，芳香化浊。用于暑湿感冒，症见胸闷呕吐、腹泻便溏、发热、汗出不畅。

【用法用量】　开水冲服：一次 8g，一日 3 次；小儿酌减。

【注意事项】　孕妇慎用。

【规格】　每袋 8g。

95. 保济丸（口服液）[典][基][保甲/乙]

【药物组成】　广藿香、苍术、白芷、化橘红、厚朴、菊花、蒺藜、钩藤、薄荷、茯苓、薏苡仁、神曲茶、稻芽、木香、葛根、天花粉。

【功能主治与应用】　解表，祛湿，和中。有抗炎、镇痛及调节胃肠运动等作用。用于暑湿感冒，症见发热头痛、腹痛腹泻、恶心呕吐、肠胃不适；亦可用于晕车晕船。

【用法用量】　口服：丸剂一次 1.85～3.7g，口服液每次 10ml；均一日 3 次。

【注意事项】　外感燥热者不宜服用。孕妇忌用。

【规格】　丸剂：1.85g、3.7g；口服液：10ml。

96. 六一散 [典]

【药物组成】　滑石粉、甘草。

【功能主治与应用】　清暑利湿。用于感受暑湿所致的发热、身倦、口渴、泄泻、小便黄少；外用治痱子。

【用法用量】　调服或包煎服：一次 6～9g，一日 1～2 次。外用：扑撒患处。

【注意事项】　小便清长者慎用。孕妇慎用。

【规格】　散剂：3g、6g、9g。

97. 益元散[典]

【药物组成】　滑石、朱砂、甘草。

【功能主治与应用】　清暑利湿。用于感受暑湿，身热心烦，口渴喜饮，小便短赤。

【用法用量】　调服或煎服：一次 6g，一日 1～2 次。

【注意事项】　孕妇禁用；本品不宜过量久服；小便清长者及肝肾功能不全者慎用。

【规格】　散剂：6g。

98. 避瘟散[典][保乙]

【药物组成】　朱砂、香排草、檀香、冰片、丁香、麝香、薄荷脑、姜黄、白芷、零陵香、甘松、木香、玫瑰花。

【功能主治与应用】　祛暑避秽，开窍止痛。用于夏季暑邪所致头目眩晕、头痛鼻塞、恶心、呕吐、晕车晕船。

【用法用量】　口服：一次 0.6g。外用：适量，吸入鼻孔。

【注意事项】　孕妇忌用。本品含有朱砂，不宜久服，肝肾功能不全者禁用。

【规格】　每盒 0.6g。

99. 六合定中丸

【药物组成】　由广藿香、陈皮、厚朴（姜制）、枳壳（炒）、木香、檀香、山楂（炒）、六神曲（炒）、麦芽（炒）、稻芽（炒）、茯苓、木瓜、白扁豆（炒）、香薷、紫苏叶、桔梗、甘草。

【功能主治与应用】　祛暑除湿，和中消食。用于夏伤暑湿，宿食停滞，寒热头痛，胸闷恶心，吐泻腹痛。

【用法用量】　口服：一次 3～6g，一日 2～3 次。

【注意事项】　实热积滞胃痛者忌服。肠炎脱水严重者可以配合适当补液。

【规格】　丸剂：3g、6g。

100. 四正丸[典]

【药物组成】　广藿香、紫苏叶、白芷、厚朴（姜炙）、白扁豆（去皮）、木瓜、香薷、大腹皮、茯苓、槟榔、白术（麸炒）、檀香、桔梗、枳壳（麸炒）、法半夏、陈皮、山楂（炒）、六神曲（麸炒）、麦芽（炒）、甘草。

【功能主治与应用】　祛暑解表，化湿止泻。用于内伤湿滞，外感风寒，头晕身重、恶寒发热，恶心呕吐，饮食无味，腹胀泄泻。

【用法用量】　姜汤或温开水送服：一次 2 丸，一日 2 次。

【注意事项】　实热泄泻，实热胃痛者忌用。肠炎脱水严重可以配合适当的禁食，补液。

【规格】　每丸重 6g。

101. 清热银花糖浆 [典]

【药物组成】　山银花、菊花、白茅根、绿茶叶、通草、大枣、甘草。

【功能主治与应用】　清热解毒，通利小便。用于外感暑湿所致的头痛如裹、目赤口渴、小便不利。

【用法用量】　口服：一次 20ml，一日 3 次。

【注意事项】　肾虚所导致的尿频、尿急等患者慎用。孕妇慎用。胃炎、胃溃疡等胃病者应慎用。

【规格】　每支 10ml、20ml，每瓶 60ml、100ml、120ml。

102. 暑热感冒颗粒

【药物组成】　连翘、菊花、佩兰、荷叶、丝瓜络、生石膏、知母、竹叶、北沙参、竹茹。

【功能主治与应用】　祛暑解表，清热生津。用于外感暑热所致的感冒，症见发热重、恶寒轻、汗出热不退、心烦口渴、尿赤、苔黄、脉数。

【用法用量】　开水冲服：一次 10～20g，一日 3 次。

【注意事项】　孕妇忌用。

【规格】　散剂：10g。

103. 甘露消毒丸 [保乙]

【药物组成】　滑石、茵陈、黄芩、石菖蒲、豆蔻、藿香、薄荷、射干、川贝母、木通、连翘。

【功能主治与应用】　芳香化湿，清热解毒。用于暑湿蕴结，身热肢酸，胸闷腹胀，尿赤黄疸。

【用法用量】　口服：一次 6～9g，一日 2 次。

【注意事项】　寒湿内阻者慎用。孕妇禁用。

【规格】　丸剂：3g、6g、9g。

104. 香苏调胃片（丸）[典]

【药物组成】 广藿香、紫苏叶、木香、厚朴（姜炙）、砂仁、香薷、枳壳（去瓤麸炒）、陈皮、山楂（炒）、麦芽（炒）、六神曲（麸炒）、茯苓、白扁豆（去皮）、葛根、生姜、甘草。

【功能主治与应用】 解表和中，健胃化滞。用于胃肠积滞、外感时邪所致的身热体倦、饮食少进、呕吐乳食、腹胀便泻、小便不利。

【用法用量】 口服：片剂周岁以内1～2片，1～3岁一次2～3片，3岁以上一次3～5片，一日2次；丸剂成人一次1丸，小儿酌减少。温开水送下。

【注意事项】 食积无表证者慎用。

【规格】 片剂：0.2g；丸剂：3g。

十、表寒里热证用中成药

防风通圣丸[典][基][保甲] 见本篇"32."。

十一、表里俱热证用中成药

复方大青叶合剂[典] 见本篇"80."。

105. 消炎退热颗粒[典]

【药物组成】 大青叶、蒲公英、紫花地丁、甘草。

【功能主治与应用】 清热解毒，凉血消肿。用于外感热病、热毒壅盛证，症见发热头痛、口干口渴、咽喉肿痛，亦用于疮疖肿痛。

【用法用量】 开水冲服：一次10g，一日4次。

【注意事项】 风寒感冒者慎用。孕妇慎用。

【规格】 颗粒剂：每袋10g。

重感灵片（胶囊）[保乙] 见本篇"69."。

牛黄解毒胶囊（片、丸、软胶囊）[典][基][保甲] 见本篇"20."。

十二、少阳证用中成药

106. 少阳感冒颗粒[典]

【药物组成】 柴胡、黄芩、青蒿、生晒参、干姜、大枣、半夏、甘草。

【功能主治与应用】　解表散热，和解少阳。用于外感病邪犯少阳证，症见寒热往来、胸胁苦满、纳差、心烦喜呕、口苦咽干。

【用法用量】　口服：一次 8g，一日 2 次；小儿酌减。风寒感冒者、阴虚者及孕妇遵医嘱。

【规格】　每袋 8g。

107. 小柴胡颗粒（丸、胶囊、片）[典][保甲]

【药物组成】　柴胡、黄芩、党参、大枣、生姜、姜半夏、甘草。

【功能主治与应用】　解表散热，和解少阳。有一定保肝、解热、抗炎等作用。用于外感病，邪犯少阳证，症见寒热往来、胸胁苦满、纳差、心烦喜呕、口苦咽干。

【用法用量】　口服：开水冲服颗粒剂，一次 1～2 袋，一日 3 次；片剂，一次 4～6 片，一日 3 次。其他制剂参加药品说明书，遵医嘱。

【注意事项】　风寒感冒、肝火偏盛、肝阳上亢者忌服。过敏体质慎用。

【规格】　颗粒剂：每袋 10g、2.5g（无蔗糖）；片剂：每片重 0.4g。

第二节　时疫感冒用中成药

表里居热证用中成药

108. 清瘟解毒片（丸）[典][保乙]

【药物组成】　大青叶、黄芩、葛根、连翘、防风、白芷、柴胡、川芎、羌活、玄参、天花粉、牛蒡子（炒）、赤芍、桔梗、淡竹叶、甘草。

【功能主治与应用】　清热解毒。用于外感时疫，憎寒壮热，头痛无汗，口渴咽干，疹腮，大头瘟。

【用法用量】　口服：片剂，一次 6 片，一日 2～3 次；丸剂，一次 2 丸，一日 2 次，小儿酌减。外感风寒者遵医嘱。

【规格】　片剂：每片重 0.3g。丸剂：每丸重 9g。

109. 羚羊清肺颗粒（丸）[典]

【药物组成】　羚羊角粉、黄芩、桑白皮（蜜炙）、熟大黄、栀子、牡丹皮、大青叶、板蓝根、金银花、苦杏仁（炒）、桔梗、陈皮、浙贝母、金果榄、薄荷、枇杷叶（蜜炙）、前胡、地黄、玄参、石斛、天冬、麦冬、天花粉、甘草。

【功能主治与应用】　清肺利咽，清瘟止咳。有解热、抗炎、镇咳、祛痰等作用。用于感受时邪，肺胃热盛所致的身热头晕、四肢酸懒、咳嗽痰多、咽喉肿痛、鼻衄咯血、口舌干燥。

【用法用量】　口服：颗粒剂开水冲服一次 6g，一日 3 次；丸剂一次服 1 丸，一日 3 次。

【注意与禁忌】　外感风寒或寒痰咳嗽者忌服。孕妇慎用。

【规格】　颗粒剂：每袋装 6g。丸剂：每丸重 6g。

第三节　外感热病用中成药

110. 连花清瘟胶囊（颗粒）[典][基][保甲]

【药物组成】　连翘、金银花、炙麻黄、炒苦杏仁、石膏、板蓝根、绵马贯众、鱼腥草、广藿香、大黄、红景天、薄荷脑、甘草。

【功能主治与应用】　清瘟解毒，宣肺泄热。用于治疗流行性感冒属热毒袭肺证，症见发热或高热、恶寒、肌肉酸痛、鼻塞流涕、咳嗽、头痛、咽干咽痛、舌偏红、苔黄或黄腻；还可用于人感染禽流感。

【用法用量】　口服：胶囊剂一次 4 粒，颗粒剂一次冲服 1~2 袋；均一日 3 次。

【注意事项】　风寒感冒者不适用。高血压、心脏病、肝病、糖尿病、肾病患者，孕妇，老年人和小儿用均需遵医嘱。

【规格】　胶囊、片剂：0.35g，每盒 24 粒（片）；颗粒剂：每袋装 0.35g、0.6g。

111. 抗感口服液（颗粒）[典]

【药物组成】　金银花、赤芍、绵马贯众。

【功能主治与应用】　清热解毒。用于外感风热引起的感冒，症见发热、头痛、鼻塞、喷嚏、咽痛、全身乏力、酸痛。

【用法用量】　口服液：一次 10ml；颗粒剂：开水冲服，一次 1 袋；均一日 3 次。孕妇遵医嘱。

【规格】　合剂：10ml；颗粒剂：10g。

治感佳胶囊　见本篇"68."。

清开灵片（软胶囊、泡腾片）[典][基][保甲/乙]　见本篇"1."。

112. 双黄连咀嚼片[典][基][保甲/乙]

【药物组成】　金银花、黄芩、连翘。

【功能主治与应用】　辛凉解表，清热解毒。用于风热感冒所致的发热、咳嗽、咽痛。

【用法用量】 咀嚼片，咀嚼或含化，一次 3 片，一日 3 次。

【注意事项】 风寒感冒者不适用，其表现为恶寒重、发热轻、无汗、鼻塞流清涕、口不渴、咳吐稀白痰。高血压、心脏病、肝病、糖尿病、肾病等慢性病严重者、孕妇或正在接受其他治疗的患者，均应遵医嘱。小儿、年老体虚者应在医师指导下服用。其他多种制剂及剂型见本篇 "4." "65." "83."。

【规格】 咀嚼片：1g。

113. 银蒲解毒片 [典][保乙]

【药物组成】 山银花、蒲公英、野菊花、紫花地丁、夏枯草。

【功能主治与应用】 清热解毒。用于风热型急性咽炎，症见咽痛、充血、咽干或具灼热感、舌苔薄黄；湿热型肾盂肾炎，症见尿频短急、灼热疼痛、头身疼痛、小腹坠胀、肾区叩击痛。

【用法用量】 口服：一次 4～5 片，一日 3～4 次。小儿酌减。

【规格】 糖衣片（片芯重）：0.35g。

114. 复方金黄连颗粒 [典]

【药物组成】 连翘、蒲公英、黄芩、金银花、板蓝根。

【功能主治与应用】 清热疏风，解毒利咽，有抑菌、抗病毒的药理作用。用于风热感冒，症见发热、恶风、头痛、鼻塞、流浊涕、咳嗽、咽痛。

【用法用量】 开水冲服：一次 8g，一日 3 次。

【注意与禁忌】 空腹服用时偶有肠胃不适；脾胃虚寒者慎用；外感风寒者不宜用；对本品过敏者禁用。

【规格】 颗粒剂：8g；每袋含黄芩以黄芩苷（$C_{21}H_{18}O_{11}$）计，不得少于 160mg。

银翘伤风胶囊 [典]   见本篇 "67."。

消炎退热颗粒 [典]   见本篇 "105."。

115. 复方感冒灵片 [保乙]

【药物组成】 金银花、佛手、野菊花、三叉苦、南板蓝根、岗梅、对乙酰氨基酚、马来酸氯苯那敏、咖啡因及硬脂酸镁。

【功能主治与应用】 辛凉解表，清热解毒。用于风热感冒之发热、微恶风寒、头痛身痛、口干而渴、鼻塞流涕、咽喉红肿疼痛、咳嗽、痰黄黏稠。

【用法用量】 口服：一次 4 片，一日 3 次；2 日为 1 个疗程。

【不良反应与注意事项】 可见困倦、嗜睡、口渴、虚弱感；偶见皮疹、荨麻疹、药物热及粒细胞减少；长期大量应用会导致肝肾功能异常甚至损害。严重肝肾功能不全者禁用。

【规格】　片剂：每片含原药材 6.25g，含对乙酰氨基酚 42mg。

116. 通宣理肺丸（蜜丸、胶囊、口服液）[典][基][保甲/乙]

【药物组成】　紫苏叶、苦杏仁（炒）、甘草、半夏（制）、麻黄、前胡、陈皮、枳壳（炒）、茯苓、黄芩、桔梗。

【功能主治与应用】　解表散寒，宣肺止咳。用于感冒发热、咳嗽、恶寒、鼻塞流涕、头痛无汗、肢体酸痛，急性支气管炎见上述证候者。

【用法用量】　口服：浓缩丸一次 8～10 丸，蜜丸一次 2 丸，胶囊剂一次 2 粒，口服液一次 20ml；均一日 2～3 次。

【规格】　浓缩丸：每 8 丸相当于原药材 3g，每瓶 200 丸；蜜丸：6g；胶囊剂：0.36g；口服液：10ml。

感冒清热颗粒（口服液、胶囊）[典][基][保甲/乙]　见本篇"37."。

精制银翘解毒片（胶囊）　见本篇"54."。

117. 金青感冒颗粒

【药物组成】　金银花、大青叶、板蓝根、鱼腥草、薄荷、淡豆豉、淡竹叶、陈皮、甘草。

【功能主治与应用】　辛凉解表，清热解毒。主治感冒发热，头痛咳嗽，咽喉疼痛。用于普通感冒、流行性感冒、急性扁桃体炎、急性咽喉炎、急性上呼吸道感染、急性气管炎及肺炎初期等温热邪毒证。

【用法用量】　口服：成年人一次 1 袋，一日 3 次。小儿酌减，温开水送服。

【注意事项】　风寒感冒者忌用。体虚者用量酌减。

【规格】　颗粒剂：2g。

重感灵片[保乙]　见本篇"69."。

感冒消炎片　见本篇"74."。

感冒舒颗粒[典]　见本篇"61."。

清热解毒颗粒（胶囊、软胶囊、片）[典][基][保甲]　见本篇"23."。

118. 羚翘解毒丸（颗粒、片）

【药物组成】　羚羊角粉、金银花、桔梗、淡竹叶、淡豆豉、甘草、荆芥、牛蒡子、连翘、薄荷。

【功能主治与应用】　疏风清热，解表。用于风热感冒，恶寒发热，咳嗽，头晕目眩，咽痛，两腮赤肿；流行性感冒、伤风感冒和腭扁桃体炎。

【用法用量】　口服：蜜丸成年人一次 1 丸，小儿酌减；颗粒剂开水冲服，一次 10g；片剂一次 4～6 片；水丸一次 5g，均一日 2～3 次；浓缩丸一次 8 丸，一日 3 次。用温开水煎鲜芦根汤送服。

【注意事项】　偶有过敏反应；过量中毒反应（头晕、胸闷、恶心、呕吐、四肢麻木、发热甚至呼吸急促、血压下降、昏迷、脉微欲绝等症状）。

【规格】　蜜丸：9g；水丸：每袋 5g；浓缩丸：每 8 丸相当于原药材 4g；颗粒剂：10g；片剂：每瓶 36 片。

119. 抗病毒口服液（胶囊、颗粒）[典][保乙]

【药物组成】　板蓝根、广藿香、石膏、知母、石菖蒲、连翘、生地黄、芦根、郁金。

【功能主治与应用】　清热凉血，解毒祛湿。主治时行感冒，疫毒侵袭之证，风热感冒，温病发热及上呼吸道感染、流感、流行性腮腺炎、流行性出血性结膜炎（红眼病）等病毒感染。

【用法用量】　口服：口服液一次 1～2 支，胶囊剂一次 4～6 粒；一日 2～3 次，小儿酌减；颗粒剂用开水冲服，一次 1 袋，一日 3 次。

【规格】　口服液：10ml，每盒 10 支；胶囊剂：每板 12 粒，每盒 4 板；颗粒剂：12g。

120. 雪胆解毒丸

【药物组成】　雪胆、大黄（制）、连翘、黄连、黄柏、黄芩、栀子、盐酸小檗碱、天花粉、玄参、青黛、桔梗。

【功能主治与应用】　清热泻火。主治肺胃热积。用于口燥咽干，咽喉肿痛，大便燥结，小便赤黄。

【用法用量】　口服：一次 3g，一日 1～2 次。

【注意事项】　脾胃虚寒者忌用。孕妇忌用。

【规格】　丸剂：每 10 丸重 0.5g，每袋 6g。

一清胶囊（颗粒）[保乙]　见本篇"24."。

复方双花片[保乙]　见本篇"25."。

绿雪胶囊　见本篇"26."。

复方穿心莲片　见本篇"27."。

万应胶囊（颗粒）^{【典】【保乙】}　见本篇"28."。

复方鱼腥草片^{【典】}　见本篇"29."。

复方公英片　见本篇"30."。

121. 裸花紫珠片^{【典】【保乙】}

【药物组成】　裸花紫珠。

【功能主治与应用】　消炎，解毒，收敛，止血。用于上呼吸道感染、流行性感冒、支气管炎、支气管肺炎、大叶性肺炎、肺脓肿、支气管扩张、呼吸道出血、出血性钩端螺旋体病；紫癜性出血、再生障碍性贫血并发出血等；泌尿系统感染、血尿。临床报道用于止血、烧伤和痔疮等。

【用法用量】　口服：一次 2 片，一日 3 次；重症加倍，小儿遵医嘱。

【规格】　薄膜衣片：0.5g，每盒 24 片。

消炎退热颗粒^{【典】}　见本篇"105."。

复方牛黄消炎胶囊（牛黄消炎灵胶囊）^{【典】}　见本篇"22."。

122. 众生丸

【药物组成】　蒲公英、紫花地丁、黄芩、岗梅、赤芍、天花粉、玄参、当归、防风、柴胡、皂角刺、人工牛黄、白芷、胆南星、虎杖、夏枯草、板蓝根。

【功能主治与应用】　清热解毒，活血凉血，消炎止痛。用于上呼吸道感染、急慢性咽喉炎、腭扁桃体炎、疮毒等。

【用法用量】　口服：一次 4～6 丸，一日 3 次。外用：捣碎，用冷开水调匀，涂患处。

【规格】　薄膜糖衣浓缩丸：每丸含原生药 0.36g。

123. 甘露解热口服液^{【基】}

【药物组成】　金银花、石膏、滑石、黄芩、大黄、赤芍、板蓝根、蝉蜕、广藿香、羚羊角（代）片。

【功能主治与应用】　清热解毒，解肌退热。主治内蕴伏热，外感时邪引起的高热不退，烦躁不安，咽喉肿痛，大便秘结等。用于流行性感冒、上呼吸道感染、急性咽炎、急性扁桃体炎等见身热烦躁、口渴饮冷、咽喉肿痛、面红目赤、头痛咳嗽、咳痰黄稠、鼻塞流涕、大便秘结、小便短赤者。

【用法用量】　口服：1～3 岁一次 10ml；4～6 岁一次 20ml；1 周岁之内酌减，4h 服 1 次，热退停服。

【规格】　口服液：10ml，每盒 10 支。

124. 小柴胡丸（片、颗粒）[典][保甲]

【药物组成】　柴胡、姜半夏、黄芩、党参、甘草、生姜、大枣。

【功能主治与应用】　解表散热，疏肝和胃。主治寒热往来，胸胁苦满，不欲饮食，心烦喜吐，口苦咽干。用于对各种感染引起的高热，有良好的退热作用，包括流感、腮腺炎、腭扁桃体炎、疟疾、胆囊炎、急慢性肝炎及急性胰腺炎、肾炎、妇科产后发热、经期感冒等。合用桂枝茯苓丸治疗乙型慢性活动性肝炎有良效。

【用法用量】　口服：浓缩丸一次 8 丸（9g），片剂一次 4~6 片，颗粒剂一次 10~20g；均一日 3 次。

【注意事项】　上盛下虚或肝火偏盛者，牙龈出血者，阴虚吐血者或肝阳上亢之高血压病者均忌服。

【规格】　浓缩丸：每 8 丸相当于原生药 3g；片剂：0.4g，相当于总药材 1.5g；颗粒剂：10g，每盒 10 袋。

125. 柴黄片（颗粒）[典][保乙]

【药物组成】　柴胡、黄芩。

【功能主治与应用】　清热解毒。主治外感发热，用于周身不适、头痛目眩、咽喉肿痛。

【用法用量】　口服：片剂一次 3~5 片，颗粒剂一次 4g；均一日 2 次。

【规格】　片剂：每片相当于原药材 2g；颗粒剂：4g，每盒 10 袋。

126. 瓜霜退热灵胶囊[典][保乙]

【药物组成】　羚羊角、麝香、西瓜霜、朱砂、冰片、北寒水石、石膏、滑石、磁石、玄参、水牛角浓缩粉、甘草、升麻、丁香、沉香。

【功能主治与应用】　清热解毒，开窍镇惊。用于热病热入心包，肝风内动证，症见高热、惊厥、抽搐、咽喉肿痛。

【用法用量】　口服。周岁以内一次 0.15~0.3g，1~3 岁一次 0.3~0.6g，3~6 岁一次 0.6~0.75g，6~9 岁一次 0.75~0.9g，9 岁以上一次 0.9~1.2g，成人一次 1.2~1.8g；一日 3~4 次。

【注意事项】　脾虚便溏者慎用。孕妇忌服。本品含有朱砂，不宜过量、久服。

【规格】　胶囊剂：0.3g。

羚羊感冒片（胶囊）[典]　见本篇 "57."。

127. 羚羊角胶囊[典]

【药物组成】　羚羊角。

【功能主治与应用】　平肝息风，清肝明目，散血解毒。用于肝风内动、肝火上扰、血热毒盛所致的高热惊痫、神昏痉厥、子痫抽搐、癫痫发狂、头痛眩晕、目赤、翳障、温毒发斑。

【用法用量】　口服：一次 0.3～0.6g，一日 1 次。

【注意事项】　罕见过敏性紫癜。阴虚火旺所致的发热慎用。孕妇慎用。脾胃虚寒便溏者慎服；中病即止，不可过服、久服。

【规格】　胶囊剂：0.15g、0.3g。

128. 牛黄清宫丸[典]

【药物组成】　牛黄、麝香、水牛角浓缩粉、金银花、连翘、黄芩、栀子、大黄、朱砂、地黄、麦冬、玄参、天花粉、雄黄、冰片、莲子心、郁金、甘草。

【功能主治与应用】　清热解毒，镇惊安神，止渴除烦。用于热入心包，热盛动风证；症见身热烦躁，昏迷，舌赤唇干，谵语狂躁，头痛眩晕，惊悸不安及小儿急热惊风。

【用法用量】　口服：一次 1 丸，一日 2 次。

【注意事项】　本品为高热烦躁，热闭神昏所设，寒闭神昏忌用。孕妇忌服。不宜久服，肝肾功能不全者慎用。本品治疗高热神昏、小儿急热惊风，难以口服者，可鼻饲给药。

【规格】　丸剂：2.2g。

129. 珍黄安宫片[保乙]

【药物组成】　水牛角片、牛黄、大黄、黄芩提取物、朱砂、珍珠、珍珠层粉、竹沥、天竺黄、胆南星、青黛、郁金、冰片、石菖蒲、小檗根提取物。

【功能主治与应用】　镇静安神，清热解毒。用于痰热闭阻所致的高热烦躁、神昏谵语、惊风抽搐、癫狂不安、失眠多梦、头痛眩晕。

【用法用量】　口服：一次 4～6 片，一日 3 次。

【注意与禁忌】　虚寒证及脾胃虚弱者慎用。对于高热不退、神志不清患者应视病情轻重积极采取综合治疗措施。孕妇忌用。本品寒凉，不宜多服、久服。

【规格】　片剂：每瓶 60 片、100 片。

130. 天津感冒片

【药物组成】　金银花、连翘、羚羊角、桔梗、薄荷、竹叶、荆芥穗、淡豆豉、甘草、牛蒡子。

【功能主治与应用】　疏风解表，清热解毒。主治外感风热，发冷发热，四肢酸软，口渴，咽喉肿痛，两腮赤肿，瘟毒诸症。临床用于感冒、流行性感冒、流行性腮腺炎，急性咽炎、急性扁桃体炎、流行性乙型脑炎初起见风热表证者。

【用法用量】　口服：一次 5 片，一日 2～3 次；儿童酌减。

【注意事项】　风寒感冒恶寒甚者不宜。

【规格】　片剂：每瓶 100 片。

风热感冒颗粒　见本篇"50."。

131. 抗感灵片

【药物组成】　牛黄、对乙酰氨基酚、板蓝根、北豆根提取物、菊花、小檗根提取物。

【功能主治与应用】　清热镇痛，解毒消炎。治感冒引起的鼻塞、流涕，咽喉痒痛，咳嗽头痛，周身酸痛，高热不退，腭扁桃体炎等。

【用法用量】　饭后口服：一次 3～4 粒，一日 3 次。

【规格】　片剂：每瓶 36 片、60 片、100 片。

132. 妙灵丸[典]

【药物组成】　川贝母、玄参、木通、薄荷、赤芍、羌活、制天南星、地黄、葛根、桔梗、清半夏、钩藤、橘红、前胡、冰片、朱砂、羚羊角、水牛角浓缩粉。

【功能主治与应用】　清热化痰，散风镇惊。用于外感风热夹痰所致感冒，症见咳嗽发热、头痛眩晕、咳嗽、呕吐痰涎、鼻干口燥、咽喉肿痛。

【用法用量】　口服：一次 1 丸，一日 2 次。本品不宜久用，肝肾功能不全者慎用。

【规格】　蜜丸：1.5g。

金羚感冒片　见本篇"53."。

强力感冒片　见本篇"63."。

133. 复方桑菊感冒片（颗粒）

【药物组成】　桑叶、野菊花、一枝黄花、枇杷仁、桔梗、芦根、甘草、薄荷油。

【功能主治与应用】　散风清热，利咽止咳。用于流感、感冒、上呼吸道感染、腭扁桃体炎；症见发热、头晕、咳嗽、咽喉肿痛、头痛等症。

【用法用量】　口服：颗粒剂用开水冲服，一次 20g；片剂，一次 6 片，均一日 2 次。风寒感冒者遵医嘱。

【规格】　片剂：0.4g（相当于原材料 1.37g）；颗粒剂：20g。

桑菊感冒片（颗粒、胶囊剂、合剂）[典][保乙]　见本篇"59."。

第四节　胃肠型感冒用中成药

134. 千金茶

【药物组成】　藿香、厚朴（制）、紫苏、荆芥、陈皮（制）、半夏（制）、苍术、贯众、枳壳、香薷、羌活、柴胡、香附、甘草、石菖蒲、茶叶、玉叶金花、薄荷、川芎（酒制）、桔梗。

【功能主治与应用】　疏风解表，利湿和中。主治四季伤风感冒，中暑发热，腹痛身酸，呕吐泄泻。用于胃肠型感冒、急慢性胃肠炎等。

【用法用量】　煎服：成年人一次 1 包，一日 2～3 次，儿童用量酌减。

【规格】　茶剂：12 克。

135. 加味藿香正气软胶囊[典]

【药物组成】　广藿香、紫苏叶、白芷、炒白术、陈皮、半夏（制）、姜厚朴、茯苓、桔梗、甘草、大腹皮、生姜、大枣。

【功能主治与应用】　解表化湿，理气和中。用于外感风寒、内伤湿滞证，症见头痛昏重、胸膈痞闷、脘腹胀痛、呕吐泄泻；胃肠型感冒见上述证候者。

【用法用量】　口服：一次 3 粒，一日 2 次。

【规格】　胶囊剂：0.6g（相当于饮片 2.157g），每粒含厚朴以厚朴酚（$C_{18}H_{18}O_2$）的总量计，不得少于 1.6mg。

第五节　小儿感冒及相关疾病用中成药

136. 小儿感冒颗粒（片、口服液、茶剂）[典]

【药物组成】　广藿香、菊花、连翘、板蓝根、生地黄、地骨皮、白薇、大青叶、生石膏、薄荷。

【功能主治与应用】　疏风解表，清热解毒。主治小儿外感发热，咳嗽流涕，鼻塞，咽喉肿痛，口渴烦躁，舌苔薄黄，脉浮数。临床用于小儿风热感冒、流感、发热重及急性扁桃体炎、急性咽炎等。

【用法用量】　颗粒剂用开水冲服：1 岁以内一次 6g，1～3 岁一次 6～12g，4～7 岁一次 12～18g，8～12 岁一次 24g；均一日 2 次。

【注意事项】　口服液和茶剂的处方剂量比例略有差异。风寒感冒及体虚而无实火热毒者忌服。其他注意事项参见药品说明书。

【规格】　颗粒剂：12g、6g；口服液：12ml；片剂：片芯净重 0.18g。

137. 小儿清感灵片

【药物组成】　苍术（炒）、川芎、黄芩、荆芥穗、白芷、地黄、甘草、羌活、防风、葛根、苦杏仁（炒）、牛黄。

【功能主治与应用】　发汗解肌，清热透表。主治小儿外感风寒引起的发热怕冷，肌表无汗，头痛口渴，咽痛鼻塞，咳嗽痰多，体倦。多用于伤风感冒或流行性感冒引起的发热头痛、咳嗽等。

【用法用量】　口服：1 岁以内一次 1～2 片，1～2 岁一次 2～3 片，3 岁以上一次 3～5 片；均一日 2 次，多饮水。

【规格】　片剂：0.23g。

138. 小儿退热口服液（颗粒）[典]

【药物组成】　大青叶、板蓝根、金银花、连翘、栀子、牡丹皮、黄芩、重楼、淡竹叶、地龙、白薇、柴胡。

【功能主治与应用】　疏风解表、解毒利咽。用于小儿外感风热所致感冒，症见发热恶风、头痛目赤、咽喉肿痛或腮部肿痛；上呼吸道感染、腮腺炎见上述证候者。

【用法用量】　口服液：5 岁以内一次 10ml，5～10 岁一次 20～30ml；颗粒剂：5 岁以内一次 5g，5～10 岁一次 15g；均一日 3 次，或遵医嘱。

【规格】　合剂：10ml；颗粒剂：5g。

139. 馥感啉口服液

【药物组成】　鬼针草、野菊花、西洋参、黄芪、板蓝根、香菇、浙贝母、麻黄、前胡、甘草、蜂蜜、聚山梨酯 80。

【功能主治与应用】　清热解毒，止咳平喘，益气疏表。用于小儿气虚感冒所致发热、咳嗽、气喘、咽肿喉痛。

【用法用量】　口服：1 岁以内小儿一次 5ml，1～3 岁一次 10ml；均一日 3 次。4～6 岁一次 10ml，一日 4 次。7～12 岁一次 10ml，一日 5 次；或遵医嘱。

【注意与禁忌】　心脏病、糖尿病患儿禁用。风寒感冒者不宜用，表现为发热畏冷、肢凉、流清涕、咽不红者；脾虚易腹泻及高血压患儿慎用；对本品任何成分过敏者禁用；服用 3 天症状无缓解，应去医院就诊。

【规格】　口服液：10ml，每盒 10 支。

140. 小儿风热清口服液

【药物组成】 金银花、连翘、板蓝根、荆芥穗、薄荷、僵蚕、防风、柴胡、黄芩、栀子、石膏、牛蒡子、桔梗、苦杏仁（炒）、淡竹叶、芦根、六神曲（炒）、枳壳、赤芍、甘草。

【功能主治与应用】 疏散风热，清热解毒，止咳利咽。用于小儿风热感冒，症见发热、咳嗽、咳痰、鼻塞流涕、咽喉红肿疼痛。

【用法用量】 口服：3 岁以下一次 10～20ml，3～6 岁一次 20～40ml，6～14 岁一次 30～60ml；均一日 4 次，或遵医嘱，用时摇匀。

【注意事项】 风寒感冒者不宜用，若高热不退或气促鼻煽者应及时到医院就诊。

【规格】 口服液：10ml。

141. 小儿清热宁颗粒

【药物组成】 板蓝根、金银花、黄芩、牛黄、羚羊角粉、水牛角浓缩粉、冰片、柴胡。

【功能主治与应用】 清热解毒；有解热、抗炎和抗菌、抗病毒及镇痛作用。用于外感温邪、脏腑实热所致的高热、咽喉肿痛、烦躁不安、大便秘结。

【用法用量】 开水冲服：1～2 岁一次 4g，一日 2 次；3～5 岁一次 4g，一日 3 次；6～14 岁一次 8g，一日 2～3 次。

【注意事项】 属外感温邪、脏腑实热所致高热不退患者服用，气虚、阴虚发热者忌用；脾胃虚弱、体质虚弱者慎用。

【规格】 颗粒剂：8g。

142. 小儿宝泰康颗粒 [典][基][保乙]

【药物组成】 连翘、地黄、玄参、桑叶、浙贝母、蒲公英、南板蓝根、桔梗、莱菔子、甘草。

【功能主治与应用】 解表清热，止咳化痰。用于小儿风热外感，症见发热、流涕、咳嗽、脉浮。

【用法用量】 温开水冲服：1 周岁以内一次 2.6g，1～3 岁一次 4g，3～12 岁一次 8g；均一日 3 次。

【规格】 颗粒剂：每袋 2.6g、4g、8g。

143. 小儿肺咳颗粒 [典][基][保乙]

【药物组成】 人参、沙参、茯苓、鸡内金、白术、黄芪、甘草、桂皮、胆南星、鳖甲、附子、陈皮、地骨皮、麦冬、枸杞子、甘草等 22 味中药。

【功能主治与应用】　健脾益胃，止咳平喘。用于肺脾不足，痰湿内壅所致咳嗽或痰多稠黄，咳吐不爽，气短，喘促，动辄出汗，食少纳呆，周身乏力，舌红苔厚；小儿支气管炎见上述证候者。包括脾肺两虚咳嗽，风寒犯肺咳嗽，风热犯肺咳嗽，迁延性咳嗽等患者。

【用法用量】　开水冲服：1 岁以下一次 2g，1~4 岁一次 3g，5~8 岁一次 6g；均一日 3 次。

【注意事项】　高热咳嗽者慎用，应配合其他措施治疗。

【规格】　颗粒剂：每袋 3g，每盒 12 袋。

144. 小儿双清颗粒 [保乙]

【药物组成】　人工牛黄、羚羊角、水牛角浓缩粉、厚朴、板蓝根、连翘、拳参、石膏、莱菔子（炒）、荆芥穗、薄荷脑、冰片。

【功能主治与应用】　清热解毒、表里双解。用于小儿外感表里俱热证，症见发热、流涕、咽红、口渴、便干、溲赤、舌红、苔黄，急性上呼吸道感染见上述证候者。

【用法用量】　开水冲服：1 周岁以内一次 0.5~1 袋，1~3 岁一次 1~1.5 袋，4~6 岁一次 1.5~2 袋，7 岁以上一次 2.5 袋；均一日 3 次。重症者服药 2h 后加服药 1 次。

【注意事项】　风寒感冒者（表现为发热畏冷、肢凉、流清涕、咽不红者）忌用。脾虚易腹泻者慎用；38.5℃以上或服药 3 日症状无缓解者应去医院就诊。

【规格】　颗粒剂：每袋 2g，每盒 10 袋。

145. 小儿金丹片 [典]

【药物组成】　朱砂、橘红、川贝母、胆南星、前胡、玄参、清半夏、大青叶、木通、桔梗、荆芥穗、羌活、西河柳、地黄、枳壳（炒）、赤芍、钩藤、葛根、牛蒡子、天麻、甘草、防风、冰片、水牛角浓缩粉、羚羊角粉、薄荷脑。

【功能主治与应用】　祛风化痰，清热解毒。用于感冒发热，痰火内盛，发热头痛，咳嗽。气喘，咽喉肿痛，呕吐，高热惊风。

【用法用量】　口服：周岁一次 2 片，周岁以下酌减，一日 3 次。

【注意事项】　参见说明书，遵医嘱。

【规格】　片剂：0.3g。

146. 小儿豉翘清热颗粒 [典][保乙]

【药物组成】　连翘、淡豆豉、薄荷、荆芥、栀子（炒）、大黄、青蒿、赤芍、槟榔、厚朴、黄芩、半夏、柴胡、甘草。

【功能主治与应用】　疏风解表，清热导滞。用于小儿风热感冒挟滞证，症见发热咳嗽、鼻塞流涕、咽红肿痛、纳呆口渴、脘腹胀满、便秘或大便酸臭、溲黄等。

【用法用量】　开水冲服：6 个月至 1 岁一次 1~2g，1~3 岁一次 2~3g，4~6 岁一次 3~4g，7~9 岁一次 4~5g，10 岁以上一次 6g；一日 3 次。

【注意事项】　参见说明书，遵医嘱。

【规格】　颗粒剂：药用铝箔袋装，每袋装 2g、4g。

147. 小儿柴桂退热颗粒（口服液）[典][保乙]

【药物组成】　柴胡、桂枝、葛根、浮萍、黄芩、白芍、蝉蜕。

【功能主治与应用】　发汗解表，清里退热。本品用于小儿外感发热，症见发热、头身痛、流涕、口渴、咽红、溲黄、便干等。

【用法用量】　开水冲服：1 岁以内一次半袋，1~3 岁，一次 1 袋，4~6 岁一次 1.5 袋，7~14 岁一次 2 袋；一日 4 次，3 日为一个疗程。

【注意事项】　参见说明书，遵医嘱。

【规格】　颗粒剂：每袋 4g，每盒 16 袋；每袋 5g，每盒 12 袋。

148. 小儿肺热咳喘颗粒 [保乙]

【药物组成】　麻黄、苦杏仁、石膏、甘草、金银花、连翘、知母、黄芩、板蓝根、麦冬、鱼腥草。

【功能主治与应用】　清热解毒，宣肺止咳，化咳平喘。用于感冒，支气管炎，喘息性支气管炎，支气管肺炎属痰热壅肺证者。

【用法用量】　开水冲服：3 岁以下一次 3g，一日 3 次；3 岁以上一次 3g，一日 4 次；7 岁以上一次 6g，一日 3 次。

【注意事项】　患有高血压、心脏病等疾病者均应慎用，运动员慎用；不宜在服药期间同时服用滋补中药；风寒闭肺、内伤久咳者不适用；脾虚易腹泻者慎用；服药期间饮食宜清淡，忌食辛辣、生冷、油腻食物；风寒感冒、风寒袭肺咳嗽、内伤肺肾喘咳者不适用；婴儿及糖尿病患儿应在医师指导下服用；大剂量服用，可能有轻度胃肠不适反应。

【规格】　颗粒剂：3g。

149. 小儿化毒散（胶囊）[典][基][保甲]

【药物组成】　人工牛黄 8g、珍珠 16g、雄黄 40g、大黄 80g、黄连 40g、甘草 30g、天花粉 80g、川贝母 40g、赤芍 80g、乳香（制）40g、没药（制）40g、冰片 10g。

【功能主治与应用】　清热解毒，活血消肿。用于热毒内蕴、毒邪未尽所致的口疮肿痛、疮疡溃烂、烦躁口渴、大便秘结。

【用法用量】　口服散剂：一次 0.6g，一日 1~2 次；3 岁以内小儿酌减。外用，敷于患处。口服胶囊剂：一次 2 粒，一日 1~2 次，3 岁以内小儿酌减。外用，敷于患处。

【注意事项】　参见说明书，遵医嘱。

【规格】　散剂：3g；胶囊剂：0.3g。

150. 小儿惊风七厘散

【药物组成】　天麻（姜制）、白附子（姜制）、胆南星、天竺黄、钩藤、全蝎（制）、蝉蜕、僵蚕（姜）、牛黄、麝香、冰片。

【功能主治与应用】　小儿惊风，痰涎壅盛，咳嗽气喘，食滞呕吐，腹痛泄泻。

【用法用量】　口服：周岁以下小儿，一次 0.2g；1~6 岁，一次 0.4g。一日 1 次。

【注意事项】　参见说明书，遵医嘱。

【规格】　每袋装 2g；每瓶 0.4g。

151. 小儿咳喘灵颗粒 [保乙]

【药物组成】　麻黄、金银花、苦杏仁、板蓝根、石膏、甘草、瓜蒌。辅料为乙醇、蔗糖。

【功能主治与应用】　宣肺、清热、止咳、祛痰。用于上呼吸道感染引起的咳嗽。

【用法用量】　开水冲服：2 岁以内一次 1g，3~4 岁一次 1.5g，5~7 岁一次 2g；一日 3~4 次。

【注意事项】　忌辛辣、生冷、油腻食物，不宜在服药期间同时服用滋补性中药，婴儿及糖尿病患儿应在医师指导下服用，高血压、心脏病患儿慎用。脾虚易腹泻者应在医师指导下服用；本品是以清宣肺热、止咳平喘为主，可以在小儿发热初起、咳嗽不重的情况下服用，若见高热痰多、气促鼻煽者应及时去医院就诊；咳嗽久治不愈或频咳伴吐者，应去医院就诊；发热体温超过 38.5℃的患者，应去医院就诊；服药 3 天症状无缓解，应去医院就诊；对本品过敏者禁用，过敏体质者慎用；如正在使用其他药品，使用本品前请咨询医师或药师；如与其他药物同时使用可能会发生药物相互作用，详情请咨询医师或药师。

【规格】　颗粒剂：2g。

152. 小儿七星茶口服液 [典][保乙]

【药物组成】　钩藤、蝉蜕、山楂、稻芽、薏苡仁、淡竹叶、甘草。

【功能主治与应用】　定惊消滞。用于小儿消化不良，不思饮食，二便不畅，夜寐不安。

【用法用量】　口服：儿童一次 1～2 支，一日 2 次，婴儿酌减。

【注意事项】　参见说明书，遵医嘱。

【规格】　口服液：10ml。

153. 小儿清热利肺口服液 [保乙]

【药物组成】　金银花、连翘、石膏、麻黄、苦杏仁（燀）、牛蒡子（炒）、射干、瓜蒌皮、浮海石、葶苈子（炒）、车前子。

【功能主治与应用】　清热宣肺，止咳平喘。用于小儿咳嗽属风热犯肺证，症见发热、咳嗽或咳痰、流涕或鼻塞、咽痛、口渴。

【用法用量】　口服：1～2 岁一次 3～5ml；3～5 岁一次 5～10ml；6～14 岁一次 10～15ml，一日 3 次。

【注意事项】　个别患者发生恶心、呕吐、腹泻、头晕；忌食辛辣生冷油腻食物；风寒咳嗽者不适用，表现为发热无汗、咽痒咳嗽、痰白稀薄；按照用法用量服用，服药 3 天症状无改善或服药期间症状加重者，应及时就医；脾胃虚弱者慎用；对本品过敏者禁用，过敏体质者慎用；如与其他药物同时使用可能会发生药物相互作用，详情请咨询医师或药师。其他应参见说明书，遵医嘱。

【规格】　口服液：10ml。

第六节　支气管炎、支气管肺炎、呼吸道炎症及相关疾病用中成药

一、温化寒痰剂

通宣理肺丸（胶囊、口服液、片、颗粒）[保甲/乙]　见本篇"116."。

154. 二陈丸（合剂）[典][保乙]

【药物组成】　姜半夏、陈皮、茯苓、甘草、生姜（榨汁泛水丸用）。

【功能主治与应用】　燥湿化痰，理气和中，止咳。用于痰湿内停引起的咳嗽痰多，胸脘痞闷，恶心呕吐，舌苔白腻，脉滑等症。有人试用于妊娠恶阻、迁延性肝炎、糖尿病及梅尼埃病、癫痫等。

【用法用量】　口服：丸剂，每次 9～15g，一日 2 次，温开水送服；合剂，每次 10～15ml，一日 3 次，用时摇匀。

【规格】　水丸：每袋 18g；合剂：10ml。

155. 痰咳颗粒（口服液、煎膏）[保乙]

【药物组成】　化橘红、百部（蜜炙）、苦杏仁、茯苓、半夏（制）、五味子、白前、甘草。

【功能主治与应用】　清肺化痰，润肺止咳。主治湿痰所致的咳嗽气喘，痰多色白黏腻，胸闷呕恶，舌苔白润，脉滑数等。用于感冒、支气管炎、咽喉炎引起的痰多咳嗽、气喘等。

【用法用量】　口服液一次 10~20ml，一日 3 次；开水冲服颗粒剂一次 1 袋，用开水冲服，一日 2 次；服煎膏一次 10~20g；儿童用量酌减。

【禁忌】　风热证者忌用。

【规格】　口服液：每支 10ml，每盒 10 支；颗粒剂：每袋 10g，每盒 10 袋；煎膏：每瓶 120g。

156. 小青龙合剂（颗粒、口服液、糖浆）[典][保甲]

【药物组成】　细辛、麻黄、白芍、干姜、甘草（蜜炙）、桂枝、五味子、法半夏（蜜炙）。

【功能主治与应用】　解表化饮，止咳平喘。主治风寒水饮，恶寒发热，无汗，喘咳痰稀，支气管哮喘、急慢性支气管炎、肺炎、百日咳、久咳、感冒、肺水肿、肺心病等。尚有人用于胸膜炎、过敏性鼻炎、眼疾等治疗。

【用法用量】　口服：合剂一次 10~20ml，一日 3 次，用时摇匀；颗粒剂，以温开水冲服，成年人一次 1~2 块（袋），一日 2~3 次，儿童酌减。其他剂型用法用量参照药品说明书或遵医嘱。

【不良反应】　偶见胃不适、嗳气、腹泻等消化道反应或皮肤瘙痒感等，应用中曾发现头痛如劈、心悸汗不止、气冲头面、出血不止者。

【注意与禁忌】　阴虚干咳无痰者禁用；风热咳嗽及正气不足的虚喘不宜用。

【规格】　合剂：每瓶 100ml，每毫升相当于生药 0.8g；颗粒剂：13g；糖浆剂：每瓶 100ml；口服液：10ml。

157. 杏苏止咳颗粒（糖浆）[典][保乙]

【药物组成】　苦杏仁、紫苏叶、前胡、陈皮、桔梗、甘草。

【功能主治与应用】　解表化痰，调气宣肺。用于上呼吸道感染、急性支气管炎、流行性感冒；感受风寒所致的鼻塞流涕、咽痒、咳嗽、痰稀。

【用法用量】　开水冲服颗粒剂一次 1 袋；或服糖浆剂每次 10~15ml，均一日 3 次，小儿酌减。

【规格】　颗粒：10g。糖浆剂：每支 10ml，每瓶 120ml。

158. 镇咳宁糖浆（胶囊、口服液）[典][保乙]

【药物组成】　甘草流浸膏、桔梗酊、盐酸麻黄碱、桑白皮酊。

【功能主治与应用】　镇咳祛痰，平喘抗炎。主治咳喘证。用于风寒束肺的伤风咳嗽、支气管炎、支气管哮喘等。

【用法用量】　口服：糖浆剂一次 5～10ml，或遵医嘱用药；胶囊剂一次 1～2粒；口服液一次 10ml。均一日 3 次。

【注意事项】　冠心病、心绞痛、糖尿病、前列腺增生者及甲状腺功能亢进患者慎用。

【规格】　糖浆剂：每瓶 120ml；胶囊剂：0.35g，每盒 24 粒；口服液：10ml。

159. 半夏曲

【药物组成】　半夏（制）、陈皮、干姜、丁香、川贝母、薄荷、枳壳、甘草。

【功能主治与应用】　燥湿化痰，降逆止呕，消痞散结。主治咳嗽痰涌，痰多作呕。用于呕吐、疟疾、急性乳腺炎、鸡眼、硅沉着病、牙痛、急慢性化脓性中耳炎等。

【用法用量】　口服：布包煎汤饮用，每次 25g。

【规格】　曲剂：25g，每盒 10 块。

160. 半夏片（糖浆）

【药物组成】　姜半夏、麻黄、远志（甘草水制）、桔梗、前胡、陈皮、白前、款冬花、细辛。

【功能主治与应用】　温肺散寒，化痰止咳。主治寒痰、温痰证的咳嗽痰多、色白黏腻、发热恶寒、鼻塞流涕、舌苔滑腻等。用于感冒、急慢性支气管炎、支气管哮喘等上呼吸道感染性疾病。

【用法用量】　口服：片剂：一次 4 片，一日 4～5 次；糖浆剂一次 10～20ml，一日 3 次。

【规格】　片剂：0.3g，每瓶 60 片；糖浆剂：每瓶 10ml、120ml。

161. 半贝丸

【药物组成】　半夏、川贝母。

【功能主治与应用】　化痰止咳，开郁散结。主治咳嗽痰多，咳痰不爽，吐痰黏腻，舌苔厚腻，脉弦滑，瘰疬、痰核等。用于慢性支气管炎、慢性支气管哮喘及淋巴结肿大或淋巴结结核等。

【用法用量】　口服：成人一次 3～6g，一日 2～3 次；3～7 岁服成人 1/3 量；孕妇慎用。

【规格】　水泛丸：每袋 12g、60g。

162. 半夏露颗粒

【药物组成】　生半夏、陈皮、远志、紫菀、麻黄、枇杷叶、甘草、薄荷油。

【功能主治与应用】　化痰止咳，温肺散寒。用于感冒发热、急慢性支气管炎、风寒所致的咳嗽气逆、痰多胸闷、畏寒。

【用法用量】　冲服：一次 1 袋，一日 2～3 次。60 岁以上、15 岁以下者剂量减半。

【规格】　颗粒剂：每袋 10g。

163. 化痰消咳片

【药物组成】　紫花杜鹃、板栗壳、合成鱼腥草素、止咳酮。

【功能主治与应用】　肃肺化痰，消炎止咳。用于感冒咳嗽，痰多气喘；上呼吸道感染、急性支气管炎。

【用法用量】　口服：一次 4 片，一日 3 次。或参见说明书，遵医嘱。

【规格】　片剂：0.3g。

164. 杏苏二陈丸

【药物组成】　杏仁、紫苏叶、陈皮、前胡、桔梗、茯苓、半夏（姜制）、炙甘草。

【功能主治与应用】　解表化痰，宣肺调气。用于感冒、咳嗽、上呼吸道感染、支气管炎。

【用法用量】　口服：一次 6g，一日 3 次，空腹温开水送服；小儿酌减。

【规格】　水丸：每 18 粒重 1g，每袋装 18g。

165. 止咳橘红口服液（丸、胶囊、颗粒）[典][保乙]

【药物组成】　化橘红、陈皮、茯苓、瓜蒌皮、麦冬、地黄、石膏、苦杏仁（去皮炒）、法半夏、紫菀、桔梗、紫苏子、款冬花、甘草、知母。

【功能主治与应用】　清肺，止咳，化痰；有镇咳、祛痰、抗炎作用。主治痰热咳嗽。用于痰热阻肺引起的咳嗽痰多，胸满气短，咽干喉痒。

【用法用量】　口服液一次 10ml，一日 2～3 次。儿童用量应遵医嘱或咨询药师。若服丸、胶囊、颗粒剂，遵医嘱用。

【规格】　口服液：10ml，每盒 10 支；大蜜丸：6g；胶囊剂：0.4g；颗粒剂：3g。

166. 礞石滚痰丸（片）[典][基][保甲/乙]

【药物组成】　金礞石（煅）、沉香、黄芩、熟大黄。

【功能主治与应用】　降火逐痰。用于湿热顽痰，发为癫狂惊悸，或咳喘痰稠、大便秘结；顽痰壅肺，躁狂及急慢性气管炎、支气管炎、哮喘、精神分裂症、癔症昏迷、惊惕不安症、各型继发性癫痫。

【用法用量】　口服：水泛丸一次 9g；片剂一次 8 片；均一日 1～2 次，或遵医嘱，儿童酌减。

【注意事项】　非痰热实证者忌用。体虚者、孕妇、小儿虚寒者均忌用；切勿久服过量。

【规格】　水泛丸：每瓶 60g；片剂：0.32g。

167. 橘贝半夏颗粒

【药物组成】　橘红、川贝母、枇杷叶、半夏（制）、桔梗、远志（制）、紫菀、款冬花（炒）、前胡、苦杏仁霜、麻黄、紫苏子（炒）、木香、肉桂、天花粉、甘草。

【功能主治与应用】　化痰止咳、宽中下气。用于痰气阻肺所致的咳嗽痰多，胸闷气急；痰多黏稠，色白或微黄，胸脘满闷，苔白或黄腻，脉弦滑；支气管炎见上述证候者。

【用法用量】　开水冲服：一次 3～6g，一日 2 次。孕妇，心脏病、高血压患者遵医嘱。

【规格】　颗粒剂：6g。

二、理肺止咳剂

168. 蛇胆川贝胶囊（散、口服液、软胶囊）[典][保甲/乙]

【药物组成】　蛇胆汁、川贝母。

【功能主治与应用】　清肺、止咳、祛痰。用于肺热咳嗽、痰多。

【用法用量】　口服：软胶囊一次 1～2 粒，一日 2～3 次；散剂一次 0.3～0.6g，一日 2～3 次。其余制剂遵医嘱。

【注意事项】　支气管扩张、肺脓肿、肺源性心脏病、肺结核患者应该在医师指导下服用；服用 1 周症状无改善，应停止服用，去医院就诊；服药期间，若出现高热、体温超过 38℃，或是出现喘促气急者，或咳嗽加重、痰量明显增多者应到医院就诊；孕妇、体质虚弱者、过敏体质者慎用，对本品过敏者禁用；药品性状发生改变时禁用；儿童应在成人监护下服用。

【规格】　胶囊剂：每盒 24 粒；散剂：0.3g，每盒 10 支。其余制剂见说明书。

169. 川贝清肺糖浆

【药物组成】　川贝母、枇杷叶、麦冬、生地黄、薄荷、苦杏仁、桔梗、甘草。

【功能主治与应用】　清肺润燥，止咳化痰。主治风热感冒引起的燥咳、咽干、咽痛，用于急性支气管炎、肺结核等。

【用法用量】　口服：一次 15～30ml，一日 3 次；儿童酌减。

【注意事项】　虚寒性咳嗽者忌用。

【规格】　糖浆剂：每瓶 120ml。

170. 蛇胆川贝枇杷膏 [保乙]

【药物组成】　蛇胆汁、川贝母、枇杷叶、桔梗、半夏、薄荷脑。

【功能主治与应用】　润肺止咳，祛痰定喘。有一定止咳、平喘、祛痰和抗炎作用。用于燥邪犯肺所致的咳嗽痰多、胸闷气促。

【用法用量】　口服：一次 15ml，一日 3 次。

【注意事项】　外感风寒者忌用。

【规格】　每瓶 75ml、100ml。

171. 三蛇胆川贝末

【药物组成】　眼镜蛇胆汁、金环蛇胆汁、过树榕蛇胆汁、川贝母。

【功能主治与应用】　清肺止咳，祛痰。用于肺热咳嗽、痰多及感冒、流行性感冒、急性扁桃体炎、急性支气管炎、肺炎、百日咳。

【用法用量】　开水冲服：一次 0.3～0.6g，一日 2～3 次；小儿酌减。

【注意事项】　阴虚肢冷，脾胃虚弱，便溏者慎用。

【规格】　散剂：0.6g，每盒 6 瓶。

172. 祛痰止咳颗粒 [保甲]

【药物组成】　党参、水半夏、芫花、甘遂、紫花杜鹃。

【功能主治与应用】　健脾燥湿，祛痰止咳。主治咳嗽。用于慢性支气管炎及支气管合并肺气肿、肺源性心脏病所引起的痰多、咳嗽、喘息等症。

【用法用量】　口服：一次 12g，一日 2 次，小儿酌减，温开水送服。

【注意事项】　孕妇慎用，对本品任何成分过敏者忌用。

【规格】　颗粒剂：每袋 6g，每盒 10 袋。

173. 三蛇胆陈皮末

【药物组成】　眼镜蛇胆汁、金环蛇胆汁、过树榕蛇胆汁、陈皮。

【功能主治与应用】　清热祛风，化痰止咳。用于肺热咳嗽，尤其是小儿风热咳嗽、流感、支气管炎、急性扁桃体炎、肺炎、小儿肺炎、百日咳、小儿急性支气管炎等。

【用法用量】　口服：一次 1~2 支，一日 2~3 次；小儿酌减。

【注意事项】　阴虚肢冷、便溏者慎用。

【规格】　散剂：每支 0.65g。

174. 枇杷糖浆（颗粒、口服液）[保乙]

【药物组成】　川贝母流浸膏、枇杷叶、薄荷脑。

【功能主治与应用】　清热宣肺，化痰止咳；有止渴、平喘、祛痰和抗炎作用。用于风热犯肺、痰热内阻所致咳嗽痰黄或咳痰不爽、咽喉肿痛、胸闷胀痛，口渴咽干、舌苔薄黄、脉浮数，感冒、急慢性支气管炎见上述证候者。

【用法用量】　口服：糖浆剂一次 10ml；颗粒剂一次 3g，开水冲服；口服液一次 10ml；均一日 3 次。

【规格】　糖尿剂：100ml；颗粒剂：3g；口服液：10ml。

175. 消咳喘糖浆（胶囊、片、颗粒）[典][保甲/乙]

【药物组成】　满山红。

【功能主治与应用】　镇咳、祛痰、平喘。用于寒痰阻肺所致的咳嗽气喘，咳痰色白；慢性支气管炎、喘息性支气管炎见上述证候者。

【用法用量】　口服糖浆剂：一次 10ml，小儿酌减；胶囊剂：一次 2 粒；均一日 3 次。片剂、颗粒剂遵医嘱或按药品说明书使用。糖尿病患者遵医嘱。

【规格】　糖浆剂：每瓶 120ml；胶囊剂：0.35g；颗粒剂：2g；片剂：基片重 0.3g。

176. 金荞麦片（胶囊）[保乙]

【药物组成】　金荞麦。

【功能主治与应用】　清热解毒，排脓祛瘀，祛痰，止咳平喘。用于急性肺脓肿、急慢性气管炎、慢性喘息性支气管炎、支气管哮喘及细菌性痢疾，症见咳吐腥臭、脓血痰液或咳嗽痰多、喘息痰鸣及大便泻下、赤白脓血。

【用法用量】　口服：一次 4~5 片（粒），一日 3 次。

【规格】　片剂：每盒 30 片；胶囊剂：0.22g，每盒 36 粒。

177. 克咳胶囊 [保乙]

【药物组成】 麻黄、杏仁、甘草、石膏、桔梗、莱菔子、罂粟壳。

【功能主治与应用】 止咳，平喘，祛痰。各种原因引起的咳嗽、气喘；尤其适用于干咳痰少，久咳不止。

【用法用量】 口服：一次 3 粒，一日 2 次。

【注意与禁忌】 高血压及冠状动脉病患者忌服。心动过速者及小儿慎用；孕妇忌服。

【规格】 胶囊剂：0.3g，每盒 12 粒。

178. 利肺片 [保乙]

【药物组成】 百部、白及、蛤蚧、牡蛎、枇杷叶、五味子、百合、冬虫夏草、甘草。

【功能主治与应用】 驱痨补肺，镇咳祛痰。用于肺痨咳嗽、咳痰咯血、气喘、慢性气管炎。

【用法用量】 口服：一次 5 片，一日 3 次。

【规格】 片剂：每瓶 60 片。

179. 牛黄蛇胆川贝液（滴丸、胶囊、散）[典][保乙]

【药物组成】 人工牛黄、蛇胆汁、川贝母、薄荷脑。

【功能主治与应用】 清热化痰，止咳；抑菌、抗炎、祛痰、镇咳。主治热痰咳嗽、燥痰咳嗽。用于急慢性支气管炎、上呼吸道感染、支气管肺炎、小儿肺炎引起的热痰咳嗽。

【用法用量】 口服：散剂一次 1～2 瓶；口服液一次 10ml；均一日 2～3 次，小儿酌减。滴丸：口服或舌下含服，一次 10 丸，一日 3 次。胶囊剂遵医嘱。

【注意事项】 寒痰、湿痰者勿用。孕妇忌用。

【规格】 口服液：10ml；散剂：每瓶 0.5g；滴丸：每 10 丸重 0.35g；胶囊剂：每粒 0.5g。

180. 祛痰灵口服液 [典][保乙]

【药物组成】 鲜竹沥、鱼腥草。

【功能主治与应用】 清肺化痰，祛痰镇咳且抗炎。用于痰热壅肺所致的咳嗽、痰多、喘促、苔薄白、脉滑数；急慢性支气管炎见上述证候者。

【用法用量】 口服：2 岁以下一次 15ml，2～6 岁一次 30ml，均一日 2 次；6 岁以上一次 30ml，一日 2～3 次。或遵医嘱。

【注意事项】　脾虚便溏者忌服，风寒咳嗽、湿痰阻肺者慎服。

【规格】　口服液：每瓶 30ml。

181. 强力枇杷露（无糖型）[基][保乙][农合]

【药物组成】　枇杷叶、罂粟壳、百部、白前、桑白皮、桔梗、薄荷脑。

【功能主治与应用】　养阴敛肺，止咳祛痰。用于支气管炎咳嗽。

【用法用量】　口服：一次 15ml，一日 3 次。

【注意事项】　儿童、孕妇、哺乳期妇女禁用。

【规格】　露剂：每瓶 150ml。

182. 枇杷止咳颗粒[保乙]

【药物组成】　枇杷叶、罂粟壳、百部、桑白皮、桔梗、薄荷脑。

【功能主治与应用】　止咳化痰；有止咳、祛痰、抗炎、抑菌之效。用于痰热蕴肺所致的咳嗽、痰咳；咳重痰黏，咽干咳痛，胸闷不通，苔薄黄，脉滑数或弦数；支气管炎见上述证候者。

【用法用量】　开水冲服：一次 3g，一日 3 次。小儿酌减。

【注意事项】　外感咳嗽者，孕妇均慎用；因含有罂粟壳，不宜过量服、久服。

【规格】　颗粒剂：3g。

183. 清气化痰丸[典][保乙]

【药物组成】　半夏（制）、胆南星、黄芩（酒炒）、瓜蒌仁霜、陈皮、苦杏仁、枳实、茯苓。

【功能主治与应用】　清肺化痰。主治肺热咳嗽，痰多黄稠，胸脘满闷。用于上呼吸道感染、支气管炎、咽炎、肺炎、鼻炎、鼻衄、肺脓肿、肺结核。

【用法用量】　口服：水丸一次 6～9g，一日 2 次；浓缩丸一次 6 丸，一日 3 次。小儿酌减。

【注意与禁忌】　风寒咳嗽者、体弱便溏者、无实大热痰者、干咳无痰者均忌用。孕妇忌用。

【规格】　水丸：每袋 18g；浓缩丸：每 6 丸相当于原生药 3g。

184. 蛇胆陈皮胶囊（片、口服液、散）[典][保甲/乙]

【药物组成】　蛇胆汁、陈皮（蒸）。

【功能主治与应用】　理气化痰，祛风和胃。用于痰浊阻肺，胃失和降，咳嗽，呕逆。

【用法用量】　口服：胶囊剂，一次 1～2 粒，一日 2～3 次。片剂，一次 2～4

片，一日 3 次。口服液，一次 10ml，一日 2～3 次；小儿酌减或遵医嘱。散剂，一次 0.3～0.6g，一日 2～3 次。

【注意事项】 文献报道蛇胆陈皮散引起全身多处黏膜溃烂 1 例。

【规格】 口服液：10ml；散剂：每瓶装 0.3g、0.6g；胶囊剂：0.3g。

185. 苏黄止咳胶囊 [保乙]

【药物组成】 麻黄、紫苏叶、地龙、蜜枇杷叶、炒紫苏子、前胡、炒牛蒡子、五味子。

【功能主治与应用】 疏风宣肺、止咳利咽。用于风邪犯肺，肺气失宣所致的咳嗽、咽痒、痒时咳嗽，或呛咳阵发性发作，气急，遇冷空气、异味等突发或加重，或夜卧晨起咳嗽，多呈反复发作，干咳无痰或少痰，舌苔薄白等。感冒后咳嗽及咳嗽变异型哮喘见上述证候者。

【用法用量】 口服：每次 3 粒，一日 2 次。疗程 7～14 日。

【不良反应与注意事项】 偶见恶心、呕吐、胃不适、便秘、咽干。孕妇忌用。运动员慎用。尚无对外感发热、咽炎、慢性阻塞型肺疾病、肺癌、肺结核等的有效研究资料。亦有对儿童咳嗽变异型哮喘的研究资料。高血压、心脏病患者慎用。

【规格】 胶囊剂：0.45g，每盒 24 粒。

186. 痰咳净片（散）

【药物组成】 桔梗、苦杏仁、冰片、炙甘草、远志、五倍子、咖啡因。

【功能主治与应用】 通窍顺气，消炎镇咳，促进排痰。主治咳嗽痰多，胸闷、气促、喘息、急慢性支气管炎、咽喉炎、肺气肿见上述证候者。

【用法用量】 含服：片剂，一次 1 片，散剂，一次含服 0.2g（一小药匙）；均一日 3～6 次。儿童用量酌减。

【注意事项】 不宜用开水冲服（以保证疗效）。

【规格】 片剂：0.2g（内含咖啡因 20mg）每板 12 片，每盒 3 板；散剂：6g。

187. 止咳丸 [保乙]

【药物组成】 川贝母、桔梗、白前、麻黄、法半夏、葶苈子、沙参、防风、前胡、黄芩、厚朴、茯苓等。

【功能主治与应用】 降气化痰，止咳定喘。用于支气管炎或慢性支气管炎急性发作，感冒风寒，咳嗽痰多，周身酸痛，四肢无力。

【用法用量】 口服：一次 6 粒，一日 2 次。

【规格】 丸剂：0.21g。

188. 治咳川贝枇杷露（滴丸）[典][保乙]

【药物组成】　枇杷叶、平贝母流浸膏、水半夏、桔梗、薄荷脑。

【功能主治与应用】　清热化痰止咳。有镇咳、祛痰、平喘、抗炎作用。用于痰热阻肺所致的咳嗽、痰黏或黄、咽喉肿痛、胸满气逆、苔薄黄或黄腻、脉滑数；上呼吸道感染、支气管炎见上述证候者。

【用法用量】　口服：合剂（露）一次 10～20ml；或滴丸一次 3～6 丸；均一日3 次。小儿酌减。咳嗽者不宜。

【规格】　合剂（露）：每瓶 150ml；丸剂：30mg，每袋 6 丸。

189. 桔梗冬花片[典]

【药物组成】　桔梗、款冬花、远志（制）、甘草。

【功能主治与应用】　止咳祛痰。用于痰浊阻肺所致的咳嗽痰多，支气管炎见上述证候者。

【用法用量】　口服：一次 6～8 片，一日 3 次。

【规格】　片剂：每瓶 100 片。

190. 咳特灵胶囊[典]

【药物组成】　小叶榕干浸膏、马来酸氯苯那敏。

【功能主治与应用】　镇咳，祛痰，平喘，消炎。用于咳喘及慢性支气管炎。

【用法用量】　口服：一次 1 粒，一日 3 次。

【注意事项】　用药期间不宜驾驶车辆、管理机器及进行高空作业等。

【规格】　胶囊剂：每粒含小叶榕干浸膏 360mg、马来酸氯苯那敏 1.4mg，每瓶30 粒。

191. 小儿止咳糖浆[典]

【药物组成】　氯化铵、甘草流浸膏、桔梗流浸膏、橙皮酊。

【功能主治与应用】　镇咳祛痰。用于小儿感冒引起的咳嗽及支气管炎、咽喉炎等。

【用法用量】　口服：2～5 岁，一次 5ml；2 岁以下酌减；5 岁以上，一次 5～10ml；均一日 3～4 次。

【规格】　糖浆剂：每瓶 100ml。

192. 复方蛇胆陈皮末

【药物组成】　蛇胆汁、陈皮、地龙（炒）、僵蚕（制）、朱砂、琥珀。

【功能主治与应用】　清热化痰，祛风解痉。用于风痰内盛所致的痰多咳嗽、惊风抽搐；症见咳嗽、痰多黄稠或痰中带血，胸痛，口渴，舌红苔黄，脉滑数；急性支气管炎见上述证候者；或痰热壅盛，蒙蔽心窍，引动肝风所致的发热、烦躁、神昏、惊厥的惊风患者。

【用法用量】　口服：一次半瓶（0.612 5g），4 岁以下小儿减半。寒痰喘咳，脾胃虚寒性慢惊者忌用；肝肾功能异常者慎用；本品含有朱砂，不可过量、久服。

【规格】　散（粉）剂：每瓶（支）1.25g。

193. 三号蛇胆川贝片

【药物组成】　蛇胆（干）、川贝母、法半夏、黄连、甘草。

【功能主治与应用】　清热、祛痰、止咳。用于邪热蕴肺或痰热阻肺、肺失宣降所致的咳嗽痰黄，或久咳痰多，咳吐不利；或咳嗽阵作，痰稠难咳；或身热头痛，舌苔薄黄，脉浮数；或咳嗽气粗，喉中痰声，发热纳呆，苔黄腻，脉弦滑；支气管炎见上述证候者。

【用法用量】　口服：一次 3～4 片，一日 2～3 次。

【注意事项】　痰咳喘者慎用；孕妇慎用。

【规格】　片剂：0.27g，每盒 24 片。

194. 补肺丸

【药物组成】　党参、黄芪、五味子、熟地黄、桑白皮、紫菀。

【功能主治与应用】　滋肺补肾，止咳平喘。用于支气管炎、喘息性支气管炎、肺气肿；肺肾两虚之咳嗽气短，气无所主，肾阴亏虚，虚火上炎，阴不敛阳，气不摄纳之虚喘。

【用法用量】　口服：一次 6～12g，一日 2～3 次；小儿酌减。

【规格】　蜜丸：每丸重 6g、12g。

195. 肺力咳胶囊 [保甲]

【药物组成】　梧桐根、红花龙胆、红管药、白花蛇舌草、前胡、百部、黄芩。

【功能主治与应用】　止咳平喘，清热解毒，顺气祛痰。主治咳喘证。用于咳喘痰多、呼吸不畅及急慢性支气管炎、肺气肿见上述证候者。

【用法用量】　口服：一次 3～4 粒，一日 3 次；或遵医嘱。孕妇慎服。

【规格】　胶囊剂：0.3g。

196. 强力止咳宁胶囊

【药物组成】　金银花、忍冬叶干膏粉、满山红油。

【功能主治与应用】　清热化痰，止咳平喘。用于痰热壅肺所致的咳嗽、黄痰黏稠；发热恶寒，咽喉疼痛，咽燥口渴，或胸中烦热，咳引胸痛，面赤；舌苔薄黄或黄腻；脉浮数或滑数；急、慢性支气管炎，上呼吸道感染见上述证候者。

【用法用量】　口服：一次 4～5 粒，一日 3 次。

【注意事项】　寒痰阻肺者忌用，脾虚便溏者慎服。

【规格】　胶囊剂：0.4g。

197. 复方百部止咳颗粒（糖浆）[典][基]

【药物组成】　百部（蜜炙）、黄芩、陈皮、苦杏仁、桔梗、桑白皮、枳壳（炒）、麦冬、知母、甘草、天南星（制）。

【功能主治与应用】　清肺止咳。主治肺热咳嗽、痰黄黏稠，百日咳，急、慢性支气管炎等。

【用法用量】　颗粒剂开水冲服，一次 10～20g，一日 2～3 次；糖浆剂一次 10～20ml，一日 2～3 次；小儿酌减。

【规格】　颗粒剂：10g；糖浆剂：每瓶 100ml、250ml，每支 10ml，每盒 10 支。

198. 参麦止咳糖浆

【药物组成】　北沙参、麦冬、枇杷叶、鱼腥草。

【功能主治与应用】　清热化痰，润肺止咳。用于肺燥咳嗽及急慢性支气管炎、肺炎、肺结核。

【用法用量】　口服：一次 15ml，一日 3 次；小儿酌减或遵医嘱。虚寒咳嗽者禁用。

【规格】　糖浆剂：每瓶 300ml。

199. 贝母二冬膏

【药物组成】　川贝母、天冬、麦冬。

【功能主治与应用】　润燥化痰，止咳。用于肺阴虚损之咳嗽，干咳少痰，舌红无苔或少苔，脉细数；气管炎、支气管扩张、肺结核等。

【用法用量】　口服：一次 20g，一日 2 次。肺寒咳嗽禁用。

【规格】　煎膏剂：每瓶 300g。

200. 芒果止咳片

【药物组成】　芒果叶干浸膏、合成鱼腥草素、马来酸氯苯那敏。

【功能主治与应用】　宣肺化痰、止咳平喘。用于痰热阻肺所致的咳嗽、气喘痰多，或有身热，胸满，舌红苔黄或腻，脉滑数；支气管炎，喘息性支气管炎见上述证候者，有止渴、平喘、祛痰、抗炎作用。

【用法用量】　口服：一次 3～5 片，一日 2～3 次。

【注意事项】　本品含抗过敏马来酸氯苯那敏，服药期间不得驾驶车、船或进行高空作业、精细作业及操纵机器；孕妇忌服；老年人宜减量；对马来酸氯苯那敏过敏者忌用。文献报道服用本品致猩红热样药疹 1 例。

【规格】　片剂：每片相当于总药材 2.5g。

三、清热化痰剂

201. 急支糖浆（颗粒）[典][基][保甲/乙]

【药物组成】　金荞麦、四季青、鱼腥草、麻黄、紫菀、前胡、枳壳、甘草。

【功能主治与应用】　清热化痰，宣肺止咳。主治咳嗽痰多；风热犯肺或痰热壅肺所致的咳嗽痰黄，发热面赤，胸闷，口渴引饮，小便短赤。用于上呼吸道感染、急性支气管炎、支气管扩张、肺脓肿、肺炎、感冒后咳嗽、慢性支气管炎急性发作等呼吸系统疾病。

【用法用量】　口服：一次 20～30ml，或颗粒剂用开水冲服，一次 1 袋；均一日 3～4 次，小儿酌减。

【注意事项】　寒证者忌服。

【规格】　糖浆剂：每瓶 120ml、150ml、200ml；颗粒剂：每袋 10g。

202. 止咳化痰丸（颗粒）[典]

【药物组成】　罂粟壳、桔梗、石膏、半夏（姜制）、知母、前胡、陈皮、大黄（制）、甘草（炙）、川贝母、紫苏叶、葶苈子、天冬、枳壳（炒）、瓜蒌子、马兜铃（制）、桑叶、苦杏仁、密蒙花、五味子（制）、木香。

【功能主治与应用】　清肺化痰，止咳定喘。用于痰热阻肺，久嗽，咯血，痰喘气逆，喘息不眠。

【用法用量】　口服：丸剂一次 15 丸，每晚睡前服；颗粒剂临睡前用开水冲服，一次 3g，一日 1 次。

【注意事项】　风寒咳嗽者不宜服用。

【规格】　水泛丸：每 6～7 丸重 1g；颗粒剂：3g。

203. 清肺抑火丸（胶囊、片）[典][保乙]

【药物组成】　黄芩、苦参、知母、浙贝母、前胡、黄柏、桔梗、栀子、天花粉、大黄。

【功能主治与应用】　清肺止咳，化痰通便。主治肺热咳嗽，痰黄稠黏，口干咽痛，大便干燥。用于上呼吸道感染、支气管炎、咽炎、肺炎、鼻衄等。

【用法用量】　口服：一次 6g，一日 2～3 次。

【禁忌】　风寒咳嗽者、体弱便溏者忌用。孕妇禁用。

【规格】　水丸：每 50 丸重 6g；片剂：0.6g；胶囊：每粒 0.5g。

204. 橘红化痰丸（片）[典]

【药物组成】　化橘红、苦杏仁（炒）、川贝母、白矾、锦灯笼、罂粟壳、五味子、甘草、炼蜜。

【功能主治与应用】　敛肺化痰，止咳平喘；有祛痰、镇咳、平喘、抗炎作用。用于肺气不敛，痰浊内阻，咳嗽、咳痰，喘促、胸膈满闷；咳声低微，痰黏色白或微黄，乏力自汗，舌质淡红，苔薄白或微黄，脉弦滑；或咳嗽气喘，动则喘咳不已，乏力自汗；慢性支气管炎、喘息性支气管炎见上述证候者。

【用法用量】　口服：片剂一次 3 片，一日 3 次；丸剂一次 1 丸，一日 2 次。

【注意与禁忌】　外感咳喘忌用；方中含罂粟壳，不宜过量、久服。

【规格】　片剂：0.3g；大蜜丸：9g。

205. 小儿消积止咳口服液 [典][基][保甲]

【药物组成】　连翘、枇杷叶（蜜炙）、瓜蒌、枳实、葶苈子（炒）、桔梗、山楂（炒）、莱菔子（炒）、槟榔、蝉蜕。

【功能主治与应用】　清热肃肺，消积止咳。用于小儿饮食积滞、痰热蕴肺所致的咳嗽、夜间加重、喉间痰鸣、腹胀、口臭。

【用法用量】　口服：1 周岁以内一次 5ml，1～2 岁一次 10ml，3～4 岁一次 15ml，5 岁以上一次 20ml；均一日 3 次，5 日为 1 个疗程。

【注意事项】　本品适用于饮食积滞、痰热蕴肺所致的咳嗽，若属体实虚弱、肺气不足、肺虚久咳、大便溏薄者慎用；3 个月以下婴儿不宜服用。

【规格】　合剂：10ml。

肺力咳胶囊 [保甲]　见本篇"195."。

206. 百咳静糖浆 [典]

【药物组成】　黄芩、陈皮、桑白皮、瓜蒌仁（炒）、清半夏、天南星（炒）、麻黄（蜜炙）、苦杏仁（炒）、紫苏子（炒）、桔梗、前胡、葶苈子（炒）、黄柏、百部（蜜炙）、麦冬、甘草。

【功能主治与应用】　清热化痰，止咳平喘；有镇咳、祛痰、平喘和抗炎等作用。用于外感风热所致的咳嗽、咳痰、顿咳；症见咳嗽频剧，气粗，喉燥口渴，痰黏稠或黄，身热，头痛；发热咳嗽，咳声亢扬，鼻流浊涕，面色或红；舌苔薄黄或舌尖红，舌苔黄腻；急慢性支气管炎、百日咳见上述证候者。

【用法用量】　口服：1～2 岁一次 5ml，3～5 岁一次 10ml，成年人一次 20～25ml；均一日 3 次。

【注意事项】　风寒咳嗽者、孕妇、糖尿病患者、高血压患者、心脏病患者等慎用，或遵医嘱。

【规格】　糖浆剂：每支 10ml，每瓶 100ml、120ml。

207. 川贝枇杷糖浆（颗粒、口服液）[典][保乙]

【药物组成】　川贝母流浸膏、枇杷叶、桔梗、薄荷脑。

【功能主治与应用】　清热宣肺，化痰止咳；有止咳、平喘、祛痰和抗炎作用。用于风热犯肺，痰热内阻所致的咳嗽痰黄或咳痰不爽，咽喉肿痛，胸闷胀痛；口渴咽干，舌苔薄黄，脉浮数；感冒，急慢性支气管炎见上述证候者。

【用法用量】　口服：糖浆剂一次 10ml；颗粒剂开水冲服，一次 3g；口服液一次 10ml；均一日 3 次。

【规格】　糖浆剂：每瓶 100ml；颗粒剂：3g；口服液：10ml。

208. 金振口服液 [典][保乙]

【药物组成】　羚羊角、人工牛黄、生石膏、黄芩、平贝母、青礞石、大黄、甘草。

【功能主治与应用】　清热解毒，祛痰止咳。用于小儿痰热蕴肺所致的发热、咳嗽、咳吐黄痰、咳吐不爽、舌质红、苔黄腻；小儿急性支气管炎见上述证候者。本品适用于痰热蕴肺型咳嗽，若属肺脾虚弱、风寒咳嗽、体虚久咳、大便便溏者慎用。服药后若大便次数多、稀薄黄者，停药后可恢复。

【用法用量】　口服：6 个月至 1 岁一次 5ml，一日 3 次；2～3 岁一次 10ml，一日 2～3 次；4～7 岁一次 10ml；8～14 岁一次 15ml；均一日 3 次。疗程 5～7 日。或遵医嘱。

【规格】　每支 10ml。

枇杷止咳颗粒 [保乙]　　见本篇"182."。

209. 清肺消炎丸 [保乙]

【药物组成】　麻黄、石膏、地龙、苦杏仁（炒）、葶苈子、牛蒡子、人工牛黄、羚羊角。

【功能主治与应用】　清热化痰，止咳平喘。用于痰热阻肺，咳嗽气喘，胸胁胀痛，吐痰黄稠，舌红苔黄，脉滑数；急、慢性支气管炎，喘息性支气管炎见上述证候者。

【用法用量】　口服：周岁以内一次 10 丸，1～2 岁一次 20 丸，3～5 岁一次 30 丸，6～12 岁一次 40 丸，12 岁以上一次 60 丸；均一日 3 次。

【规格】　丸剂：每 60 丸重 8g。

消咳喘胶囊（糖浆、颗粒、片）[典][保甲/乙]　见本篇"175."。

210. 风热咳嗽胶囊

【药物组成】　桑叶、菊花、薄荷、连翘、黄芩、苦杏仁霜、桔梗、枇杷叶、浙贝母、前胡、甘草。

【功能主治与应用】　疏风散热，化痰止咳。用于风热犯肺所致的咳嗽痰多，痰稠而黄，难以咳出，喘促气急，口渴咽痛，胸闷心烦，鼻流浊涕，发热头晕，咽干舌燥，舌边尖红，脉浮数；感冒，急性支气管炎见上述证候者。

【用法用量】　口服：早 3 粒，中 4 粒，晚 3 粒，一日 3 次。

【注意事项】　寒痰、风寒咳嗽者慎用。

【规格】　胶囊剂：0.32g。

211. 小儿止嗽金丹

【药物组成】　川贝母、知母、麦冬、玄参、天花粉、胆南星、瓜蒌子、桑白皮、苏子、竹茹、杏仁、桔梗、槟榔、甘草。

【功能主治与应用】　清热润肺，止咳化痰。治咳嗽痰稠，鼻流浊涕，口渴咽痛，头昏有汗。用于上呼吸道感染、支气管炎、支气管哮喘见上述证候者。

【用法用量】　口服：一次 1 丸，一日 2 次；1 周岁以内酌减。

【规格】　蜜丸：3g。

小儿咳喘灵颗粒（口服液）[保乙]　见本篇"151."。

小儿肺热咳喘口服液（颗粒）[保乙]　见本篇"148."。

212. 青果丸[典]

【药物组成】　青果、金银花、黄芩、北豆根、麦冬、玄参、白芍、桔梗。

【功能主治与应用】　清热利咽，消肿止痛。用于咽喉肿痛，失音声哑，口干舌燥，肺燥咳嗽；风寒、火毒上攻引起的腭扁桃体炎、急性咽炎、急性喉炎、支气管炎等。

【用法用量】　口服：水蜜丸一次2丸，大蜜丸一次2丸，均一日2次，小儿酌减。

【注意事项】　外感风寒、寒热头痛、咽喉嘶哑、苔白脉浮者不宜服用。

【规格】　大蜜丸：6g，每盒12丸；水蜜丸：每袋8g。

213. 竹沥达痰丸[典]

【药物组成】　半夏（制）、黄芩、大黄（酒制）、生姜、橘红、甘草、青礞石、沉香、鲜竹沥、硝石（煅）。

【功能主治与应用】　豁除顽痰，清火顺气。治痰热咳喘。用于痰热上壅，顽痰胶结，咳喘痰多，大便干燥。

【用法用量】　口服：一次6～9g，一日2次。

【注意事项】　孕妇慎用或忌用。

【规格】　水泛丸：每50粒重3g。

清瘟解毒丸（片）[典][保乙]　见本篇"108."。

羚羊清肺丸（颗粒）[典]　见本篇"109."。

214. 痰咳清片

【药物组成】　暴马子皮、满山红、黄芩、盐酸麻黄碱、氯化铵。

【功能主治与应用】　清肺化痰，止咳平喘。用于痰热阻肺、肺气不利所致的咳喘胸闷，痰多黄稠，不易咳出，舌红苔黄，脉滑数；急慢性支气管炎，支气管哮喘见上述证候者。

【用法用量】　口服：一次6片，一日3次。

【注意事项】　外感风寒或寒痰阻肺者慎服；心脏病、高血压患者慎用；不宜过服、久服。

【规格】　片剂：每瓶100片。

215. 金贝痰咳清颗粒[典]

【药物组成】　浙贝母、金银花、前胡、桑白皮、射干、桔梗、麻黄、苦杏仁（炒）、川芎、甘草。

【功能主治与应用】　清肺止咳，化痰平喘。用于痰热壅肺所致的咳嗽咳痰、痰黄黏稠、喘息，或兼发热，口渴，便干，舌红苔黄，脉弦滑数；慢性支气管炎，喘息性支气管炎见上述证候者。

【用法用量】　开水冲服：一次7g，一日3次；或遵医嘱。

【注意事项】　寒痰咳嗽者，孕妇，高血压、心脏病患者，脾胃虚寒者均慎用。

【规格】　颗粒剂：7g。

四、润肺化痰剂

216. 养阴清肺膏（丸、口服液、糖浆）[典][基][保甲/乙]

【药物组成】　地黄、麦冬、玄参、川贝母、白芍、牡丹皮、薄荷、甘草。

【功能主治与应用】　养阴润燥，清肺利咽。用于肺虚肺燥，咽喉干痛，干咳少痰，或痰中带血；肺阴不足，热毒偏盛的白喉、腭扁桃体炎、慢性咽炎、口腔溃疡、鹅口疮、颈淋巴结核、牙周炎、地图舌等。

【用法用量】　口服：水丸一次 2 丸，膏剂一次 10～20ml，糖浆剂一次 10～20ml，口服液一次 10ml；均一日 2 次，小儿用量酌减。咳嗽痰多，舌苔厚腻者遵医嘱。

【规格】　蜜丸：6g；膏剂：每瓶 100g；口服液：10ml，每盒 10 支；糖浆剂：每瓶 10ml、120ml。

217. 小儿清热止咳口服液[典][保乙]

【药物组成】　麻黄、甘草、北豆根、苦杏仁、石膏、黄芩、板蓝根。

【功能主治与应用】　清热，宣肺，平喘，利咽。主治小儿外感引起的发热恶寒，咳嗽痰黄，气促喘息，口干音哑，咽喉肿痛，乳蛾红肿。

【用法用量】　口服：1～2 岁一次 3～5ml，3～5 岁一次 5～10ml，6～14 岁一次 10～15ml；均一日 3 次；用时摇匀。

【规格】　口服液：10ml。

218. 二母宁嗽丸[典][基][保甲]

【药物组成】　川贝母、知母、石膏、炒栀子、黄芩、蜜桑白皮、茯苓、炒瓜蒌子、陈皮、麦炒枳实、炙甘草、五味子（蒸）。

【功能主治与应用】　清肺润燥，化痰止咳。用于燥热蕴肺所致的咳嗽、痰黄而黏不易咳出、胸闷气促、久咳不止、声哑喉痛；急性、亚急性气管炎见上述证候者。

【用法用量】　口服：大蜜丸一次 1 丸，水蜜丸一次 6g；均一日 2 次。

【注意事项】　脾胃虚寒者不宜服用。

【规格】　大蜜丸：9g；水蜜丸：每 100 丸重 10g。

219. 二母安嗽丸^[典]

【药物组成】　知母、玄参、罂粟壳、麦冬、款冬花、紫菀、苦杏仁、百合、浙贝母。

【功能主治与应用】　清肺化痰，止嗽定喘。用于虚劳久嗽，咳嗽痰喘，骨蒸潮热，音哑声重，口燥舌干，痰涎壅盛；慢性气管炎见上述证候者。

【用法用量】　口服：一次 1 丸，一日 2 次。孕妇遵医嘱用。

【规格】　大蜜丸：9g。

220. 蜜炼川贝枇杷膏^[保乙]

【药物组成】　川贝母、枇杷叶、南沙参、茯苓、化橘红、桔梗、法半夏、五味子、瓜蒌子、款冬花、远志、苦杏仁、生姜、甘草、杏仁水、薄荷脑。

【功能主治与应用】　润肺化痰，止咳平喘，护喉利咽，清热养阴。主治伤风咳嗽，痰多痰稠，气喘不适，咽喉干痒，声音沙哑。临床用于中老年人及小儿伤风、气喘等引起的咳嗽，痰多痰稠，咽干沙哑诸症。

【用法用量】　口服：成年人一次 1 汤匙（15ml），一日 3 次，小儿酌减。

【注意与禁忌】　对本品过敏者禁用，过敏体质慎用；药品性状发生改变时禁止服用；儿童必须在成年人监护下服用。

【规格】　每瓶 75ml、150ml、300ml。

221. 枇杷叶膏^{[典][保乙]}

【药物组成】　枇杷叶。

【功能主治与应用】　清肺润燥，止咳化痰。用于肺热燥咳，痰少咽干。风寒咳嗽者不宜使用。

【用法用量】　口服：一次 9～15g，一日 2 次。

【规格】　每瓶 75ml、150ml、300ml。

222. 润肺膏^[基]

【药物组成】　沙参、麦冬、天冬、天花粉、川贝、枇杷叶、杏仁、核桃末、冰糖。

【功能主治与应用】　润肺生津，止咳化痰。用于肺气宣降不利所致的干咳少痰、口干咽痒，或痰中带血或痰黏不易咳出，舌红少苔欠润，脉细数；肺津损伤，肺虚咳嗽等，如支气管炎、肺炎、肺气肿、支气管扩张、肺结核等。

【用法用量】　口服：一次 15g，一日 2 次，开水冲服；小儿酌减。

【注意事项】　腹泻者忌服。

【规格】　蜜膏剂：每瓶 100g。

橘红化痰丸[典]　见本篇"204."。

223. 雪梨止咳糖浆

【药物组成】　梨清膏、枇杷叶、紫菀（炙）、款冬花、桔梗、苦杏仁、前胡。

【功能主治与应用】　润肺止咳化痰。用于燥痰阻肺所致的咳嗽、痰少、痰中带血，咽干口渴，声音嘶哑，舌红而干，苔薄黄，脉细数或弦细数；支气管炎见上述证候者。

【用法用量】　口服：一次 10～15ml，一日 3～4 次。小儿酌减。

【注意事项】　痰湿阻肺者慎用。

【规格】　糖浆剂：每瓶 100ml。

224. 橘红梨膏

【药物组成】　梨、麦冬、天冬、化橘红、苦杏仁、枇杷叶、川贝母、五味子。

【功能主治与应用】　养阴清肺，止咳化痰。用于肺胃阴虚所致的久咳痰少，口干咽燥，舌红少苔，脉细；慢性支气管炎见上述证候者。

【用法用量】　口服：一次 10～15g，一日 2～3 次。外感咳嗽遵医嘱。

【规格】　膏剂：每瓶 200g。

225. 如意定喘片（丸）[典]

【药物组成】　蛤蚧、制蟾酥、黄芪、地龙、麻黄、党参、苦杏仁、白果、枳实、天冬、南五味子（酒蒸）、麦冬、紫菀、百部、枸杞子、熟地黄、远志、葶苈子、洋金花、石膏、甘草（制）。

【功能主治与应用】　宣肺定喘，止咳化痰，益气养阴。用于气阴两虚所致的久咳气喘，体弱痰多；支气管炎伴哮喘、肺气肿、肺源性心脏病见上述证候者。

【用法用量】　口服：片剂一次 2～4 片，一日 3 次；丸剂一次 2～4 丸，一日 3 次。

【禁忌】　孕妇禁服。

【规格】　片剂：片芯重 0.25g；丸剂：每丸相当于原生药材 0.7g。每片含洋金花以东莨菪碱（$C_{17}H_{21}NO_4$）计，应为 21～75μg。

226. 止咳枇杷颗粒（糖浆）

【药物组成】　枇杷叶、桑白皮、白前、百部、桔梗、薄荷脑。

【功能主治与应用】　清肺、止咳、化痰。用于痰热阻肺所致的咳嗽痰多，黏稠，色白或微黄，身无大热，或伴气喘，胸闷，舌苔白或黄，脉滑数；急、慢性支气管炎见上述证候者。

【用法用量】　口服：颗粒剂开水冲服，一次 10g，一日 3 次；糖浆剂一次 15ml，一日 3～4 次。小儿酌减。寒痰阻肺者遵医嘱。

【规格】　颗粒剂：10g；糖浆剂：每瓶 120ml。

227. 百合固金口服液（丸）[典][保乙]

【药物组成】　百合、川贝母、当归、白芍、甘草、生地黄、熟地黄、麦冬、玄参、桔梗、苯甲酸钠、炼蜜。

【功能主治与应用】　养阴润肺，化痰止咳。用于肺肾阴虚，燥咳少痰，痰中带血，咽干喉痛。

【用法用量】　口服：口服液一次 10～20ml，蜜丸一次 1 丸，浓缩丸每次 8g；均一日 3 次。

【规格】　口服液：每瓶 10ml、20ml、100ml；大蜜丸：9g，每盒 10 丸；浓缩丸，每 8 粒相当于原生药 3g。

五、平　喘　剂

228. 蛤蚧定喘丸（胶囊）[典][基][保甲/乙]

【药物组成】　蛤蚧、瓜蒌子、醋鳖甲、黄芩、甘草、麦冬、炒苦杏仁、紫菀、百合、麻黄、黄连、炒紫苏子、石膏、煅石膏。

【功能主治与应用】　滋阴清肺，止咳平喘。用于肺肾两虚，阴虚肺热所致虚劳久咳、年老哮喘、气短烦热，胸满郁闷、自汗盗汗，不思饮食等；单纯性支气管炎、喘息性慢性支气管炎、支气管哮喘、心源性哮喘、肺气肿、肺结核等属阴虚肺热证哮喘见上述证候者。

【用法用量】　口服：水蜜丸一次 5～6g，小蜜丸一次 9g，大蜜丸一次 1 丸；胶囊一次 3 粒；均一日 2 次。

【规格】　水蜜丸：每袋 12g；小蜜丸：每 60 丸重 9g；大蜜丸：9g；胶囊：0.5g。

229. 蛤蚧养肺丸

【药物组成】　蛤蚧、北沙参、天冬、麦冬、党参、黄芪、山药、天花粉、白扁豆、薏苡仁、莲子、橘红、半夏、川贝母、苦杏仁、桑白皮、前胡、白前、瓜蒌子、白芥子、莱菔子、紫苏子、桔梗、甘草、白及、茯苓。

【功能主治与应用】　补虚润肺，健脾化湿，止咳平喘。主治肺气虚衰，脾肾不足，夹有燥痰所致的咳嗽少痰，咳痰不爽，喘急气短，消瘦乏力。用于慢性支气管炎、肺结核、喘息性及过敏性支气管炎、肺气肿、肺不张等。

【用法用量】　口服：一次 1 丸，一日 2 次。小儿酌减。

【规格】　蜜丸：9g。

230. 复方蛤青片 [典]

【药物组成】　黄芪、紫菀、苦杏仁、干蟾、白果、前胡、南五味子、附片、黑胡椒。

【功能主治与应用】　补气敛肺，止咳平喘，温化痰饮。用于肺虚咳嗽，气喘痰多；或咳嗽声微，气短无力，有痰咳不出；或喘促咳嗽有痰，动则加剧；自汗，舌淡苔薄白或腻，脉弱（沉）无力；老年性慢性气管炎、阻塞性肺气肿、喘息性支气管炎见上述证候者。

【用法用量】　口服：一次 3 片，一日 3 次。

【注意事项】　外感发热咳嗽忌用；孕妇慎用。

【规格】　片剂：每片含黄芪以黄芪甲苷（$C_{41}H_{68}O_{14}$）计，不得少于 0.10mg。

231. 桂龙咳喘宁胶囊（片） [典][基][保甲]

【药物组成】　桂枝、龙骨、法半夏、黄连、炙甘草、白芍、生姜、大枣、牡蛎、瓜蒌皮、苦杏仁（炒）。

【功能主治与应用】　止咳化痰，降气平喘。用于外感风寒，痰湿阻肺所致的咳嗽、气喘、痰涎壅盛；急、慢性支气管炎见上述证候者。动物实验显示本品有一定镇咳、祛痰、平喘、抗炎作用。

【用法用量】　口服：胶囊剂一次 5 粒，一日 3 次。

【注意事项】　外感风热慎服。孕妇慎用。

【规格】　胶囊剂：每粒 0.3g（相当于原药材 1g）。片剂参见药品说明书，遵医嘱。

232. 海珠喘息定片 [保甲]

【药物组成】　珍珠层粉、胡颓子叶。

【功能主治与应用】　平喘镇咳，祛痰安神。治支气管哮喘、慢性支气管炎、喘息性支气管炎等咳喘痰多症。

【用法用量】　口服：一次 3～4 片，一日 3 次。甲状腺功能亢进、心律不齐或高血压合并症患者遵医嘱。

【规格】　片剂：每片相当于原生药 0.95g。

233. 定喘膏 [典][保乙]

【药物组成】　血余炭、洋葱头、附子、生川乌、天南星、干姜。

【功能主治与应用】　止咳定喘。用于气喘症，冬季加重，胸膈满闷，咳嗽痰盛等症。

【用法用量】　外用前温热软化，外贴肺俞穴。

【注意事项】　避风寒，忌生冷。

【规格】　黑膏药：每贴 10g、20g。

234. 复方川贝精片（胶囊） [典][保乙]

【药物组成】　麻黄浸膏、五味子（醋制）、川贝母、远志、陈皮、法半夏、桔梗、甘草浸膏。

【功能主治与应用】　化痰止咳，宣肺平喘。治痰涎壅肺，肺失宣降所致的急慢性支气管炎、支气管扩张、咳嗽、痰喘。

【用法用量】　口服：一次 3～6 片，一日 3 次。

【注意事项】　高血压、心脏病、冠心病者及孕妇忌服。

【规格】　糖衣片：0.25g、0.5g。

235. 固本咳喘片 [典][保乙]

【药物组成】　1 号片含黄芪、党参、白术、防风、茯苓、甘草、陈皮、半夏、补骨脂、紫河车。2 号片含党参、白术、茯苓、甘草、麦冬、五味子、补骨脂。

【功能主治与应用】　益气固表，健脾益肾，祛痰止咳。用于慢性支气管炎、肺气肿、支气管哮喘、肺源性心脏病等。

【用法用量】　口服：一次 6 片，一日 3 次。遵医嘱用。

【规格】　浸膏片：0.3g。

236. 黑锡丹 [保乙]

【药物组成】　黑铅、硫黄、金铃子、木香、肉桂、茴香、肉豆蔻、附子、沉香、胡芦巴、阳起石。

【功能主治与应用】　助肾扶阳，祛痰定喘。用于肾阳亏损，上盛下虚引起的痰壅气喘，胸腹冷痛。外用治疗疮疡等。

【用法用量】　口服：一次 6g，小儿每次 2～3g，温开水送服。

【规格】　丸剂：每袋 18g。

237. 理气定喘丸

【药物组成】　紫苏子（炒）、紫苏梗、紫苏叶、陈皮、法半夏、芥子（炒）、莱菔子（炒）、苦杏仁（炒）、川贝母、桑白皮（蜜炙）、款冬花、紫菀、炙黄芪、茯苓、白术（麸炒）、百合、知母、麦冬、天冬、地黄、当归、何首乌（黑豆酒炙）、阿胶（哈粉炙）。

【功能主治与应用】　祛痰止咳，补骨定喘。用于肺虚痰盛所致的咳嗽痰喘，胸膈满闷，心悸气短，口渴咽干；或咳痰量多，气短乏力，心悸；急慢性支气管炎、喘息性支气管炎、阻塞性肺气肿见上述证候者。

【用法用量】　口服：小蜜丸一次 6g，大蜜丸一次 1 丸；均一日 2 次。外感咳嗽者和孕妇遵医嘱。

【规格】　小蜜丸：每 100 丸重 10g；大蜜丸：每丸重 3g。

238. 咳喘宁口服液（片）[典][保乙]

【药物组成】　麻黄、石膏、苦杏仁、桔梗、百部、罂粟壳、甘草。

【功能主治与应用】　宣通肺气，止咳平喘。用于久咳、痰喘属痰热证候者，症见咳嗽频作、咳痰色黄、喘促胸闷、气促烦热、口干舌红、苔黄腻、脉滑数；气管炎、喘息性支气管炎见上述证候者。

【用法用量】　口服液一次 10ml，一日 2 次。服片剂遵医嘱。

【注意事项】　寒痰咳喘及正虚邪恋者忌服；孕妇，高血压、心脏病患者慎用；本品含罂粟壳，不可过量、久服。

【规格】　口服液：10ml。片剂见说明书。

239. 咳喘顺丸 [保乙]

【药物组成】　紫苏子、瓜蒌子、茯苓、鱼腥草、苦杏仁、半夏、款冬花、桑白皮、前胡、紫菀、陈皮、甘草。

【功能主治与应用】　宣肺化痰，止咳平喘。用于痰浊壅肺，肺气失宣所致的咳嗽，气喘痰多，胸闷；慢性支气管炎、支气管哮喘、肺气肿见上述证候者。气虚久嗽者遵医嘱。

【用法用量】　口服：一次 5g，一日 3 次。7 日为 1 疗程。

【规格】　丸剂：每 1g 相当于原药材 1.5g。

小儿肺咳颗粒 [典][基][保乙]　　见本篇"143."。

240. 咳喘静糖浆

【药物组成】　桔梗、紫菀、地龙、知母、蒲公英、黄芩、瓜蒌、麦冬、苦杏仁、款冬花、百部、甘草、赤芍、丹参。

【功能主治与应用】　镇咳平喘，祛痰消炎。用于慢性支气管炎、哮喘、急性咽炎、小儿肺炎等。

【用法用量】　口服：一次40ml，一日3次。

【规格】　糖浆剂：每瓶40ml、120ml。

241. 定喘丸

【药物组成】　桑白皮（蜜炙）、生地黄、知母、紫苏梗、莱菔子（炒）、款冬花、白芥子（炒）、苦杏仁（炒）、川贝母、紫菀、陈皮、法半夏、茯苓、百部、天冬、麦冬、黄芪（蜜炙）、白术（麸炒）、当归、阿胶（哈粉烫）、何首乌（酒炙）、紫苏叶。

【功能主治与应用】　宣肺平喘，化痰止咳。用于外感风寒，咳嗽哮喘，劳伤久咳，胸闷气短，呼吸急促，口渴咽干及老年性慢性支气管炎、肺气肿、咳嗽等。

【用法用量】　口服：一次1丸，一日2~3次。

【规格】　蜜丸：6g。

242. 风茄平喘膏

【药物组成】　洋金花、吴茱萸、干姜、白芥子、生川乌、生半夏、花椒、麻黄、丁香、樟脑、冰片、桂皮醛、二甲亚砜等。

【功能主治与应用】　止咳、祛痰、平喘。用于单纯性、喘息性慢性支气管炎和支气管哮喘。

【用法用量】　穴位贴敷，主穴：天突、大椎、定喘（双）；命门、肾俞（双）、足三里。辅穴：肺俞、丰隆、涌泉、膻中。每次主、辅穴各一穴位，交替轮换贴，遵医嘱。

【规格】　橡胶膏：5cm×6.5cm。

243. 哮喘片

【药物组成】　石膏、麻黄、海浮石、苦杏仁、五味子、甘草、海螵蛸。

【功能主治与应用】　宣肺定喘，化痰止咳。用于支气管炎、哮喘、小儿肺炎、百日咳、嗜酸性细胞增多性肺炎，上呼吸道感染属风热感冒引起的咳嗽、气喘、多痰。

【用法用量】　口服：一次3~4片，一日3次，小儿酌减。

【规格】　片剂：0.7g。

244. 咳喘丸

【药物组成】　麻黄（蜜炙）、苦杏仁、荆芥、桑白皮（蜜炙）、紫苏子（炒）、甘草。

【功能主治与应用】　止咳平喘。治喘息证。用于咳嗽、慢性支气管炎、肺气肿、肺源性心脏病、肺炎、支气管扩张引起的咳嗽、气喘等。

【用法用量】　口服：一次 3g，一日 3 次。

【规格】　水丸：每 15 粒重 2g。

245. 降气定喘丸（颗粒）

【药物组成】　麻黄、白芥子、苏子、葶苈子、陈皮。

【功能主治与应用】　降气定喘，止咳祛痰。用于慢性支气管炎、哮喘等；咳嗽痰多，气逆喘促等。

【用法用量】　口服：颗粒剂开水冲服，一次 1 袋；丸剂：一次 7g，均一日 2 次。

【规格】　丸剂：7g；颗粒剂：7g。

246. 止咳定喘丸（口服液）

【药物组成】　麻黄、杏仁、石膏、甘草。

【功能主治与应用】　镇咳平喘，通宣理肺。治风邪化热，热壅于肺引起的咳嗽痰喘，胸满作咳，呼吸急促，喉中作响，咽干口渴，发热，有汗或无汗。用于急性支气管炎、肺炎、哮喘性支气管炎、支气管哮喘及某些过敏性哮喘。

【用法用量】　口服：水剂一次 6g；口服液一次 10ml；均一日 2～3 次；小儿酌减。

【规格】　水丸：每袋 10g；口服液：10ml。

247. 寒喘丸

【药物组成】　射干、麻黄、细辛、干姜、款冬花、半夏、紫菀、五味子、大枣。

【功能主治与应用】　发散风寒，止咳平喘。用于气管炎、支气管哮喘、喘息性气管炎、老年性肺气肿及感冒等外感风寒、内有痰饮证。

【用法用量】　口服：一次 3～6g，一日 2 次，小儿酌减。

【规格】　丸剂：每袋 50 粒，重 3g。

248. 消喘膏

【药物组成】　细辛、白芥子、延胡索、甘遂、鲜姜。

【功能主治与应用】　化痰止咳，降气除湿，解痉平喘。用于哮喘、喘息性气管炎、支气管哮喘、肺气肿等。

【用法用量】　外用：将药丸放于橡皮膏中央，然后贴于背部肺俞、心俞、膈俞（即第 3、5、7 胸椎下，左、右旁开 5cm 处），一般贴 4～16h，5～10 日贴治 1 次。

【规格】　丸形糊剂：每粒重 1g，附有橡皮膏。

249. 麻杏止咳糖浆（糖丸）

【药物组成】　麻黄杏仁水、生石膏、薄荷脑。

【功能主治与应用】　清肺泻热，宣肺平喘。用于流行性感冒、气管炎、肺炎、百日咳等属风寒入里化热证。

【用法用量】　口服：糖浆剂一次 5ml；糖丸一次 1 丸（3g）；均一日 3 次；小儿酌减。

【规格】　糖浆剂：每瓶 60ml；糖丸：3g。

250. 麻杏石甘颗粒（胶囊、丸、合剂）

【药物组成】　麻黄、杏仁、甘草、石膏。

【功能主治与应用】　辛凉宣泄，清肺平喘。用于感冒、百日咳、气管炎、肺炎、白喉、发热等属外感风邪，表有寒邪，里有邪热之热邪迫肺证。

【用法用量】　口服：颗粒剂一次 1～2 袋，胶囊剂一次 2 粒，丸剂一次 0.5～1 袋，合剂一次 10～20ml；均一日 2～3 次。

【规格】　颗粒剂：每盒 10 袋；胶囊剂：每盒 12 粒；丸剂：每袋 18g；合剂：每瓶 120ml。

消咳喘糖浆（胶囊、颗粒、片）[典][保甲/乙]　　见本篇 "175."。

251. 苓桂咳喘宁胶囊[保乙]

【药物组成】　茯苓、桂枝、桔梗、苦杏仁、白术（麸炒）、陈皮、法半夏、龙骨、牡蛎、生姜、大枣、甘草（蜜炙）。

【功能主治与应用】　温肺化软，止咳平喘；有一定止咳、祛痰、平喘、抗菌、抗炎作用。用于外感风寒、痰湿阻肺所致的咳嗽痰多，喘息胸闷，咳嗽声重，急促气紧，咽痒。咳痰稀白，可伴有鼻塞，流涕，头痛，肢体酸楚，恶寒发热，有汗或无汗，舌苔薄白，脉浮或弦；或脾虚失运，痰湿蕴肺所致的咳嗽、咳声重浊，痰黏腻或稠厚，量多易咳，胸闷脘痞，食少纳差，舌苔白腻，脉濡滑；或胸满室闷，咳嗽痰多；或痰多稀薄起沫；急慢性支气管炎，喘息性支气管炎见上述证候者。

【用法用量】　口服：一次 5 粒，一日 3 次。10 日为 1 个疗程。

【禁忌】　外感风热，痰热蕴肺，阴虚燥咳者忌用；孕妇慎用。

【规格】 胶囊剂：0.34g。

六、肺心病及相关疾病用中成药

252. 补肺活血胶囊 [典] [保乙]

【药物组成】 黄芪、赤芍、补骨脂。

【功能主治与应用】 益气活血，补肺固肾。药理试验表明，本品可降低三氯化铁所致的肺源性心脏病模型家兔的红细胞、白细胞、血小板计数和血红蛋白，降低全血黏度、血浆黏度、血细胞比容，对肺性 P 波异变率有一定降低作用，可降低血气中二氧化碳分压，提高氧分压、氧饱和度（量）。对小鼠血清溶血素和脾溶血空斑形成细胞有一定促进作用。此外，尚可增加犬心排血量、冠脉血流量，可降低血管总外周阻力、冠状动脉阻力、心肌耗氧量、耗氧指数。尚有一定镇咳、平喘和抑制病毒作用。临床用于肺心病（缓解型）属气虚血瘀证，症见咳嗽气促，或咳喘胸闷、心悸气短、肢冷乏力、腰膝酸软、口唇发绀、白淡苔白或舌紫暗等。

【用法用量】 口服：一次 4 粒，一日 3 次。

【规格】 胶囊剂：0.35g，每瓶 40 粒。

253. 黄龙咳喘胶囊（颗粒）

【药物组成】 黄芪、地龙、淫羊藿、生山楂、桔梗、鱼腥草、射干、麻黄（炙）、葶苈子。

【功能主治与应用】 益气补肾，宣肺化痰，止咳平喘。用于肺肾气虚、痰热郁肺之咳喘，以及慢性支气管炎见上述证候者。

【用法用量】 口服：胶囊剂一次 4 粒，每日 3 次；颗粒剂用开水冲服，3 岁以下一次 3g，4~7 岁一次 6g，8~14 岁一次 10g，成人一次 10~20g，均一日 3 次。

【注意与禁忌】 孕妇禁用。高血压、心脏病患者和运动员慎用。

【规格】 胶囊剂：0.3g，每盒 36 粒。颗粒剂：10g，每盒 10 袋。

254. 复方贝母氯化铵片

【药物组成】 远志流浸膏、贝母粉、桔梗粉、氯化铵、甘草粉、桉叶油、八角茴香油、氢氧化铝、微晶纤维素、羟基淀粉钠、硬脂酸镁及蔗糖。

【功能主治与应用】 镇咳祛痰。用于急慢性支气管炎、感冒所致频繁的咳嗽、多痰。

【用法用量】 口服：成人一次 1~2 片，一日 3~4 次。

【禁忌与不良反应】　肝肾功能不全者禁用。少数患者服用后可引起恶心、呕吐、胃痛等；可引起轻微皮炎，停药后症状可消失。

【规格】　片剂：每盒 24 片。

强力止咳宁胶囊　见本篇"196."。

255. 芩暴红止咳片（颗粒、口服液、胶囊）[典][保乙]

【药物组成】　满山红、暴马子皮、黄芩。

【功能主治与应用】　清热化痰，止咳平喘；有止咳、平喘、抗炎、抗菌、祛痰作用。用于痰热壅肺所致的咳嗽、痰多、喘证，痰黄黏稠，或咳吐血痰，咳时引痛，口渴便干；舌红苔薄黄或黄腻，脉弦数或滑数；急、慢性支气管炎，喘息性支气管炎见上述证候者。

【用法用量】　口服：片剂一次 3～4 片，颗粒剂一次 4g，口服液一次 10ml，胶囊剂一次 2 粒；均一日 3 次，或遵医嘱。

【规格】　薄膜片：0.4g；颗粒剂：4g；口服液：10ml；胶囊剂：0.25g。

256. 岩果止咳液

【药物组成】　石吊兰、果上叶、甘草流浸膏。

【功能主治与应用】　清热化痰，润肺止咳。有镇咳、祛痰之效。用于痰热阻肺所致的咳嗽，咳痰不爽或痰多黄稠，舌红苔黄腻，脉滑数；急、慢性支气管炎见上述证候者。

【用法用量】　口服：一次 15～20ml，一日 3 次。小儿酌减。用时摇匀。

【注意与禁忌】　寒痰阻肺咳嗽者忌服。

【规格】　合剂：每瓶 120ml。

257. 清热镇咳糖浆[典]

【药物组成】　鱼腥草、板栗壳、海浮石、荆芥、前胡、葶苈子、矮地茶、知母。

【功能主治与应用】　清热镇咳祛痰，抗炎抑菌。用于痰热蕴肺所致的感冒、咽炎，症见咳嗽痰多，痰稠色黄，难咳，或胸胁胀满，咳吐血痰，身热面赤，咽燥口渴；苔白微黄，或舌红苔薄黄腻，脉浮数或滑数；上呼吸道感染、支气管炎见上述证候者。

【用法用量】　口服：一次 15～20ml，一日 3 次。

【注意与禁忌】　寒痰咳喘者忌用；孕妇、糖尿病患者慎用。

【规格】　糖浆剂：每瓶 120ml、150ml、250ml。

止咳枇杷颗粒（糖浆）　见本篇"226."。

258. 十味龙胆花颗粒 [保乙]

【药物组成】 龙胆花、烈香杜鹃、甘草、矮紫堇、川贝母、小檗皮、鸡蛋参、螃蟹甲、藏木香、马尿泡。

【功能主治与应用】 清热化痰，止咳平喘。治痰热壅肺所致的咳嗽、喘鸣、痰黄或兼发热流涕，咽痛口渴，尿黄便干等症。用于咳嗽、咳痰、发热、喘息、咽喉疼痛、头痛、腭扁桃体肿大等。

【用法用量】 冲服：1 岁以内一次 1/5～1/4 袋，2～6 岁一次半袋，7～12 岁一次 3/4～1 袋，12 岁以上一次 1 袋；均一日 3 次，或遵医嘱。

【规格】 颗粒剂：3g，每盒 6 袋。

青果丸 [典]　见本篇 "212."。

259. 罗汉果玉竹颗粒

【药物组成】 罗汉果、玉竹。

【功能主治与应用】 滋阴清肺，止咳化痰。用于咽干口燥，干咳无痰，神疲乏力，舌红少苔，脉细而数；气管炎、咽喉炎、腭扁桃体炎、百日咳等。

【用法用量】 口服：一次 1 块，一日 2 次；小儿酌减，开水冲化后服用。

【禁忌】 胃热炽盛，大便秘结者忌服。

【规格】 颗粒剂：12g，每盒 10 块。

260. 杏仁止咳糖浆 [典]

【药物组成】 杏仁水、桔梗流浸膏、百部流浸膏、远志流浸膏、陈皮流浸膏、甘草流浸膏。

【功能主治与应用】 化痰止咳。用于上呼吸道感染及急、慢性支气管炎，咳嗽痰多。

【用法用量】 口服：一次 15ml，一日 3～4 次。

【规格】 糖浆剂：每瓶 100ml、150ml。

261. 润肺止嗽丸 [典]

【药物组成】 生地黄、天冬、知母、天花粉、黄芩、桑白皮（蜜炙）、浙贝母、前胡、苦杏仁（去皮炒）、紫菀、紫苏子（炒）、款冬花、青皮、陈皮、黄芪、五味子（醋制）、酸枣仁（炒）、瓜蒌子（蜜炙）、淡竹叶、桔梗、甘草（蜜炙）。

【功能主治与应用】 润肺定喘，止嗽化痰。用于肺气虚弱所致咳喘、痰壅、失音；慢性支气管炎、肺结核等。

【用法用量】 口服：一次 2 丸，一日 2 次。

【禁忌】　寒痰咳嗽者禁用。

【规格】　大蜜丸：6g。

262. 除痰止嗽丸

【药物组成】　黄芩、栀子（姜制）、海浮石（煅）、黄柏、熟大黄、前胡、桔梗、防风、枳实、法半夏、六神曲（麸炒）、陈皮、白术（麸炒）、甘草、知母、天花粉、冰片、薄荷脑。

【功能主治与应用】　清肺降火，除痰止嗽。用于肺热痰盛引起的咳嗽气逆，痰黄黏稠，咽喉疼痛，便秘；肺脓肿、支气管炎、肺炎或慢性支气管炎、支气管炎急性发作等。

【用法用量】　口服：一次 2 丸，一日 2 次。

【禁忌】　孕妇忌用，咳嗽无热象者慎用。

【规格】　蜜丸：6g。

263. 宁嗽太平丸

【药物组成】　天冬、茯苓、前胡、款冬花、桑白皮、川贝母、五味子、百合、麦冬、紫菀、桔梗、白芍、阿胶、当归。

【功能主治与应用】　镇咳祛痰。用于年久咳嗽、慢性支气管炎。

【用法用量】　口服：一次 1 丸，一日 2 次。

【规格】　蜜丸：10g。

264. 千金化痰丸

【药物组成】　天麻、知母、黄芩、黄柏、熟大黄、枳实、当归、白术、陈皮、茯苓、白附子、法半夏、胆南星、天花粉、防风、甘草、海浮石。

【功能主治与应用】　清热化痰、止咳平喘。用于咳嗽痰多色黄，胸膈痞满，喘促不安及急性支气管炎、咽喉炎等咳嗽痰多，头晕目眩，口渴咽干，大便燥结等。

【用法用量】　口服：一次 6g，一日 2 次。

【禁忌】　体虚便溏者忌用，孕妇忌用。

【规格】　水丸：每袋 18g。

265. 止嗽青果丸（口服液）

【药物组成】　白果仁、麻黄、西青果、桑白皮（蜜制）、款冬花、半夏（制）、苦杏仁（去皮炒）、浙贝母、冰片、黄芩、甘草、石膏、百合、紫苏子（炒）、紫苏叶。

【功能主治与应用】　止咳平喘，宣肺化痰。有镇咳、祛痰、平喘作用。用于风寒犯肺、肺失宣降所致的气喘，咳吐白痰伴恶寒发热，头痛无汗，鼻塞流涕及急慢性支气管炎、哮喘、喘息性支气管炎、上呼吸道感染、肺部感染、肺炎等。

【用法用量】　口服：大蜜丸一次 2 丸，一日 2 次；口服液，每次 20ml，一日 3 次。

【注意与禁忌】　孕妇忌服；肺虚久咳、气虚作喘者，高血压、心脏病、青光眼患者慎用。

【规格】　大蜜丸：3g；口服液：10ml。

266. 牛黄清肺散

【药物组成】　水牛角浓缩粉、茯苓、川贝母、白前、黄芩、百部、半夏、沉香、胆南星、石膏、冰片、牛黄。

【功能主治与应用】　清热化痰，止咳。用于肺热咳嗽、痰热证及急性支气管炎、支气管肺炎、病毒性肺炎、百日咳、急性扁桃体炎、急性咽炎。

【用法用量】　口服：2～5 岁一次 1g，2 岁以下酌减；一日 2 次。

【禁忌】　咳嗽痰清稀而属肺寒者忌用。

【规格】　散剂：每袋 3g。

解热清肺糖浆　见本篇 "81."。

267. 儿童清肺丸（口服液）

【药物组成】　麻黄、甘草、葶苈子、青礞石、苦杏仁、紫苏子（炒）、紫苏叶、前胡、石膏、黄芩、板蓝根、浙贝母、枇杷叶（蜜炙）、桑白皮（蜜炙）、瓜蒌皮、橘红、法半夏、薄荷、白前、石菖蒲、天花粉、细辛。

【功能主治与应用】　清肺，化痰，止咳。有解热、抗菌、消炎和祛痰作用。用于小儿风寒外束，肺经痰热，面赤身热，咳嗽气促，痰多黏稠，咽痛声哑；小儿支气管炎、支气管炎、病毒性肺炎、百日咳等。

【用法用量】　口服：蜜丸一次 1 丸，一日 2 次，3 岁以下儿童一次半丸；口服液一次 20ml，6 岁以下一次 10ml，一日 3 次。

【规格】　蜜丸：3g，每盒 24 丸；口服液：10ml。

268. 小儿百部止咳糖浆 [典]

【药物组成】　蜜炙百部、苦杏仁、桔梗、桑白皮、麦冬、知母、黄芩、陈皮、甘草、制天南星、炒枳壳。

【功能主治与应用】　清肺止咳化痰。用于小儿肺热咳嗽、百日咳、痰多黄稠。

【用法用量】　口服：2 岁以上，每次 10ml；2 岁以下，每次 5ml；均一日 3 次。

【规格】　糖浆剂：每瓶 100ml。

269. 黄花杜鹃油滴丸 [藏]

【药物组成】　烈香杜鹃（即藏药达里）。

【功能主治与应用】　镇咳祛痰、平喘。用于气管炎。

【用法用量】　口服：一次 1～2 粒，一日 3 次，饭后服或遵医嘱。不宜嚼服。

【注意事项】　偶见口干、恶心。

【规格】　丸剂：0.19g（含烈香杜鹃挥发油 50mg）。

270. 鸡苏丸（散）[基]

【药物组成】　麻黄、苦杏仁（炒）、石膏、甘草、黄芩、葶苈子、桑白皮（蜜炙）、马兜铃（蜜炙）、麦冬、天冬、北沙参、五味子（醋蒸）、白芍、知母、百合、紫菀、款冬花、瓜蒌仁（蜜炙）、桔梗、前胡、紫苏叶、紫苏子（炒）、橘红、法半夏、陈皮、远志（制）、鲜姜、大枣。

【功能主治与应用】　宣肺平喘，润燥止咳，化痰除痞。用于肺热喘咳、气紧鼻煽、燥咳痰黏、咽干鼻燥、劳嗽咯血、颧红盗汗、痰黏难咳、胸膈满闷；急性气管炎、肺炎、咽炎、肺结核、支气管扩张。

【用法用量】　口服：一次 3～6g，一日 2～3 次；7 岁以上儿童剂量减半 3～7 岁儿童服 1/3 量。

【注意事项】　凡痰湿壅肺，寒痰停饮犯肺所引起的气喘咳嗽均应忌服。

【规格】　散剂：每袋 18g；水丸剂：每 100 粒重 12g。

271. 五味麝香丸 [典][保乙]

【药物组成】　麝香、诃子（去核）、黑草乌、木香、藏菖蒲、安息香饱和水溶液。

【功能主治与应用】　消炎，止痛，祛风。用于腭扁桃体炎、咽峡炎、流行性感冒、炭疽病、风湿性关节炎、神经痛、胃痛、牙痛。

【用法用量】　睡前服或含化：一次 2～3 丸，一日 1 次，极量每日 5 丸。

【注意事项】　本品有毒，慎用；孕妇忌服。

【规格】　水丸：每 10 丸重 0.3g。

272. 止咳宝片 [典]

【药物组成】　紫菀、橘红、桔梗、枳壳、百部、五味子、陈皮、干姜、荆芥、罂粟壳浸膏、甘草、氯化铵、前胡、薄荷素油。

【功能主治与应用】　理肺祛痰，止咳平喘。主治咳嗽痰多。用于外感咳嗽，痰多清色白而黏、咳甚而喘，或原有咳喘，因寒而发，痰多不易咳出及慢性支气管炎等上呼吸道感染性久咳。

【用法用量】　口服：一次 2 片，一日 3 次；或遵医嘱。7 日为 1 个疗程，可连服 3～5 个疗程。

【注意事项】　孕妇、哺乳期妇女及婴儿忌用；肺热、肺癌之干咳及咳痰带血者慎用；服药期间不宜再受风寒。

【规格】　片剂：0.25g，每瓶 100 片。

273. 贝羚胶囊（散）[典]

【药物组成】　川贝母、羚羊角、猪胆汁、麝香、沉香、青礞石、人工天竺黄（飞）硼砂。

【功能主治与应用】　清热化痰。主治痰热喘咳。用于小儿肺炎咳喘，喘息性支气管炎引起的痰壅气急；也可用于成人慢性支气管炎引起的痰壅气急。

【用法用量】　口服：胶囊一次 0.6g，一日 3 次；小儿一次 0.15～0.6g，周岁以内酌减，一日 2 次；散剂一次 1～2 瓶，一日 3 次，儿童酌减。

【注意事项】　脾胃虚寒及气虚、阳虚咳喘、大便溏薄者忌用。

【规格】　散剂：0.3g；胶囊剂：0.3g。

274. 北豆根片（胶囊）[典][保乙]

【药物组成】　北豆根总生物碱。

【功能主治与应用】　清热解毒，消肿利咽，止咳祛痰。用于咽喉肿痛、腭扁桃体炎、慢性支气管炎、上呼吸道感染。

【用法用量】　口服：片剂、胶囊剂均一次 60mg，一日 3 次。

【规格】　片剂：15mg、30mg；胶囊剂：30mg。

275. 华山参片（气雾剂）[典]

【药物组成】　华山参浸膏。

【功能主治与应用】　温肺平喘，止咳、祛痰。用于寒痰停饮犯肺所致的气喘咳嗽，吐痰清稀；慢性支气管炎、喘息性支气管炎见上述证候者。

【用法用量】　吸入：气雾剂一次喷吸 3 下，一日 3 次，于喘息发作时间可立即使用。口服：片剂一次 1～2 片，一日 3 次，极量每次 4 片，一日 3 次。

【注意事项】　偶有口干舌燥，语言障碍，平衡失调，瞳孔散大及视物模糊等中毒反应。青光眼患者忌服；前列腺极度肥大者慎用；孕妇慎用。一定不要过量使用。

【规格】　气雾剂：20ml，约 200 喷；片剂：0.12mg。

清瘟解毒丸（片）[典][保乙]　见本篇"108."。

羚羊清肺丸（颗粒）[典]　见本篇"109."。

276. 复方鲜竹沥液 [典][保乙][农合]

【药物组成】　鲜竹沥、鱼腥草、生半夏、生姜、枇杷叶、桔梗、薄荷素油，蔗糖、苯甲酸钠。

【功能主治与应用】　清热化痰，止咳。用于痰热咳嗽、痰黄黏稠等上呼吸道感染。

【用法用量】　口服：一次 20ml，一日 2～3 次。

【注意事项】　风寒咳嗽者不适用。

【规格】　口服液：20ml，每盒 6 支。

七、肺脓疡用中成药

鱼腥草注射液 [保乙]　见本篇 "9."。

第七节　小儿呼吸系统感染性疾病及相关疾病用中成药

一、小儿风寒感冒用中成药

277. 小儿至宝丸（丹）[典][保乙]

【药物组成】　紫苏叶、广藿香、薄荷、陈皮、白附子（制）、胆南星、麦芽（炒）、川贝母、山楂（炒）、天麻、钩藤、僵蚕（炒）、全蝎、雄黄、滑石、槟榔、茯苓、六神曲（炒）、琥珀、白芥子（炒）、冰片、牛黄、朱砂。

【功能主治与应用】　疏风清热，消食导滞，化痰息风。用于小儿风寒感冒，停食停乳，发热鼻塞，咳嗽痰多，呕吐泄泻，惊惕抽搐等症；消化不良、高热惊厥、支气管肺炎等。

【用法用量】　口服：一次 1 丸，一日 2～3 次；6 个月以下小儿酌减。

【规格】　蜜丸：1.5g。

小儿感冒颗粒（片、口服液、茶剂）[典]　见本篇 "136."。

小儿清感灵片　见本篇 "137."。

278. 保婴丹

【药物组成】　麝香、牛黄、冰片、珍珠末、金礞石、硼砂、琥珀、麻黄、胆南星、天竺黄、重楼根、防风、法半夏、川贝母、淡全虫、黄连、钩藤、郁金、薄荷、天麻。

【功能主治与应用】 疏风清热，化痰定惊。用于小儿感冒，风寒袭表，食滞化热所致发热恶寒，喷嚏流涕，咳嗽有痰，胃不适及夜啼易惊，睡眠不宁，不思饮食，气咳痰多，胃气过多，吐乳及夜啼惊跳。

【用法用量】 口服：1 月龄以内新生儿每日服 1 次，每次半樽；1 个月至 2 岁婴儿每日 1 次，每次 1 樽；2 岁以上儿童每日服 1 次，每次 2 樽；可连服多日；如做保健用药，可每周 1 次，剂量同前。如病情持续，须遵医嘱，以温开水送服或调服。

【注意事项】 有先天性葡萄糖-6 磷酸脱氢酶缺乏症婴儿忌用。

【规格】 丹剂：每盒 6 樽，每樽净重 0.33g。

279. 宝咳宁颗粒[典]

【药物组成】 紫苏叶、桑叶、浙贝母、麻黄、陈皮、桔梗、黄芩、枳壳（麸炒）、天南星（制）、天花粉、前胡、苦杏仁（炒）、甘草、青黛、牛黄、山楂（炒）。

【功能主治与应用】 清热解表，止咳化痰。用于小儿外感风寒、内热停食引起的头痛身热，咳嗽痰盛，气促作喘，咽喉肿痛，烦躁不安。

【用法用量】 口服：一次 1 袋，一日 2 次；周岁以内小儿酌减，温开水冲服。

【注意事项】 偶有轻度胃肠道反应。

【规格】 颗粒剂：每袋 2.5g、5g，每盒 6 袋。

二、小儿风热感冒用中成药

小儿退热口服液（颗粒）[典] 见本篇"138."。

复方双花片（颗粒、口服液）[保乙] 见本篇"25."。

小儿风热清口服液 见本篇"140."。

小儿清热宁颗粒 见本篇"141."。

绿雪胶囊 见本篇"26."。

280. 小儿感冒宁糖浆[典]

【药物组成】 薄荷、荆芥穗、苦杏仁、牛蒡子、黄芩、桔梗、前胡、白芷、炒栀子、焦山楂、六神曲（焦）、焦麦芽、芦根、金银花、连翘、蔗糖、羟苯乙酯、苯甲酸钠、柠檬香精、香蕉精适量。

【功能主治与应用】　疏散风热，清热止咳。用于小儿外感风热所致感冒，症见发热、汗出不爽、鼻塞流涕、咳嗽咽痛。

【用法用量】　口服：1 周岁以内一次 5ml，2～3 岁一次 5～10ml，4～6 岁一次 10～15ml，7～12 岁一次 15～20ml；均一日 3～4 次。或遵医嘱。

【注意事项】　风寒感冒者不宜用。

【规格】　糖浆剂：每瓶 100ml、120ml。

281. 小儿百寿丸 [典][保乙]

【药物组成】　钩藤、炒僵蚕、六神曲（麸炒）、麦芽（炒）、砂仁、薄荷、胆南星（酒炙）、天竺黄、木香、陈皮、麸炒苍术、桔梗、茯苓、甘草、滑石、炒山楂、朱砂、牛黄、炼蜜。

【功能主治与应用】　清热散风，消食化滞。用于小儿风热感冒、积滞，症见发热头痛，脘腹胀满，停食停乳，不思饮食，呕吐酸腐，咳嗽痰多，惊风抽搐。小儿上呼吸道感染、胃肠型感冒见上述证候者。

【用法用量】　口服：一次 1 丸，一日 2 次。1 周岁以下小儿酌减。风寒或暑湿感冒者，脾虚肝旺、慢脾风者忌用；高热惊厥者应住院综合治疗；含有朱砂，不宜加大剂量或长期服用。

【规格】　蜜丸：3g。

小儿宝泰康颗粒 [典][基][保乙]　　　见本篇"142."。

三、小儿扁桃体炎、小儿咽峡炎用中成药

282. 儿感退热宁口服液 [典][保乙]

【药物组成】　青蒿、板蓝根、菊花、苦杏仁、桔梗、连翘、薄荷、甘草。

【功能主治与应用】　解表清热，化痰止咳，解毒利咽。用于小儿外感风热，内郁化火，发热痛，咳嗽，咽喉肿痛。

【用法用量】　口服：10 岁以上儿童一次 10～15ml，5～10 岁儿童一次 6～10ml，3～5 岁儿童一次 4～6ml；均一日 3 次。

【规格】　外感风寒者不宜用。合剂：10ml。

283. 小儿清咽颗粒

【药物组成】　玄参、蒲公英、连翘、薄荷、牛蒡子（炒）、板蓝根、青黛、牡丹皮。

【功能主治与应用】　清热解表，解毒利咽。用于小儿外感风热所致的感冒，症

见发热头痛、咳嗽音哑、咽喉肿痛。

【用法用量】　开水冲服：1 岁以内一次 3g，1～5 岁一次 6g，5 岁以上一次 9～12g；均一日 2～3 次。

【规格】　颗粒剂：6g。

馥感啉口服液　见本篇"139."。

四、小儿支气管炎伴上呼吸道感染用中成药

小儿肺咳颗粒[典][基][保乙]　见本篇"143."。

小儿双清颗粒[保乙]　见本篇"144."。

284. 小儿止嗽糖浆[典]

【药物组成】　玄参、麦冬、紫苏叶油、天花粉、胆南星、杏仁水、桔梗、竹茹、知母、川贝母、桑白皮、瓜蒌子、紫苏子（炒）、槟榔（焦）、甘草。

【功能主治与应用】　润肺清热，止嗽化痰。用于小儿痰热内蕴所致的发热、咳嗽、黄痰、咳吐不爽、口干舌燥、腹满便秘、久咳痰盛。

【用法用量】　口服：一次 10ml，一日 2 次。周岁以内酌减。

【注意事项】　若属肺脾气虚、阴虚久咳者慎用；脾虚大便泄泻者忌用。

【规格】　糖浆剂：10ml。

285. 儿童咳液

【药物组成】　蓼大青叶、紫菀、前胡、枇杷叶、桔梗、麻黄、苦杏仁、百部、甘草。

【功能主治与应用】　清热化痰，宣降肺气，止咳平喘；具有祛痰、镇咳、清炎、抗炎作用。用于痰热阻肺所致的咳嗽，症见咳嗽气喘、吐痰黄稠、咳痰不爽、胸闷气促、口干咽痛；急、慢性支气管炎见上述证候者。

【用法用量】　口服：1～3 岁一次 5ml，4 岁以上一次 10ml；均一日 4 次。

【注意事项】　属肺脾气虚、阴虚燥咳者慎用；含有苦杏仁，不宜长期、过量服用。

【规格】　合剂：5ml、10ml、100ml。

286. 小儿肺热止咳片

【药物组成】　紫苏叶、炒紫苏子、菊花、射干、葛根、川贝母、炒苦杏仁、蜜桑白皮、前胡、栀子（姜炙）、黄芩、知母、板蓝根、枇杷叶、人工牛

黄、冰片。

【功能主治与应用】 清热解表，止咳化痰。用于小儿外感风热、内闭肺火所致的身热咳嗽、气促痰多、烦躁口渴、大便干燥。

【用法用量】 口服：周岁以内一次 1～2 片，1～3 岁一次 2～3 片，3 岁以上一次 3～5 片；均一日 2 次。

【注意事项】 风寒感冒者不宜用。

【规格】 素片：0.2g、0.15g；薄膜衣片：0.21g、0.26g。

银翘双解栓^[典] 见本篇"70."。

287. 银翘散^[典]

【药物组成】 金银花、连翘、桔梗、薄荷、淡豆豉、淡竹叶、牛蒡子（炒）、荆芥、芦根、甘草。

【功能主治与应用】 辛凉透表，清热解毒。本品具有一定的解毒、抗菌、抗病毒、抗炎、镇痛作用。用于外感风寒，发热头痛，口干咳嗽，咽喉疼痛，小便短赤。

【用法用量】 开水泡服或温开水送服：一次 1 袋，一日 2～3 次。

【注意事项】 孕妇慎用。其他不良反应参见说明书，遵医嘱。

【规格】 散剂：每袋 6g。

银翘解毒丸（片、胶囊、软胶囊、颗粒、浓缩蜜丸）^{[典][基][保甲/乙]} 见本篇"56."。

清热灵颗粒^[典] 见本篇"58."。

288. 小儿解表颗粒（口服液）^[典]

【药物组成】 金银花、蒲公英、黄芩、连翘、牛蒡子（炒）、葛根、防风、紫苏叶、荆芥穗、牛黄。

【功能主治与应用】 宣肺解表，清热解表。治小儿感冒，轻度上呼吸道感染等病症。症见恶寒发热，头痛咳嗽，鼻塞流涕，咽喉痛痒。

【用法用量】 颗粒剂：开水冲服，1～2 岁一次 4g，一日 2 次；3～5 岁一次 4g，一日 3 次；6～14 岁一次 8g，一日 2～3 次。口服液：1～2 岁一次 5ml，一日 2 次；3～5 岁一次 5ml，一日 3 次；6～14 岁一次 10ml，一日 2～3 次。

【规格】 颗粒剂：8g；口服液：10ml。

289. 小儿化痰止咳颗粒

【药物组成】　盐酸麻黄碱、桔梗流浸膏、桑白皮流浸膏、吐根酊。

【功能主治与应用】　祛痰镇咳。用于小儿上呼吸道感染及小儿咳嗽、支气管炎。

【用法用量】　开水冲服：1 岁一次半袋；2～5 岁一次 1 袋；6～10 岁一次 1～2 袋；1 岁以内依次递减或遵医嘱。

【规格】　颗粒剂：5g，每盒 10 袋，包装为铝塑复合袋。

290. 小儿清热解毒口服液

【药物组成】　生石膏、知母、地丁、金银花、麦冬、黄芩、玄参、连翘、龙胆草、生地黄、栀子、板蓝根。

【功能主治与应用】　疏风解表，清热散瘟，解毒利咽，生津止渴。主治上呼吸道感染等热证。临床用于流行性感冒、急性咽炎、急性扁桃体炎等上呼吸道感染发热。

【用法用量】　口服：1～3 岁一次 5ml；4～10 岁一次 5～10ml；10 岁以上一次 10～20ml；均一日 3 次。

【注意事项】　阳虚便溏者不宜使用。

【规格】　口服液：10ml，每盒 10 支；每瓶 60ml、100ml。

291. 小儿热速清口服液（颗粒）[典][基][保乙]

【药物组成】　柴胡、黄芩、板蓝根、葛根、金银花、水牛角、连翘、大黄。

【功能组成与应用】　清热解毒，泻火利咽。用于小儿外感高热诸症，如小儿急性呼吸道感染，外感引起的高热头痛、咽喉肿痛、鼻塞流涕、咳嗽、大便干结等。

【用法用量】　口服液：1 岁以内一次 2.5～5ml，1～3 岁一次 5～10ml，4～6 岁一次 10～15ml，7～12 岁一次 15～20ml；均一日 3～4 次。颗粒剂遵医嘱。

【规格】　口服液：10ml，每盒 10 支。颗粒剂见说明书。

小儿清热止咳口服液[典][保乙]　见本篇 "217."。

292. 小儿清热片[典]

【药物组成】　黄柏、栀子、黄芩、黄连、灯心草、朱砂、龙胆、钩藤、雄黄、大黄、薄荷油。

【功能主治与应用】　清热解毒，祛风镇惊。用于小儿发热，烦躁抽搐，小便短赤，大便秘结。

【用法用量】　口服：一次 2～3 片，一日 1～2 次；1 周岁以下小儿酌减。

【规格】　片剂：每瓶 60 片、100 片。

293. 童康片

【药物组成】　黄芪、防风、白术、山药、陈皮、生牡蛎。

【功能主治与应用】　补肺固表，健脾益胃。用于体虚多汗，易患感冒，倦怠乏力，食欲缺乏；小儿流行性感冒、小儿自汗症、过敏性鼻炎、急慢性支气管炎、小儿夏季热、小儿隐匿性肾炎等。

【用法用量】　口服：一次 3～4 片，一日 4 次，嚼碎后吞服。或遵医嘱。

【规格】　片剂：0.2g；每瓶 60 片、100 片。

294. 小儿消炎栓

【药物组成】　金银花、黄芩、连翘。

【功能主治与应用】　清热解毒，清宣风热。用于外感风热，发热、咳嗽、咽痛，上呼吸道感染、肺炎。

【用法用量】　直肠给药：一次 1 粒，一日 2～3 次。

【规格】　栓剂：1.5g。

小儿咳喘灵颗粒（口服液）[保乙]　见本篇"151."。

295. 小儿久嗽丸

【药物组成】　麻黄、杏仁、生石膏、枇杷叶、桑皮、竹茹、海浮石、葶苈子、苏子、款冬、半夏、桑叶、金银藤、藿香、僵蚕、沉香、石菖蒲。

【功能主治与应用】　疏风散热，止嗽化痰。用于肺热咳嗽痰多而稠，久嗽等；上呼吸道感染及急、慢性气管炎，百日咳等见上述证候者。

【用法用量】　口服：1 岁以下一次半丸，一日 2 次；1～3 岁一次 1 丸，一日 2 次；3 岁以上一次 1 丸，一日 3 次。

【规格】　蜜丸剂：3g。

296. 小儿咳喘颗粒（口服液）

【药物组成】　麻黄、川贝母、苦杏仁（炒）、黄芩、天竺黄、紫苏子（炒）、僵蚕（炒）、山楂（炒）、莱菔子（炒）、石膏、鱼腥草、细辛、茶叶、甘草、桔梗。

【功能主治与应用】　清热解毒，止咳祛痰，宣肺平喘。治风热壅肺发热，痰多而稠或喉中痰鸣，口渴，咽部红肿，小便黄少，大便不畅等。用于喘息性呼吸道感染、急性支气管炎、轻型支气管炎等。

【用法用量】　颗粒剂：温开水冲服，1 周岁以内一次 2～3g，1～5 岁一次 3～6g，3～6 岁及以上一次 6～12g；均一日 3 次。口服液：1 周岁以内一次 5ml，一日 2 次；1～2 岁一次 10ml，一日 2 次；3～6 岁一次 10ml，一日 3 次；7～12 岁一次

10ml，一日 4 次。疗程 7 日，或遵医嘱。

【规格】　颗粒剂：6g，相当于原生药 12.63g；口服液：10ml。

297. 小儿清肺散

【药物组成】　茯苓、半夏、川贝母、百部、黄芩、胆南星、白前、石膏、沉香、冰片。

【功能主治与应用】　清热化痰，止咳平喘。用于急性气管炎、支气管炎、病毒性肺炎、百日咳等。症见小便短赤，咳嗽喘促，痰涎壅盛，咳吐黄痰。

【用法用量】　开水冲服：一次 0.25g，一日 2 次。

【规格】　散剂：每袋 0.25g。

298. 小儿珍贝散

【药物组成】　川贝母、天竺黄、胆南星、煅硼砂、人工牛黄、冰片、珍珠、沉香。

【功能主治与应用】　清热，止咳化痰。有镇咳祛痰、解热、抗菌消炎等作用。用于小儿平素肺内蕴热，热邪犯肺，灼液成痰，痰热交结所致的咳嗽喘息，吐痰黄稠，身热口渴，气急鼻煽，苔黄腻，脉滑数。小儿气管炎、支气管炎、哮喘见上述证候者。

【用法用量】　口服：2 岁以下一次 0.15～0.3g，3～5 岁一次 0.3～0.6g，6～12 岁一次 0.6～0.9g；均一日 3 次。

【规格】　散剂：每瓶 3g。

299. 小儿肺闭宁片

【药物组成】　麻黄、杏仁、生石膏、黄芩、桔梗、葶苈子、紫苏子、海浮石、橘红、前胡、细辛、川贝母、旋覆花、枳壳、人参、麦冬、五味子、甘草、大枣。

【功能主治与应用】　宣肺清热，止咳化痰定喘。用于肺热咳嗽，喘促，喉中痰鸣，呼吸困难；哮喘性支气管炎、喘息性支气管炎等。

【用法用量】　口服：1 岁一次 2 片，每增 1 岁增加 1 片，4 岁以上遵医嘱用；一日 2～3 次。

【注意事项】　非实热咳喘证、肺炎早期无咳喘者勿用。

【规格】　片剂：0.3g。

小儿止咳糖浆[典]　见本篇"191"。

300. 婴儿保肺宁胶囊（散）

【药物组成】 川贝母、天竺黄、橘红、姜半夏、紫苏子、硼砂、百部、紫苏梗、滑石、冰片、桔梗、朱砂。

【功能主治与应用】 清热化痰，降逆止咳。用于肺热咳嗽，喘满痰盛，呕吐身热；上呼吸道感染、支气管炎、喘息性支气管炎。

【用法用量】 口服：胶囊一次 1 粒，一日 2 次；散剂一次 0.5g，一日 1～2 次或遵医嘱。

【规格】 胶囊剂：0.25g；散剂：每袋 6.5g。

301. 小儿消咳片

【药物组成】 白屈菜、百部、天冬、南沙参、白前、侧柏叶、木蝴蝶。

【功能主治与应用】 清肺润燥，化痰止咳，解毒利咽。治小儿咳嗽，小儿急慢性气管炎、痰热或燥痰咳嗽。

【用法用量】 口服：6 个月至 1 岁一次 0.5 片，1～3 岁一次 1 片；3 岁以上一次 2 片；均一日 3 次。

【规格】 糖衣片：每片含原生药 0.75g。

五、小儿肠胃型感冒用中成药

302. 健儿清解液 [保乙]

【药物组成】 金银花、连翘、菊花、苦杏仁、山楂、陈皮。

【功能主治与应用】 清热解表，祛痰止咳，消滞和中。用于小儿外感风热兼夹食滞所致的感冒发热、口腔糜烂、咳嗽咽痛、纳差、脘腹胀满。

【用法用量】 口服：一次 10～15ml，1～3 岁一次 4ml，4～5 岁一次 8ml，6 岁以上酌加；均一日 3 次。

【注意事项】 本品适用于风热感冒兼夹食滞者，脾胃虚寒、大便稀溏者慎用。

【规格】 合剂：5ml、10ml、100ml。

小儿消积止咳口服液 [典][基][保甲] 见本篇"205."。

小儿豉翘清热颗粒 [典][保乙] 见本篇"146."。

303. 九宝丸

【药物组成】 麻黄、紫苏叶、葛根、前胡、桔梗、陈皮、枳壳、枳实、木香、法半夏、六神曲（麸炒）、麦芽、甘草。

【功能主治与应用】 解表止咳，消食化痰；治感冒。用于小儿肺热宿滞，外感风寒引起的头痛身热，鼻流清涕，咳嗽痰盛，胸膈不利，呕吐食水，夜卧不安。

【用法用量】　口服：一次 1 丸，一日 2 次；1 周岁以下儿童酌减。

【规格】　大蜜丸：3g。

304. 小儿保安丸

【药物组成】　麦芽、六神、陈皮、茯苓、半夏、黄连、木香、苍术、厚朴、大腹皮、钩藤、僵蚕、珍珠、朱砂、琥珀、薄荷、防风、藿香、细辛、桂枝、柴胡、天麻、冰片、桔梗、前胡、杏仁、甘草。

【功能主治与应用】　解表，助消化，治风化痰，解热解痉，发汗，镇咳，解表化食，镇惊化痰。用于小儿因饮食不节，感冒夹凉，胃热积滞引起的恶心呕吐，嗳腐吞酸，食欲缺乏，腹胀吐泻，烦躁不安，心悸抽搐，痰热惊风；小儿胃肠型感冒，急性气管炎，单纯性消化不良。

【用法用量】　口服：1 岁以内一次半丸；1～3 岁一次 1 丸；均一日 2 次，温开水送服。

【规格】　蜜丸：1.5g。

305. 王氏保赤丸 [保乙]

【药物组成】　大黄、黄连、巴豆霜、川贝母、姜淀粉、荸荠粉、天南星（制）、朱砂。

【功能主治与应用】　清热泻火，涤痰平喘，消积导滞。用于小儿乳滞疳积、感冒发热及喘咳痰鸣，胃呆食减，呕泻腹胀，痰厥急惊；小儿便秘、小儿呼吸道感染等。

【用法用量】　口服：本品丸粒很小，哺乳期婴儿哺乳时，可将丸药附在乳头上，使丸药与乳汁一起吮吸，但不宜用水灌服，以免停留口中舌底不能一次吞下。6 个月以内婴儿一次 5 粒，6 个月至 3 岁每超过 1 个月加 1 粒（不足 1 个月者按 1 个月计），3 岁以上每超过 1 岁加 5 粒，8～14 岁一次 60 粒；均一日 1～2 次，或遵医嘱。

【规格】　微丸剂：细玻璃管装，每盒 20 支。

六、小儿惊风用中成药

小儿至宝丸（丹）[典][保乙]　见本篇"277."。

306. 八宝惊风散

【药物组成】　天麻、黄芩、天竺黄、防风、全蝎、沉香、栀子、丁香、钩藤、冰片、茯苓、薄荷、川贝母、金礞石、胆南星、人工牛黄、龙齿、栀子等。

【功能主治与应用】　清热润燥，化痰息风，定惊安神，开胃消积。用于睡眠不宁、肠胃不适、不思饮食、气咳痰多、伤风感冒、胃气过多、呕吐乳食及夜啼惊跳、肠胃燥滞、肠热便秘、小便见黄、烦躁啼哭、发脾气、生疮疖、受风热、伤风感冒、咳嗽流涕、痰多身热、受风热引起的惊风身热、手握拳头、坐立不安、夜睡惊、胃口不佳、饮食缓慢、多吃食滞、肚胀腹痛。

【用法用量】　未满半岁每服半瓶，半岁以上每服1瓶，3～10岁每服2瓶；一日2～3次。健康婴儿每周服1次，防病健体。若身感不适，可每日服1次，温开水调服。也可用水、奶、稀粥等配合服用。

【规格】　散剂：每盒10瓶。

307. 小儿解热丸 [典]

【药物组成】　全蝎、胆南星、防风、羌活、天麻、麻黄、钩藤、薄荷、猪牙皂、煅青礞石、天竺黄、陈皮、茯苓、甘草、琥珀、珍珠、炒僵蚕、蜈蚣、冰片、朱砂、人工牛黄、人工麝香、炼蜜。

【功能主治与应用】　清热化痰，镇惊，息风。用于小儿感冒发热、痰涎壅盛、高热惊风、项背强直、手足抽搐、神志昏迷、呕吐咳嗽。

【用法用量】　口服：一次1丸，一日2次。1周岁以内酌减。虚寒者慎用。

【规格】　蜜丸：1g。

308. 小儿肺热平胶囊（颗粒）[典]

【药物组成】　人工牛黄、珍珠、地龙、射干、北寒水石、新疆紫草、拳参、黄连、牛胆粉、甘草、平贝母、柴胡、人工麝香、朱砂、冰片、羚羊角、黄芩。

【功能主治与应用】　清热化痰，止咳平喘，镇惊开窍。用于小儿痰热壅肺所致的喘嗽，症见喘咳、吐痰黄稠、壮热烦渴、神昏抽搐、舌红苔黄腻。

【用法用量】　口服：半岁以内小儿一次0.125g，半岁至1周岁一次0.25g，1～2岁一次0.375g，2～3岁一次0.5g，3岁以上一次0.75～1.0g；均一日3～4次。颗粒剂遵医嘱。

【注意事项】　本品不宜久服，肝肾功能不全者慎用。

【规格】　胶囊剂：0.25g；颗粒剂：10g。

309. 琥珀珍珠八宝惊风散

【药物组成】　珍珠、燕窝、黄连、钩藤、苦杏仁、半夏、麦芽、茯苓、桔梗、陈皮、神曲、甘草、琥珀等。

【功能主治与应用】　化痰止呕，祛风镇惊。用于婴幼儿常见疾病，症见肠胃燥滞、伤风感冒、惊风身热、胃口不佳、饮食缓慢、多食不化、肚腹胀痛等。

【用法用量】　同本篇"306."。

【规格】　散剂：每盒 10 瓶。

310. 小儿回春丸

【药物组成】　防风、雄黄、牛黄、川贝母、天竺黄、胆南星、麝香、冰片、蛇含石（醋煅）、朱砂、天麻、钩藤、全蝎（麸炒）、白附子（制）、甘草。

【功能主治与应用】　息风镇惊，化痰开窍。用于小儿急惊抽搐，痰涎壅盛，神昏气喘，烦躁发热；小儿常见急性传染病初期外感时邪，邪郁化热，引动肝风者及小儿感冒、高热。

【用法用量】　水丸饭前用开水化服：1～2 岁一次 2 粒，3～4 岁一次 3 粒，4～10 岁一次 4 粒，10 岁以上一次 5 粒；均一日 1～3 次。大蜜丸一次 1 丸，一日 2 次；1 周岁以内小儿酌减。

【规格】　水丸：每 5 粒重 3g；大蜜丸：1.5g。

七、小儿支气管炎伴肺炎用中成药

311. 小儿清肺化痰口服液（颗粒）

【药物组成】　麻黄、石膏、苦杏仁（去皮炒）、前胡、葶苈子、紫苏子（炒）、黄芩、竹茹、蔗糖、蜂蜜、山梨酸。

【功能主治与应用】　清热化痰，止咳平喘。用于小儿风热犯肺所致咳嗽，症见呼吸气促、咳嗽痰喘、喉中作响。

【用法用量】　口服液：1 周岁以内一次 3ml，1～5 岁一次 10ml，5 岁以上一次 15～20ml；均一日 2～3 次。用时摇匀。颗粒剂用开水冲服：周岁以内一次 3g，1～5 岁一次 6g，5 岁以上一次 9～12g；均一日 2～3 次。

【注意事项】　若属风寒咳嗽及痰湿咳嗽、气阴不足、肺虚久咳者不宜服用；服药期间喘息鼻煽不得平卧者，应及时到医院诊治。

【规格】　合剂：10ml；颗粒剂：6g。

小儿肺热咳喘口服液（颗粒）[典][保乙]　见本篇"148."。

312. 保童化痰丸

【药物组成】　黄芩、黄连、紫苏叶、葛根、胆南星（酒炙）、天竺黄、前胡、浙贝母、桔梗、苦杏仁（炒）、陈皮、化橘红、法半夏、木香、枳壳（麸炒）、党参、茯苓、甘草、冰片、朱砂。

【功能主治与应用】　清热化痰，止咳定喘。用于小儿痰热蕴肺兼感风寒所致的咳嗽痰盛、气促喘急、烦躁不安、头痛身热。

【用法用量】　口服：一次 1 丸，一日 2 次；周岁以内儿童酌减，1～14 岁不同年龄遵医嘱。

【注意事项】　若脾胃虚弱、阴虚燥咳者慎用；方中含朱砂、胆南星、苦杏仁，不宜久服或过量服用。

【规格】　丸剂：3g。

313. 小儿咳嗽宁糖浆（口服液）

【药物组成】　由桑叶、桑白皮、桔梗、前胡、焦神曲、焦麦芽、焦山楂、黄芩、枇杷叶、瓜蒌、浙贝、陈皮、杏仁、芦根、牛蒡子组成。

【功能主治与应用】　宣肺止咳，健脾化痰。主治外感风热或外感风寒，郁久化热，内有积滞，蕴湿成痰所致的风热咳嗽、喘息肺炎等症。症见咳嗽不爽，痰黄黏稠，不易咳出，口渴咽痛，胸闷纳呆，二便不调，或伴身热头痛，甚则喘息气粗。用于气管炎、支气管炎及肺炎恢复期。

【用法用量】　口服：初生儿一次 5ml，半岁至 3 岁一次 5～10ml，4～6 岁一次 15ml，7～12 岁一次 15～20ml；均一日 3～4 次或遵医嘱。

【规格】　糖浆：每瓶 50ml、100ml；口服液：10ml。

314. 小儿麻甘颗粒

【药物组成】　麻黄、石膏、地骨皮、杏仁、黄芩、桑白皮、紫苏子、甘草。

【功能主治与应用】　清热利咽，止咳平喘。用于小儿肺炎、支气管炎、急性咽炎等所致发热，喘急，咳嗽痰鸣，口渴诸症。

【用法用量】　温开水冲服：1 周岁以内一次 0.8g，1～3 岁一次 1.6g，4 岁以上一次 2.4g；均一日 4 次。

【规格】　颗粒剂：8g，每盒 10 袋。

315. 小儿肺宝散

【药物组成】　人参、黄芪、白术、桂枝、干姜、附子、炙甘草、鳖甲、地骨皮、青蒿、麦冬、枸杞子、桑白皮、紫菀、款冬花、瓜蒌、茯苓、陈皮、胆南星、鸡内金、酒制大黄。

【功能主治与应用】　补气益肺，止咳化痰。用于小儿肺炎、支气管炎等肺脾气虚型肺炎喘咳，脾肺气虚久咳，哮喘等。

【用法用量】　口服：1周岁以内一次0.3g，1~2岁一次0.5g，3~5岁一次0.75g，6~8岁每次1.0g；均一日3次。乳汁或温开水送服。

【注意事项】　外感寒证、痰热内盛者忌用。

【规格】　散剂：每袋3g。

316. 小儿清肺消炎栓

【药物组成】　人工牛黄、大黄、忍冬叶、黄芩、连翘、水牛角、竹叶、浙贝母、青礞石、石膏、甘草。

【功能主治与应用】　清热解毒，化痰止咳。用于肺炎、支气管炎、支气管哮喘、急性上呼吸道感染、习惯性便秘所致肺热炽盛，痰浊内阻；壮热烦躁，喉鸣痰壅，喘促憋闷，呼吸困难，鼻煽，胸高抬肩，便秘。

【用法用量】　肛门给药：一次1粒，一日2~3次，或遵医嘱。

【注意事项】　脾虚便溏、腹冷泄泻者忌用，虚寒证喘咳者禁用。

【规格】　栓剂：0.9g。

小儿肺热平胶囊（口服液）[典]　见本篇"308."。

317. 小儿肺炎散

【药物组成】　牛黄、黄连、生石膏、胆南星、川贝母、法半夏、桑白皮、天麻、朱砂、冰片、甘草。

【功能主治与应用】　清热宣肺，涤痰定喘，息风镇惊。用于肺炎、支气管炎、支气管哮喘，热痰闭肺之肺热咳喘。

【用法用量】　口服：一次0.6~0.9g，一日2次；3岁以下儿童酌减。

【规格】　散剂：每袋1.8g。

318. 小儿牛黄清肺散（片）

【药物组成】　水牛角浓缩粉、茯苓、川贝母、白前、黄芩、百部（蜜炙）、法半夏、沉香、胆南星、石膏、冰片、牛黄。

【功能主治与应用】　清肺化痰，止咳。用于肺炎、支气管炎、百日咳所致肺热咳嗽，痰热喘促，咳吐黄痰，小便短赤，便秘。

【用法用量】　口服：片剂，1岁以内一次2片，1~3岁一次2~4片；均一日2次。散剂按说明书或遵医嘱。

【注意事项】　肺寒虚证禁用。

【规格】　散剂：每瓶 3g；片剂：0.25g。

八、小儿腮腺炎用中成药

319. 腮腺炎片

【药物组成】　蓼大青叶、板蓝根、连翘、蒲公英、夏枯草、牛黄。

【功能主治与应用】　清热解毒，消肿散结。用于瘟毒内袭、热毒蕴结所致的痄腮，症见发热、头痛、腮部漫肿、咽红面痛；急性腮腺炎见上述证候者。

【用法用量】　口服：一次 6 片；一日 3 次。

【注意事项】　体弱脾胃虚寒者慎用，不可久服；高热不退者应及时到医院诊治。

【规格】　片剂：0.3g。

九、小儿麻疹用中成药

320. 小儿羚羊散

【药物组成】　羚羊角、水牛角浓缩粉、人工牛黄、黄连、金银花、连翘、西河柳、葛根、牛蒡子、浮萍、紫草、赤芍、天竺黄、川贝母、朱砂、冰片、甘草。

【功能主治与应用】　清热解毒，透疹止咳。主治小儿麻疹隐伏，肺炎高热，嗜睡，咳嗽喘促，咽喉肿痛。用于小儿麻疹、发热咳嗽，上呼吸道感染、急性扁桃体炎、化脓性扁桃体炎、发热头痛、喷嚏流涕、鼻塞咽痛、咳嗽恶心等，肺炎。

【用法用量】　口服：1 岁一次 0.3g，2 岁一次 0.375g，3 岁一次 0.5g，3 岁以上 0.5～1.5g；均一日 3 次。

【规格】　散剂：1.5g，每盒 10 袋。

第八节　抗结核病用中成药

321. 复方抗结核片

【药物组成】　岩白菜素、白及、穿破石、百部、桑白皮、矮地茶。

【功能主治与应用】　清热凉血，抗痨杀虫，宁嗽止血。适用于肺结核咳嗽咯血，痰稠不利，潮热盗汗，心烦口燥，形体消瘦。

【用法用量】　口服：一次 3 片，一日 3 次。

【注意事项】　脾虚寒者慎用。

【规格】　片剂：0.26g。

322. 优福宁胶囊

【药物组成】　狼毒提取物。

【功能主治与应用】　抗结核药。主治各型肺结核，也可用于其他结核，适用于对某些抗结核药过敏、耐药及合并肝病的结核病患者。主治各型肺结核，也可以用于各类结核，尤适用于对某些抗结核药过敏、耐药或有不良反应及合并肝病的结核病患者。

【用法用量】　口服：一次 4～5 粒，一日 3～4 次。

【注意事项】　本品有一定毒副作用，应参见说明书，遵医嘱。

【规格】　胶囊剂：每装 0.36g（相当于原药材 5g）。

第三章　心脑血管感染性疾病用中成药

小儿病毒性心肌炎可选用益气养阴抗病毒剂。

323. 芪冬颐心口服液 [保乙]

【药物组成】　黄芪、麦冬、生晒参、茯苓、地黄、龟甲（烫）、紫石英（煅）、郁金、桂枝、淫羊藿、洋金花、枳壳（炒）。

【功能主治与应用】　益气养心，安神止悸。能降低冠状动脉阻力，增加冠状动脉流量，减少心肌耗氧量；减轻心肌缺血程度和范围，缩小心肌梗死面积。用于病毒性心肌炎、冠心病、心绞痛所表现的心悸、胸闷、胸痛、气短、乏力、失眠多梦、自汗、盗汗、心悸、心烦等气阴两虚证。

【用法用量】　饭后口服：一次 20ml，一日 3 次。或遵医嘱，1 个疗程 28 日。

【注意事项】　偶见服药胃部不适。孕妇忌服。

【规格】　口服液：10ml，每盒 10 支。

324. 荣心丸 [典][基]

【药物组成】　玉竹、五味子、丹参、降香、山楂、蓼大青叶、苦参、炙甘草。

【功能主治与应用】　益气养阴，活血解毒。用于气阴两虚或气阴两虚兼心脉瘀阻所致的胸闷、心悸、气短、乏力、头晕、多汗、心前区不适或疼痛；轻、中型小儿病毒性心肌炎见上述证候者。临床验证有抗缺氧、抗病毒之效。

【用法用量】　口服：1～2 岁一次 2 丸，3～6 岁一次 3 丸，6 岁以上一次 4 丸；一日 3 次。或遵医嘱。

【注意事项】　心胆气虚、水饮不振之心悸者不宜服用。

【规格】　蜜丸剂：1.5g。

第四章　消化系统感染性疾病用中成药

第一节　幽门螺杆菌、大肠埃希菌等所致胃肠炎、溃疡、腹泻、痢疾等感染性疾病用中成药

325. 固肠止泻丸 [保乙]

【药物组成】　乌梅肉、黄连、干姜、木香。

【功能主治与应用】　调和肝脾，涩肠止痛。用于肝脾不和，泻痢腹痛，慢性非特异性溃疡性结肠炎见上述证候者。

【用法用量】　口服：一次 5g，一日 3 次。

【规格】　丸剂：每 12 粒重 1g，每瓶 30g。

326. 复方黄连素片 [典]【基】【保甲】

【药物组成】　盐酸小檗碱（黄连素）、木香、吴茱萸、白芍。

【功能主治与应用】　清热燥湿，行气止痛，止痢止泻。用于大肠干燥、赤白下痢、里急后重或暴注下泻，肛门灼热；痢疾见上述证候者。

【用法用量】　口服：一次 4 片，一日 3 次。

【禁忌】　葡萄糖-6-磷酸脱氢酶缺乏儿童禁用。

【规格】　片剂：每瓶 100 片，每片含盐酸小檗碱 30mg。

327. 香连丸（片、胶囊、浓缩丸）[典]【基】【保甲】

【药物组成】　黄连（吴茱萸制）、木香。

【功能主治与应用】　清热化湿，行气止痛。用于大肠湿热所致的痢疾，症见大便脓血，里急后重，发热腹痛，泄泻腹痛；细菌性痢疾、肠炎见上述证候者。

【用法用量】　口服：水丸一次 3～6g；片剂一次 5 片（大片，成年人），小儿一次 2～3 片（小片）；胶囊剂一次 3 粒；均一日 2～3 次，或遵医嘱。浓缩丸每次 6～12 丸，一日 2～3 次，小儿酌减。

【规格】　水丸：每 50 粒重 3g，每袋 6g；片剂：每瓶 100 片；胶囊剂：每瓶 60 粒；浓缩丸：每 10 丸重 2g。

328. 止泻保童颗粒

【药物组成】　人参、白术（麸炒）、茯苓、白扁豆、苍术（制）、广藿香、木香、丁香、檀香、砂仁、肉豆蔻、肉桂、吴茱萸（甘草水炙）、芡实、薏苡仁（麸炒）、车前草、滑石、黄连、诃子肉、天冬、麦冬、槟榔。

【功能主治与应用】　健脾止泻，温中止痢。应用小儿脾胃虚弱所致水泻痢疾，肚腹疼痛，口干舌燥，四肢倦怠，恶心呕吐；小便不利属小儿脾胃虚弱，寒热凝结证者。

【用法用量】　冲服：一次 2.5g，一日 2 次；周岁以内小儿酌减。

【规格】　颗粒剂：每袋 5g。

329. 儿泻停颗粒 [保乙]

【药物组成】　茜草藤、乌梅、甘草。

【功能主治与应用】　清热燥湿，固肠止泻。用于湿热内蕴所致的小儿腹泻；症见大便呈水样或蛋花汤样，或伴有发热、腹痛、恶心、呕吐等。

【用法用量】　开水冲服：1～6 个月一次 0.5g，7 个月至 2 岁一次 1g，3 岁一次 2g，4～6 岁一次 3g，7～14 岁一次 4g；均一日 3 次。3 日为 1 个疗程。

【注意事项】　若属脾虚或脾肾阳虚所致虚寒泄泻者不宜。重度营养不良、感染性肠炎及大便有脓血者，需配合其他治疗。腹泻次数多、尿量明显减少者，应及时到医院就诊。

【规格】　每袋 0.5g。

330. 枫蓼肠胃康片 [保乙]

【药物组成】　牛耳枫、辣蓼。

【功能主治与应用】　能理气健脾，除湿化滞。用于脾胃不和、气滞湿困所致的泄泻，症见腹胀、腹痛、腹泻；急性胃肠炎见上述证候者。动物实验显示本品有抗炎作用。

【注意事项】　脾胃虚寒泄泻者忌用。孕妇忌用。严重脱水者，则应采取相应的治疗措施。

【用法用量】　口服：一次 4～6 片，一日 3 次。

【规格】　片剂：每片 0.24g。

331. 葛根芩连丸 [典] [保乙]

【药物组成】　葛根、黄芩、黄连、炙甘草。

【功能主治与应用】　解肌透表，清热解毒，利湿止泻。有一定抗菌、止泻、解热和抗炎等作用。用于湿热蕴结所致的泄泻腹痛、便黄而黏、肛门灼热及风热感冒所致的发热恶风、头痛身痛。

【用法用量】　口服：一次 3g；小儿一次 1g，一日 3 次；或遵医嘱。

【注意事项】　脾胃虚寒腹泻者，慢性虚寒性痢疾者忌用。本药苦寒，易伤胃气，不可过服、久用。严重脱水者，则应采取相应的治疗措施。

【规格】　每袋 1g。

332. 泻定胶囊（铁石丁胶囊）

【药物组成】　铁苋菜、石榴皮、丁香、炮姜、山楂（炭）。

【功能主治与应用】　温中燥湿，涩肠止泻。用于小儿寒湿内盛所致的泄泻，症见泄泻清稀，甚则水样，肠鸣辘辘，脘腹冷痛，食少纳呆；急慢性肠炎见上述证候者。

【用法用量】　口服：1 周岁以内，一次 1 粒；1～3 岁一次 2 粒；均一日 4 次，温开水送服。疗程 5 日。或遵医嘱。

【注意事项】　脾胃湿热、大肠湿热者忌用。

【规格】　胶囊剂：0.25g，每盒 48 粒。

333. 双苓止泻口服液 [保乙]

【药物组成】　猪苓、茯苓、黄芩、白术、贯众等。

【功能主治与应用】　清热化湿，健脾止泻。用于湿热内蕴，脾虚所致的腹泻，症见水样或蛋花样粪便，可伴有发热、腹痛、口渴、尿少、舌红苔黄腻等；轮状病毒性肠炎，婴幼儿轮状病毒性腹泻等急性肠炎见上述证候者。

【用法用量】　口服：1 岁以下一次 3～5ml，1～3 岁一次 5～7ml，3 岁以上一次 10ml；均一日 3 次。3 日为 1 个疗程。或遵医嘱。

【规格】　口服液：10ml，每盒 6 支。

334. 香连化滞丸 [典][保乙]

【药物组成】　黄连、黄芩、木香、枳实（麸炒）、陈皮、青皮（醋炙）、厚朴（姜炙）、槟榔（炒）、滑石、当归、白芍（炒）、甘草。

【功能主治与应用】　清热利湿，行血化滞。用于大肠湿热所致的痢疾，症见大便脓血、里急后重、发热腹痛。

【用法用量】　口服：一次 2 丸，一日 2 次。

【禁忌】　孕妇忌用。

【规格】　蜜丸：6g。

莲芝消炎胶囊　见本篇"31."。

335. 痛泻宁颗粒 [典][保乙]

【药物组成】　白术、青皮、薤白、白术。

【功能主治与应用】　柔肝缓急，疏肝行气，理脾运湿。用于肝气犯脾所致的头痛、腹胀、腹部不适等症，肠易激综合征（腹泻型）等见上述证候者。

【用法用量】　冲服：一次 1 袋，一日 3 次。

【注意事项】　偶见轻度恶心，皮肤感觉异常（但未确定是否与本品有关）。尚无肝肾功能不全者、孕妇、哺乳期妇女、儿童和老人用药相关资料。

【规格】　颗粒剂：每袋 5g，每盒 10 袋。

336. 肠胃炎胶囊

【药物组成】　飞扬草、火炭母、救必应。

【功能主治与应用】　泻火解毒，除湿止痢；温中祛寒，健脾止泻。用于中焦虚寒，寒湿内盛，脘腹冷痛，大便稀溏或泄泻；细菌性痢疾，急、慢性肠胃炎，慢性肠炎、慢性结肠炎。

【用法用量】　口服：一次 3～4 粒，一日 3 次。

【规格】　胶囊剂：0.45g。

337. 固本益肠片 [典][保乙]

【药物组成】　黄芪、党参、酸枣仁（炒）等。

【功能主治与应用】　健脾益气，涩肠止泻。用于脾肾阳虚所致的泄泻，症见腹痛绵绵、大便清稀或有黏液、黏液血便、食少腹胀、腰酸乏力、形寒肢冷、舌淡苔白、脉虚；慢性肠炎见上述证候者。

【用法用量】　口服：一次 8 片，一日 3 次。30 日为 1 个疗程。连服 2～3 个疗程。

【规格】　片剂：0.32g。

338. 复方苦参肠炎康片 [典]

【药物组成】　苦参、黄连、黄芩、白芍、车前子、金银花、甘草、颠茄流浸膏。

【功能主治与应用】　清热燥湿止泻。用于湿热泄泻，症见泄泻急迫或泻而不爽、肛门灼热、腹痛、小便短赤；急性肠炎见上述证候者。

【用法用量】　口服：一次 4 片，一日 3 次，3 日为 1 个疗程。或遵医嘱。

【注意事项】　青光眼患者慎用。

【规格】　片剂：片芯重 0.4g，每片含苦参碱和氧化苦参碱总量不得少于 5.0mg。

339. 止红肠辟丸 [典]

【药物组成】　地黄（炭）、地榆（炭）、槐花、侧柏叶（炭）、黄芩、栀子、黄连、荆芥穗、阿胶、白芍、当归、乌梅、升麻。

【功能主治与应用】　清热凉血，养血止血。用于湿热壅遏肠道，脉络损伤性便血，症见大便下血、血色鲜红、或伴有黏液脓液、少腹疼痛、肛门肿胀、舌苔黄腻、脉濡数；直肠息肉出血，溃疡性结肠炎出血见上述证候者。还可选用痔疮，症见大便带血、血色鲜红、痔核肿胀坠痛、大便不畅。

【用法用量】　口服：一次 1 丸，一日 2 次。

【注意事项】　虚寒证出血者忌用；年迈体弱者慎服；若痔疮便血，发炎肿痛严重，便血呈喷射状者，应立即采取综合急救措施。

【规格】　大蜜丸：9g。

340. 仙鹤草肠炎胶囊

【药物组成】　仙鹤草、黄连、木香、石菖蒲、蝉蜕、桔梗。

【功能主治与应用】　清热燥湿，健脾止泻。用于脾虚湿热内蕴所致的泄泻急迫，泻而不爽，或大便溏泻，食少倦怠，腹胀腹痛；大便稀软，甚则如稀水样，次数明显增加，气味酸腐臭；伴完谷不化、恶心呕吐、不思饮食、口干渴；急慢性肠炎见上述证候者。

【用法用量】　口服：一次 3 粒，一日 3 次，饭后服。

【规格】　胶囊剂：0.4g。

341. 驻车丸 [典]

【药物组成】　黄连、炮姜、当归、阿胶。

【功能主治与应用】　滋阴，止痢。用于久痢伤阴，赤痢腹痛，里急后重，休息痢，胃炎，肠炎。

【用法用量】　口服：一次 6～9g，一日 3 次。

【注意事项】　湿热、积滞、痢疾初起者忌用。

【规格】　水泛丸：每 50 丸重 3g，每袋 18g。

342. 泻痢保童丸

【药物组成】　人参、白术、苍术、茯苓、白扁豆、薏苡仁、车前草、滑石、肉桂、吴茱萸、丁香、槟榔、黄连、肉豆蔻、芡实、诃子、麦冬、天冬、朱砂、檀香、木香等。

【功能主治与应用】　健脾止泻，温中化湿。主治脾胃虚弱，寒湿凝结。用于腹泻痢疾日久不止，腹胀腹痛，呕吐恶心，小便不利，四肢倦怠，肌肉消瘦等。

【用法用量】　口服：一次 1 丸，一日 2 次，周岁以下儿童酌减。

【规格】　丸剂：3g。

343. 调脾止泻丸

【药物组成】　炒苍术、麸炒白术、黄连、干姜、肉桂、泽泻、滑石、赤苓、车前子、砂烫枳实、槟榔、藿香、砂仁、木香、甘草等。

【功能主治与应用】　寒热平调，专理脾胃，止呕止泻。用于脾胃失调、消化不良引起的呕吐、恶心、泄泻、腹胀且痛症，如急性胃肠炎、肠胃功能紊乱、急性细菌性痢疾、消化不良等。

【用法用量】　口服大蜜丸：一次 1～2 丸；小儿服半丸，一日 2 次。

【注意事项】　脾胃虚弱者慎用。

【规格】　大蜜丸：9g。

344. 加味香连丸[典]

【药物组成】　姜黄连、木香、姜厚朴、制吴茱萸、黄芩、黄柏（酒炙）、白芍、当归、麸炒枳壳、槟榔、醋延胡索、炙甘草。

【功能主治与应用】　清热祛湿，化滞止痛。用于肠胃食滞、湿热凝结或泄泻引起的红白痢疾、腹痛下痢、小便下痢、饮食无味、四肢倦怠。症见大便脓血、腹痛下坠、里急后重。

【用法用量】　口服：一次 6g，一日 3 次。

【规格】　丸剂：每袋 18g；每 100 丸重 6g。

345. 莲香颗粒

【药物组成】　马尾莲、金锦香。

【功能主治与应用】　清热利湿，解表凉血，止痢消黄。用于细菌性痢疾、急性肠炎、慢性病毒性肝炎等属湿热内蕴所致痢疾、胁痛及黄疸诸病。

【用法用量】　口服：一次 12g，一日 3 次，温开水冲服。

【规格】　颗粒剂：12g。

346. 吐泻肚痛散

【药物组成】　木香、厚朴、白芍、茯苓、甘草、广藿香、赤石脂粉、朱砂粉、丁香。

【功能主治与应用】　化气消滞，祛湿止泻。用于急慢性胃肠炎、属湿热积滞型肚痛泄泻、眩晕呕吐。

【用法用量】　口服：散剂一次 1.6g，胶囊剂一次 5 粒；均一日 3 次。

【规格】　散剂：1.6g；胶囊剂：0.3g。

347. 溃得康颗粒

【药物组成】　黄连、蒲公英、苦参、砂仁、豆蔻、黄芪、浙贝母、海螵蛸、三七、白及、白蔹、甘草。

【功能主治与应用】　清热和胃，制酸止痛。用于胃脘痛郁热证，症见胃脘痛势急迫，有灼热感，反酸，嗳气，便秘，舌红苔黄，脉弦数；消化性溃疡见上述证候者。

【用法用量】　空腹时用开水冲服：一次 10g，一日 2 次，6 周为 1 个疗程。

【注意事项】　虚寒胃痛者忌服。

【规格】　颗粒剂：10g。

348. 竹叶椒片

【药物组成】　竹叶椒。

【功能主治与应用】　清热解毒，活血止痛。用于瘀滞型的胃脘痛，腹痛，痛有定处，痛处拒按，脉弦。

【用法用量】　饭前温开水送服：首次 4 片，以后每次 2 片，一日 4 次，或遵医嘱。

【规格】　片剂：0.37g。

349. 金菊五花茶颗粒

【药物组成】　木棉花、槐花、葛花、金银花、野菊花、甘草。

【功能主治与应用】　清热利湿，凉血解毒，清肝明目。用于急性结膜炎、肠炎、咽喉炎等属大肠湿热所致的泄泻、痢疾、便血、痔血、目赤、口舌溃疡等。

【用法用量】　冲服：一次 1 袋，一日 1～2 次。

【规格】　颗粒剂：每袋 10g。

350. 四神丸（片）[典][基][保甲]

【药物组成】　丸剂：补骨脂（盐炒）、吴茱萸（制）、五味子（醋制）、肉豆蔻（煨）、大枣（去核）。片剂：补骨脂（盐炒）、吴茱萸（制）、五味子（醋制）、肉豆蔻（煨）、大枣（去核）、干姜。

【功能主治与应用】　温肾暖脾，涩肠止泻。用于肾阳不足所致脾肾虚寒性泄泻，症见肠鸣腹胀，五更泄泻或便溏腹痛，腰酸肢冷，食少不化，久泻不止，面黄肢冷；过敏性、慢性、溃疡性结肠炎，非特异性结肠炎、肠道易激综合征见上述证候者。

【用法用量】　口服：丸剂一次 9g，一日 1～2 次，早、晚用淡盐汤或温开水送服。或片剂一次 4 片，一日 2 次。

【注意事项】　曾有服"四神汤"原方致精神分裂症的报道。肠胃实热所致的泄泻及腹痛者忌用。

【规格】　水丸：每袋 18g；素片：0.6g；薄膜衣片：0.3g。

351. 叶石榴丸[蒙]

【药物组成】　石榴、肉桂、玉竹、荜茇、豆蔻、红花、黄精、白及、菱角、天花粉。

【功能主治与应用】　温中健脾，暖肾驱寒。用于胃寒腹泻，腰酸腿痛，遗精；慢性肠炎、慢性细菌性痢疾、滑精、脱肛等。

【用法用量】　口服：一次 1 丸，一日 2 次。

【规格】　大蜜丸：6g，每盒 10 丸。

352. 泻瘀固肠丸（片）

【药物组成】　党参、白术、罂粟壳、诃子、白芍、茯苓、甘草、肉豆蔻、陈皮。

【功能主治与应用】　益气固肠，调胃化湿。用于脾胃虚弱，久痢脱肛，腹胀腹痛，肢体无力；慢性肠炎、久泻久痢不止等。

【用法用量】　温开水送服：水丸一次 6g，片剂一次 4 片；均一日 2 次。

【注意事项】　泻痢初起者勿用。含罂粟壳，避免长期应用，以免上瘾。

【规格】　水丸：每袋 6g；片剂：0.6g。

353. 连蒲双清片[典]

【药物组成】　盐酸小檗碱、蒲公英浸膏。

【功能主治与应用】　清热解毒，燥湿止痢。用于湿热蕴结所致的肠炎痢疾；亦用于乳腺炎、疖肿、外伤发炎、胆囊炎。

【用法用量】　口服：小片一次 4 片，大片一次 2 片；均一日 3 次。儿童遵医嘱减量服用。

【规格】　小片：糖衣片和薄膜片（含盐酸小檗碱 5mg）片重（片芯重）0.125g（0.126g）；大片：糖衣片和薄膜衣片（含盐酸小檗碱 10mg）片重（片芯重）0.25g（0.255g）。

354. 克痢痧胶囊[典]

【药物组成】　白芷、苍术、石菖蒲、细辛、荜茇、鹅不食草、猪牙皂、雄黄、丁香、硝石、枯矾、冰片。

【功能主治与应用】　解毒辟秽，理气止泻。用于泄泻，痢疾和痧气（中暑）。

【用法用量】　口服：一次 2 粒，一日 3～4 次，儿童酌减。

【禁忌】　孕妇禁用。

【规格】　胶囊：0.28g（每粒含雄黄以二硫化二砷（As_2S_2）计，应为 6.3～10.8mg）。

355. 肠炎宁糖浆 [典][保乙]

【药物组成】　地锦草、金毛耳草、樟树根、香薷、枫香树叶、蔗糖、羟苯乙酯、巧克力香精或橘子香精。

【功能主治与应用】　清热利湿，行气。用于大肠湿热所致的泄泻、痢疾，症见大便泄泻，或小便脓血，里急后重，腹痛腹胀；急慢性肠炎、腹泻、细菌性痢疾、小儿消化不良见上述证候者。

【用法用量】　口服：一次 10ml，一日 3～4 次；小儿酌减。

【规格】　糖浆剂：每瓶 10ml、100ml。

356. 痢必灵片 [典]

【药物组成】　苦参、白芍、木香。

【功能主治与应用】　清热，祛湿，止痢。用于大肠湿热所致的痢疾、泄泻，症见发热腹痛，大便脓血，里急后重；细菌性痢疾见上述证候者。

【用法用量】　口服：一次 8 片，一日 3 次；儿童酌减。

【注意事项】　属虚寒慢性腹泻、痢疾者慎用；严重脱水者应补液，纠正水电解质平衡。

【规格】　片剂：每片相当于原药材 0.5g。

357. 痢特敏片

【药物组成】　仙鹤草浸膏粉、翻白草浸膏粉、甲氧苄啶。

【功能主治与应用】　清热解毒，凉血止痢。用于大肠湿热所致的泄泻、痢疾，症见发热腹痛，大便泄泻，或大便脓血，里急后重，腹痛，恶心，呕吐；肠炎、急性痢疾见上述证候者。

【用法用量】　口服：一次 4 片，一日 3 次。

【注意与禁忌】　慢性虚寒性痢疾者忌用，孕妇禁用，肝肾功能不全者慎用。本药苦寒，易伤胃气，不可过量服、久服。

【规格】　片剂：0.2g。

358. 泻痢消胶囊 [典]

【药物组成】　黄连（酒炙）、白芍（酒炙）、白术（炒）、茯苓、泽泻、厚朴（姜炙）、木香、槟榔、陈皮、枳壳（炒）、吴茱萸（盐炙）、甘草。

【功能主治与应用】　清热燥湿，行气止痛。用于大肠湿热所致的腹痛泄泻，大便不爽，下痢脓血，肛门灼热，里急后重，心烦口渴，小便黄赤，舌红苔薄黄或黄腻，脉濡数；急性肠炎、结肠炎、痢疾见上述证候者。

【用法用量】　口服：一次 3 粒，一日 3 次。

【注意事项】　寒湿及虚寒下痢、泄泻者慎用；孕妇忌用。

【规格】　胶囊剂：0.35g（相当于原药材 9.57g）。

359. 白蒲黄片[典]

【药物组成】　白头翁、蒲公英、黄芩、黄柏。

【功能主治与应用】　清热燥湿，解毒凉血。用于大肠湿热、解毒壅盛所致的痢疾、泄泻，症见里急后重、便下脓血；肠炎、痢疾见上述证候者。

【用法用量】　口服：一次 3～6 片，一日 3 次。

【注意事项】　本药苦寒，易伤胃气，不可过量服。

【规格】　片剂：0.3g。

360. 肠胃适胶囊[典]

【药物组成】　功劳木、黄连须、凤尾草、两面针、鸡骨香、救必应、葛根、防己、糊精。

【功能主治与应用】　清热解毒，利湿止泻。用于大肠湿热所致的泄泻、痢疾，症见腹痛、腹泻，或里急后重、便下脓血；急性胃肠炎、痢疾见上述证候者。

【用法用量】　口服：一次 4～6 粒，一日 4 次。

【注意事项】　若属脾胃虚寒腹泻，泻痢者忌用；不可过量服、久服；严重脱水者应对症治疗。

【规格】　胶囊剂：0.25g。

361. 复方苦参肠炎康片[典]

【药物组成】　苦参、黄连、黄芩、白芍、颠茄流浸膏、车前子、金银花、甘草。

【功能主治与应用】　清热燥湿止泻；有一定抑菌、抗炎、解热和抑制肠运动作用。用于湿热泄泻，症见泄泻急迫或泻而不爽、肛门灼热、腹痛、小便短赤，伴恶心呕吐、不思饮食、口干渴；急性肠炎见上述证候者。

【用法用量】　口服：一次 4 片，一日 3 次；3 日为 1 个疗程，或遵医嘱。

【规格】　片剂：每素片重 0.4g。

362. 克泻灵片

【药物组成】　苦豆草生物碱。

【功能主治与应用】　清热燥湿。用于大肠湿热所致的泄泻、痢疾，症见腹痛腹泻、里急后重、大便脓血、肛门灼热，伴恶心呕吐、发热，或大便稀软，甚则如稀水样，次数增加，气味酸腐臭，伴完谷不化、不思饮食、口干渴；急性肠炎见上述证候者。

【用法用量】　口服：一次 2～3 片，一日 3 次，饭后服用。

【规格】　片剂：每片含苦豆草总生物碱 25mg。

363. 止泻利颗粒

【药物组成】　钻地风、金银花、杨梅根、山楂。

【功能主治与应用】　收敛止泻，清热消食。用于大肠湿热所致的泄泻、痢疾，症见大便泄泻、腹痛不适，或大便脓血、里急后重、肛门灼热，伴恶心呕吐、不思饮食、口干渴；肠炎、痢疾见上述证候者。

【用法用量】　开水冲服：一次 1 袋，一日 3 次；儿童酌减。

【规格】　颗粒剂：每袋 15g。

364. 止泻灵颗粒

【药物组成】　党参、白术（炒）、薏苡仁（炒）、白扁豆（炒）、山药、莲子、泽泻、甘草。

【功能主治与应用】　健脾益气，渗湿止泻。用于脾胃虚弱所致泄泻，大便溏泄，饮食减少，腹胀，倦怠懒言；慢性肠炎见上述证候者。

【用法用量】　口服：一次 12g；6 岁以下儿童减半或遵医嘱。

【注意事项】　若感受外邪、内伤饮食或湿热腹泻者忌用，重症去医院诊治。

【规格】　颗粒剂：6g、12g。

365. 胃炎宁颗粒

【药物组成】　檀香、木香（煨）、肉桂、细辛、鸡内金、山楂、薏苡仁（炒）、赤小豆、乌梅、炙甘草。

【功能主治与应用】　温中醒脾，和胃降逆，消食化浊。用于脾胃虚寒、湿阻食滞所致的胃痛痞满、遇寒尤甚、喜温喜按、呕恶纳呆，浅表性胃炎、萎缩性胃炎、功能性胃炎、慢性胃炎、功能性消化不良见上述证候者。

【用法用量】　冲服：一次 15g，一日 3 次。

【注意事项】　阴虚内热、湿热中阻所致胃痛、痞满者慎用，孕妇慎用。

【规格】　颗粒剂：15g。

366. 仲景胃灵丸（片）[典]

【药物组成】　肉桂、高良姜、砂仁、延胡索、白芍、小茴香、牡蛎、炙甘草。

【功能主治与应用】　温中散寒，健胃止痛。用于脾胃虚弱、中焦虚寒、不能运化所致的胃脘冷痛、纳差、寒凝胃痛、脘腹胀满、呕吐酸水或清水；胃炎见上述证候者。

【用法用量】　口服：一次 1.2g，一日 3 次。儿童酌减。

【注意事项】　阴虚火旺胃痛者忌用，孕妇慎服。

【规格】　丸剂：1.2g；片剂：0.3g、0.6g。

367. 黄芪健胃膏[典]

【药物组成】　黄芪、桂枝、白芍、生姜、大枣、甘草。

【功能主治与应用】　补气温中，缓急止痛；有抗溃疡、镇痛之效。用于脾胃虚寒所致的胃痛，症见胃痛拘急、胃寒肢冷、喜温喜按、心悸自汗、纳少便溏、舌淡（胖）苔白、脉沉细无力或虚缓；胃、十二指肠溃疡，慢性肠炎见上述证候者。

【用法用量】　口服：一次 15~20g，一日 2 次。

【禁忌】　湿热中阻者忌用，阴虚内热所致消化道出血者忌服。

【规格】　膏剂：每瓶 160g。

368. 胃肠灵胶囊

【药物组成】　钻地风、干姜、胡椒、党参、砂仁、白及、海螵蛸、山楂、白芍、甘草。

【功能主治与应用】　温中祛寒，健脾止泻。用于中焦虚寒、寒湿内盛所致的泄泻，症见腹冷隐痛、脘腹痞满、大便稀溏、体倦肢冷；慢性肠炎见上述证候者。

【用法用量】　口服：一次 5 粒，一日 3 次。

【注意事项】　大肠湿热泄泻者忌用。食宜清淡。

【规格】　胶囊剂：0.3g。

369. 野苏颗粒

【药物组成】　野木瓜、陈皮、白矾、碳酸氢钠等。

【功能主治与应用】　理气调中，和胃止痛。用于气滞寒凝所致胃脘疼痛，腹胀，嗳气，畏寒喜暖，嘈杂吞酸、嗳气则舒；胃炎见上述证候者。

【用法用量】　开水冲服：一次 6g，一日 3~4 次。

【注意事项】　脾胃阴虚及肝胃郁火所致胃痛患者慎用，不宜吃酸性食物。

【规格】　颗粒剂：6g。

370. 白蔻调中丸

【药物组成】　白豆蔻、草豆蔻、党参、沉香、白术、甘草、乌药、焦山楂、六神曲、肉桂、麦芽、白扁豆、干姜、紫苏梗。

【功能主治与应用】　温中散寒，行气消食。用于急慢性胃炎、肝炎、消化不良、胃神经官能症、胃及十二指肠溃疡，症见寒郁气滞、饮食不化、脘腹胀满、疼痛、呕吐嘈杂。

【用法用量】　口服：一次 1 丸，一日 2～3 次。

【规格】　蜜丸：9g。

371. 紫蔻丸

【药物组成】　山楂、香附、槟榔、莱菔子、草豆蔻、六神曲、麦芽、枳壳、青皮、白豆蔻、陈皮、藿香、木香、丁香、高良姜、肉桂、砂仁、白术、茯苓、甘草。

【功能主治与应用】　温胃消食，理气和胃。用于急慢性胃炎、十二指肠壅积症、消化性溃疡等属寒郁气滞或伤食引起的呕吐、胃脘痛等症。

【用法用量】　口服：一次 1 丸，一日 2～3 次。

【注意事项】　孕妇慎用。

【规格】　大蜜丸：9g。

372. 丁蔻理中丸

【药物组成】　党参、焦白术、干姜、甘草、白豆蔻、公丁香。

【功能主治与应用】　健脾益气，温中祛寒，行气和胃。主治中焦虚寒。症见脘腹隐痛，食后胀满，得暖则舒，大便溏薄或下利，小便清长，口不渴，舌淡白，脉沉细或迟缓。用于胃及十二指肠溃疡、慢性胃炎、肠炎、消化不良、胃肠功能紊乱等。

【用法用量】　口服：一次 6～9g，一日 3 次。

【禁忌】　脾胃阴虚有热者禁用。

【规格】　蜜丸：9g；水蜜丸：每 20 粒重 1g。

373. 参桂理中丸

【药物组成】　人参、肉桂、附子（制）、干姜、白术（炒）、甘草。

【功能主治与应用】　温中散寒，祛湿定痛。用于脾胃虚寒、阳气不足证。症见腹痛泄泻，手足厥冷，胃寒呕吐，寒湿疝气，妇女血寒，行经腹痛；或脘腹冷痛，喜温喜按，泛吐酸水，腹胀肠鸣，大便清稀、色白无臭；慢性胃炎，慢性肠炎，胃及十二指肠溃疡，功能失调性子宫出血等。

【用法用量】　姜汤送服：一次 1～2 丸，一日 1～2 次。

【禁忌】　孕妇忌服。

【规格】　蜜丸：6g。

374. 八宝瑞生丸

【药物组成】　高良姜、干姜、肉桂、草豆蔻、草果仁、延胡索、郁金、香附、当归、六神曲、肉桂、茯苓、甘草。

【功能主治与应用】　温里散寒，理气止痛，消积化瘀。用于胃及十二指肠溃疡、慢性胃炎、胃肠痉挛、蛔虫性肠梗阻、消化不良等所致胃脘及脐周腹痛、纳差、四肢不温、小腹坠痛、大便稀薄、舌质淡、舌苔白、脉沉细等。

【用法用量】　口服：一次 1 丸，一日 3 次。小儿及孕妇遵医嘱。

【规格】　蜜丸：9g，每盒 10 丸。

375. 肚痛丸

【药物组成】　丁香、石菖蒲、稻芽、高良姜、肉桂、藿香、陈皮、豆蔻、枳壳、胡椒、山楂、青蒿、木香、白芍、厚朴、茯苓、草豆蔻、朱砂。

【功能主治与应用】　温中止痛，消导行气。用于中焦受寒、食积引起的脘腹疼痛、胀满、呕吐、泛酸等，消化不良、胃及十二指肠溃疡、胃神经官能症等见上述证候者。

【用法用量】　口服：一次 3g，一日 3 次；小儿酌减。

【规格】　水丸：每 20g 重 1g，每瓶（袋）3g。

376. 虚寒胃痛颗粒 [典][保乙]

【药物组成】　大枣、白芍、甘草、桂枝、黄芪、高良姜、干姜。

【功能主治与应用】　补虚益气，温运脾阳，和中健胃。用于虚寒胃痛、隐痛，得热熨或热食后则疼痛缓解等，十二指肠球部溃疡、球部炎症及慢性胃炎见上述证候者。

【用法用量】　口服：一次 10g，一日 3 次。

【规格】　颗粒剂：10g。

377. 腹痛水

【药物组成】　儿茶酊、辣椒酊、蟾酥酊、薄荷油。

【功能主治与应用】　温中止痛，解毒辟秽，和胃止泻。用于慢性胃炎、胃及十二指肠溃疡所致胃痛、腹痛、恶心腹胀、呕吐泄泻。

【用法用量】　口服：一次 5～10ml，一日 2～3 次。

【规格】　酊剂：每瓶 10ml、60ml。

378. 十香暖脐膏

【药物组成】　八角茴香、小茴香（盐制）、乌药、香附、当归、白芷、母丁香、肉桂、沉香、乳香（醋制）、没药（醋制）、木香。

【功能主治与应用】　温中散寒止痛。用于脾虚寒引起的慢性肠炎、慢性非特异性结肠炎、盆腔炎、宫颈糜烂等症，症见脘腹冷痛、腹胀腹泻、腰痛寒疝、宫寒带下。亦用于新生儿硬肿症。

【用法用量】　本品为内寒腹痛之外用药。先用生姜擦净患处，再把本药加温软化，贴于脐腹或痛处。

【注意事项】　孕妇忌贴。

【规格】　黑药贴膏：每贴 6g、12g。

379. 气滞胃痛颗粒（片）[典][基][保甲]

【药物组成】　炒柴胡、延胡索（醋炙）、枳壳、香附（醋炙）、炙甘草、白芍。

【功能主治与应用】　疏肝理气、和胃止痛。有镇痛抗炎、消胀、抗溃疡、调节胃肠平滑肌作用。用于肝郁气滞，胸痞胀满，胃脘疼痛；慢性胃炎、消化性溃疡、慢性黄疸型肝炎、胃节律紊乱见上述证候者。

【用法用量】　冲服：一次 5g；口服：片剂（薄膜衣片）一次 3 片（糖衣片则为 6 片）；均一日 3 次。孕妇遵医嘱。

【规格】　颗粒剂：5g；薄膜衣片：0.5g；糖衣片：0.25g。

380. 三九胃泰颗粒[典][基][保甲]

【药物组成】　三叉苦、九里香、两面针、木香、黄芩、茯苓、地黄、白芍。

【功能主治与应用】　清热燥湿，行气活血，柔肝止痛。用于湿热内蕴、气滞血瘀所致的胃痛，症见脘腹隐痛、饱胀反酸、恶心呕吐、嘈杂纳减；浅表性胃炎、糜烂性胃炎、萎缩性胃炎见上述证候者。

【用法用量】　冲服：一次 1 袋，一日 2 次。胃寒患者遵医嘱。

【规格】　颗粒剂：每袋 10g。

381. 养胃颗粒（无糖型）[典][保乙]

【药物组成】　党参、炙黄芪、山药、陈皮、香附、白芍、乌梅、甘草。

【功能主治与应用】　养胃健脾，理气和中。有一定抗慢性胃炎的作用。用于脾虚气滞所致的慢性萎缩性胃炎，症见胃脘不舒、腹满胀痛或疼痛、嗳气食少等。

【用法用量】　口服：一次 1 袋，一日 3 次。或遵医嘱。

【规格】　颗粒剂：含糖型为 15g；无糖型为 5g。

382. 复方陈香胃片 [典][保乙]

【药物组成】　沉香、木香、大黄、石菖蒲、碳酸氢钠、重质碳酸镁、氢氧化铝。

【功能主治与应用】　行气和胃，制酸止痛。用于胃及十二指肠溃疡、慢性胃炎所致气滞型胃脘疼痛、脘腹痞满、嗳气吞酸等。

【用法用量】　口服：一次 2 片，一日 3 次。

【注意与禁忌】　罕见便溏，但会自行消失。脏腑燥热、胃气虚弱者，气虚阴虚燥咳患者及腹泻者禁用。吐血证慎服。

【规格】　片剂：0.56g。

383. 胃炎宁胶囊（片）[典][保乙]

【药物组成】　檀香、木香（煨）、肉桂、细辛、鸡内金、山楂、薏苡仁（炒）、赤小豆、乌梅、炙甘草。

【功能主治与应用】　柔肝和胃，散瘀止血，缓急止痛，去腐生新。用于急慢性胃炎，胃、十二指肠溃疡，胃出血，因肝胃不和、瘀血阻络所致的胃脘疼痛，连及两胁，嗳气，泛酸。

【用法用量】　饭后服用：一次 4 粒（片），一日 3 次。或遵医嘱。

【规格】　胶囊剂：0.4g；片剂：0.4g。

384. 胃力康颗粒 [保乙]

【药物组成】　柴胡（醋制）、赤芍、枳壳（麸炒）、木香、丹参、延胡索、莪术、黄连、吴茱萸、大黄（酒炙）、党参、甘草。

【功能主治与应用】　行气活血，泄热和胃。有保护胃黏膜，抗消化系统溃疡，调整胃肠蠕动的作用；尚有一定降低胃酸、增加胃蛋白酶活性、增加胃黏膜血流量、镇痛、抗炎和抗幽门螺杆菌等作用。用于胃脘气滞血瘀兼肝胃郁热证，症见胃脘疼痛、胀闷、灼热、嗳气、泛酸、烦躁易怒、口干口苦等，以及慢性浅表性胃炎及消化性溃疡见上述证候者。

【用法用量】　口服：一次 10g，一日 3 次，6 周为 1 个疗程，或遵医嘱。

【注意事项】　孕妇忌服，脾虚便溏者慎服。

【规格】　颗粒剂：10g。

385. 安胃片（颗粒、胶囊）[典]

【药物组成】　延胡索（醋制）、白矾（煅）、海螵蛸（去壳）。

【功能主治与应用】　抑制胃酸，止胃痛。用于胃及十二指肠溃疡、慢性胃炎。

【用法用量】　口服：片剂一次 5～7 片，一日 3～4 次；颗粒剂一次 1 袋，一日 3～4 次；胶囊一次 5～7 粒，一日 3～4 次。

【规格】　片剂：每瓶 100 片；颗粒剂：每袋 4g；胶囊：每粒 0.5g。

386. 陈香露白露片

【药物组成】　陈皮、川木香、大黄、石菖蒲、甘草、碱式碳酸铋、碳酸氢钠、氧化镁。

【功能主治与应用】　健胃和中，理气止痛。用于胃溃疡，急性、慢性胃炎，糜烂性胃炎，胃酸过多，肠胃神经官能症和十二指肠等。

【用法用量】　口服：一次 5～8 片，一日 3 次。

【规格】　片剂：0.3g（含碱式硝酸铋 0.066g），每瓶 100 片。

387. 复方田七胃痛胶囊（片）[保乙]

【药物组成】　田七、延胡索、香附、吴茱萸、川楝子、白芍、白及、枯矾、氧化镁、碳酸氢钠。

【功能主治与应用】　制酸止痛，理气化瘀，温中健脾，收敛止血。用于胃酸过多、胃脘痛、胃溃疡、十二指肠球部溃疡及慢性胃炎。

【用法用量】　口服：一次 3～4 粒（片），一日 3 次。症状消失后，维持用药 15 日，一次 2 粒（片），均一日 2 次。

【规格】　胶囊剂：0.5g（相当于原药材 0.73g）；片剂：0.5g（相当于原药材 0.73g）。

388. 健胃消炎颗粒[保乙]

【药物组成】　党参、茯苓、白术（麸炒）、白芍、丹参、赤芍、白及、大黄、木香、川楝子、乌梅、青黛。

【功能主治与应用】　健脾和胃，理气活血。用于慢性萎缩性胃炎、表浅性胃炎，因脾胃不和所致的上腹疼痛、痞满纳差。

【用法用量】　冲服：一次 1 袋，一日 3 次。孕妇遵医嘱。

【注意事项】　不可同服滋补性中药。脾胃虚寒或寒湿中阻者，脾胃阴虚者，症见口干、舌红津少、大便干结者忌用或不宜服用。

【规格】　无糖型颗粒剂：每袋 5g。

389. 健胃愈疡片（颗粒）[典][保乙]

【药物组成】　柴胡、党参、白芍、延胡索、白及等。

【功能主治与应用】　舒肝健脾，解痉止痛，止血生肌。可缓解肠道平滑肌痉挛及对幽门螺杆菌有抑制作用。用于胃溃疡属肝郁脾虚，肝胃不和所致胃脘胀痛，嗳气吐酸，烦躁不食，腹胀便溏。

【用法用量】　口服：片剂一次 4～6 片，一日 4 次；冲服：颗粒剂，一次 1 袋，一日 3 次。

【规格】　片剂：0.3g；颗粒剂：每袋 3g。

390. 芄龙胶囊[典]

【药物组成】　龙胆总苷。

【功能主治与应用】　清肝泄热，理气散寒，清热化瘀。用于功能性消化不良属肝胃郁热证者，症见胃脘饱胀、脘部烧灼、口干口苦。包括用于十二指肠溃疡因溃疡寒热错杂，气滞血瘀所致的胃脘胀闷、疼痛、嗳气、反酸、嘈杂、口苦。

【用法用量】　饭前服：一次 2 粒，一日 3 次，4 周为 1 个疗程。或遵医嘱。

【禁忌】　孕妇忌服。

【注意事项】　若出现不能耐受的严重者可停药，对症处理。

【规格】　胶丸剂：80mg，每盒 30 粒。

391. 快胃片[典][保乙]

【药物组成】　由白及、甘草、延胡索等组成。

【功能主治与应用】　能消炎生肌，制酸止痛。主治肝郁犯胃、胃失和降所致的胃脘疼痛、胀闷不适、嘈杂泛酸、纳差嗳气、呕吐恶心、胸胁胀痛。用于胃溃疡、十二指肠球部溃疡、浅表性胃炎、肥厚性胃炎、胃窦炎等。

【用法用量】　口服：成年人一次 6 片，一日 3 次；11～15 岁一次 4 片；饭前 1～2h 服用。

【注意事项】　偶致过敏反应。

【规格】　片剂：每瓶 90 片。

392. 摩罗丹[保乙]

【药物组成】　百合、茯苓、白术（麸炒）、延胡索（醋炙）、乌药、鸡内金（炒香）、川芎、配合、当归、白芍、麦冬、石斛、玄参、三七、地榆、九节菖蒲、茵陈、泽泻。

【功能主治与应用】　和胃降逆，健脾消肿，通络定痛。用于慢性萎缩性胃炎，因脾胃虚弱、健运失眠所致的胃疼、胀满、痞闷、纳呆、嗳气、胃灼热。

【用法用量】　口服：大蜜丸一次 1～2 丸，小蜜丸一次 55～110 粒，一日 3 次。饭前用米汤或温开水送下，或遵医嘱。

【注意事项】　湿热中阻胃痛、痞满者慎用；孕妇慎用。

【规格】　大蜜丸每丸重 9g；小蜜丸每 55 粒重 9g。

393. 木香顺气丸 [典][保乙]

【药物组成】　木香、砂仁、香附（醋炙）、槟榔、甘草、陈皮、厚朴（姜制）、枳壳（炒）、苍术（炒）、青皮（炒）、生姜。

【功能主治与应用】　行气化湿，健脾和胃。治湿浊阻滞气机，胸膈痞闷，脘腹胀痛，呕吐恶心，嗳气纳呆。用于消化不良、胃肠功能紊乱、慢性肝炎、早期肝硬化等。

【用法用量】　口服：一次 6～9g，一日 2～3 次；年老体弱者遵医嘱用。

【禁忌】　中气不足，阴液亏损，脾胃虚弱，大便溏薄者忌用；孕妇禁服。

【规格】　水丸：每 50 粒重 3g，每袋 18g。

394. 舒肝健胃丸 [保乙][农合]

【药物组成】　柴胡（醋制）、香附（醋制）、香橼、牵牛子（炒）、青皮（醋制）、陈皮、枳壳、厚朴（姜制）、檀香、豆蔻、延胡索（醋炒）、白芍（麸炒）、五灵脂（醋制）。

【功能主治与应用】　疏肝开郁，导滞和中。用于肝胃不和引起的胃脘胀痛、胸胁满闷、呕吐吞酸、腹胀便秘。

【用法用量】　口服：一次 3～6g，一日 3 次。

【注意事项】　忌情绪激动和生闷气；不宜与含有人参成分的药物同时服用；不宜用于小儿、年老体弱者，症见身倦乏力、气短嗜卧。孕妇忌用。

【规格】　丸剂：每袋 12g。

395. 胃肠安丸 [典][保乙]

【药物组成】　木香、沉香、枳壳（麸炒）、檀香、大黄、厚朴（姜制）、朱砂、麝香、巴豆霜、大枣（去核）。

【功能主治与应用】　芳香化浊，理气止痛，健胃导滞。用于消化不良性腹泻、肠炎、细菌性痢疾，症见脘腹胀满、腹痛、乳积食积、泄泻或腹泻等。

【用法用量】　口服：小丸一次 20 丸，大丸一次 4 丸；均一日 3 次，小儿酌减。

【规格】　小丸：每 40 丸重 0.16g；大丸：每 10 丸重 0.2g。

396. 舒肝平胃丸 [典]

【药物组成】　苍术、琥珀（姜制）、枳壳（麸炒）、法半夏、陈皮、槟榔（炒）、炙甘草。

【功能主治与应用】　疏肝和胃，化湿导滞。用于急慢性胃炎、消化性溃疡、慢性胆囊炎、反流性食管炎，因肝胃不和、湿浊中阻所致胃痛，痞证，吞酸；胸胁胀满，胃脘痞塞疼痛，嘈杂嗳气，呕吐酸水，大便不调，舌质红，苔黄腻或薄腻，脉弦滑。

【用法用量】　口服：一次 4.5g，一日 2 次。

【注意事项】　肝寒犯胃者不宜服，孕妇慎用。

【规格】　丸剂：每 100 粒重 6g。

397. 舒肝止痛丸 [保乙]

【药物组成】　柴胡、黄芩、当归、白芍、赤芍、川芎、香附（醋制）、川楝子、延胡索（醋制）、薄荷、郁金、木香、白术（炒）、半夏（制）、陈皮、生姜、莱菔子（炒）、甘草。

【功能主治与应用】　疏肝理气，和胃止痛。用于慢性胃炎因肝胃不和、肝气郁结所致的胁痛、吞酸，胁痛胀满、呕吐酸水、脘腹疼痛，肝阴不足、瘀血停滞。

【用法用量】　口服：一次 4～4.5g，一日 2 次。

【注意事项】　胁痛及脾胃虚寒，呕吐泛酸者不宜使用。

【规格】　浓缩丸：每瓶 100 粒重 10g。

398. 胃康胶囊 [典][保乙]

【药物组成】　香附、黄芪、白芍、三七、白及、海螵蛸、鸡内金、乳香、没药、百草霜、鸡蛋壳（炒焦）。

【功能主治与应用】　行气健胃，化瘀止血，制酸止痛。用于胃及十二指肠溃疡、慢性胃炎、上消化道出血因气滞血瘀所致的胃脘疼痛，痛处固定，吞酸嘈杂，或见吐血、黑粪。

【用法用量】　口服：一次 2～4 粒，一日 3 次。

【禁忌】　脾胃虚寒、阴虚火旺不宜使用，孕妇禁用，胃弱者慎用。

【规格】　胶囊剂：0.3g。

399. 胃痛宁片 [保乙]

【药物组成】　蒲公英提取物、龙胆粉、甘草干浸膏、小茴香油、天仙子浸膏、氢氧化铝。

【用法用量】　口服：一次 3 片，一日 2～3 次。

【禁忌】　过敏者忌用。

【规格】　片剂：0.25g，每瓶 45 片。

400. 香砂枳术丸 [典][保乙]

【药物组成】　木香、枳实（麸炒）、砂仁、白术（麸炒）。

【功能主治与应用】　健脾开胃，行气消痞。本品对消化道功能呈相向调节作用，可促进胃蛋白酶和胃酸分泌，辅助消化食物。用于胃下垂、胃肠神经官能症、慢性胃肠炎、消化不良等因脾虚气滞所致脘腹痞闷、纳差、大便溏软等。

【用法用量】　口服：一次 10g，一日 2 次。

【注意事项】　口干咽燥等阴虚者忌服。

【规格】　水丸：每 50 粒重约 3g，每袋 10g。

401. 小儿香橘丸 [典][保乙]

【药物组成】　木香、陈皮、苍术（米泔炒）、白术（麸炒）、茯苓、甘草、白扁豆（去皮）、山药（麸炒）、莲子、薏苡仁（麸炒）、山楂（炒）、麦芽（炒）、六神曲（麸炒）、厚朴（姜制）、枳实（麸炒）、香附（醋制）、砂仁、半夏（制）、泽泻。

【功能主治与应用】　健脾和胃，消积导滞，消食化食，止呕止泻。用于小儿饮食不节引起的呕吐和泄泻，脾胃不和、脾虚食滞所致的呕吐便溏、身热腹胀、面黄肌瘦、不思饮食等症；慢性胃肠炎见上述证候者。

【用法用量】　口服：一次 1 丸，一日 3 次；周岁以内小儿酌减。

【注意事项】　若属风寒泻、暑湿泻及胃阴不足厌食者忌用。

【规格】　每丸重 3g。

402. 枳术宽中胶囊 [保乙]

【药物组成】　枳实（麸炒）、白术（炒）等。

【功能主治与应用】　健脾和胃，理气消痞。有促胃排空，增加胃液总酸度和提高胃蛋白酶活性，促进小肠运动和镇痛之效。用于胃痞（脾虚气虚），症见呕吐、反胃、纳呆、反酸等；功能性消化不良、慢性胃肠炎见上述证候者。

【用法用量】　口服：一次 3 粒，一日 3 次。疗程为 2 周。

【注意事项】　偶见胃痛及大便次数增多，肝功能不全者慎用。

【规格】　胶囊剂：0.43g，每盒 24 粒。

403. 中满分消丸 [保乙]

【药物组成】　党参、泽泻、枳实（麸炒）、茯苓、黄芩（炒）、陈皮、白术（炒）、半夏（制）、黄连（姜汁炒）、厚朴（制）、知母（炒）、干姜、砂仁、甘草（蜜炙）、片姜黄、猪苓。

【功能主治与应用】　健脾行气，利湿清热。用于脾虚气滞、湿热郁结所致的食积，症见脘腹胀痛、烦热口苦、倒饱嘈杂、二便不利、功能性消化不良、慢性胃肠炎见上述证候者。

【用法用量】　口服：一次 6g，一日 2 次。

【注意事项】　寒湿困脾所致膨胀者不宜使用。本药内含破气之品，有碍胎气，孕妇慎用。

【规格】　每 100 粒重 6g。

404. 左金丸（胶囊） [典][保乙]

【药物组成】　黄连、吴茱萸。

【功能主治与应用】　泻火，疏肝，和胃，止痛。有镇痛、抗溃疡、抑制胃酸分泌、抑制胃肠运动、抗炎等作用。用于功能性消化不良、慢性胃肠炎因肝火犯胃所致脘胁疼痛，口苦嘈杂，呕吐酸水，不喜热饮。

【用法用量】　口服：丸剂一次 3～6g，一日 2 次；胶囊剂饭后服用，一次 2～4 粒，一日 2 次。15 日为 1 个疗程。

【禁忌】　脾胃虚寒胃痛及肝阴不足胁痛忌用。

【规格】　胶囊剂：0.35g；丸剂：每袋 3g。

405. 溃疡胶囊

【药物组成】　仙鹤草、鸡蛋壳、瓦楞子、陈皮、枯矾、水红花子、珍珠粉。

【功能主治与应用】　收敛制酸，和胃止痛；有一定化瘀作用。用于胃及十二指肠溃疡因胃气不和所致的胃脘疼痛、呕恶泛酸。

【用法用量】　口服：一次 2 粒，一日 3 次。

【注意事项】　低酸性胃病及孕妇慎用。本品含枯矾，不宜常服、久服。

【规格】　胶囊剂：0.3g。

406. 延胡胃安胶囊

【药物组成】　鸡矢藤、海螵蛸、大枣、砂仁、延胡索、木香、白及、甘草等。

【功能主治与应用】　舒肝和胃、制酸止痛。用于因肝胃不和所致慢性糜烂性胃炎、胃窦炎、胃吻合溃疡、胃溃疡；症见呕吐吞酸，脘腹胀痛，不思饮食。

【用法用量】　饭前口服：一次 1~2 粒，一日 3 次。

【规格】　胶囊剂：0.4g。

407. 猴头健胃灵胶囊 [典]

【药物组成】　猴头菌培养物浸膏、制香附、制延胡索、海螵蛸、酒白芍、炙甘草。

【功能主治与应用】　疏肝和胃，理气止痛。用于慢性胃炎、胃及十二指肠溃疡因肝胃不和所致胃脘胁肋胀痛，呕吐吞酸，纳呆食少，舌质红，脉弦。

【用法用量】　口服：一次 4 粒，一日 3 次；或遵医嘱。

【注意事项】　阴虚胃痛者忌用，孕妇慎用。

【规格】　胶囊剂：0.34g。

408. 健胃片（丸）[典]

【药物组成】　炒白术、党参、陈皮、枳实（炒）、麦芽（炒）、山楂。

【功能主治与应用】　健脾、开胃、消食；疏肝和胃，消食导滞，理气止痛。主治脾胃虚弱，脘腹胀满，食少便溏。用于胃、十二指肠溃疡，慢性胃炎，急性胃炎缓解期，消化不良患者因肝胃不和、饮食停滞所致的胃痛、吞酸、痞证；症见胃脘胀痛，嘈杂食少，嗳气口臭，大便不调，咽干口苦，舌苔薄白或厚腻，脉弦（滑）。

【用法用量】　口服：一次 6 片，一日 3 次。

【注意与禁忌】　肝寒犯胃所致的胃痛、痞满、吞酸者忌用，年老体虚者不宜久服，孕妇慎用，肝功能不良者慎用。

【规格】　片剂：每瓶 54 片、108 片。

409. 胃乃安胶囊 [典]

【药物组成】　黄芪、三七、珍珠母粉、人工牛黄。

【功能主治与应用】　补气健脾，宁心安神，活血止痛，消炎生肌。用于胃、十二指肠溃疡及慢性胃炎因脾胃气虚、瘀血阻滞所致的胃痛；症见胃脘隐痛或刺痛，纳呆食少。

【用法用量】　温开水送服：一次 4 粒，一日 3 次。

【规格】　胶囊剂：0.3g，每瓶 36 粒。

410. 沉香曲

【药物组成】　沉香、木香、柴胡、厚朴、豆蔻、砂仁、郁金、防风、葛根、乌药、枳壳、陈皮、桔梗、槟榔、麦芽、谷芽、前胡、青皮、白芷、檀香、沉香、羌活、藿香、甘草。

【功能主治与应用】　疏表化滞，舒肝和胃。用于功能性消化不良、慢性胃肠炎因表邪未尽、肝胃气滞所致胸闷腹胀、胁肋作痛，吞酸呕吐。

【用法用量】　口服：一次 9g，一日 2 次。

【规格】　曲剂：500g。

411. 金佛止痛丸^[典]

【药物组成】　郁金、三七、延胡索、白芍、佛手、甘草、姜黄。

【功能主治与应用】　行气止痛、舒肝和胃、祛瘀生新、温里散寒；有一定止痛作用。用于消化不良、急性胰腺炎、肠梗阻、阑尾炎、胆囊炎、胆石症；症见脘腹胀满疼痛，呕吐嘈杂，不思饮食。

【用法用量】　口服：一次 4 片，一日 2 次。

【禁忌】　孕妇忌服。

【规格】　片剂：0.41 相当于原生药 1g。

412. 保和丸（片、合剂）^{[典][基][保甲]}

【药物组成】　焦山楂、炒六神曲、制半夏、茯苓、陈皮、连翘、炒莱菔子、炒麦芽。

【功能主治与应用】　消食、导滞、和胃；用于功能性消化不良、慢性胃肠炎因食积停滞所致脘腹胀满，嗳腐吞酸，不思饮食等。

【用法用量】　口服：水丸一次 6～9g，大蜜丸一次 1 丸，合剂一次 10～30ml，片剂一次 4 片；均一日 2～3 次；小儿酌减。

【注意事项】　体虚无积滞者忌用，孕妇慎用。

【规格】　水泛丸：每 100 粒重 6g，每小袋 6g、12g、18g；大蜜丸：9g；片剂：每瓶 60 片；合剂：10ml，120ml。

413. 大山楂丸^[典]

【药物组成】　山楂、六神曲（麸炒）、麦芽（炒）。

【功能主治与应用】　消食化滞，调和脾胃。用于功能性消化不良、慢性胃肠炎因食积所致食欲缺乏，消化不良，脘腹胀闷。亦用于房性心律失常、高脂血症。

【用法用量】　口服：大蜜丸一次 1～2 丸，一日 1～3 次，小儿酌减；水泛丸一次 9g，一日 2 次。

【规格】　大蜜丸：9g，每盒 10 丸；水泛丸：每 10 粒重 1g，每袋 18g、36g。

414. 山楂内消丸

【药物组成】　山楂、麦芽、莱菔子、橘皮、香附、青皮、厚朴、砂仁、五灵脂、三棱、莪术。

【功能主治与应用】　开胃行滞，消食化痰。能改善食欲，帮助消化，主治饮食内停、气滞痰凝引起的呕逆吞酸，脘腹胀满，大便秘结。用于消化性溃疡、急慢性胃炎、胆囊炎、肠炎、肝脾大、肠梗阻、消化不良、小儿厌食症等；功能性消化不良、慢性胃肠炎见上述证候者。

【用法用量】　饭前服：成人一次 9g，一日 2 次；小儿酌减。

【禁忌】　孕妇忌服。

【规格】　水丸：每 20 粒重 1g，每袋 3g。

415. 加味保和丸

【药物组成】　山楂（炒）、六神曲（麸炒）、麦芽（炒）、厚朴（姜制）、枳实、枳壳（麸炒）、陈皮、香附（醋制）、白术（麸炒）、茯苓、法半夏。

【功能主治与应用】　理气和中，开胃消食。用于痰食内阻、胃虚气滞所致的痞满，食积，症见胸膈满闷，饮食不下，嗳气呕恶，嗳腐吞酸，腹胀腹痛，泻下则患，大便不调，或结或泻，或肠鸣泄泻，泻下粪臭如败卵，伴有不消化之物，泻下后痛减，舌苔厚腻，脉濡滑或弦滑；消化不良，急性胃肠炎、慢性胃肠炎、小儿及婴儿腹泻患者见上述证候者。有抑制胃肠运动、提高胃蛋白酶活性和促进小肠吸收等作用。

【用法用量】　口服：一次 6g，一日 2 次。小儿酌减。

【注意事项】　湿热中阻者忌用；孕妇慎用；麦芽有回奶之效，哺乳期妇女慎用。

【规格】　丸剂：每 100 粒重 6g。

416. 沉香化滞丸 [保乙]

【药物组成】　沉香、牵牛子（炒）、枳实（麸炒）、五灵脂（醋制）、山楂（炒）、枳壳（麸炒）、陈皮、香附（醋制）、厚朴（姜制）、莪术（醋制）、砂仁、三棱（醋制）、枳壳（麸炒）、香附（醋制）、大黄。

【功能主治与应用】　理气化滞。有解除胃肠平滑肌痉挛、助消化作用，主治饮食停滞、胸腹胀满。用于胃炎、胃及十二指肠球部溃疡、胃神经官能症、胆囊炎、急慢性肠炎、单纯性消化不良、小儿厌食症等。

【用法用量】　口服：一次 6g，一日 2 次，小儿酌减。

【注意事项】　偶有服药后出现癃闭者。孕妇慎服，年老体弱者慎用。

【规格】　水丸：每 100 粒重 6g，每袋 18g。

417. 开胸顺气丸 [典][保乙]

【药物组成】　槟榔、牵牛子（炒）、木香、陈皮、厚朴（姜制）、三棱（醋制）、莪术（醋制）、猪牙皂。

【功能主治与应用】　消积化滞，行气止痛，顺气宽胸。主治饮食不节、气滞郁结性胸腹胀满，胃脘疼痛，便秘痢疾，里急后重。用于消化不良、急性胃肠炎、细菌性痢疾；停食停水，气郁不舒，胸胁胀满，胃脘疼痛。

【用法用量】　口服：一次 3～9g，一日 1～2 次。

【禁忌】　孕妇禁用，年老体弱者慎用。

【规格】　水丸：每 50 粒重约 3g，每袋 18g。

418. 木香槟榔丸 [典][保乙]

【药物组成】　木香、槟榔、枳壳（炒）、陈皮、青皮（醋炒）、三棱（醋制）、莪术（醋制）、黄连、香附（醋制）、黄柏（酒炒）、大黄、牵牛子（炒）、芒硝。

【功能主治与应用】　行气导滞，泻热通便。主治赤白痢疾，里急后重，胃肠积滞，脘腹胀痛，大便不通。用于消化不良、急性胃肠炎、急性细菌性痢疾等。

【用法用量】　口服：一次 3～6g，一日 2～3 次。

【注意与禁忌】　非实证的虚胀及津亏大便燥结者忌用。孕妇禁服，年老体弱者慎用。治疗痢疾，须在起病初期，内有积滞而又无表邪者。

【规格】　水丸：每 100 粒重 6g，每袋 12g。

419. 越鞠丸（片）[典][保乙]

【药物组成】　香附（醋制）、川芎、栀子（炒）、六神曲（炒）。

【功能主治与应用】　理气解郁，宽中除满。主治胸脘痞闷，脘腹胀满，饮食停滞，嗳气吞酸。用于胃肠溃疡病、传染性肝炎。

【用法用量】　口服：水丸一次 6～9g，片剂一次 5～6 片；均一日 2 次。

【注意事项】　虚证郁滞者不宜单独使用。

【规格】　水丸：每 100 粒重 6g，每袋 18g；片剂：0.43g，每瓶 60 片、100 片。

420. 枳实导滞丸 [典][保乙]

【药物组成】　枳实（炒）、六神曲（炒）、白术（炒）、大黄、黄连（姜制）、黄芩、茯苓、泽泻。

【功能主治与应用】　消积导滞，清热利湿。主治食积气滞，脘腹胀痛，不思饮食，大便秘结，痢疾里急后重。用于消化不良、肠麻痹、细菌性痢疾。

【用法用量】　空腹温开水送服：一次 6～9g，小儿酌减。

【规格】　水泛丸：每袋 6g、18g。

421. 槟榔四消丸 [典][保乙]

【药物组成】　槟榔、香附（醋制）、五灵脂（醋炒）、大黄（酒炒）、牵牛子（炒）、猪牙皂（炒）。

【功能主治与应用】　消食导滞，行气泻水。主治食积痰饮，消化不良，脘腹胀满，嗳气吞酸，大便秘结。用于不完全性肠梗阻、胃炎、消化不良、肠炎等。

【用法用量】　口服：水丸一次 3g，一日 3 次；大蜜丸一次 1 丸，一日 2 次；小儿酌减。

【注意与禁忌】　偶致腹泻，停药后可自行消失。孕妇忌服，老年体弱者不宜用。

【规格】　水丸：每 50 粒重 3g，每袋 9g；大蜜丸：每丸重 9g，每盒 10 丸。

422. 四磨汤口服液 [保乙]

【药物组成】　木香、枳壳、乌药、槟榔。

【功能主治与应用】　顺气降逆，消积止痛。主治小儿乳食内滞，腹胀、腹痛，啼哭不安，厌食纳差，大便秘结。用于中老年人脘腹胀满，腹痛，便秘及术后、产后促进肠蠕动功能恢复；中医辨证为肠胃气滞症状患者；婴儿及儿童消化不良，腹部胀满，时时腹痛或啼哭难安，拒食厌食；小儿胃肠炎见上述证候者。

【用法用量】　口服：成人一次 20ml，一日 3 次，疗程 1 周；新生儿一次 3～5ml，一日 3 次，疗程 2 日；幼儿一次 10ml，一日 3 次，疗程 3～5 日。手术患者应在术后 12h 第 1 次服用，再隔 6h 第 2 次服药，以后按常法服用；冬天寒冷时，新生儿、婴幼儿服药时，将药置 35～38℃温开水中微热再服；药液如有微量沉淀，可摇匀后服用，不影响疗效。

【规格】　口服液：10ml，每盒 10 支。

423. 醒脾开胃颗粒

【药物组成】　谷芽、稻芽、荷叶、香橼、佛手、白芍、甘草、使君子、冬瓜子（炒）。

【功能主治与应用】　醒脾调中，升发胃气。用于脾胃失和所致的食积、虫积，症见面黄乏力，食欲低下或食少便多；腹胀腹痛，大便溏烂；或虫积肠道，脾失健运，腹痛时作，食欲缺乏；消化不良、蛔虫病见上述证候者。

【用法用量】　开水冲服：一次 14g，一日 2 次；驱蛔空腹服。

【注意事项】　建立良好饮食习惯，注意个人卫生；禁食不洁食物。

【规格】　颗粒剂：14g。

424. 香苏正胃丸 [典]

【药物组成】　广藿香、厚朴（姜制）、香薷、紫苏叶、陈皮、白扁豆（炒）、山楂（炒）、六神曲（炒）、枳壳（炒）、砂仁、麦芽（炒）、茯苓、甘草、滑石、朱砂。

【功能主治与应用】　解表和中，消食行滞；有解热、调节胃肠系统功能作用。用于感冒暑湿、食积停滞所致的发热怕冷、头痛身倦、呕吐乳食、腹痛泄泻、小便不利，腹泻。

【用法用量】　口服：一次 1 丸，一日 2 次；周岁以下小儿酌减，温开水送服。

【规格】　蜜丸：3g。

425. 越鞠二陈丸 [典]

【药物组成】　香附、苍术、川芎、茯苓、半夏、六神曲、麦芽、栀子、陈皮、甘草。

【功能主治与应用】　健脾消食，化痰顺气。用于胃神经官能症、消化不良、慢性胃炎、绝经期综合征所致胸闷腹胀、咳嗽痰多、气滞食阻，症见咳嗽。

【用法用量】　口服：一次 1 丸，一日 2～3 次。

【规格】　水泛丸：18 粒重 1g。

426. 糊药

【药物组成】　糯米饭、枳实、槟榔、糊饭、麦饼、苍术、厚朴、陈皮、六神曲、草果、甘草、鸡内金及红糖。

【功能主治与应用】　开胃消食，理气化滞。用于消化性溃疡及急、慢性胃肠炎，胆囊炎，神经胃肠功能紊乱等所致饮食积滞，消化不良，停食反胃。

【用法用量】　口服：一次 1 袋，一日 2 次。

【规格】　散剂：每袋 10g。

427. 开胃健脾丸 [典]

【药物组成】　党参、白术、茯苓、山药、六神曲（炒）、麦芽（炒）、山楂、木香、砂仁、陈皮、肉豆蔻（煨）、黄连、甘草（蜜炙）。

【功能主治与应用】　健脾消食。用于胃炎、胃及十二指肠溃疡、消化不良等所致痞满、嗳气、吐酸；脘腹痞胀，厌食呕恶，嗳腐吞酸，大便不通或溏薄，苔腻，脉缓或滑数。

【用法用量】　口服：大蜜丸一次 1 丸，小蜜丸一次 6g；均一日 3 次；小儿剂量酌减。

【规格】　大蜜丸：6g；小蜜丸：每 10 丸重 1g。

428. 开胃山楂丸 [典]

【药物组成】　山楂、六神曲、槟榔、山药、白扁豆、鸡内金、枳壳、麦芽、砂仁。

【功能主治与应用】　健脾开胃，消食化积。用于急慢性胃炎、消化性溃疡、胃肠道功能紊乱、慢性肝炎、胆囊炎、结肠炎、小儿厌食症、单纯性消化不良，因脾胃虚弱所致饮食积滞、胸脘痞闷、腹痛拒按、嗳腐吞酸、不思饮食、大便臭秽或秘结不通。

【用法用量】　口服：一次 1 丸，一日 2 次。

【禁忌】　孕妇忌服。

【规格】　蜜丸：10g，每盒 10 丸。

429. 制金柑丸

【药物组成】　金桔、佛手、砂仁、肉桂、沉香、豆蔻、木香、延胡索、梅花、郁金、香附、青皮、橘络、紫苏梗、川楝子、白术、甘草、玫瑰花、香橼、小茴香、陈皮、枳壳、乌药、党参、白芍。

【功能主治与应用】　疏肝理气，和胃止痛。用于神经官能症、急慢性胃炎、胃及十二指肠溃疡、急慢性附睾炎、腹股沟斜疝所致肝胃气痛、胸胁胀痛、不思饮食。

【用法用量】　口服：一次 1 丸，一日 2 次，小儿酌减。

【注意事项】　忌恼怒、寒凉，孕妇慎用。

【规格】　大蜜丸：6.6g。

430. 甘海胃康胶囊

【药物组成】　甘草、海螵蛸、沙棘、枳实、白术、黄柏、延胡索、绞股蓝总苷。

【功能主治与应用】　健脾和胃，收敛止痛。用于脾虚滞所致的胃及十二指肠溃疡、慢性胃炎、反流性食管炎。

【用法用量】　口服：一次 6 粒，一日 3 次。

【规格】　胶囊剂：0.4g。

431. 五味清浊散 [典][蒙]

【药物组成】　石榴、红花、豆蔻、肉桂、荜茇。

【功能主治与应用】　开郁消食，暖胃。用于食欲缺乏，消化不良，胃脘冷痛，满闷嗳气，腹胀泄泻。

【用法用量】　口服：一次 2～3g，一日 1～2 次。

【规格】　散剂：每袋 15g，每盒 10 袋。

432. 仁青常觉 [典][保乙][藏]

【药物组成】　珍珠、朱砂、檀香、沉香、诃子、牛黄、麝香、西红花。

【功能主治与应用】　清热解毒调和，滋补；止血、生肌、化脓等；可抗衰老、防病；用于陈旧性胃炎、溃疡病，萎缩性胃炎、各种毒症，梅毒、麻风、陈旧热病、炭疽、疖痛、干黄水疮。

【用法用量】　口服：重病每日 1 丸，一般隔 3～7 日或 10 日服 1 丸。开水或酒泡，黎明空腹服用。服药前 3 日忌各类肉、酸性食物。

【规格】　丸剂：1g。

433. 戊己丸 [典]

【药物组成】　吴茱萸（制）、黄连、白芍（炒）。

【功能主治与应用】　泻肝火，和脾胃。治胃肠疼痛。用于脾胃不和，口苦嘈杂，呕吐吞酸，腹痛泻痢。

【用法用量】　口服：一次 3～6g，一日 2 次。

【规格】　水丸：每袋 6g。

434. 和胃止痛胶囊 [彝]

【药物组成】　大红袍、鸡矢藤、管仲、金荞麦、黄连、砂仁、延胡索、木香。

【功能主治与应用】　行气活血，和胃止痛。治胃痛。用于肝胃气滞、湿热瘀阻所致的急、慢性胃肠炎，胃及十二指肠溃疡，慢性结肠炎。

【用法用量】　口服：一次 3 粒，一日 3 次。

【规格】　胶囊剂：0.3g。

藿香正气液（胶囊、丸、颗粒）[典][基][保甲/乙]　见本篇"49."。

435. 四方胃片（胶囊）[典]

【药物组成】　海螵蛸、浙贝母、延胡索（醋制）、川楝子（去皮酒炒）、沉香、柿霜、黄连、吴茱萸（盐水制）、苦杏仁。

【功能主治与应用】　制酸止痛。用于消化不良，胃及十二指肠溃疡所致胃痛、胃酸过多。

【用法用量】　口服：一次 3 片（粒），一日 2～3 次。

【规格】　片剂（胶囊）：0.52g，每盒 24 片（粒），铝塑包装。

436. 珍珠胃安丸[典]

【药物组成】　珍珠层粉、陈皮、豆豉姜、徐长卿、甘草。

【功能主治与应用】　行气止痛，宽中和胃。用于胃及十二指肠溃疡因气滞胃痛、肝气犯胃所致的胃部胀痛，痛窜胁背，泛吐酸水，嘈杂似饥。

【用法用量】　饭后及睡前服：一次 1.5g，一日 4 次。

【注意与禁忌】　肝胃郁火、温热中阻胃痛、吞酸者慎用，胃酸分泌不足者忌用，忌食酸甜和难消化的食物。

【规格】　丸剂：每袋 1.5g。

437. 胃苓丸

【药物组成】　炒白术、苍术、厚朴（姜制）、陈皮、泽泻、茯苓、猪苓、肉桂、甘草。

【功能主治与应用】　健脾利湿，消胀和中。主治脾失健运，湿浊中阻。用于急性肠胃炎、营养不良性水肿、肾病综合征、妊娠高血压综合征、食物中毒等属湿阻气滞证。

【用法用量】　口服：水丸一次 6g，蜜丸一次 1 丸；均一日 2 次。

【规格】　水丸：每 8 粒重 1g；蜜丸：9g。

438. 海洋胃药

【药物组成】　海星、陈皮、牡蛎、瓦楞子、黄芪、白术、枯矾、干姜、胡椒。

【功能主治与应用】　健胃止痛。主治脾胃虚弱，胃酸过多及胃寒作痛；胃及十二指肠溃疡。

【用法用量】　口服：一次 4～6 片，一日 3 次。

【注意事项】　阴虚内热及过敏者均慎用。

【规格】　片剂：0.3g，每瓶 100 片。

439. 九气心痛丸

【药物组成】　五灵脂、高良姜、木香、青皮、丁香、延胡索。

【功能主治与应用】　理气，散寒，止痛。用于胃炎、胃神经官能症、胸膜炎、肋间神经痛、肝硬化、附件炎、盆腔炎所致的胃腔疼痛、两胁胀痛。

【用法用量】　口服：一次 3～6g，一日 1～2 次。

【规格】　丸剂：每 40 粒重 3g。

440. 参梅养胃颗粒

【药物组成】 北沙参、乌梅、白芍、山楂等。

【功能主治与应用】 酸甘养阴，和胃止痛。用于胃阴不足、肝胃不和所致的胃脘疼痛。

【用法用量】 饭后冲服：一次 1 袋，一日 3 次。

【规格】 颗粒剂：每袋 16g。

441. 定中丸

【药物组成】 藿香、厚朴、杏仁、砂仁、姜半夏、木瓜、茯苓、白术、人参、白扁豆、甘草、紫苏叶。

【功能主治与应用】 芳香化湿，健胃补脾、止呕。用于外感暑湿寒邪所致的感冒、呕泻、停食伤胃，脘闷胀满，暑季头痛身热畏寒，四肢酸痛、恶心呕吐、腹痛清泻、苔白、脉浮者；或急性胃肠炎偏于寒湿证者。

【用法用量】 口服：成人一次 1 丸，5～10 岁一次 1/2 丸；均一日 2 次。

【规格】 蜜丸：10g。

香苏调胃丸[典] 见本篇"104."。

442. 胃立康片[典]

【药物组成】 广藿香、六神曲（麸炒）、白术、猪苓、麦芽（炒）、苍术、木香、茯苓、厚朴（姜汁制）、泽泻、清半夏、人参、豆蔻、吴茱萸、陈皮、甘草。

【功能主治与应用】 健胃和中，顺气化滞。用于慢性胃炎，消化性溃疡，功能性消化不良等所致倒饱嘈杂，呕吐胀满，肠鸣泻下等。

【用法用量】 口服：一次 4 片，一日 2 次。

【注意与禁忌】 服药时不宜同时服用藜芦、五灵脂、皂荚或其制剂，不宜喝茶和吃萝卜；有慢性结肠炎、溃疡性结肠炎、便脓血等慢性病史者，泄泻者，小儿用法用量应在医师指导下使用。

【规格】 片剂：0.3g，每盒 24 片。

443. 丹桂香颗粒[典]

【药物组成】 炙黄芪、桂枝、丹参、牡丹皮、延胡索、木香、枳壳、吴茱萸、肉桂、细辛、桃仁、川芎、赤芍、片姜黄、三棱、莪术、水蛭、乌药、黄连、地黄、炙甘草等。

【功能主治与应用】 益气温胃，散寒行气，活血止痛。本品对氨水诱发的实验性萎缩性胃炎有一定治疗作用，可增加实验大鼠胃黏膜的血流量。用于脾胃虚寒、寒凝血瘀引起的胃脘痞满疼痛、纳差、嗳气、嘈杂，慢性萎缩性胃炎见上述证候者。

【用法用量】　饭前半小时服：一次 1 袋（20g），一日 3 次，8 周为 1 个疗程；或遵医嘱。

【注意事项】　偶见轻度胃脘不适，一般可自行缓解。孕妇、月经过多和有自发出血倾向者及有中医热证或阴虚火旺者慎用。

【规格】　颗粒剂：每袋装 8g、6g（无蔗糖），每盒 6 袋。

444. 肠胃舒颗粒 [保乙][彝]

【药物组成】　蜘蛛香、草果、紫地榆、草血竭、木香。

【功能主治与应用】　中医清热燥湿，理气止痛，止痢止血。用于湿热蕴结所致的食少纳呆，脘腹疼痛。

【用法用量】　口服：一次 3～5 粒，一日 3 次；儿童酌减。

【注意事项】　应配合其他抗菌措施。

【规格】　每粒 0.4g。

445. 仁青芒觉 [典][保乙][藏]

【药物组成】　毛诃子、蒲桃、西红花、牛黄、麝香、朱砂等。

【功能主治与应用】　清热解毒，益肝养胃，滋补强身。治各种中毒证、胃脘证。用于自然毒、配制毒等各种中毒症；急、慢性胃溃疡，腹水，麻风病等。

【用法用量】　口服：一次 1 丸，每隔 7 日服 1 丸，黎明时间开水泡服，服药前一夜服少量花椒水。

【注意事项】　服药期间忌酸腐、生冷及油腻食物，防止受凉或感冒。

【规格】　丸剂：每丸 1～1.5g。

446. 复方牛黄清胃丸 [典]

【药物组成】　大黄、炒牵牛子、姜炙栀子、芒硝、黄芩、连翘、姜厚朴、枳实、桔梗各、石膏、猪牙皂、玄参、白芷、黄连、炒山楂、陈皮、香附、荆芥、薄荷、防风、菊花、甘草、人工牛黄、冰片、炼蜜等。

【功能主治与应用】　清热泻火，解毒通便。用于胃肠湿热所致的口舌生疮，牙龈肿痛，咽膈不利，大便秘结，小便短赤。

【用法用量】　口服：一次 2 丸，一日 2 次。

【注意与禁忌】　孕妇禁用，老年人、儿童及脾胃虚弱者慎用，忌食辛辣油腻之物。

【规格】　蜜丸：4.5g（每丸含龙脑 $C_{10}H_{18}O$ 和异龙脑 $C_{10}H_{18}O$ 的总量不得少于

28mg）。

447. 五积散丸（酒）

【药物组成】　苍术（麸炒）、桔梗、枳壳（麸炒）、陈皮、桂枝、麻黄、厚朴（姜制）、干姜、半夏（制）、茯苓、甘草、白芷、当归、白芍。

【功能主治与应用】　散寒解表，祛风除湿，温中消积，理气活血。主治外感内伤多种原因所致的气、血、痰、湿、食积诸症。症见头疼身痛，项背拘急，发热无汗，脘腹疼痛，恶心呕吐，以及妇女气血不和，月经不调等。用于急、慢性胃炎及胃、十二指肠溃疡，胃扩张，胃酸过多，心源性哮喘息，肋间神经痛等。有人用于斑秃、头皮糠疹、闭经、痛经。

【用法用量】　口服：丸剂一次 9g，一日 1～2 次；酒剂一次饮 15～30g，一日 2 次。

【注意事项】　寒凉、热病者忌服，年老体弱、孕妇及自汗者慎用。

【规格】　水泛丸：每袋 9g；酒剂：每瓶 500ml。

448. 乌贝散[典]

【药物组成】　海螵蛸（去壳）、浙贝母、陈皮油。

【功能主治与应用】　制酸止痛，收敛止血。用于胃痛泛酸、胃及十二指肠溃疡。

【用法用量】　饭前口服：一次 3g，一日 3 次；十二指肠溃疡者可加倍服用，或其中一次于晚上睡前服用，疗效较好。

【规格】　散剂：每瓶 45g。

449. 溃疡宁合剂

【药物组成】　党参、黄芪、茯苓、赤芍、当归、炙乳香、紫苏梗、炒枳壳、蒲公英、炙甘草。

【加减】　脾胃虚寒明显者，加桂枝、干姜、白术；肝胃不和者，加香附、佛手片；肝郁化热者，加黄连、吴茱萸；兼表证者，易紫苏梗为紫苏叶，加防风；伴出血者，加海螵蛸、制大黄、白及、炮姜、三七粉；食滞纳呆者，加鸡内金、炒谷芽、炒麦芽。

【功能主治与应用】　健脾和胃。主治十二指肠溃疡。

【用法用量】　汤剂每日 1 剂，水煎服，30 日为 1 个疗程。合剂则在饭前 0.5h 服 10～20ml，一日 3 次。

【规格】　合剂：每支 10ml。

450. 胃肠宁片

【药物组成】　布渣叶、辣蓼、番石榴叶、火炭母、功劳木。辅料为硬脂酸镁。

【功能主治与应用】　清热祛湿，健胃止泻。用于泄泻及小儿消化不良。

【用法用量】　口服：一次 6 片，一日 3 次。

【规格】　每片相当于总药材 4.2g。

451. 养胃舒颗粒 [保乙]

【药物组成】　党参、陈皮、黄精（蒸）、山药、乌梅、山楂、北沙参、干姜、菟丝子、白术（炒）。

【功能主治与应用】　滋阴养胃。用于慢性胃炎，胃脘灼热、隐隐作痛。

【用法用量】　冲服：一次 10g，一次 3 日。

【注意事项】　孕妇忌用；湿热胃痛及重度胃痛、糖尿病患者，儿童及年老体虚患者应在医师指导下服用。

【规格】　颗粒剂：10g，每盒 6 袋。

452. 肠胃宁片

【药物组成】　党参、白术、木香、葛根、防风、儿茶、炙甘草、黄芪、补骨脂、赤石脂、砂仁、白芍、延胡索、当归、干姜（炭）、罂粟壳。

【功能主治与应用】　健脾益肾，温中止痛，涩肠止泻。用于脾肾阳虚泄泻日久，大便不调，五更泄泻，时带黏液，伴有腹胀腹痛，胃脘疼痛，小腹坠胀，饮食不佳，舌质淡红，苔薄白或腻，脉细微或沉细；慢性结肠炎、溃疡性结肠炎、肠功能紊乱见上述证候者。

【用法用量】　口服：一次 4～5 片，一日 3 次，儿童慎用。

【禁忌】　禁食酸、冷、刺激性食物。

【规格】　片剂：0.3g，每板 15 片，铝塑。

453. 复方谷氨酰胺肠溶胶囊

【药物组成】　L-谷氨酰胺、白术、茯苓、甘草、党参。

【功能主治与应用】　本品系肠黏膜保护剂。能促进肠激素分泌；促进肠黏膜细胞更新、修复；改善吸收功能；增强肠黏膜屏障防御功能。用于食欲缺乏、消化吸收不良、食后腹胀、肠道溃疡、急慢性肠炎、慢性腹泻等症；促进创伤及手术肠道功能恢复和重建，如各种原因所致的急、慢性肠道疾病和肠功能紊乱，肠易激综合征，非感染性腹泻，肿瘤治疗引起的肠道功能紊乱和放、化疗性肠炎，亦可促进创伤或术后肠道功能的恢复。

【用法用量】　饭后口服：肠道功能紊乱和非感染性腹泻，每次 2～3 粒，一日 3 次，治疗 1 周后症状可能会有明显改善，对于病程较长、病情较重的患者，获得较理想的治疗结果可能需 4 周以上的时间。创伤或手术患者，每次 4 粒，一日 3 次，术前 3～4 日开始服用效果将更明显。创伤及术后第 2 日可开始服用，视病情而定可持续 2 周或 2 周以上时间。

【注意事项】　孕妇及哺乳期妇女慎用，勿将胶囊内药物倾出服用，当药品性状发生改变时禁止使用。

【规格】　胶囊剂：每盒 12 粒。

454. 肠泰口服液

【药物组成】　红参、白术、茯苓、甘草、双歧杆菌。

【功能主治与应用】　益气健脾，消食和胃。主治脾胃气虚所致的神疲懒言，体虚无力，食少腹胀，大便稀溏等症及慢性腹泻、慢性胃炎、药源性肠菌失调等所致的肠功能紊乱。亦可辅助治疗急慢性肝炎、肝硬化及肝癌。

【用法用量】　口服：一次 10～20ml，一日 3 次，7～15 日为 1 个疗程，可连服 3～5 个疗程；10 岁以下儿童服半量。

【规格】　口服液：10ml。

455. 科迪胃康灵胶囊

【药物组成】　白芍、白及、三七、延胡索、海螵蛸、颠茄浸膏。

【功能主治与应用】　柔肝和胃，散瘀止血，缓急止痛，去腐生新。用于胃炎、胃及十二指肠溃疡、糜烂性胃炎、十二指肠溃疡及胃出血等。

【用法用量】　饭后口服：一次 4 粒，一日 3 次。

【规格】　胶囊剂：0.4g。

456. 胃舒宁颗粒[典]

【药物组成】　海螵蛸、白芍、甘草、党参、白术、延胡索。

【功能主治与应用】　补气健脾，制酸止痛。用于脾胃气虚、肝胃不和所致的胃脘疼痛、喜温喜按、泛吐酸水，胃及十二指肠见上述证候者。

【用法用量】　冲服：一次 5g，一日 3 次。

【规格】　颗粒剂：5g。

457. 胃乐新颗粒

【药物组成】　猴头菌。

【功能主治与应用】　养阴和胃。用于慢性萎缩性胃炎，胃、十二指肠球部溃疡，结肠炎，消化不良（痞证、胃痛、食积）因胃阴不足、胃气失和所致的胃脘疼痛或痞塞不适，纳少腹胀或大便隐血。

【用法用量】　冲服：一次 5g，一日 3 次。

【禁忌】　糖尿病患者禁用。

【注意事项】　饮食宜清淡，忌烟、酒及辛辣、生冷、油腻食物。忌情绪激动及生闷气。有高血压、心脏病、肝病、肾病等慢性病严重者应在医师指导下服用。服药 3 日症状未缓解，应去医院就诊。儿童、孕妇、年老体弱者应在医师指导下服用。对本品过敏者禁用，过敏体质者慎用。

【规格】　颗粒剂：5g。

458. 参苓健脾胃颗粒

【药物组成】　北沙参、白术、茯苓、薏苡仁（炒）、山药（炒）、扁豆（炒）、砂仁（盐炙）、陈皮、莲子、甘草。

【功能主治与应用】　补脾益肾，利中止泻。用于脾胃虚弱、气阴不足所致的饮食不消，或吐或泻，不欲饮食，形瘦色萎，神疲乏力；神经性厌食，小儿厌食，胃肠功能紊乱，慢性胃炎、肠炎、胆囊炎见上述证候者。

【用法用量】　开水冲服：每次 10g，一日 2 次。

【规格】　颗粒剂：10g（相当于原生药 10g）。

459. 肠炎宁胶囊

【药物组成】　金毛耳草、地锦草、香薷、樟树根、枫树叶、黄连、血竭、乳香、没食子、西黄蓍胶、石榴花、天竺黄、蚤状车前。

【功能主治与应用】　清热利湿，行气。用于急、慢性胃肠炎，腹泻，细菌性痢疾，小儿消化不良。包括胃炎、胃溃疡、慢性结肠炎、溃疡性结肠炎、过敏性结肠炎、细菌性痢疾、急慢性肠炎及肠道菌群失调引起的腹泻、腹胀、脓血便、肠稀、久泻不愈等症。

【用法用量】　本品宜空腹服用，并同时饮水 250ml。口服：一次 5 粒，一日 3～4 次，小儿酌减。

【注意事项】　孕妇、儿童慎用；服药期间，禁止饮用茶、酒及咖啡，饮食宜清淡，忌烟、酒及辛辣、生冷、油腻食物；不宜在服药期间同时服用滋补性中药；对本品过敏者禁用，过敏体质者慎用；药品性状发生改变时禁止服用。儿童必须在成人监护下使用。

【规格】　胶囊剂：0.3g。

第二节　蛔虫等肠道寄生虫感染用中成药

醒脾开胃颗粒　见本篇"423."。

460. 乌梅丸 [典][保乙]

【**药物组成**】　乌梅、花椒、细辛、黄连、黄柏、干姜、附子（制）、桂枝、人参、当归。

【**功能主治与应用**】　温脏安蛔，寒热并治，治蛔厥证。用于胆道蛔虫病、肠道蛔虫病、血吸虫病及钩虫病、结肠炎、细菌性痢疾、胆囊炎及胆石症等；症见厥阴头痛，烦闷呕吐，时发时止，得食则吐甚至吐蛔，手足厥冷，腹痛时作。也可治久痢久泻、消渴病、顽固性呃逆等。

【**用法用量**】　空腹温开水送服：成人一次 6～9g，一日 2～3 次；7 岁以上服成年人半量；3～7 岁服成年人 1/3 量；3 岁以下小儿酌减。

【**注意与禁忌**】　泻痢初起忌用。孕妇慎用。

【**规格**】　蜜丸：3g、9g。

461. 驱蛔丸

【**药物组成**】　苦楝皮、槟榔、雷丸、使君子、雄黄、神曲、木香、厚朴、花椒、细辛、大黄、巴豆霜、砂仁、玄明粉。

【**功能主治与应用**】　驱蛔杀虫。主治蛔虫、绦虫病。症见面色萎黄，或面生白斑，口馋消瘦，腹部疼痛，舌苔剥落，脉乍大乍小，或洪大；便中常有节片状虫体，长约寸许，有时连续相接，经久不愈等。

【**用法用量**】　口服：3～5 岁一次 3～5g，6～10 岁一次 6～9g，10 岁以上剂量酌增；均一日 1～2 次；早晨空腹时用白糖水送服，服药后 4h 再进饮食。

【**注意与禁忌**】　有毒性，不宜久服；孕妇禁用。

【**规格**】　每 50 粒重 3g。

462. 化虫丸

【**药物组成**】　鹤虱、玄明粉、牵牛子、使君子仁、雷丸、槟榔、苦楝皮、大黄。

【**功能主治与应用**】　杀虫，消积。用于对蛔虫、绦虫、姜片虫等的驱除。

【**用法用量**】　口服：成人一次 6～9g，一日 1～2 次；1 岁儿童服 1.5g，早晨空腹或睡前用温开水送服；7 岁以上服成年人半量；3～7 岁儿童服成年人 1/3 量。

【**注意事项**】　本品有一定毒性，不宜连续服用，应咨询医师或药师；孕妇忌用。

【**规格**】　水丸：50 粒重 3g，每袋 18g。

463. 使君子丸（散）^[典]

【药物组成】　使君子、甘草、苦楝子。

【功能主治与应用】　杀虫消积。用于肠蛔虫、胆道蛔虫、蛔虫性肠梗阻等引起的腹大腹痛、面黄肌瘦、食而不化、喜吃异物、哭啼不安者。

【用法用量】　空腹温开水或糖水送服：散剂一次 3～5g，水丸剂一次 9g；均一日 1 次。服药后 4h 再进食，勿过饱。

【注意事项】　有一定毒性，不宜长期、过量服用。偶见呃逆、眩晕等。

【规格】　散剂：每袋 10g；水丸剂：每瓶 54g。

464. 复方鹧鸪菜散

【药物组成】　鹧鸪菜、盐酸左旋咪唑组成。

【功能主治与应用】　驱蛔消积。主治蛔虫病、胆道蛔虫病属食滞者。症见阵发性腹中脐周绞痛，剧痛难忍，按之腹软，缓解时如常人（蛔虫居肠中）；气机逆乱之蛔虫病，以表现为剑突下右季胁区呈阵发性剧烈绞痛如钻顶样，呕吐或吐蛔，或辗转不安，汗出、腹软，局部有压痛之蛔厥。

【用法用量】　早晨空腹时温开水送服：1 周岁一次 1 包，2～3 岁一次 1.5 包，4～6 岁一次 2 包，7～8 岁一次 3 包，9～14 岁一次 4 包，14 岁以上一次 5 包；均一日 1 次，连服 3 日或遵医嘱。

【注意事项】　孕妇忌用。

【规格】　散剂：每包 0.3g，每盒 10 包。

465. 绛矾丸

【药物组成】　绛矾、苍术、陈皮、厚朴、甘草、大枣。

【功能主治与应用】　杀虫消积，芳香燥湿。用于钩虫病、脾湿积滞等证。症见积食不化，脾不运湿引起气滞湿，著之"黄肿"或"食劳疳黄"。

【用法用量】　口服：成年人一次 3～6g，7 岁以上小儿服成年人的半量，3～7 岁服成年人的 1/3 量；均一日 1～2 次。

【注意事项】　服药期间，忌饮浓茶。

【规格】　丸剂：每 100 丸重 6g，每袋 18g。

466. 舟车丸^[剧]

【药物组成】　甘遂（醋制）、红大戟（醋制）、芫花（醋制）、牵牛子（炒）、大黄、青皮（醋制）、陈皮、木香、轻粉。

【功能主治与应用】　行气利水。用于水停气滞所致的水肿，症见蓄水腹胀满或胸腹胀满而坚，其状如鼓，甚至不能平卧床，四肢水肿，口渴气粗，停饮喘急，大便秘结，小便短少；舌淡红或边红，苔白滑或黄腻，脉沉数或滑数；肝硬化腹水、血吸虫病腹水见上述证候者。

【用法用量】　口服：一次 3g，一日 1 次。服药时应从小剂量开始，逐渐加量为妥。

【注意与禁忌】　若水肿病属阴水者禁用；孕妇忌用；本品有一定毒性，不可过量、久服；服药期间的饮食宜清淡低盐、易消化且均衡营养，注意用药后对脾胃的调理。

【规格】　丸剂：每小袋装 3g。

467. 小儿康颗粒

【药物组成】　太子参、白术、茯苓、山楂、葫芦茶、麦芽、白芍、乌梅、榧子、槟榔、陈皮。

【功能主治与应用】　健脾开胃，消食化滞，驱虫止痛。用于小儿消化不良，腹泻病，肠道寄生虫病，蛔虫病因脾胃虚寒，食滞内停所致的腹泻、虫积；食滞纳少，烦躁不安，脘腹胀满，面色萎黄，大便溏稀。

【用法用量】　温开水送服：周岁以内一次 5g，1～4 岁每次 10g，4 岁以上每次 20g；均一日 3 次。

【注意事项】　外感寒热或湿热腹泻、腹痛者忌用；不可久服；若久泻不止，亡津失水者应去医院诊治。

【规格】　颗粒剂：10g。

468. 肥儿丸（片）[典]

【药物组成】　肉豆蔻（煨）、麦芽（炒）、槟榔、木香、六神曲（炒）、胡黄连、使君子仁。

【功能主治与应用】　健胃消积，驱虫。主治小儿消化不良，虫积腹痛，面黄肌瘦，食少腹泻，腹胀；食积、乳积腹痛，腹胀露筋，午后发热等症；蛔虫病。

【用法用量】　温开水送服：蜜丸一次 1～2 丸，片剂一次 2 片；均一日 1～2 次；3 岁以下儿童酌减。

【规格】　蜜丸：3g；片剂：0.65g。

469. 健脾康儿片

【药物组成】　人参、茯苓、白术、甘草、山药、陈皮、木香、使君子肉、鸡内金、黄连。

【功能主治与应用】　补气健脾，和胃除湿，消食导滞，清热杀虫。用于小儿营养不良、消化不良、厌食症及肠道蛔虫病等所致脾胃虚弱，厌食呕吐，胃脘痞满，腹痛泄泻，面黄肌瘦，神疲乏力等。

【用法用量】　空腹温开水送服：儿童一次 4 片，一日 3 次；婴幼儿酌减。

【规格】　每片含原生药 0.58g，每瓶 100 片。

470. 婴儿消食散

【药物组成】　红参、大黄、槟榔、牵牛子、使君子、榧子、麦芽、三棱、枳实、莪术、山楂、鸡内金、胡黄连、芦荟、朱砂、冰片。

【功能主治与应用】　消食健脾，攻积导滞。用于停食伤乳、消化不良、厌食症、便秘、肠道寄生虫病。

【用法用量】　口服：1～2 岁一次 1/4 袋，3～4 岁一次半袋，5～7 岁一次 1 袋；均一日 2 次。

【规格】　散剂：每袋 2g，每盒 10 袋。

471. 消积肥儿丸

【药物组成】　茯苓、白术、白芍、陈皮、香附、麦芽、六神曲、白扁豆、甘草、党参、使君子、五谷虫、鸡内金、山楂、胡黄连、木香、砂仁、芦荟。

【功能主治与应用】　补气健脾，消坚消积，行气宽中，泻热杀虫。用于小儿营养不良、厌食症、单纯性消化不良、缺铁性贫血、肠道寄生虫病等因小儿疳积日久，正虚邪实所致形体羸瘦，面色萎黄，头发焦脆，目涩羞明，食欲缺乏，或喜食异物，肚腹胀大或青筋暴露，困倦乏力，下肢瘦弱，便溏或泄泻臭秽。

【用法用量】　口服：一次 40～80 粒，一日 2～3 次；周岁以内小儿酌减，米汤送服。

【规格】　水泛丸：80 粒重 1g，每袋 1g。

472. 烂积丸

【药物组成】　大黄、牵牛子、枳实、青皮、槟榔、三棱、莪术、山楂。

【功能主治与应用】　消积破滞，清热通下。主治食积、虫积证；症见腹痛拒按，恶食不饥，大便不通，形体消瘦，烦躁不安等。用于小儿营养不良，厌食症，肠道寄生虫病，单纯性肠梗阻、蛔虫病及急、慢性胆囊炎，消化不良等。

【用法用量】　空腹温开水送服：7～14 岁一次 3g，14 岁以上一次 6g；均一日 2 次；6 岁以下酌减。

【禁忌】　孕妇忌用。

【规格】　水丸：每 100 粒重 3g，每袋 6g，每盒 18 袋。

473. 朱氏阿魏消痞膏

【药物组成】　阿魏、乳香、没药、肉桂、白芷、麝香、朱氏阿魏消痞膏药肉[由独活、玄参、天麻、红花、大黄、赤芍、川芎、穿山甲（代）、生地黄、马钱子、黄丹植物油制成]。

【功能主治与应用】　消积散结，化瘀消癥。用于小儿营养不良，肠道寄生虫病因积滞积聚、疳积等所致癥瘕，腹胀腹痛，包块，痞塞满痛，时作时止，伴有恶心呕吐，纳呆，倦怠乏力，日渐消瘦；肝大、脾大、腹腔肿瘤、肠梗阻、幽门梗阻、胆道疾患等。

【用法用量】　外用：一次1帖，膏药温化后，将药粉撒放中间，贴于局部患处。

【注意事项】　孕妇忌用。

【规格】　膏药：每贴15g；附粉剂：每瓶0.36g。

474. 磨积散[基]

【药物组成】　三棱、莪术、山楂、鸡内金、红曲、槟榔、使君子、巴豆霜。

【功能主治与应用】　理气活血、消痰化瘀。用于小儿厌食症、消化不良、寄生虫病等因乳积、食积、虫积、积聚痞块等所致肝大、脾大；面黄肌瘦，脘腹胀满，疼痛拒按，或痞块隐约，聚散无常，纳呆食少，体倦神疲。

【用法用量】　口服：空腹红糖水或温开水送服，一次2～3g，一日2～3次。

【规格】　散剂：每袋6g，每盒10袋。

475. 肥儿疳积颗粒

【药物组成】　使君子、莲子、芡实、牵牛子、茯苓、乌梅、薏苡仁、槟榔、白芍、山药、麦芽、蓝花参、雷丸、蓼实子、甘草、苍术、鸡内金、车前子、苦楝皮、芜荑、白术、百部。

【功能主治与应用】　健脾和胃，消食导滞，调肝杀虫。主治食积、疳积、虫积及肝郁脾虚引起的消化不良，食欲缺乏，面黄肌瘦，二便失常，腹胀肚大等。

【用法用量】　温开水冲服：一次0.5～1包，一日2次。

【规格】　颗粒剂：每包10g，每盒（袋）10包。

476. 复方紫参颗粒

【药物组成】　石见穿、丹参、鸡血藤、当归、香附、郁金、红花、鳖甲。

【功能主治与应用】　疏肝理气，活血散结。用于血吸虫性肝硬化、肝脾大。

【用法用量】　开水冲服：一次22g，一日3次。

【规格】　颗粒剂：22g。

477. 保儿安颗粒

【药物组成】　山楂、稻芽、使君子、布渣叶、莱菔子、槟榔、葫芦茶、孩儿草、莲子心。

【功能主治与应用】　健脾消滞，利湿止泻，清热除烦，驱虫治积。用于食滞和虫积所致的厌食消瘦，胸腹胀闷，腹泻腹痛，夜睡不宁，磨牙咬指等消化功能紊乱症。

【用法用量】　开水冲服：1 岁小儿一次 2.5g（1/4 包）；2～4 岁一次 5g（1/2包）；4 岁以上一次 10g（1 包）；均一日 2 次。2 周为 1 个疗程，连续用 2 个疗程，或遵医嘱。

【规格】　颗粒剂：10g。

第三节　小儿胃肠炎、腹泻、痢疾用中成药

一、小儿胃肠炎用中成药

478. 小儿健脾丸

【药物组成】　人参、白术、甘草、山药、莲子、白扁豆、木香、草豆蔻、陈皮、青皮（醋制）、六神曲、谷芽（炒）、山楂（炒）、芡实、薏苡仁、当归、枳壳。

【功能主治与应用】　健脾益气，和胃化滞。用于小儿厌食症、消化不良、营养不良等因脾胃虚弱引起的病症所致脾胃虚弱，饮食不化，食滞内停，肚腹胀满，呕吐泄泻，面黄肌瘦，疲倦乏力。

【用法用量】　口服：一次 1 丸，一日 2 次。

【禁忌】　乳食内积，腹部胀满，吐泻酸臭，属实证者忌用。

【规格】　蜜丸：3g，每盒 36 丸。

479. 消食健儿颗粒

【药物组成】　谷芽、麦芽、白术、山药、南沙参、九香虫、蔗糖。

【功能主治与应用】　健脾醒胃，消食化积。用于小儿营养不良、单纯性消化不良、小儿厌食症、缺铁性贫血、胃肠炎及肠道寄生虫病及驱虫后的调养等所致脾胃虚弱，面色无华，神疲倦怠，不思饮食，呕吐泄泻，体质消瘦。

【用法用量】　温开水冲服：3 岁以下一次 5g，3 岁以上一次 10g，均一日 3 次。

【规格】　颗粒剂：每克颗粒含生药 0.5g。

480. 婴儿素

【药物组成】　鸡内金（炒）、白扁豆（炒）、山药、白术（炒）、木香（炒）、川贝母、牛黄、碳酸氢钠。

【功能主治与应用】　健脾，消食，止泻。用于小儿慢性胃肠炎因脾胃气虚而消化不良，形体消瘦，面色无华，食欲减退，脘腹痞闷，便溏或腹泻。亦用于婴幼儿消化不良、湿疹等。

【用法用量】　口服：散剂周岁以内一次 0.25g，1～3 岁一次 0.5～1.0g；胶囊剂1 岁以内一次 1 粒，1～3 岁一次 2～4 粒；均一日 2 次。

【规格】　散剂：0.5g；胶囊剂：0.32g。

481. 枳实消痞丸

【药物组成】　枳实、黄连、干生姜、炙甘草、麦芽曲、白茯苓、白术、半夏曲、人参、厚朴。

【功能主治与应用】　消痞除满，健脾和胃。用于急、慢性胃炎，胃及十二指肠炎（溃疡），胃神经官能症，胆囊炎，慢性肝炎，肝硬化，消化不良等因脾虚气滞，寒热互结，升降失司，气壅湿聚所致的心下痞满，不思饮食，食少不化，倦怠无力，大便不调。

【用法用量】　空腹服用：3～7 岁一次 3g，7 岁以上一次 6g。

【规格】　水丸：12 丸重 1g，每袋 9g，每盒 10 袋。

482. 东圣厌食灵

【药物组成】　由六神曲（炒）、稻芽（炒）、山楂、白术（炒）、枳壳（炒）、麦芽（炒）组成。

【功能主治与应用】　健脾，消食，化积。用于脾虚厌食、食积。

【用法用量】　口服：1～2 岁一次 2～3 片，3～5 岁一次 3～5 片，5 岁以上酌量增加；均一日 3 次或遵医嘱。

【规格】　片剂：0.3g。

483. 稚儿灵颗粒

【药物组成】　党参、白术、茯苓、山药、扁豆、陈皮、甘草、木香、白芍、五味子。

【功能主治与应用】　益气健脾，宁神敛汗。用于小儿慢性胃肠炎，症见厌食，面黄体弱，夜寐不宁，睡后盗汗；先天不足，后天失养，疳积、积滞、呕吐、泄泻。

【用法用量】　冲服：一次 3g，一日 2 次。

【规格】　颗粒剂：3g。

484. 小儿肠胃康颗粒 [保乙]

【药物组成】　鸡眼草、地胆草、谷精草、夜明砂、赤芍、蚕沙、党参、玉竹、麦冬、谷芽、木香、甘草。

【功能主治与应用】　清热平肝，调理脾胃。用于小儿营养不良和厌食症、慢性胃肠炎因肝热脾虚引起的纳差，面色无华，精神烦扰，夜寐哭啼，腹泻、腹胀，夜惊。

【用法用量】　开水冲服：一次 5～10g，一日 3 次。

【注意事项】　虚寒者忌用，坚持有规律饮食。

【规格】　颗粒剂：5g。

槟榔四消丸 [典][保乙]　见本篇 "421."。

485. 小儿腹泻外敷散（贴）[典]

【药物组成】　吴茱萸、肉桂、公丁香、胡椒。

【功能主治与应用】　温里散寒，健脾和胃，燥湿止泻。用于小儿脾胃虚寒引起的泄泻、腹痛。

【用法用量】　外敷：用醋调成糊状，敷于脐部。2 周岁以下，一次 1/4 瓶；2 周岁以上，一次 1/3 瓶。久泻、腹泻次数多者，可加敷涌泉穴，用量为 1/4 瓶，每 24h 换药 1 次。或贴剂用于患部。

【注意事项】　热泻者忌服和外敷。

【规格】　散剂：每瓶 5g；贴剂：1.2g。

止泻保童颗粒　见本篇 "328."。

双苓止泻口服液 [保乙]　见本篇 "333."。

小儿香橘丸 [典][保乙]　见本篇 "401."。

486. 香橘丸

【药物组成】　白术、苍术、莲子肉、茯苓、山药、泽泻、甘草、陈皮、薏苡仁、法半夏、砂仁、香附、枳实、厚朴、六神曲、麦芽、山楂、扁豆。

【功能主治与应用】　健脾止泻，和胃止呕。用于小儿脾胃虚弱、饮食不节引起的脘腹胀痛，呕吐腹泻，饮食不消，面黄肌瘦等，如小儿呕吐、腹痛、泄泻等。

【用法用量】　口服：一次 1 丸，一日 2 次；周岁以内小儿酌减。

【规格】　蜜丸：3g。

487. 儿宝颗粒（膏）[典]

【药物组成】　太子参、北沙参、麦冬、白芍（炒）、茯苓、白扁豆（炒）、山药、山楂（炒）、麦芽（炒）、陈皮、葛根（煨）。

【功能主治与应用】　健脾益气，生津开胃。用于小儿厌食症因脾气虚弱、胃阴不足所致的纳呆厌食，口干燥渴，大便久泻，面黄体弱，精神不振，盗汗。

【用法用量】　开水冲服：颗粒剂 1～3 岁一次 5g，4～6 岁一次 7.5g，6 岁以上一次 10g；均一日 2～3 次。膏剂 1～3 岁一次 10g，4～6 岁一次 15g，6 岁以上一次 20～25g；均一日 2～3 次。

【注意事项】　食积内热厌食者忌用，忌辛辣食品。

【规格】　颗粒剂：每袋装 5g、15g。

488. 婴儿健脾散

【药物组成】　白扁豆（炒）、白术（炒）、山药（炒）、鸡内金（炒）、木香、川贝母、牛黄、碳酸氢钠。

【功能主治与应用】　健脾，消食，止泻。用于小儿消化不良、腹泻；乳食不进，腹胀，大便次数增多。

【用法用量】　口服：1～3 岁一次 1～2 袋，周岁以内一次半袋；均一日 2 次。

【规格】　微粉细粒型：每袋 1g，每盒 10 袋。

小儿百寿丸[典][保乙]　见本篇"281."。

489. 小儿增食丸（片）

【药物组成】　焦山楂、六神曲、焦麦芽、鸡内金、槟榔、代代花、枳壳、莱菔子、砂仁、橘红、黄芩。

【功能主治与应用】　健脾和胃，消食化积。用于小儿厌食症、营养不良、单纯性消化不良、寄生虫病及胃肠炎等因脾胃虚弱所致不思乳食，嗳腐口臭，腹胀疼痛，大便溏泻，夜卧不宁。

【用法用量】　口服：1 岁以内一次半丸，1～3 岁一次 1 丸，4～7 岁一次 1 丸半，8～12 岁一次 2 丸；均一日 2～3 次。片剂参见说明书或遵医嘱。

【规格】　蜜丸：3g；片剂：每瓶 60 片。

泻痢保童丸　见本篇"342."。

二、小儿腹泻、痢疾选用健脾和胃、渗湿止泻类中成药

490. 小儿止泻颗粒

【药物组成】　白扁豆、薏苡仁（炒）、厚朴（姜制）、党参、白术（炒）、芡实（炒）、泽泻、滑石粉、莲子肉（炒）、砂仁、车前子（盐制）、藿香。

【功能主治与应用】　健脾和胃，渗湿止泻。用于小儿痢疾、肠炎；症见小儿脾虚引起的腹泻腹痛，腹胀，呕吐，不思饮食，精神疲倦。

【用法用量】　温开水送服：一次 2.5g，一日 2～4 次；周岁以下酌减。

【规格】　颗粒剂：2.5g，每盒 10 袋。

491. 小儿止泻片

【用法用量】　山药（炒）、白术（炒）、枣树皮、罂粟壳、车前子（盐炒）、白矾。

【功能主治与应用】　益气健脾，利水止泻。主要有抑制胃肠蠕动，解痉调整胃肠功能，增强免疫等作用。用于小儿腹泻（秋季腹泻）因脾胃虚弱、饮食失调所致的腹痛腹泻，小便不利，厌食，舌质淡苔薄白，脉沉细等。

【用法用量】　口服：周岁以内一次 2 片，1～2 岁一次 3 片，3～4 岁一次 4 片；均一日 3 次。

【注意事项】　偶见婴儿灌药后呕吐。实热痢疾初起禁用，腹胀者慎用。

【规格】　片剂：0.25g，相当于原生药材 0.3g。

492. 小儿止泻安颗粒

【药物组成】　赤石脂、肉豆蔻、伏龙肝、茯苓、陈皮、木香、砂仁。

【功能主治与应用】　健脾和胃，利湿止泻。主治小儿消化不良、脾虚泄泻及腹痛，厌食，畏寒肢冷。临床用于小儿久泻、肠炎、厌食、痢疾等。

【用法用量】　冲服：1 岁以内一次 3g，1～2 岁一次 6g，3～4 岁一次 9g；均一日 3 次。

【规格】　颗粒剂：10g，每盒 10 袋。

493. 小儿敷脐止泻散 [典]

【药物组成】　黑胡椒。

【功能主治与应用】　温中散寒，止泻。用于小儿中寒、腹泻、腹痛。

【用法用量】　用热米汤加食糖少许调匀后外用，贴敷肚脐，一次 1 袋，一日 1 次。

【注意事项】　脐部皮肤破损及有炎症者、大便有脓血者忌用，敷药期间忌食生冷油腻之品。

【规格】　散剂：每袋 0.3g。

494. 小儿泻速停颗粒 [典][保乙]

【药物组成】　地锦草、儿茶、乌梅、焦山楂、茯苓、白芍、甘草。

【功能主治与应用】　清热利湿，健脾止泻，解痉止痛。用于小儿湿热壅大肠所致的泄泻，症见大便稀薄如水样、腹痛、纳差；小儿秋季腹泻及迁延性、慢性腹泻见上述证候者。

【用法用量】　口服：6个月以下一次1.5～3g，6个月至1岁一次3～6g，1～3岁一次6～9g，4～7岁一次10～15g，8～12岁一次15～20g；均一日3～4次或遵医嘱。

【注意事项】　腹泻严重，有较明显脱水者应及时就医。

【规格】　颗粒剂：3g、5g、10g。

495. 小儿腹泻宁糖浆^[典]

【药物组成】　党参、白术、茯苓、葛根、甘草、广藿香、木香、蔗糖、山梨酸。

【功能主治与应用】　健脾和胃，生津止泻。用于脾胃气虚所致的泄泻，症见大便泄泻、腹胀腹痛、纳减、呕吐、口干、倦怠乏力、舌苔淡白。

【用法用量】　口服：10岁以上儿童，一次10ml，一日2次；10岁以下儿童酌减。

【注意事项】　呕吐腹泻后舌红口渴，小便短赤者慎用。

【规格】　糖浆剂：10ml。

儿泻停颗粒^[保乙]　见本篇"329."。

496. 小儿健脾贴膏

【药物组成】　吴茱萸、丁香、五倍子、磁石、麝香、冰片。

【功能主治与应用】　温中健脾，和胃止泻。用于脾胃虚寒所致的小儿消化不良；症见大便次数增多，内含未消化的食物残渣；或大便稀溏，腹痛，喜暖喜按，食少纳呆；小儿腹泻见上述证候者。

【用法用量】　穴位贴敷。取足三里、天枢、关元，久泻者加贴脾俞穴，一日1次。

【注意事项】　湿热泄泻者不宜用，皮肤过敏者忌用，贴敷时间不宜过长，腹泻加重者应去医院专科诊治。

【规格】　贴剂：0.4g。

497. 小儿疳积散

【药物组成】　石燕（煅）、谷精草、石决明（煅）、使君子仁、鸡内金（炒）、威灵仙、茯苓。

【功能主治与应用】　消积治疳。主治小儿疳积，面黄肌瘦，腹部膨胀，消化不良，夜盲。用于小儿营养不良症、肠寄生虫病、青光眼、夜盲症等。

　　【用法用量】　口服：一次 9g，一日 2 次；3 岁以下小儿酌减，用热米汤加食糖少许调服。

　　【规格】　散剂：每袋 9g，每盒 10 袋。

498. 幼泻宁颗粒

　　【药物组成】　白术、炮姜、车前草。

　　【功能主治与应用】　健脾利湿，温中止泻。治腹泻。用于小儿脾失健运、脾虚或虚寒、消化不良引起的泄泻。症见大便溏泄，日久不愈，或完谷不化，泻物清稀，腹部冷痛，神疲乏力，纳少，苔白或白滑，脉沉迟或细弱者。

　　【用法用量】　冲服：1～6 月龄婴儿一次 3～6g，6～12 月龄者一次 6g，1～6 岁一次 12g；均一日 3 次。

　　【注意事项】　凡脾胃积热或湿热泄泻者忌用。

　　【规格】　颗粒剂：6g。

　　小儿腹泻外敷散（贴）　见本篇"485."。

499. 止泻灵散剂

　　【药物组成】　蒙脱石。

　　【功能主治与应用】　能收敛止泻，健脾和胃。用于急、慢性肠炎，过敏性肠炎，消化不良，胃肠功能紊乱等引起的腹泻、水泻，亦可治疗食管炎、痢疾等。本品不被吸收入血，几无不良反应。

　　【用法用量】　口服：将本品溶于 50～100ml 温开水中，摇匀服用。成年人一日 3 袋，儿童 1 岁以下一日 1 袋，1～2 岁一日 1～2 袋，2～3 岁以上一日 2～3 袋；均分为 3 次服用。食管炎患者饭后服用，其他适应证患者在餐间服用。急性腹泻剂量加倍，或遵医嘱，并纠正脱水。

　　【规格】　散剂：每袋 4g，每盒 10 袋。

500. 小儿泻痢片[典]

　　【药物组成】　葛根、黄芩、厚朴、白芍、茯苓、焦山楂、乌梅、黄连、甘草、滑石粉。

　　【功能主治与应用】　清热利湿，止泻。用于小儿湿热下注所致的痢疾，泄泻；症见大便次数增多或里急后重，下痢赤白。

　　【用法用量】　口服：1 岁以下一次 1 片；1～4 岁一次 2～3 片；4 岁以上一次 4～6 片；均一日 4 次。

【规格】　薄膜衣片：0.18g；糖衣片：0.17g。

501. 小儿腹泻宁袋泡剂

【药物组成】　党参、白术、茯苓、广藿香、木香、葛根、甘草。

【功能主治与应用】　健脾和胃、生津止泻。用于脾胃气虚所致的小儿腹泻病，症见大便泄泻、腹胀腹痛、纳减呕吐、口干倦怠、乏力、舌苔淡白。

【用法用量】　口服：取本品置于杯中，沸水加盖浸泡 20min 后，呷服浸泡液。周岁以内一次 1 袋，一日 2 次；1~3 岁一次 1 袋，一日 3 次；4~7 岁一次 1 袋，一日 4 次。或遵医嘱。

【注意事项】　感受外邪，内伤食滞，湿热下注所致泄泻不宜使用。

【规格】　泡剂：每袋 5g。

泻定胶囊　见本篇"332."。

第五章　肝、胆、胰感染性疾病用中成药

第一节　病毒性肝炎用中成药

502. 茵栀黄口服液（颗粒、注射液）[典][基][保甲]

【药物组成】　茵陈提取物、栀子提取物、黄芩苷、金银花提取物组成。

【功能主治与应用】　能清热解毒，利湿退黄。有保肝、抑菌、抗病毒作用。用于肝胆湿热所致的黄疸，症见面目悉黄、胸胁胀痛、恶心呕吐、小便赤黄；急、慢性肝炎见上述证候者。

【用法用量】　口服液：一次 10ml；颗粒剂：一次 10g，均一日 3 次。或静脉滴注，一次 10～20ml，用 10%葡萄糖注射液 250～500ml 稀释后滴注；症状缓解后可改用肌内注射，一日 2～4ml。

【注意事项】　黄疸属寒湿阴黄者不宜用；饮食宜清淡易消化，忌酒及辛辣油腻之品；忌劳累、抑郁、恼怒。

【规格】　口服液：含黄芩苷 0.4g/10ml；颗粒剂：5g、10g；注射剂：2ml、10ml。

503. 苦黄颗粒（注射液）[保乙]

【药物组成】　茵陈、柴胡、苦参、大黄、大青叶。

【功能主治与应用】　疏肝清热，利湿退黄；有利胆等作用。

【用法用量】　颗粒剂一次 10g，一日 3 次；或 1 次静脉滴注 10～20ml，用 5%或 10%葡萄糖注射液 500ml 稀释后使用，一日 1 次，15 日为 1 个疗程；重症及郁胆肝炎每次可增至 60ml，或遵医嘱。

【规格】　颗粒剂：10g；注射剂：10ml。

504. 茵陈五苓丸[保乙]

【药物组成】　茵陈、茯苓、白术（炒）、泽泻、猪苓、肉桂。

【功能主治与应用】　清湿热，利小便。用于肝胆湿热、脾肺郁结所致的黄疸，症见身目发黄、脘腹胀满、小便不利。

【用法用量】　口服：一次 6g，一日 2 次。

【注意事项】　黄疸属寒湿阴黄者忌用；孕妇慎用；饮食宜清淡易消化，忌食辛辣、油腻食物和酒。

【规格】　丸剂：每20粒重1g。

505. 肝炎康复丸 [典]

【药物组成】　茵陈、金钱草、滑石、菊花、板蓝根、拳参、郁金、党参、当归。

【功能主治与应用】　清热解毒，利湿化郁。用于湿热所致的黄疸，症见目黄身黄、胁痛乏力、尿黄口苦；急、慢性肝炎见上述证候者。

【用法用量】　口服：一次1丸，一日3次。

【注意事项】　对本品既往有过敏史患者禁用；醛固酮症患者、肌病患者、低钾血症患者（可加重低钾血症和高血压）禁用；高龄者有易发低血钾副作用倾向，慎重给药；黄疸属寒湿阴黄及肝阴不足所致的胁痛者均不宜用；孕妇慎用；忌食辛辣油腻之品，饮食宜清淡；忌抑郁、恼怒和过劳。

【规格】　大蜜丸：9g。

506. 当飞利肝宁胶囊 [典][保乙]

【药物组成】　水飞蓟、当药。

【功能主治与应用】　清利湿热，益肝退黄；有保肝、降脂等作用。用于湿热郁蒸所致的黄疸，症见面或目黄、口苦尿黄、纳少乏力；急、慢性肝炎见上述证候者。

【用法用量】　口服：一次4粒，一日3次或遵医嘱。小儿酌减。

【注意事项】　黄疸属寒湿阴黄者不宜用；饮食宜清淡易消化，忌辛辣油腻食物；治疗急性胆囊炎、胆石症时应密切观察病情，如体温、胁痛、黄疸等无明显好转时，应请外科医师会诊治疗；忌恼怒、忧郁，保持心情舒畅。

【规格】　胶囊剂：0.25g。

507. 复方益肝灵片（胶囊） [典][保乙]

【药物组成】　水飞蓟素、五仁醇浸膏。

【功能主治与应用】　益肝滋肾，解毒祛湿；有保肝等作用。用于肝肾阴虚，湿毒未清引起胁痛，纳差，腹胀，腰酸乏力，尿黄等症；或慢性肝炎氨基转移酶增高者。

【用法用量】　口服：一次4片（粒），一日3次，饭后服。

【注意事项】　肝郁脾虚所致的胁痛者不宜用；饮食宜清淡易消化，慎食辛辣油腻食物；忌恼怒、忧郁、劳碌。

【规格】　片剂、胶囊剂：每片（粒）含水飞蓟宾21mg。

508. 肝舒乐颗粒

【药物组成】　柴胡、茵陈、虎杖、蒲公英、马蓝草、白茅根、夏枯草、苍术、甘草。

【功能主治与应用】　疏肝利胆，清热利湿。用于肝胆湿热所致的黄疸、腹胀，症见黄疸或无黄疸、尿黄、胁腹胀满；急、慢性肝炎见上述证候者。

【用法用量】　开水冲服：一次 20g，一日 3 次；儿童酌减。

【注意事项】　黄疸属寒湿阴黄者不宜使用；孕妇忌慎用；饮食宜清淡易消化，忌食辛辣油腻食物和酒。忌恼怒、忧郁、劳累。

【规格】　颗粒剂：每袋 20g。

复方大青叶合剂[典]　见本篇 "80."。

509. 黄连胶囊[典]

【药物组成】　黄连。

【功能主治与应用】　清热燥湿，泻火解毒。用于湿热蕴毒所致的痢疾、黄疸，症见发热、黄疸、吐泻、纳呆、尿黄如茶、目赤吞酸、牙龈肿痛或大便脓血；病毒性肝炎见上述证候者。

【用法用量】　口服：一次 2～6 粒，一日 3 次。

【注意事项】　服用本品曾出现 2 例溶血性黄疸的报道；胃肠虚寒下痢，寒湿蕴结阴黄者忌用；脾胃虚寒者不宜用；饮食忌辛辣油腻、黏滑及不易消化之品。

【规格】　胶囊剂：0.25g。

510. 龙胆泻肝丸（颗粒）[典][保甲]

【药物组成】　丸剂组成：龙胆、黄芩、栀子（炒）、车前子（盐炒）、泽泻、木通、当归（酒炒）、地黄、柴胡、炙甘草。颗粒剂：见说明书。

【功能主治与应用】　清肝胆，利湿热。用于肝胆湿热、头晕目赤、耳鸣耳聋、耳肿疼痛、胁痛口苦、尿赤涩痛、湿热带下，症见胁痛口苦、胸闷纳呆、恶心呕吐、目赤或目身黄、小便黄赤；舌红苔黄、脉弦滑数；急性黄疸型肝炎、胆囊炎、带状疱疹等见上述证候者。

【用法用量】　口服：水丸剂一次 3～6g，大蜜丸一次 1～2 丸，均一日 2 次；颗粒剂一次 4～8g，一日 2 次；口服液一次 10ml，一日 3 次。

【注意事项】　脾胃虚寒者忌用；孕妇慎用；饮食宜清淡易消化，忌食辛辣油腻食物；体弱年迈者慎用，不可久服、过量服用；或遵医嘱服用。

【规格】　水蜜丸：每袋 3g、6g；大蜜丸：每丸 6g；颗粒剂：每袋 4g。

511. 茵莲清肝颗粒（口服液）[保乙]

【药物组成】　茵陈、柴胡、郁金、板蓝根、白花蛇舌草、半枝莲、虎杖、重楼、茯苓、广藿香、砂仁、佩兰、白芍（炒）、当归、丹参、红花、琥珀、泽兰及绵马贯众等。

【功能主治与应用】　清热解毒，化湿和胃，舒肝活血，调肝和脾。用于急性甲型病毒性肝炎、慢性乙型病毒性肝炎属"湿热蕴结，肝脾不和"证者，症见胁痛、脘痞、纳呆、乏力、胸腹胀痛或刺痛、口苦尿黄、纳呆乏力。

【用法用量】　温开水冲服颗粒剂，一次 10g，一日 3 次。急性甲型病毒性肝炎的 1 个疗程为 4 周，慢性乙型病毒性肝炎的 1 个疗程为 3 个月。或口服液一次 50ml，一日 2 次。服时摇匀。

【注意事项】　肝旺脾虚所致的胁痛不宜用；孕妇、婴幼儿及肾功能不全者禁用；儿童及老年人慎用；本品含有绵马贯众，有毒，应遵医嘱，不可过量、久服；饮食宜清淡，忌食辛辣油腻之品，戒烟及酒。

【规格】　颗粒剂：10g；合剂：100ml。

512. 黄疸肝炎丸[典]

【药物组成】　茵陈、竹叶柴胡、栀子（炒）、青叶胆、延胡索（醋炙）、麸炒枳壳、郁金（醋炙）、香附（醋炙）、槟榔、青皮、佛手、白芍（酒炙）、甘草。

【功能主治与应用】　舒肝理气，利胆退黄。用于感情不舒，湿热蕴结所致的黄疸，症见皮肤黄染、胸胁胀痛、小便短赤；急性肝炎、胆囊炎见上述证候者。

【用法用量】　口服：一次 1～2 丸，一日 3 次。

【注意事项】　黄疸属寒湿蕴结阴黄者不宜用；饮食宜清淡易消化，忌食辛辣油腻食物，忌酒；保持心情舒畅，忌恼怒、抑郁和过劳。

【规格】　丸剂：大蜜丸，每丸 9g。

513. 小儿肝炎颗粒[典]

【药物组成】　茵陈、黄芩、黄柏、山楂（炒焦）、大豆黄卷、郁金、栀子（姜炙）、通草。

【功能主治与应用】　清肝热，利水，止痛；有清热解毒，抑制各型肝炎病毒的功效。用于小儿黄疸型肝炎或无黄疸型肝炎，肝区疼痛，腹胀发热，恶心呕吐，食欲减退，身体倦怠，皮肤黄染，氨基转移酶活性升高。

【用法用量】　开水冲服：1～3 岁一次 5～10g，4～7 岁一次 10～15g，8～10 岁一次 15g，10 岁以上一次 15～20g；均一日 3 次。脾胃虚寒者慎用，寒湿阴黄者忌用；饮食宜清淡，忌辛辣油腻。

【规格】　颗粒剂：每袋 10g。

514. 慢肝养阴胶囊[保乙]

【药物组成】　地黄、枸杞子、北沙参、当归、党参、麦冬、五味子、川楝子、人参、桂枝。

【功能主治与应用】　滋补肝肾、养阴清热，有保肝作用。用于肝肾阴虚所致的胁痛、癥积，症见胁痛、乏力、腰酸、目涩，慢性肝炎、早期肝硬化见上述证候者。

【用法用量】　口服：一次 4 粒，一日 3 次。

【注意事项】　急性活动性肝炎或湿热毒盛者忌用；气滞血瘀所致的胁痛者不宜用；本品偏于滋补，治疗 1 个月疗程后，应复查肝功能，如无好转或舌苔黄厚腻、脉弦滑数应停药或请专科医师诊治；饮食宜清淡，忌食辛辣油腻之品并忌烟酒。

【规格】　胶囊剂：0.25g。

515. 肝达康胶囊（颗粒、片）[保乙]

【药物组成】　北柴胡（醋炙）、白芍（醋炙）、枳实（麸炒）、青皮（麸炒）、甘草、党参、茯苓、白术（麸炒）、砂仁、香曲、鳖甲（醋炙）、地龙（炒）、当归（酒制）、茜草、白茅根。

【功能主治与应用】　疏肝健脾，化瘀通络；有抗肝纤维化、抗乙肝病毒作用和保肝作用。用于肝郁脾虚兼有血瘀所致的乏力纳差，胁痛腹胀，便溏，胁下痞块，舌淡或色暗有瘀点，脉弦缓或涩；慢性乙型肝炎见上述证候者。

【用法用量】　口服：颗粒剂一次 8g，片剂一次 8～10 片，胶囊剂每次 6～8 片；均一日 3 次，1 个月为 1 个疗程，可连服 3 个月。

【注意事项】　肝阴不足所致的胁痛者不宜用，孕妇慎用；饮食宜清淡，忌食辛辣油腻生冷之品。

【规格】　颗粒剂：8g；片剂：每片含原生药 1.04g；胶囊剂：0.3g。

516. 乙肝解毒胶囊

【药物组成】　贯众、土茯苓、黄芩、胡黄连、黄柏、大黄、重楼、黑矾。

【功能主治与应用】　清热解毒，疏肝利胆。用于肝胆湿热所致的肝区热痛、全身乏力、口苦咽干、头晕耳鸣、心烦易怒、大便干结、小便少而黄、舌苔黄腻、脉滑数或弦数，乙型肝炎见上述证候者。

【用法用量】　饭后口服：一次 4 粒，一日 3 次；小儿酌减。慢性肝炎宜 3 个月为 1 个疗程，定期查肝炎病毒情况和肝功能等，以便及时综合治疗。

【注意事项】　本品不宜久服过服。脾胃虚寒者慎用，寒湿阴黄者和孕妇均禁用；肝炎气滞、瘀血停着、肝阴不足者不宜用；饮食宜清淡易消化，忌辛辣油腻之品和烟酒。

【规格】　胶囊剂：0.25g。

517. 乙肝清热解毒胶囊（颗粒、片）^[保乙]

【药物组成】　虎杖、白花蛇舌草、野菊花、北豆根、拳参、土茯苓、白茅根、茜草、蚕沙、淫羊藿、橘红、甘草、茵陈。

【功能主治与应用】　清肝利胆，解毒；有保肝作用。用于肝胆湿热所致的胁痛、黄疸或无黄疸、发热或低热、口干苦或黏臭、厌油、胃肠不适、舌红苔厚腻、脉弦数，慢性乙型肝炎、病毒性肝炎、酒精或药物性肝炎、胆道感染、胆囊炎见上述证候者。

【用法用量】　开水冲服颗粒剂：一次 2 袋；胶囊剂一次 6 粒；片剂一次 4～8 片；均一日 3 次。或遵医嘱。

【注意事项】　脾胃虚寒者和孕妇慎用，寒湿阴黄者忌用；饮食宜清淡易消化，忌食辛辣油腻食物及烟酒；慢性肝炎非活动期、小便不黄、大便不干者不宜用；体虚者不可久服过量。

【规格】　胶囊剂：0.4g；片剂：0.3g；颗粒剂：每袋 10g。

518. 乙肝宁颗粒^{[典][保乙]}

【药物组成】　黄芪、丹参、茵陈、党参、白术、金钱草、制何首乌、白芍、茯苓、牡丹皮、川楝子、蒲公英、白花蛇舌草。

【功能主治与应用】　补气健脾，活血化瘀，清热解毒；有保肝、提高免疫力、抗乙肝病毒、抗肝细胞癌变等作用。用于急慢性乙型肝炎。

【用法用量】　口服：一次 1 袋，一日 3 次。儿童酌减。治疗慢性肝炎，以 3 个月为 1 个疗程。

【注意事项】　单纯脾虚肝郁及肝阴不足所致的胁痛者不宜用；宜食清淡易消化之品，忌食辛辣油腻食物并戒酒、烟；急性肝炎或慢性肝炎治疗 1 个月左右应及时复查病毒及肝功能指标，必要时应请专科医师诊治。

【规格】　颗粒剂：每袋 17g（含糖）、3g（无糖型）。

519. 乙肝养阴活性颗粒^{[典][保乙]}

【药物组成】　地黄、北沙参、麦冬、酒女贞子、五味子、黄芪、当归、制何首乌、白芍、阿胶珠、泽兰、牡蛎、川楝子、黄精（蒸）、橘红、丹参。

【功能主治与应用】　滋补肝肾，活血化瘀；有保肝作用。用于肾阴虚型慢性肝炎；症见面色晦暗，头晕耳鸣，五心烦热，腰腿酸软，牙龈出血，鼻出血，胁下痞块，赤缕红斑，舌红少苔，脉沉弦细。

【用法用量】　开水冲服：一次 20g 或 10g（无糖型），一日 3 次。

【注意事项】　忌烟酒、油腻辛辣食品；肝胆湿热、脾虚气滞者忌服本品。

【规格】　颗粒剂：20g（含糖）、10g（无糖型）。

520. 乙肝益气解郁颗粒 [典][保乙]

【药物组成】　柴胡（醋炙）、枳壳、白芍、橘叶、丹参、黄芪、党参、桂枝、茯苓、刺五加、瓜蒌、法半夏、黄连、决明子、山楂、五味子。

【功能主治与应用】　益气化湿，疏肝解郁；有保肝作用。用于肝郁脾虚型慢性肝炎，症见胁痛腹胀、痞满纳呆、身倦乏力、大便溏薄、舌质淡暗、舌体肿或有齿龈、舌苔薄白或白腻、脉沉弦或沉缓。

【用法用量】　开水冲服：一次 10g，一日 3 次。或遵医嘱。

【注意事项】　忌烟酒和油腻辛辣食品；肝胆湿热、邪实证者忌用。

【规格】　颗粒剂：10g。

521. 乙肝灵丸

【药物组成】　大黄、贯众、柴胡、茵陈、白芍、黄芪、人参、甘草。

【功能主治与应用】　清热解毒，疏肝健脾。用于毒热蕴结、肝郁脾虚所致的胁痛、腹胀、乏力、便干、尿黄，乙型病毒性肝炎见上述证候者。

【用法用量】　口服：一次 2g，一日 3 次；小儿酌减。20～30 日为 1 个疗程。

【注意事项】　单纯毒热症或胁痛者不宜用；孕妇忌用；饮食宜清淡，忌食辛辣油腻之品，并忌饮酒；单独用本品治疗乙肝时，应查肝功能、乙肝病毒指标及 B 超等。

【规格】　丸剂：0.1g。

522. 利肝片

【药物组成】　金钱草、猪胆汁。

【功能主治与应用】　清肝利胆。用于肝胆湿热所致的胁痛，症见口苦、尿黄、胁肋胀痛、舌淡苔黄腻；急、慢性肝炎和胆囊炎见上述证候者。

【用法用量】　口服：一次 2～4 片，一日 3 次。

【注意事项】　脾胃虚寒者慎用，寒湿阴黄者忌用；肝郁气滞、瘀血停着、肝阴不足所致的胁痛不宜用；宜食清淡易消化之品，忌辛辣油腻食物和烟酒；急性胆囊炎及肝外胆管结石病宜综合治疗。

【规格】　片剂：0.2g。

523. 茵芪肝复颗粒 [典][保乙]

【药物组成】 茵陈、焦栀子、党参、黄芪、白花蛇舌草、大黄、柴胡、当归、甘草、猪苓。

【功能主治与应用】 清热解毒，利湿，舒肝补脾。用于慢性乙型病毒性肝炎，肝胆湿热兼脾虚肝郁症。

【用法用量】 口服：一次18g，一日3次，3个月为1个疗程。

【注意事项】 孕妇禁服。

【规格】 颗粒剂：18g。

524. 肝友胶囊

【药物组成】 丹参、鸡骨草、茵陈、鸡爪芋。

【功能主治与应用】 清热利湿，舒肝解郁，活血化瘀。有增加肝血流量、抗肝炎病毒、抗过敏、增强机体免疫功能等作用。用于黄疸型及病毒性肝炎。

【用法用量】 口服：一次2粒，一日3次。

【规格】 胶囊剂：0.3g。

525. 鸡骨草胶囊

【药物组成】 鸡骨草、茵陈、胆汁、牛黄、三七、白芍、栀子、枸杞子、大枣。

【功能主治与应用】 舒肝利胆，清热解毒。有抗炎、抗菌、抗病毒、抗过敏及改善肝功能等作用。用于急慢性肝炎、黄疸型传染性肝炎、慢性活动性迁延性肝炎、湿热型肝炎、肝硬化及胆囊炎等。

【用法用量】 口服：一次4粒，一日3次，1个月为1个疗程。

【注意事项】 忌食辛辣肥腻食物，忌饮酒。

【规格】 胶囊剂：0.5g，每瓶（盒）100粒。

526. 肝福颗粒

【药物组成】 金钱草、茵陈、板蓝根、黄芩、栀子、柴胡（制）、枳壳（炒）、五仁醇浸膏。

【功能主治与应用】 清热利湿，疏肝理气；有利胆保肝和抗病毒作用。用于湿热蕴结、肝郁气滞所致的胁痛，症见口苦、胁肋胀痛、尿黄、舌苔黄腻、脉弦滑数；急、慢性肝炎及胆囊炎。

【用法用量】 口服：一次25g（1袋），一日3次。

【注意事项】 脾胃虚寒者、老年体弱者慎用，寒湿阴黄者禁用，瘀血停着、肝阴不足所致的胁痛者不宜使用；当肝功能好转后宜逐步递减剂量至停药，以防反跳。因五味子乙素降低谷丙转氨酶，如果服用本品后谷丙转氨酶下降，还应注意谷草转氨酶是否同时下降，如非同时下降则说明肝功能未完全恢复，仍需进一步治疗。谷丙转氨酶下降而黄疸越深，即表明酶胆分离，应考虑急黄的可能，要及时对症中西医综合治疗。用本品治疗胆石症时，应排除胆石嵌顿所致的黄疸，应请外科医师会诊。饮食宜清淡易消化，忌食辛辣油腻食物，禁忌烟酒；保持心情舒畅。

【规格】　颗粒剂：25g。

527. 双虎清肝颗粒 [典] [保乙]

【药物组成】　虎杖、金银花、白花蛇舌草、蒲公英、野菊花、紫花地丁、瓜蒌、法半夏、黄连、枳实（麸炒）、丹参、甘草。

【功能主治与应用】　清热利湿，化痰宽中，理气活血及解毒。用于湿热内蕴所致的胃脘痞闷、口干不欲饮、恶心厌油、食少纳差、胁肋胀满、大便黏滞不爽或臭秽，或身目发黄，舌质暗、边红，舌苔厚腻或腻，脉弦滑数；慢性乙型肝炎见上述证候者。

【用法用量】　开水冲服：一次2袋，一日2次；或遵医嘱。

【注意事项】　脾胃虚寒者慎用，单纯性气滞血瘀胁痛者不宜用，属寒湿阴黄者忌用，孕妇忌用；宜食清淡易消化之品，忌食辛辣油腻食物。

【规格】　颗粒剂：每袋12g。

528. 茵山莲颗粒 [典]

【药物组成】　半枝莲、茵陈、栀子、板蓝根、五味子、甘草。

【功能主治与应用】　清热解毒、利湿。用于湿热蕴毒所致的胁痛、口苦、尿黄、舌苔黄腻、脉弦滑数，急慢性肝炎、胆囊炎见上述证候者。

【用法用量】　开水冲服：一次3～9g，一日2次；或遵医嘱。

【注意事项】　脾胃虚寒者慎用，寒湿阴黄者忌用，肝阴不足者不宜用，孕妇忌用；饮食宜清淡易消化，忌食辛辣油腻食物；黄疸患者如黄疸加深加重，或出现乏力、恶心、呕吐加重，应及时停药并正确对症处理。

【规格】　颗粒剂：3g。

529. 青叶胆片 [典]

【药物组成】　青叶胆。

【功能主治与应用】　清肝利胆，清热利湿，有一定保肝作用。用于因肝胆热湿蕴结所致的身目发黄，小便黄赤，灼热疼痛，口干口苦，胁肋胀痛，舌苔黄腻，脉象滑数；急、慢性肝炎，胆囊炎见上述证候者。

【用法用量】　口服：一次 4～5 片，一日 4 次。

【注意事项】　脾胃虚寒者慎用，寒湿阴黄者忌用；宜食清淡易消化之品，忌食辛辣油腻食物，并戒烟酒。

【规格】　片剂：每瓶 56 片、112 片。每片含獐牙菜苦苷（$C_{16}H_{22}C_{10}$）不得少于 4.0mg。

530. 利肝隆颗粒（片）[典][保乙]

【药物组成】　郁金、板蓝根、茵陈、黄芪、当归、刺五加、五味子、甘草。

【功能主治与应用】　疏肝解郁，清热解毒，益气养血；有保肝抗炎作用。用于病毒性肝炎。

【用法用量】　口服：一次 5 片，一日 3 次。小儿酌减。

【注意事项】　肝郁胁痛者不宜用；饮食宜清淡，忌食辛辣油腻之品。

【规格】　片剂：0.375g；颗粒剂：10g。

531. 强肝糖浆（丸、颗粒、胶囊）[保乙]

【药物组成】　生黄芪、党参、山楂、当归、白芍、黄精、地黄、郁金、六神曲、山楂、茵陈、泽泻、板蓝根、秦艽、甘草。

【功能主治与应用】　健脾舒肝，清利湿热，益气养血；有保肝作用。用于肝郁脾虚、湿热蕴结所致的两胁胀痛、乏力、脘痞、腹胀、面色无华、腰膝酸软，慢性肝炎、乙型肝炎后肝纤维化见上述证候者。

【用法用量】　口服：糖浆剂：一次 10ml，一日 2 次，每服 6 天停一天，8 周为 1 个疗程，再停 1 周，然后继续第二个疗程；大蜜丸一次 2 丸，一日 2 次。其余见说明书或遵医嘱。

【注意事项】　服用本品曾发生 1 例晕厥；本品不宜用于急性肝炎；饮食宜清淡，忌食辛辣油腻之品；有胃、十二指肠溃疡或高酸性慢性胃炎者应减量服用。

【规格】　糖浆剂：每支 10ml，每瓶 120ml；大蜜丸：9g；胶囊剂：0.4g；颗粒剂：10g。

532. 复方益肝丸[典]

【药物组成】　茵陈、垂盆草、龙胆、车前子、夏枯草、板蓝根、野菊花、蒲公英、山豆根、土茯苓、人工牛黄、胡黄连、大黄、柴胡、枳壳、香附、青皮、槟榔、苦杏仁、蝉蜕、丹参、牡丹皮、红花、人参、炙甘草、桂枝、五味子、鸡内金。

【功能主治与应用】　清热利湿，舒肝理脾，化湿散结。用于湿热毒蕴所致的胁痛、肋胀痛、黄疸、口干口苦、苔黄脉弦，急、慢性肝炎见上述证候者。

【用法用量】　口服：一次 4g，一日 3 次。

【注意事项】　脾胃虚寒者慎用，寒湿阴黄者忌用；肝郁胁痛者不宜用；孕妇禁用；饮食宜清淡，忌辛辣油腻食物和烟酒。

【规格】　丸剂：每袋 4g。

533. 益肝灵片（胶囊）[保甲]

【药物组成】　水飞蓟素。

【功能主治与应用】　具有改善肝功能、保护肝细胞膜等保肝作用。用于急、慢性肝炎。

【用法用量】　口服：一次 2 片（粒），一日 3 次。

【注意事项】　服用期间宜食清淡易消化之品，忌食辛辣油腻食物；忌恼怒、抑郁、劳累。

【规格】　片、胶囊剂：每片（粒）含水飞蓟素（宾）38.5mg、77mg。

534. 茵胆平肝胶囊[典]

【药物组成】　茵陈、龙胆、黄芩、猪胆粉、栀子、白芍（炒）、当归、甘草。

【功能主治与应用】　清热，利湿，退黄；尚有镇静作用。用于肝胆湿热所致的胁痛、口苦、尿黄、身目发黄，急、慢性肝炎见上述证候者。

【用法用量】　口服：一次 2 粒，一日 3 次。脾胃虚寒者慎用，寒湿阴黄者忌用；宜食清淡易消化之品，忌食辛辣油腻食物；服用本品期间如黄疸加深、发热不退、腹痛，或有胆道梗阻的可能时，应及时请外科医师处理。

【规格】　胶囊剂：0.5g。

舒肝止痛丸[保乙]　见本篇"397."。

535. 澳泰乐颗粒[典][保乙]

【药物组成】　紫菀、郁金、黄精（蒸）、白芍、麦芽。

【功能主治与应用】　能疏肝理气，清热解毒。用于慢性肝炎因肝郁毒蕴所致的胁肋胀痛、口苦咽干、食少纳呆、体倦乏力。

【用法用量】　口服：一次 1 袋，一日 3 次。

【注意事项】　同本篇"397."。

【规格】　颗粒剂：5g（减糖型）、15g（含糖型）。

536. 平安丸

【药物组成】　木香、香附（醋炙）、延胡索（醋炙）、青皮（醋炙）、枳实、槟榔、沉香、山楂（炒）、六神曲（麸炒）、麦芽（炒）、豆蔻仁、砂仁、丁香、母丁香、肉豆蔻（煨）、白术（麸炒）、茯苓、草果仁、陈皮。

【功能主治与应用】　疏肝理气，和胃止痛。用于肝气犯胃所致的胃痛、胁痛，症见呃逆腹胀、生气恼怒则疼痛加重、嗳气呃逆、吞酸；胃炎、肝炎、胆囊炎见上述证候者。

【用法用量】　口服：一次2丸，一日2～3次。

【注意事项】　肝胃郁火胃痛、胁痛者慎用，孕妇忌用；年老体弱、脾虚者慎用；饮食宜清淡，忌食辛辣厚味之品；保持心情舒畅，以免加重病情。

【规格】　蜜丸：6g。

537. 肝脾康胶囊

【药物组成】　柴胡、黄芪、白芍、青皮、白术、鸡内金（炒）、三七、姜黄、郁金、水蛭、板蓝根、熊胆粉、水牛角浓缩粉。

【功能主治与应用】　疏肝健脾，活血解毒；有保肝、利胆作用。

【用法用量】　餐前半小时服用：一次5粒，一日3次。3个月为一个疗程，或遵医嘱。

【注意事项】　血虚肝旺所致的胁痛不宜用，孕妇禁用；忌食辛辣油腻生冷食物，并戒酒；忌恼怒、郁闷、劳累，保持心情舒畅。

【规格】　胶囊剂：0.35g。

538. 中华肝灵胶囊

【药物组成】　柴胡（醋制）、鳖甲（醋制）、木香、香附（醋制）、青皮（醋制）、三七、当归、郁金、川芎、枳实（麸炒）、厚朴（姜制）、糖参。

【功能主治与应用】　疏肝理气，化瘀散结；有保肝作用。用于肝郁气滞血阻，两胁胀痛，食少便溏，积聚不消，舌有瘀斑，脉沉涩无力，急慢性肝炎、慢性胆囊炎、肝硬化、肝癌早期见上述证候者。

【用法用量】　口服：一次7～8粒，一日3次。

【注意事项】　肝胆湿热蕴结，或肝阴不足所致的胁痛不宜用；饮食宜清淡易消化，戒酒，忌食辛辣油腻食物；保持心情舒畅，忌恼怒、郁闷、劳累，适当活动。

【规格】　胶囊剂：0.3g。

539. 肝宁片

【药物组成】 紫草、斑蝥、糯米。

【功能主治与应用】 清热解毒,化瘀散结。用于毒热瘀滞所致的胁痛,症见胁肋刺痛、赤缕红斑(蜘蛛痣)、口苦尿黄;急慢性肝炎、肝硬化见上述证候者。

【用法用量】 温开水送服:一次 2～3 片,一日 3 次。

【规格】 每瓶 100 片。

540. 护肝片 [典] [基] [保甲]

【药物组成】 柴胡、茵陈、板蓝根、猪胆粉、绿豆、五味子。

【功能主治与应用】 疏肝理气,健脾消食;有降低氨基转移酶作用。用于慢性肝炎及早期肝硬化、病毒性肝炎、胆囊炎见上述证候者。

【用法用量】 温开水送服:一次 4 片,一日 3 次。

【注意事项】 本品药性苦寒,脾胃虚寒者慎用;寒湿阴黄者忌用;瘀血停着、肝阴不足所致的胁痛者忌用。饮食宜清淡易消化,忌食辛辣油腻食物,戒酒,戒烟。当氨基转移酶正常后,停药前应逐步递减剂量,不宜骤停,以免反跳。

【规格】 薄膜衣片:0.36g。

541. 十香止痛丸 [典]

【药物组成】 香附(醋炙)、乌药、檀香、醋制延胡索、香橼、蒲黄、沉香、厚朴(姜汁炙)、零陵香、降香、丁香、五灵脂(醋炙)、木香、香排草、砂仁、乳香(醋炙)、高良姜、熟大黄。

【功能主治与应用】 舒气解郁,散寒止痛。用于气滞胃寒,两胁胀满,胃脘刺痛,腹部隐痛。

【用法用量】 口服:一次 1 丸,一日 2 次。

【注意事项】 参见说明书,遵医嘱。

【规格】 大蜜丸:6g。

542. 沉香化气丸 [典]

【药物组成】 沉香、木香、广藿香、醋香附、砂仁、陈皮、醋莪术、六神曲(炒)、炒麦芽、甘草。

【功能主治与应用】 理气舒肝,消积和胃。用于肝胃气滞,脘腹胀满,胸膈痞满,不思饮食,嗳气泛酸。

【用法用量】 口服:一次 3～6g,一日 2 次。

【注意事项】 参见说明书,遵医嘱。

【规格】 本品 1g 含陈皮以橙皮苷（$C_{28}H_{34}O_{15}$）计，不得少于 3.0mg。

543. 木香分气丸[典]

【药物组成】 木香、砂仁、丁香、檀香、醋香附、广藿香、陈皮、姜厚朴、枳实、豆蔻、醋莪术、炒山楂、麸炒白术、甘松、槟榔、甘草。

【功能主治与应用】 宽胸消胀，理气止呕。用于肝郁气滞、脾胃不和所致的胸膈痞满、两胁胀满、胃脘疼痛、倒饱嘈杂、呕心呕吐、嗳气吞酸。

【用法用量】 口服：一次 6g，一日 2 次。

【注意事项】 参见说明书，遵医嘱。

【规格】 每 100 丸重 6g。

备选药 3 种：544. 舒肝解郁胶囊[保甲]、545. 舒肝丸（颗粒、胶囊、片）[保甲]、546. 和络舒肝胶囊。

第二节 胆系感染用中成药

一、急性胆囊炎用中成药

547. 功劳去火片（胶囊）[典]

【药物组成】 功劳木、黄芩、黄柏、栀子。

【功能主治与应用】 清热解毒；有一定抗炎、抑制病菌和抗病毒等作用。用于湿热火毒所致的咽喉疼痛、红肿，咽黏膜红肿，痰黄苔黄腻，目赤或目黄甚至身黄，小便黄赤，口苦，脉滑数；或泄泻腹痛，便色黄而臭，肛门灼热，烦热口渴等；急性咽炎、急性胆囊炎、急性肠炎及湿热型痤疮见上述证候者。

【用法用量】 口服：糖衣片一次 5 片，薄膜衣片每次 3 片，胶囊剂一次 5 粒；均一日 3 次。一般用药 1 周左右，或遵医嘱。

【注意事项】 脾胃虚寒者，虚火喉痹，肝郁胁痛、虚寒泄泻者均忌用；老人、儿童及体虚者慎用。

【规格】 胶囊剂：0.3g；薄膜衣片：0.5g。糖衣片规格见说明书。

548. 金龙舒胆颗粒

【药物组成】 金钱草、柴胡、利胆、茵陈、黄芩、木香、青皮、滑石、大黄、硝石、丹参、莪术。

【功能主治与应用】 清热利胆，疏肝理气。用于实热气滞所致的两胁胀痛，纳呆，苔黄腻，脉弦数；恶心呕吐，厌油腻；急、慢性胆囊炎见上述证候者。

【用法用量】　开水冲服：一次 20g，一日 3 次。

【注意事项】　血虚肝郁胁痛者不宜用；孕妇禁用；饮食宜清淡易消化，忌食辛辣油腻食物，戒烟及酒；年老体弱者和儿童慎用；中病即止，不可过量久用。

【规格】　颗粒剂：每袋 20g。

二、慢性胆囊炎、胆管炎用中成药

舒肝止痛丸 [保乙]　见本篇"397."。

549. 平肝舒络丸 [典][保乙]

【药物组成】　沉香、胆南星（酒炙）、香附（醋炙）、佛手、柴胡、陈皮、枳壳（麸炒）、檀香、乌药、青皮（醋炙）、厚朴（姜炙）、砂仁、豆蔻、广藿香、钩藤、僵蚕（麸炒）、黄连、天竺黄、白及、朱砂、羚羊角粉、羌活、防风、白芷、细辛、铁丝威灵仙（酒炙）、桑寄生、木瓜、延胡索（醋炙）、乳香（醋炙）、没药（醋炙）、川芎、熟地黄、龟甲（沙烫醋淬）、何首乌（黑豆酒炙）、人参、白术（麸炒）、茯苓、丁香、木香、肉桂、冰片、牛膝。

【功能主治与应用】　平肝疏落，活血祛风。用于肝气郁结、经络不疏所致的胸胁胀痛、胸闷气短、太息则舒、肩背串痛或走窜不定、手足麻木、筋脉拘挛、舌薄、脉弦，慢性肝炎、慢性胆囊炎、缺血性中风恢复期见上述证候者。

【用法用量】　肝胆慢性病用温开水送服，而中风恢复期则宜用温黄酒送服，每次 1 丸，一日 2 次。疗程应遵医嘱。

【注意事项】　阴虚风动、热病神昏者不宜用；因本品含有破瘀通经之品，孕妇慎用；因含有朱砂（硫化汞）等对肝肾有一定损害，故不宜久服或过量服用；忌恚怒忧伤，保持乐观心态；饮食宜清淡易消化，忌辛辣油腻食物和烟酒。

【规格】　丸剂：6g。

550. 消炎利胆片（胶囊） [典][基][保甲]

【药物组成】　片剂组成：溪黄草、穿山莲、苦木。

【功能主治与应用】　清热，利湿，利胆；有一定抗炎、抑菌、利胆、镇痛等作用。用于胆系感染病。

【用法用量】　口服：胶囊剂一次 4 粒，片剂一次 6 片；均一日 3 次。

【注意事项】　脾胃虚寒者、孕妇均慎用；忌辛辣油腻食物和烟酒；本品含苦木有一定毒性，不可久服和过量服用；服药期间如发热加重、黄疸加深加剧、上腹部疼痛加重时，应及时请外科会诊治疗。

【规格】　胶囊剂：0.45g；片剂：每瓶 54 片、108 片；薄膜衣片：0.26g（相当于饮片 2.6g）、0.52g（相当于饮片 5.2g）；糖衣片（片芯重 0.25g），相当于饮片 2.6g。

551. 胆乐胶囊[典]

【药物组成】　连钱草、山楂、郁金、猪胆汁酸、陈皮。

【功能主治与应用】　能理气止痛，利胆排石；有一定抗炎镇痛作用。用于肝郁气滞所致的胁痛、胆胀，症见胁肋胀痛、纳呆尿黄、口苦食少、厌油腻、脉弦、舌质暗苔黄腻；慢性胆囊炎、慢性胆石症、慢性肝炎见上述证候者。

【用法用量】　口服：一次 4 粒，一日 3 次。

【注意事项】　肝阴不足所致的胁痛者不宜用；饮食宜清淡易消化，忌油腻辛辣食物和烟酒；如服药期间黄疸加深加重或胁痛加剧时，应请外科会诊治疗。

【规格】　胶囊剂：0.3g。

552. 金胆片[保乙]

【药物组成】　金钱草、龙胆、虎杖、猪胆膏。

【功能主治与应用】　清利、肝胆、湿热，有一定抗炎清热作用。用于肝胆湿热所致的胁痛、胆胀，症见胁肋胀痛、口苦、便干、尿黄；胆囊炎、胆石症见上述证候者。

【用法用量】　口服：一次 5 片，一日 2~3 次。

【注意事项】　脾胃虚寒者忌用，寒湿阴黄、肝阴不足胁痛者不宜用；孕妇忌用；饮食宜清淡易消化，忌辛辣油腻食物和烟酒。如病情加重不缓解时应请外科会诊治疗。

【规格】　片剂：每瓶 100 片。

553. 乌军治胆片[典]

【药物组成】　牛至、大黄、栀子、枳实、槟榔、佛手、姜黄、威灵仙、乌梅、甘草。

【功能主治与应用】　疏肝解郁，利胆排石，泻热止痛；有一定抗炎、镇痛及阻止胆石形成等作用。用于肝胆湿热所致的胁痛、胆胀，症见胁肋胀痛、发热、尿黄；胆囊炎、胆道感染、胆道手术后感染或胆结石伴感染见上述证候者。

【用法用量】　口服：一次 4 片，一日 3 次。

【注意事项】　单纯性肝郁气滞、瘀血停着、肝阴不足所致的胁痛者不宜用，脾胃虚寒者慎用；孕妇忌用；忌辛辣油腻食物和烟酒；如出现高热持续不退，或胁痛加剧时，应请外科急救治疗。

【规格】 片剂：0.3g。

鸡骨草胶囊 见本篇"525."。

554. 朴沉化郁丸 [典]

【药物组成】 香附（醋制）、厚朴（姜制）、木香、枳壳（麸炒）、檀香、陈皮、沉香、柴胡、青皮（醋制）、延胡索（醋制）、片姜黄、莪术（醋制）、丁香、高良姜、肉桂、豆蔻、砂仁、甘草。

【功能主治与应用】 舒肝解郁，开胃消食。用于慢性肝炎、慢性胆囊炎或胃炎因肝郁气滞、肝胃不和所致的胃脘刺痛、胸腹胀满、呕心呕吐、停食停饮、气滞闷郁；胸闷喜太息，苔薄、脉弦。

【用法用量】 口服：一次 1 丸，一日 2 次。

【注意事项】 肝胃郁火所致的胁痛、胃痛、呃逆、湿热者忌用；孕妇禁用；服药期间应避免精神刺激，以免郁怒伤肝而加重病情；忌生冷油腻辛辣食物和烟酒。

【规格】 丸剂：每丸 9g。

555. 沉香舒气丸

【药物组成】 沉香、香附（醋炙）、青皮（醋炙）、枳壳（去瓤麸炒）、柴胡、乌药、木香、郁金、延胡索（醋炙）、片姜黄、五灵脂（醋炙）、厚朴（姜制）、槟榔、草果仁、豆蔻、砂仁、山楂（炒）、甘草。

【功能主治与应用】 舒气化郁，和胃止痛。用于慢性肝炎，胆囊炎，胃炎，肋间神经痛，因肝郁气滞、肝胃不和所致的胃脘胀痛，两胁胀满，或刺痛，烦躁易怒，呕吐吞酸，呃逆嗳气，倒饱嘈杂，善太息，不思饮食；舌尖红、苔白或有瘀斑，脉沉弦。

【用法用量】 口服：一次 2 丸，一日 2～3 次。

【注意事项】 体虚阴寒胃痛者、孕妇均慎用；小儿和老人均不宜用；忌食生冷辛辣油腻和烟酒。

【规格】 丸剂：每丸 3g。

沉香化气丸 [典] 见本篇"542."。

龙胆泻肝丸（片、胶囊、颗粒、口服液） [典][保甲] 见本篇"510."

备选药 27 种：556. 胆康胶囊（片）[典][保乙]、557. 胆舒胶囊（片）[保乙]、乙肝解毒胶囊（见本篇"516."）、乙肝清热解毒胶囊（颗粒、片）[保乙]（见本篇"517."）、护肝片 [典][基][保甲]（见本篇"540."）、558. 清肝利胆胶囊（口服液）[典]、肝福颗粒 [典]（见本篇"526."）、黄疸肝炎丸 [典]（见本篇"512."）、茵山莲颗粒 [典]（见本篇"528."）、

559. 利胆排石片（颗粒）[典][保乙]、560. 益胆胶囊（片）[保乙]、越鞠丸[典][保乙]（见本篇"419."）、舒肝健胃丸[保乙][农合]（见本篇"394."）、舒肝平胃丸[典]（见本篇"396."）、561. 舒肝和胃丸（口服液）[典]、562. 宽胸舒气化滞丸、朴沉化郁丸[典]（见本篇"554."）、莲蒲双清片[典]（见本篇"353."）、563. 胃力片[典]、564. 加味左金丸[典][基][保乙]、平安丸（见本篇"536."）、木香分气丸[典]（见本篇"543."）、十香止痛丸[典]（见本篇"541."）、565. 苏南山肚痛丸、566. 九气拈痛丸[典]、中华肝灵胶囊（见本篇"538."）、参苓健脾胃颗粒（见本篇"458."）。

第三节　胰腺炎用中成药

567. 清胰利胆颗粒

【药物组成】　牡蛎、姜黄、柴胡、大黄、延胡索（醋制）、牡丹皮、赤芍、金银花。

【功能主治与应用】　舒肝利胆，行气活血。用于胰胆郁热、气滞血瘀所致的胁痛、胃痛，症见胁肋疼痛、脘腹胀满、口苦呕恶、大便不畅；急性胰腺炎、胃炎见上述证候者。

【用法用量】　开水冲服：一次 13g，一日 2～3 次。

【注意事项】　阴虚不足的胁痛、胃痛者不宜用；孕妇忌用；忌辛辣、油腻饮食和烟酒。

【规格】　颗粒剂：13g。

第六章　泌尿生殖系统感染性疾病用中成药

第一节　急性肾炎、肾盂肾炎、膀胱炎、输尿管炎、附件炎等尿路感染用中成药

568. 穿心莲片（胶囊、滴丸）[典][保甲/乙]

喜炎平、炎琥宁或穿心莲内酯注射剂见本篇"2."。

【药物组成】　穿心莲。

【功能主治与应用】　清热解毒，凉血消肿、止咳止痢；本品有一定抑制金黄色葡萄球菌、志贺菌、铜绿假单胞杆菌等作用。主治各类炎症。临床用于邪毒内盛，感冒发热，咽喉肿痛，口舌生疮，顿咳劳咳，泄泻痢疾，热淋涩痛，痈肿疮疡，毒蛇咬伤。

【用法用量】　口服：小片剂一次2~3片，大片剂一次1~2片，滴丸一次15~30丸，胶囊剂一次2~3粒；均一日3次，或遵医嘱。

【规格】　小片剂：每瓶100片；大片剂：每瓶60片；滴丸：每丸42mg，每小袋15丸，每盒9小袋。

复方穿心莲片　见本篇"27."

569. 肾舒颗粒[保乙]

【药物组成】　白花蛇舌草、海金沙、瞿麦、大青叶、黄柏、淡竹叶、萹蓄、茯苓、地黄、甘草。

【功能主治与应用】　清热解毒，利尿通淋；有一定抑菌抗炎止痛和利尿等作用。用于下焦湿热所致的热淋，症见尿频、尿急、尿痛；尿色黄赤、尿道灼热刺痛，或有痛引腰痛、发热、呕吐，苔黄腻、脉滑数；尿道炎，膀胱炎，急、慢性肾盂肾炎见上述证候者。

【用法用量】　开水冲服：一次30g，一日3次。小儿酌减或遵医嘱。

【注意事项】　肝气郁结气滞，脾肾亏虚，膀胱气化不行所致淋证不宜用；孕妇忌用；饮食宜清淡易消化，忌油腻和煎炸类食物；本品性苦寒，不宜久服、过服。

【规格】　颗粒剂：每袋15g。

570. 三金片（颗粒、胶囊）[典][基][保甲/乙]

【药物组成】　菝葜、羊开口、积雪草、金沙藤、金樱根。

【功能主治与应用】　清热解毒，利尿通淋，益肾；有利尿、抑菌、抗炎和镇痛作用。用于下焦湿热所致的热淋，尿急频数，小便短赤，淋漓涩痛，舌苔黄腻，脉滑数；急慢性肾盂肾炎、膀胱炎、尿路感染见上述证候者。尚可用于治疗内伤或外感引起的腰腿痛、滴虫性阴道炎。

【用法用量】　温开水送服：小片一次 5 片，大片一次 3 片；胶囊剂一次 2 粒；均一日 3～4 次。开水冲服颗粒剂：一次 14g，一日 3～4 次。

【注意事项】　淋证属于肝郁气滞或脾肾两虚，膀胱气化不行者不宜用；饮食宜清淡易消化，忌辛辣油腻食物和烟酒；注意多饮水，避免过劳，保持心情舒畅。

【规格】　小片每片相当于原药材1.5g，大片相当于原药材3.5g；胶囊剂：0.35g；颗粒剂：每袋（块）14g（相当于原药材 10.5g）。

571. 尿感宁颗粒 [典][保乙]

【药物组成】　海金沙藤、连钱草、凤尾草、紫花地丁、萹草。

【功能主治与应用】　抑菌、利尿、抗炎、解痉。用于膀胱湿热所致的淋证，症见尿频、尿急、尿道涩痛、尿黄或赤、腰痛、小便淋漓不尽；或大便秘结，舌苔黄腻，脉濡数；急慢性尿路感染见上述证候者。

【用法用量】　温开水送服，一次 15g，一日 3～4 次。

【注意事项】　同本篇"570."。

【规格】　颗粒剂：15g。

572. 热淋清颗粒 [典][保乙]

【药物组成】　头花蓼。

【功能主治与应用】　清热泻火，利尿通淋。用于下焦湿热所致的热淋，症见尿频、尿急、尿痛；尿路感染、肾盂肾炎、肾结石伴感染见上述证候者。本品尚用于治疗非淋菌性尿道炎。

【用法用量】　开水冲服：一次 1～2 袋；一日 3 次。

【注意事项】　本品用于肾结石直径小于 0.5cm 者，排石成功率较高，双肾结石或结石直径在 1.5cm 以上者或结石嵌顿时间长者禁用；肝郁气滞，脾肾凉血，膀胱气化不利所致的淋证不宜用；服药期间饮食宜清淡易消化，忌辛辣油腻食物和烟酒；注意多饮水，避免过度劳累和恼怒，保持心情舒畅。

【规格】　颗粒剂：每袋 4g（无糖型）、8g（含糖）。每小袋含头花蓼以没食子酸（$C_7H_6O_5$）计，不得少于 23.0mg。

573. 清淋颗粒 [典]

【药物组成】 瞿麦、木通、萹蓄、车前子（盐炒）、滑石、大黄、栀子、炙甘草。

【功能主治与应用】 清热泻火，利水通淋；有一定抗炎、抑菌、解热、镇痛等作用。用于膀胱湿热所致的淋证、癃闭，症见尿频涩痛、淋漓不畅、小腹胀满、口干咽燥、大便干结、苔黄腻、脉滑数；下尿路感染见上述证候者。亦用于前列腺增生症。

【用法用量】 开水冲服：一次 10g，一日 2 次。小儿酌减。

【注意事项】 膀胱气化不行者不宜用；孕妇忌用；体虚及老年人慎用；饮食宜清淡易消化，忌辛辣油腻食物和烟酒。

【规格】 颗粒剂：每袋 10g。

574. 泌尿宁颗粒

【药物组成】 黄柏、苘麻子、萹蓄、桑寄生、续断、五味子、柴胡、白芷、甘草。

【功能主治与应用】 清热利尿，通淋止痛；有一定解热、镇痛、利尿、抗菌作用。用于下焦湿热所致的热淋，症见小便赤涩热痛、腰痛、小腹坠痛、苔黄腻、脉滑数；尿路感染见上述证候者。

【用法用量】 开水冲服：一次 12g，一日 3 次。小儿酌减。淋症或热淋均为肝气郁结或脾肾两虚所致，故膀胱气化不行者不宜用；饮食宜清淡易消化，忌辛辣油腻食物和烟酒；注意多饮水，避免过劳。

【规格】 颗粒剂：每袋 12g。

575. 八正合剂 [典]

【药物组成】 川木通、车前子（炒）、萹蓄、瞿麦、滑石、大黄、栀子、甘草、灯心草。

【功能主治与应用】 清热、利尿、通淋；有一定抑菌、利尿、解热、抗炎、镇痛等作用。用于湿热下注，小便短赤，淋漓涩痛，口燥咽干；舌苔黄腻，脉滑数；泌尿系统感染，泌尿系结石，非细菌性前列腺炎见上述证候者。

【用法用量】 口服：一次 15～20ml，一日 3 次；用时摇匀。

【注意与禁忌】 结石直径 1.5ml 以上者禁用（小于 0.5cm 的结石患者效果较好）；肝郁气滞或脾肾两虚、膀胱气化不行者不宜使用；孕妇忌用；久病体虚者，儿童及老年人慎用，即使体质壮实者也应中病即止，不可过服、久服；注意多饮水，避免过劳，保持心情舒畅。

【规格】　口服液：每瓶 100ml、120ml、200ml。本品每 1ml 含栀子以栀子苷（$C_{17}H_{24}O_{10}$）计，不得少于 0.60mg。

576. 导赤丸 [典] [保乙]

【药物组成】　黄连、栀子（姜炒）、黄芩、连翘、木通、大黄、玄参、赤芍、滑石、天花粉。

【功能主治与应用】　清热泻火，利尿通便；有一定抑菌抗炎和镇痛等作用。用于火热内盛所致的口舌生疮、咽喉疼痛、心胸烦热、小便短赤、大便秘结；或尿道灼热，有时小腹刺痛，舌尖红赤，苔薄黄而腻，脉数；尿路感染（淋证）、口腔炎、口腔溃疡、复发性口疮、小儿鹅口疮、舌炎、急性咽炎及便秘见上述证候者。

【用法用量】　口服：蜜丸一次 1 丸，水蜜丸一次 2g，均一日 2 次；1 周岁以内小儿酌减。

【注意事项】　脾虚便溏者忌用；孕妇和体虚年迈者均慎用；饮食宜清淡易消化，忌辛辣油腻生冷食物；用本品治疗口角炎、口腔溃疡时，可配合使用外用药。

【规格】　蜜丸剂：每丸 3g。水蜜丸：每 10 粒重 10g。

577. 复方石淋通片 [保乙]

【药物组成】　广藿香、海金沙、石韦、滑石粉、忍冬藤。

【功能主治与应用】　清热利湿，通淋排石。用于下焦湿热所致的热淋、石淋，症见肾区绞痛、尿频、尿涩痛、或尿中带血、或尿时灼热刺痛、少腹拘急、舌苔薄黄或舌红苔黄、脉弦或数；尿路结石和或伴有尿路感染见上述证候者。

【用法用量】　口服：一次 6 片，一日 3 次。

【注意与禁忌】　本品用于结石直径为 0.5cm 以下者排石疗效较好，而直径为 1.5cm 或以上者、结石嵌顿时间长者均忌用；淋证属于肝郁气滞或脾肾两虚、膀胱气化不行者不宜用；脾胃虚寒者和孕妇均忌用；饮食宜清淡易消化，忌油腻辛辣食物和烟酒；注意多饮水，避免过度劳累，保持心情舒畅。

【规格】　片剂：每瓶 54 片、108 片。

578. 银花泌炎灵 [保乙]

【药物组成】　金银花、半枝莲、萹蓄、瞿麦、石韦、川木通、车前子、淡竹叶、桑寄生、灯心草。

【功能主治与应用】　清热解毒，利湿通淋。有一定抑制大肠埃希菌、变形杆菌、金黄色葡萄球菌、铜绿假单胞菌感染的作用，尚有一定抗炎及增加巨噬细胞吞噬能力的作用。用于急性肾盂肾炎、膀胱炎、下焦湿热证，症见发热恶寒、尿频、尿急、尿痛、尿道刺痛涩痛、尿血、腰痛等。

【用法用量】　口服：一次 4 片，一日 4 次。2 周为 1 个疗程，可连服 3 个疗程。或遵医嘱。

【注意事项】　孕妇忌用，哺乳期妇女慎用。

【规格】　片剂：0.5g。

579. 清热通淋丸 [保乙]

【药物组成】　爵床、苦参、白茅根、硼砂。

【功能主治与应用】　清热、利湿、通淋、止痒。用于下焦湿热所致热淋，症见小便频数、尿急、尿道刺痛灼痛、尿液混浊、口干口苦等；急性下尿路感染见上述证候者。

【用法用量】　口服：一次 10 丸或 1 小袋，一日 3 次。或遵医嘱。

【注意事项】　孕妇禁用。虚证慎用；肾功能不良者注意定期复查肾功能。胃脘不适者宜饭后服。

【规格】　丸剂：每小袋 0.16g。

580. 清浊祛毒丸 [保乙]

【药物组成】　金沙藤、大血藤、蒲公英、牡丹皮、虎杖、地黄、山茱萸、广山药、茯苓、泽泻、益母草、黄芪。

【功能主治与应用】　清热解毒，利湿祛浊。用于湿热下注所致的尿频、尿急、尿痛。

【用法用量】　口服：一次 8g，一日 3 次。或遵医嘱。

【规格】　丸剂：8g。

581. 五淋丸

【药物组成】　海金沙、石韦（去毛）、木通、琥珀、茯苓皮、栀子（姜制）、黄连、川芎、当归、白芍、地黄、甘草。

【功能主治与应用】　清热利湿，分清止淋；有利尿、抗炎作用。用于湿热所致的淋证，症见尿频、尿急，小便涩痛、混浊不清，尿色深红或夹血块，苔黄，脉滑数；尿路感染见上述证候者。

【用法用量】　口服：一次 6g，一日 2 次。

【注意事项】　治疗期间节制房事，避免劳累；脾肾亏虚的气淋、劳淋者忌用；孕妇慎用；本品性苦寒，易伤正气，不可久服、过服；饮食宜清淡易消化，忌辛辣油腻食物和烟酒。

【规格】　丸剂：每 100 粒（或每小袋）重 6g。

582. 肾炎灵胶囊

【药物组成】　猪苓、茯苓、车前子（盐炒）、赤芍、栀子、大蓟、小蓟、地榆、马齿苋、茜草、当归、川芎、旱莲草、女贞子、狗脊（烫）、地黄、山药。

【功能主治与应用】　清热利尿，凉血止血，滋阴补肾；有降低尿蛋白、血清尿素氮、肌酐水平，提高血清白蛋白水平，减轻肾小球病变的作用。用于下焦湿热，热迫血行，肾阴不足的尿血，水肿，腰痛，尿频；腰膝酸痛，神疲乏力，舌红苔黄腻；或下肢浮肿，脉细数；慢性肾炎见上述证候者。

【用法用量】　口服：一次6~7粒，一日3次。

【注意事项】　肾阳虚水肿者，脾肾两亏，血失统摄水肿的血尿者均忌服；孕妇慎用；服药期间宜饮食清淡、低盐，忌烟酒及辛辣油腻食物。

【规格】　胶囊剂：0.25g。

银蒲解毒片[典][保乙]　见本篇"113."。

583. 复方石韦片[典]

【药物组成】　石韦、萹蓄、苦参、黄芪。

【功能主治与应用】　清热燥湿，利尿通淋；有一定抗炎、利尿及抑菌作用。用于下焦湿热所致的热淋，症见小便不利、尿频、尿急、尿痛、下肢水肿，舌红苔薄黄腻，脉浮数；急性肾小球肾炎、肾盂肾炎、膀胱炎、尿道炎见上述证候者。

【用法用量】　口服：一次5片，一日3次。15日为一个疗程，可连服两个疗程。

【注意事项】　淋证属于肝郁气滞或脾肾两虚，膀胱气化不行者不宜用；若属风邪犯肺，风水水肿，肝肾不足，水湿停滞，脾肾亏虚，水湿泛溢者皆不宜用；本品苦寒，易伤正气，体质虚寒者慎用；服药期间饮食宜清淡、低盐，忌辛辣食物和烟酒。

【规格】　片剂：0.4g。本品每片含黄芪以黄芪甲苷（$C_{41}H_{68}O_{14}$）计，不得少于0.18mg。

584. 复肾宁片（胶囊）

【药物组成】　车前子、萹蓄、栀子、黄柏（盐制）、知母（盐制）、大黄（制）、益母草、附子（炙）、甘草。

【功能主治与应用】　清热利湿，通阳化瘀；有一定抗炎利尿等作用。用于湿热下注、瘀血阻滞所致的热淋，症见尿频、尿急、尿痛，腰痛，口干口苦、大便干结。

【用法用量】　口服：片剂一次4片，一日3次。胶囊剂参见说明书。

【注意与禁忌】　对牛奶过敏者禁用，严重心脏病、高血压、肝病、肾病患者禁用。孕妇慎用。本品含乌头碱，不得任意增加用量和服药次数。如服用本品后出现唇舌麻木、头痛头昏、腹痛腹泻、心烦欲呕、呼吸困难等，应及时停药，对症就医急救。肝郁气滞、脾肾两亏、气化不行之淋证者不宜用；脾胃虚寒者慎用；饮食宜清淡易消化，忌烟酒和辛辣油腻食物；注意多喝水，避免过劳。

【规格】　片剂：0.52g；胶囊剂：0.25g。

585. 肾炎解热片[典]

【药物组成】　白茅根、连翘、荆芥、蝉蜕、茯苓、泽泻（盐制）、车前子（炒）、赤小豆、蒲公英、大腹皮、石膏（生）、杏仁（炒）、桂枝、陈皮。

【功能主治与应用】　疏风解热、宣肺利水；本品有一定解热、利尿作用，并能改善肾炎模型动物的肾损害。用于风热犯肺所致水肿，症见发热恶寒、头面水肿、咽喉干痛、小便短赤，舌苔薄黄、脉浮数；急性肾炎见上述证候者。

【用法用量】　口服：片重为 0.32g 或 0.34g 的片剂一次 4～5 片，片重为 0.56g 的片剂一次 3 片；均一日 3 次。

【禁忌】　外感风寒、阳气亏虚所致的水肿者禁用；孕妇慎用；饮食宜清淡易消化、低盐，忌辛辣油腻食物和烟酒。

【规格】　片剂：糖衣片，每片 0.32g；薄膜衣片，每片 0.34g、0.56g。

586. 荡涤灵颗粒

【药物组成】　黄连、琥珀、赤芍、知母、地黄、地龙、黄芪。

【功能主治应用】　清热利湿，利尿通淋。用于湿热蕴结下焦所致的热淋，症见小便不利、尿频、尿急、尿痛等；肾盂肾炎、膀胱炎等尿路感染见上述证候者。

【用法用量】　开水冲服：一次 20g，一日 3 次。

【规格】　颗粒剂：20g。

587. 分清止淋丸

【药物组成】　木通、瞿麦、萹蓄、泽泻、茯苓、猪苓、黄芩、黄柏、栀子、大黄、知母、甘草。

【功能主治与应用】　清热泻火，利尿通淋。主治湿热下注、热结膀胱。用于尿路感染，症见小便频数、淋漓不尽、尿时涩痛、尿液混赤，少腹急满，甚则尿中带血等。

【用法用量】　口服：一次 6g，一日 2～3 次。

【注意事项】　孕妇忌服，体虚者、胃热者剂量减半。

【规格】　水丸剂：每小袋 6g。

588. 血尿胶囊

【药物组成】　棕榈子、菝葜、薏苡仁。

【功能主治与应用】　清热利湿，凉血止血。用于急慢性肾盂肾炎，血尿和不明原因血尿。亦可用于尿路系统肿瘤的辅助止血治疗。

【用法用量】　饭后温开水送服：一次 5 粒，一日 3 次。或遵医嘱。

【规格】　胶囊剂：0.3g。

589. 淋必泰胶囊

【药物组成】　四季红、芙蓉叶、仙鹤草、大风藤、白茅根、连翘、三颗针。

【功能主治与应用】　清热解毒，利湿通淋。用于湿热蕴结所致的淋证，症见小便不利、尿血及下尿路感染；慢性前列腺炎见上述证候者。

【用法用量】　口服：一次 3～4 粒，一日 3 次；7 日为一个疗程。孕妇遵医嘱。

【规格】　胶囊剂：0.38g。

590. 金钱草片（颗粒、胶囊）[典][保乙]

【药物组成】　金钱草。

【功能主治与应用】　清热利湿，通淋排石。用于湿热下注所致的小便频数短赤，淋沥疼痛，尿色赤黄，腰腹疼痛，甚至尿挟砂石。

【用法用量】　口服：一次 4～8 片，一日 3 次。

【注意事项】　孕妇遵医嘱。

【规格】　素片：0.3g；薄膜衣片：0.32g。每瓶含金钱草以槲皮素（$C_{15}H_{10}O_7$）和山奈素（$C_{15}H_{10}O_6$）的总量计，不得少于 0.27mg。

591. 复方金钱草制剂[典][保乙]

【药物组成】　广金钱草、车前草、光石韦、玉米须。

【功能主治与应用】　清热利湿，通淋排石。用于湿热下注所致的热淋、石淋，症见尿频、尿急、尿痛、腰痛；尿路结石、尿路感染见上述证候者。

【用法用量】　开水冲服颗粒剂：一次 1～2 袋，一日 3 次。

【注意事项】　参见说明书；遵医嘱。

【规格】　颗粒剂：10g(含糖)，3g(无糖型)；每袋含光石韦以芒果苷（$C_{19}H_{18}O_{11}$）计，不得少于 1.2mg。

592. 肾炎康复片[典][基][保甲]

【药物组成】　西洋参、人参、地黄、盐杜仲、山药、白花蛇舌草、黑豆、土茯苓、益母草、丹参、泽泻、白茅根、桔梗。

【功能主治与应用】　益气养阴，健脾补肾，清解余毒。用于气阴两虚、脾肾不足、水湿内停所致的水肿，症见神疲乏力、腰膝酸软、面目和四肢浮肿、头晕耳鸣；慢性肾炎、蛋白尿、血尿见上述证候者。

【用法用量】　一次 8 片（片芯重 0.3g），或每次 5 片（片芯重 0.48g）；均一日 3 次。小儿酌减或遵医嘱。

【注意与禁忌】　孕妇禁用，急性肾炎水肿不宜。

【规格】　片芯重 0.3g、0.48g。

593. 肾炎消肿片 [典][保乙]

【药物组成】　桂枝、泽泻、陈皮、香加皮、苍术、茯苓、姜皮、大腹皮、关黄柏、椒目、冬瓜皮、益母草。

【功能主治与应用】　健脾渗湿，通阳利水。用于脾虚气滞、水湿内停所致的水肿，症见肢体浮肿、晨起面肿甚、身体重倦、尿少、脘腹胀满、舌苔白腻、脉沉缓；急、慢性肾炎见上述证候者。

【用法用量】　口服：片重为 0.32g 或 0.34g 的片剂，一次 4～5 片；片重为 0.56g 的片剂，一次 3 片；均一日 3 次。

【注意事项】　孕妇忌服；参见说明书，遵医嘱。

【规格】　薄膜衣片：0.34g、0.56g；糖衣片：片芯重 0.32g。

594. 肾炎舒片 [典][保乙]

【药物组成】　苍术、茯苓、白茅根、防己、人参（去芦）、菟丝子、枸杞子、金银花、蒲公英。

【功能主治与应用】　益肾健脾，利水消肿。用于脾肾阳虚、水湿内停所致的水肿，症见浮肿、腰痛、乏力、怕冷、夜尿多；慢性肾炎见上述证候者。

【用法用量】　口服：一次 6 片，一日 3 次。小儿酌减。

【注意事项】　参见说明书，遵医嘱。

【规格】　薄膜衣片：0.27g；糖衣片：片芯重 0.25g。

595. 肾衰宁胶囊 [典][保乙]

【药物组成】　太子参、黄连、法半夏、陈皮、茯苓、大黄、丹参、牛膝、红花、甘草。

【功能主治与应用】　益肾健脾，活血化瘀，通腑泄浊。用于脾胃气虚、浊瘀内阻、升降失调所致的面色萎黄、腰痛倦息、呕心呕吐、食欲缺乏、小便不利、大便黏滞；慢性肾功能不全见上述证候者。

【用法用量】　口服：一次 4～6 粒，一日 3～4 次；小儿酌减。

【注意事项】　孕妇忌用；参见说明书，遵医嘱。

【规格】　胶囊剂：0.35g。

596. 肾宝合剂（糖浆）[典]

【药物组成】　蛇床子、川芎、菟丝子、补骨脂、茯苓、红参、小茴香、五味子、金樱子、白术、当归、覆盆子、制何首乌、车前子、熟地黄、枸杞子、山药、淫羊藿、胡芦巴、黄芪、肉苁蓉、炙甘草。

【功能主治与应用】　温补肾阳，固精益气。用于肾阳亏虚、精气不足所致的阳痿遗精、精神不振、夜尿频多、畏寒怕冷、月经过多，白带清稀。

【用法用量】　口服合剂或糖浆剂：每次 10～20ml，一日 3 次。

【注意事项】　感冒发热停服。

【规格】　合剂或糖浆剂：每支 10ml；每瓶 100ml、150ml、200ml。

597. 肾复康胶囊 [典][保乙]

【药物组成】　土茯苓、槐花、白茅根、益母草、广藿香。

【功能主治与应用】　清热利尿，益肾化浊。用于热淋涩通，急性肾炎水肿，慢性肾炎急性发作。

【用法用量】　口服：一次 4～6 粒，一日 3 次。

【注意事项】　参见说明书，遵医嘱。

【规格】　胶囊剂：0.3g。本品每粒含槐花以芦丁（$C_{27}H_{30}O_{16}$）计，不得少于 1.10mg。

598. 肾康宁胶囊（片、颗粒）[典][保乙]

【药物组成】　黄芪、丹参、茯苓、泽泻、益母草、淡附片、锁阳、山药。

【功能主治与应用】　补脾温肾，渗湿活血。用于脾肾阳虚、血瘀湿阻所致的水肿，症见浮肿、乏力、腰膝冷痛；慢性肾炎见上述证候者。

【用法用量】　口服：3 种规格的片剂均为一次 5 片，一日 3 次。0.35g 的胶囊剂一次 5 粒，0.45g 的胶囊剂一次 4 粒；均一日 3 次。开水冲服颗粒剂：一次 1 袋，一日 3 次。

【注意事项】　参见说明书，遵医嘱。

【规格】　胶囊剂：0.35g、0.45g。糖衣片：0.3g；薄膜衣片：0.31g、0.33g。颗粒剂：5g。每片含黄芪以黄芪甲苷（$C_{41}H_{68}O_{14}$）计，不得少于 50μg。

599. 肾炎四味片 [典][保甲]

【药物组成】　细梗胡枝子、黄芩、石韦、黄芪。

【功能主治与应用】　清热利尿，补气健脾。用于湿热内蕴兼气虚所致的水肿，症见浮肿、腰痛、乏力、小便不利；慢性肾炎见上述证候者。

【用法用量】　口服：0.36g 的片剂或 0.35g 的糖衣片一次均 8 片；0.7g 的大片一次 4 片；均一日 3 次。

【注意事项】　参见说明书，遵医嘱。

【规格】　小片：0.35g、0.36g；大片：0.7g。每小片含黄芩苷（$C_{21}H_{18}O_{11}$）不得少于 10mg，大片不得少于 20mg。

备选药 3 种：600. 泌尿淋颗粒（胶囊）、龙胆泻肝丸（颗粒、口服液）[典][保甲]（见本篇"510."）、鱼腥草注射液 [保乙]（见本篇"9."）

第二节　前列腺炎伴前列腺增生症用中成药

601. 癃闭舒胶囊（片）[典][基][保甲]

【药物组成】　补骨脂、益母草、琥珀、金钱草、海金沙、山慈菇。

【功能主治与应用】　益肾活血，清热通淋；有一定抗前列腺增生的作用。用于肾气不足、湿热瘀阻所致的癃闭，症见腰膝酸痛、尿频、尿急、尿痛、尿线细，伴有小腹拘急疼痛；前列腺炎、前列腺增生症见上述证候者。

【用法用量】　口服：一次 3 粒，一日 2 次。或遵医嘱。

【注意事项】　肺热壅盛，肝郁气滞，脾虚气陷所致的癃闭均不宜用；服药期间饮食宜清淡易消化，忌辛辣油腻生冷食物和烟酒。

【规格】　胶囊剂：0.3g。

602. 癃清片（胶囊）[典][基][保甲]

【药物组成】　败酱草、白花蛇舌草、金银花、黄连、黄柏、泽泻、车前子、牡丹皮、赤芍、仙鹤草。

【功能主治与应用】　清热解毒，凉血通淋；有一定抗菌（如乙型链球菌、金黄色葡萄球菌、致病性大肠埃希菌）作用。用于下焦湿热所致的热淋，症见尿频、尿急、尿痛、腰痛、小腹坠胀；或小便频数、淋漓不畅、尿道灼热或涩痛；舌红苔黄、脉弦或滑数；下尿路感染、前列腺增生症见上述证候者。

【用法用量】　口服：片剂一次 6 片，一日 2 次；重症一次 8 片，一日 3 次。

【规格】　片剂：0.6g。

603. 尿塞通片（胶囊）[典][保乙]

【药物组成】　王不留行、川楝子、败酱、盐小茴香、陈皮、桃仁、白芷、丹参、红花、泽兰、赤芍、盐类黄柏、泽泻。

【功能主治与应用】　理气活血，通淋散结。用于气滞血瘀、下焦湿热所致的轻、中度癃闭，症见排尿不畅、小便不利、尿流变细甚至点滴而下，小腹胀满疼痛、尿频、尿急、舌紫暗或有瘀点、脉细涩；前列腺炎、前列腺增生症见上述证候者。

【用法用量】　口服片剂：一次4~6片，一日3次。

【注意事项】　本品用于湿热瘀阻所致的癃闭实证，若肺热气壅、肺失宣降，或肝郁气滞，或脾气不升、肾元亏虚所致的癃闭者忌用；对小便闭塞、点滴全无、已成为尿闭等，或前列腺增生导致尿路梗阻严重者，非本品所宜，应当选择手术治疗；本品含有活血化瘀之品，孕妇忌用；忌辛辣食物和烟酒。

【规格】　片剂：0.35g。胶囊剂规格见说明书。

604. 前列倍喜胶囊[保乙]

【药物组成】　猪鬃草、蝼蛄、王不留行、皂角刺、刺猬皮。

【功能主治与应用】　清利湿热，活血化瘀，利尿通淋。用于前列腺增生症、前列腺炎，症见小便不利、淋漓涩痛等湿热瘀阻证。

【用法用量】　饭前服：一次6粒，一日3次。20日为一个疗程，或遵医嘱。

【注意事项】　孕妇忌用；极少数患者服药后偶见尿道灼热感，属正常反应，多饮水可缓解；服药期间忌辛辣油腻食物和烟酒；过敏体质者慎用。

【规格】　胶囊剂：0.4g。

605. 泽桂癃爽胶囊[保乙]

【药物组成】　泽兰、皂角刺、肉桂。

【功能主治与应用】　行瘀利水，化气利尿；有一定抗前列腺增生、前列腺炎，抑菌及抗血小板聚集等作用。用于膀胱瘀阻所致的癃闭，症见夜尿频多频数、尿线变细或点滴涩痛等排尿困难及小腹胀满隐痛等临床症状；前列腺增生症见上述证候者。

【用法用量】　饭后口服：一次2粒，一日3次。30日为一个疗程。

【注意事项】　肝郁气滞，脾虚气陷，下焦湿热所致的小便癃闭不通者忌用；服用期间饮食宜清淡易消化，忌辛辣油腻和烟酒；忌房事。

【规格】　胶囊剂：0.44g。

606. 前列欣胶囊 【典】【保乙】

【药物组成】　炒桃仁、没药（炒）、丹参、赤芍、红花、泽兰、炒王不留行、皂角刺、败酱草、蒲公英、川楝子、白芷、石韦、枸杞子。

【功能主治与应用】　用于前列腺炎、前列腺增生因瘀血凝聚、湿热下注所致的淋证；症见尿急、尿频、尿痛、排尿困难，或淋沥不畅，尿道涩滞而灼痛。

【用法用量】　口服：一次 4～6 粒，一日 3 次。或遵医嘱。

【注意事项】　偶见胃脘不适。

【规格】　胶囊剂：0.5g[每粒含白芷以欧前胡素（$C_{16}H_{14}O_4$）计，不得少于 60μg]。

607. 翁沥通颗粒 【保乙】

【药物组成】　薏苡仁、浙贝母、川木通、栀子（炒）、金银花、旋覆花、泽兰、大黄、自然铜、甘草、黄芪（蜜炙）。

【功能主治与应用】　清热利湿，散结祛瘀。有一定抑制前列腺增生作用。用于湿热、痰瘀交阻之前列腺炎、前列腺增生，症见尿频、尿急、尿痛，或尿线细而淋沥涩痛、排尿困难。

【用法用量】　饭后用温开水冲服：一次 1 袋，一日 2 次。

【不良反应】　服药后偶见恶心、呃逆、腹痛、腹泻、胃脘胀满或胀闷、嘈杂、便秘、头晕烦躁、皮疹、瘙痒。

【规格】　颗粒剂：每袋 5g，每盒 6 小袋。

608. 复方梅笠草片（爱活尿通片） 【保乙】

【药物组成】　小麦胚油、伞花梅笠草乙醇提取物、白杨乙醇提取物、洋白头翁乙醇提取物、木贼乙醇提取物、精制牛胆膏、四水氯化锰。

【功能主治与应用】　清热、利尿、消炎。用于一、二期前列腺增生、前列腺炎、附睾炎等；症见尿意频数而急，尿潴留，排尿困难。

【用法用量】　口服：1～2 片，一日 2 次。

【不良反应】　个别患者出现恶心、耳鸣、呃逆反酸、氨基转移酶升高、头晕、乏力、步态不稳等。但与本品的相关性有待确认。

【规格】　片剂：每片 0.17g（含小麦胚芽油 15mg，伞花梅笠草、白杨、洋白头翁乙醇提取物均为 0.5mg、木贼乙醇提取物 1.5mg，精制牛胆膏 0.5mg，四水氯化锰 0.25mg）。

609. 前列舒丸 【典】【保乙】

【药物组成】　熟地黄、薏苡仁、冬瓜子、山茱萸、山药、牡丹皮、苍术、桃仁、泽泻、茯苓、桂枝、附子（制）、韭菜子、淫羊藿、甘草。

【功能主治与应用】　扶正固本，益肾利尿。用于慢性前列腺炎、前列腺增生，因肾虚所致的淋证，症见尿频尿急、尿痛、排尿困难、滴沥不尽。

【用法用量】　口服：水蜜丸一次服 6～12g，大蜜丸一次服 1～2 丸；均一日 3 次。

【注意事项】　若尿闭不通者不宜用本品。

【规格】　水蜜丸：每 70 丸重 1.3g；大蜜丸：9g。

610. 普乐安胶囊（片）[典][保甲]

【药物组成】　油菜花花粉。

【功能主治与应用】　补肾固本，有一定抑制前列腺增生和抗炎抑菌、改善微循环及利尿等作用。用于慢性前列腺炎及前列腺增生症因肾气不固所致的癃闭，症见腰膝酸软、排尿不畅、尿后余沥。

【用法用量】　口服：一次 3～4 片，或 4～6 粒，均一日 3 次。

【禁忌】　肝郁气滞，脾虚气陷所致的癃闭不宜用；禁食辛辣油腻生冷食物和烟酒。

【规格】　胶囊剂：0.375g。片剂：每瓶 54 片、60 片、120 片。

611. 前列通片（胶囊）[典][保乙]

【药物组成】　片剂组成为广东王不留行、黄芪、车前子、关黄柏、两头尖、蒲公英、泽兰、琥珀、八角茴香油、肉桂油。

【功能主治与应用】　清利湿浊，化瘀散结；有一定抗前列腺炎作用和镇痛利尿作用。用于前列腺炎、前列腺增生症因热瘀蕴结下焦所致的轻、中度癃闭，症见排尿不畅、尿流变细、小便频数，可伴尿急、尿痛或腰痛。

【用法用量】　口服：片重为 0.34g 的薄膜衣片或片芯重为 0.26g 的糖衣片，一次 6 片；若片芯重为 0.39g 的糖衣片，一次 4 片；均一日 3 次。30～45 日为一个疗程。或遵医嘱。

【注意与禁忌】　肝郁气滞，中气不足，肾阳衰惫者忌用；对小便闭塞，点滴全无已成尿闭者，或前列腺增生症导致尿路梗阻抑制者，非本品所宜，应请外科会诊治疗；忌辛辣饮食和烟酒；本品含两头尖，有一定毒性，不宜过服、久服。孕妇慎用。

【规格】　薄膜衣片：0.34g；糖衣片片芯重 0.26g、0.39g；胶囊剂参见说明书，遵医嘱。

612. 前列舒通胶囊 [保乙]【农合】

【药物组成】　黄柏、赤芍、当归、土茯苓、三棱、泽泻、马齿苋、马鞭草、虎耳草、柴胡、川牛膝、甘草。

【功能主治与应用】　清热利湿，化瘀散结；有一定消炎、利尿、止痛等作用。用于慢性前列腺炎、前列腺增生症属湿热瘀阻证，症见尿频、尿急、尿淋漓、会阴、下腹或腰骶部坠胀或疼痛，阴囊潮湿等。

【用法用量】　口服：一次 3 粒，一日 3 次。

【注意事项】　忌辛辣油腻和烟酒；不宜久坐。

【规格】　胶囊剂：0.4g。

613. 前列舒乐颗粒 [保乙]

【药物组成】　淫羊藿、黄芪、川牛膝、蒲黄、车前草。

【功能主治与应用】　抗炎、镇痛、利尿。用于前列腺增生症、慢性前列腺炎因肾脾两虚、血瘀湿阻所致的淋证（癃闭），症见腰膝酸软、小腹坠胀、小便频数、淋漓不畅、尿道涩痛。

【用法用量】　冲服：一次 6g，一日 3 次。

【注意事项】　膀胱湿热，肝郁气滞所致的淋证不宜用；肝郁气滞、脾虚气陷所致的癃闭忌用；服药期间忌食辛辣生冷油腻食物和烟酒；不宜久坐。

【规格】　颗粒剂：6g。

614. 前列安栓 [保乙]

【药物组成】　虎杖、大黄、黄柏、栀子、泽兰、毛冬青、吴茱萸、荔枝核、威灵仙、石菖蒲。

【功能主治与应用】　清热利尿，通淋散结。用于湿热壅阻所致的精浊、白浊、劳淋，症见少腹痛、会阴痛、睾丸疼痛或茎中疼痛、少腹胀痛，排尿不利、尿频、尿痛、尿道口滴白、尿道不适，脉滑；慢性前列腺炎见上述证候者。

【用法用量】　将栓剂塞入肛门口 3～4cm，一次一粒，一日 1 次。30 日为一个疗程。

【注意事项】　本品塞入肛门后，如有便意，腹痛、腹泻等不适感，可将栓剂外涂植物油，或将栓剂塞入更深处，待适应后自行缓解或消失；宜多饮水，忌憋尿和烟酒，忌辛辣食物。

【规格】　栓剂：每粒 2g。

615. 萆薢分清丸 [保乙]

【药物组成】　粉萆薢、益智仁（炒）、乌药、石菖蒲、甘草。

【功能主治与应用】　分清化浊，温肾利湿。用于慢性前列腺增生症因肾不化气、清浊不分所致的白浊、小便不频数或淋漓不尽，尿液混浊或如米泔（米汤）。

【用法用量】　口服：一次 6～9g，一日 2 次。

【注意事项】　膀胱湿热壅盛所致的小便白浊及尿频淋漓涩痛者不宜用，服药期间忌油腻、生冷、辛辣刺激食物。

【规格】　丸剂：每 20 丸重 1g。

616. 前列回春胶囊

【药物组成】　鹿茸、淫羊藿、枸杞子、五味子、菟丝子、穿山甲（炮）、王不留行、地龙、虎杖、木通、萹蓄、车前子、黄柏、白花蛇舌草、蜈蚣、黄芪、茯苓、莱菔子、甘草。

【功能主治与应用】　益肾活血，清热通淋；有一定抗前列腺增生、抗炎作用和镇痛作用，能改善血液循环，并对伤寒沙门菌、志贺菌、大肠埃希菌、金黄色葡萄球菌、黄色微球菌有不同程度的抑制作用。用于肾气不足、湿热瘀阻所致的淋证，症见尿频、尿急、尿痛、排尿滴沥不爽、阳痿早泄；慢性前列腺炎见上述证候者。

【用法用量】　口服：一次 5 粒，一日 2～3 次。

【注意事项】　肝郁气滞所致的淋证不宜用；肝郁不舒、惊恐伤肾所致的阳痿不宜用；服药期间忌食辛辣食物和烟酒、忌房事；严重高血压者慎用。

【规格】　胶囊剂：0.3g。

617. 力补金秋胶囊

【药物组成】　人事、海龙、鹿茸、羊睾丸、肉苁蓉、菟丝子、枸杞子、山茱萸、杜仲、大黄、五味子、西红柿、蜂王浆冻干粉。

【功能主治与应用】　益气固本，滋阴壮阳。用于肾阳不足、气血亏虚所致的腰膝酸软、畏寒肢冷、神疲乏力、失眠健忘、头晕耳鸣，以及阳痿、遗精、早泄。

【用法用量】　早晚各空腹时分别服 2 粒，重症遵医嘱。

【注意事项】　孕妇忌用，服药期间饮食忌辛辣生冷油腻食物，戒酒，高血压、感冒发热者不宜用。

【规格】　胶囊剂：0.5g，每盒 10 粒。

618. 前列安通胶囊（片）（纤列隆）[保乙]

【药物组成】　黄柏、赤芍、丹参、桃仁、泽兰、乌药、王不留行、白芷等 20 多味药。

【功能主治与应用】　主要用于治疗前列腺炎，前列腺增生，淋菌、非淋菌性、尖锐湿疣、病毒性疱疹等引起的急慢性尿道炎等泌尿性疾病。症如尿频、尿急、尿痛、尿无力、小便不畅、尿流分叉、淋漓不尽、便后余沥、尿道口红肿或灼热不适、有分泌物流出、滴白、会阴部及下腹部呈放射性疼痛。四肢乏力、腰部酸软、怕冷、精神欠佳。用于前列腺增生，前列腺炎，尿道炎，非淋菌性尿道炎。

【用法用量】　口服。一次 4～6 粒，一日 3 次；或遵医嘱。

【注意事项】　服药期间忌服浓茶，忌食绿豆、白萝卜、螃蟹及虾类海鲜、牛羊肉、辛辣生冷食物；绝对忌酒。

【规格】　胶囊剂：0.28g（相当于 1.04g 生药）。

619. 前列隆闭通胶囊（颗粒、片）[保乙]

【药物组成】　黄芪、土鳖虫、冬葵果、桃仁、桂枝、淫羊藿、柴胡、茯苓、虎杖、枳壳、川牛膝、淀粉。

【功能主治与应用】　益气温阳，活血利水。用于肾虚血瘀所致癃闭，症见尿频、排尿延缓、费力、尿后余沥，腰膝酸软；前列腺增生见上述证候者。

【用法用量】　口服：胶囊剂一次 4 粒，一日 3 次。其他剂型参见说明书。

【注意事项】　参见说明书，遵医嘱。

【规格】　胶囊剂：0.5g。其他剂型参见说明书。

620. 前列平胶囊 [保乙]

【药物组成】　败酱草、丹参、赤芍、桃仁、红花、泽兰、石韦、乳香、没药。

【功能主治与应用】　清热利湿，化瘀止痛。用于湿热瘀阻所致的急、慢性前列腺炎。

【用法用量】　口服：一次 5 粒，一日 3 次。

【注意事项】　参见说明书，遵医嘱。

【规格】　胶囊剂：0.4g。

621. 前列泰丸（颗粒、胶囊、片）[保乙]

【药物组成】　益母草、萹蓄、红花、油菜蜂花粉、知母（盐炒）、黄柏（盐炒）。

【功能主治与应用】　清热利湿，活血散结。用于湿热瘀阻型的慢性前列腺炎、前列腺增生。

　　【用法用量】　口服：一次 5 粒，一日 3 次。

　　【不良反应】　少数患者服药后可出现轻度恶心、上腹部饱胀不适等胃肠道反应，可改为饭后服。个别过敏体质者可引起过敏反应。

　　【禁忌】　过敏体质（尤其是花粉过敏者）禁用。

　　【注意事项】　患有浅表性胃炎或脾胃虚寒者饭后服用。

　　【规格】　胶囊剂：0.36g。铝塑泡罩包装。每板 12 粒，每盒 2 板。

第七章　妇（产）科感染性疾病用中成药

第一节　宫颈炎、子宫内膜炎、附件炎、盆腔炎、带下证等妇科炎症用中成药

清热祛湿、解毒消炎及止带剂

622. 妇科千金片[典][基][保甲]

【药物组成】　党参、当归、千斤拔、金樱根、鸡血藤、穿心莲、单面针、功劳木。

【功能主治与应用】　益气养血，清热解毒，强腰通络。用于急慢性盆腔炎、子宫颈炎、子宫内膜炎及其他妇女生殖器炎症，带下病、腹痛、月经不调等。有人用于前列腺炎、慢性咽炎、感冒发热等均有较好疗效。

【用法用量】　口服：一次 6 片，一日 3 次。

【规格】　片剂：0.32g。

623. 妇平胶囊

【药物组成】　金荞麦、紫花地丁、败酱草、一枝黄花、扛板归、大血藤、莪术。

【功能主治与应用】　清热解毒，化瘀消肿。用于下焦湿热、瘀毒所致的白带量多色黄质黏，或赤白相兼，或如脓样、有异臭，少腹坠胀疼痛，腰部疼痛，尿黄便干，舌红苔黄腻，脉数；盆腔炎、附件炎等见上述证候者。

【用法用量】　口服：一次 2 粒，一日 3 次。

【禁忌】　孕妇忌服。

【规格】　胶囊剂：0.45g，每板 12 粒，每盒 2 板。

624. 妇炎康复片（胶囊）

【药物组成】　败酱草、薏苡仁、川楝子、柴胡、黄芩、赤芍、陈皮。

【功能主治与应用】　清热利湿，化瘀止痛。治妇科炎症。用于慢性盆腔炎因湿热瘀阻所致妇女带下，色黄质黏稠或如豆渣状，气臭，少腹、腰骶疼痛，色暗苔腻等。

【用法用量】　口服：一次 5 片，一日 3 次。明显脾胃虚弱者遵医嘱。

【规格】　片剂：0.35g。胶囊剂见说明书。

625. 杏香兔耳风片

【药物组成】　杏香兔耳风。

【功能主治与应用】　清热解毒，祛瘀生新。用于宫颈糜烂因湿热下注所致的带下病，症见带下量多、色黄、小腹隐痛。

【用法用量】　口服：一次 4～6 片，一日 3 次。

【注意与禁忌】　脾虚寒湿证带下病忌用；孕妇禁用，糖尿病患者慎用；饮食宜清淡，忌辛辣油腻食物。

【规格】　糖衣片：0.3g，每盒 36 片。

626. 复方杏香兔耳风颗粒[典]

【药物组成】　杏香兔耳风、白术（漂）。

【功能主治与应用】　清热解毒，祛瘀生新；用于湿热下注所致慢性宫颈炎、子宫内膜炎、阴道炎、白带等症。

【用法用量】　开水冲服：一次 9g，一日 2 次。

【规格】　颗粒剂：每袋 9g（相当于生药 35g），每盒 6 袋。

627. 红花颗粒[保乙]

【药物组成】　一点红、白花蛇舌草、地桃花、白背桐、桃金娘根、薜荔、鸡血藤。

【功能主治与应用】　清热利湿，祛瘀止痛；有抗菌消炎等作用。用于湿热型月经带下、月经不调、痛经等症及子宫内膜炎、附件炎、盆腔炎等。

【用法用量】　冲服：颗粒剂一次 15g，一日 3 次，7 日为 1 个疗程。

【规格】　颗粒剂：每袋 15g。

628. 白带丸[典]

【药物组成】　黄柏（酒炒）、椿皮、白芍、当归、香附（醋制）。

【功能主治与应用】　清湿热，止带下。用于阴道炎、宫颈炎、子宫内膜炎等妇女生殖器炎症所致湿热下注、赤白带下,白带增多等。亦用于遗精、滑精、慢性前列腺炎。

【用法用量】　口服：水蜜丸一次 6～9g，温开水送服；大蜜丸一次 1 丸；均一日 2 次。

【注意事项】　虚寒者不宜用。

【规格】　水蜜丸：每袋 18g；大蜜丸：9g。

629. 除湿白带丸 [典]

【药物组成】　党参、炒白术、山药、白芍、芡实、车前子（炒）、当归、苍术、陈皮、白果仁、荆芥炭、柴胡、黄柏炭、茜草、海螵蛸、煅牡蛎。

【功能主治与应用】　健脾益气，除湿止带。用于脾虚湿盛所致的带下病，症见带下量多、色白质稀、纳少、腹胀、便溏。

【用法用量】　口服：一次 6～9g，一日 2 次。

【规格】　水丸：每 20 丸重 1g。

630. 盆炎净颗粒（胶囊、片）[保乙]

【药物组成】　忍冬藤、蒲公英、鸡血藤、益母草、赤芍、川芎、狗脊、车前草。

【功能主治与应用】　清热利湿，活血通络，抗菌消炎。用于湿热瘀阻所致带下病，少腹痛，症见带下量多、色黄、小腹隐隐作痛；慢性盆腔炎见上述证候者。

【用法用量】　开水冲服：一次 12g，一日 3 次。

【注意事项】　本品用于湿热阻滞，脾肾阳虚腹痛、带下量多者不宜使用；体虚明显者不宜单独使用；因含有活血渗湿之品，孕妇忌服；忌食辛辣、生冷、油腻食物。

【规格】　颗粒剂：12g（相当于原药材 23.4g）。胶囊、片剂参见说明书，遵医嘱。

631. 千金止带丸 [典][保乙]

【药物组成】　党参、炒白术、杜仲（盐炒）、续断、补骨脂（盐炒）、当归、白芍、川芎、延胡索（醋炙）、香附（醋炙）、木香、小茴香（盐炒）、青黛、鸡冠花、椿皮（炒）、牡蛎（煅）、砂仁。

【功能主治与应用】　健脾补肾，调经止带。用于脾虚肾虚所致的月经不调、带下病，症见月经先后不定期，量多或淋漓不尽，色淡无块，或带下量多，色白清稀，神疲乏力，腰膝酸软；慢性盆腔炎见上述证候者。

【用法用量】　口服：水丸一次 6～9g，一日 2～3 次；大蜜丸一次 1 丸，一日 2 次。

【注意事项】　肝郁血瘀证、湿热证、热毒证者均忌服；孕妇慎用。

【规格】　水蜜丸：每袋 6g，每瓶 60g；大蜜丸：9g。

632. 妇乐颗粒（胶囊）[保乙]

【药物组成】　忍冬藤、大青叶、蒲公英、牡丹皮、赤芍、川楝子、延胡索（制）、大血藤、大黄（制）、甘草。

【功能主治与应用】　清热凉血，化瘀止痛。用于瘀热蕴结所致的带下病，症见带下量多，色黄，少腹疼痛；慢性盆腔炎见上述证候者。

【用法用量】　口服：颗粒开水冲服，一次 12g，一日 2 次。胶囊剂遵医嘱。

【注意事项】　本品用于瘀热蕴结证，气血虚弱所致腹痛、带下者慎用；含攻下活血之品，孕妇忌用；饮食宜营养丰富，忌食生冷、厚味及辛辣之品。

【规格】　颗粒剂：6g（相当于原药材 27.7g）；胶囊剂：0.5g。

633. 妇炎康片[典][保乙]

【药物组成】　当归、丹参、苦参、莪术（醋炙）、三棱（醋炙）、赤芍、川楝子（炒）、香附（醋炙）、山药、延胡索（醋炙）、土茯苓、芡实（炒）、黄柏。

【功能主治与应用】　活血化瘀，软坚散结，清热解毒。用于妇科炎症。用于慢性附件炎、盆腔炎、阴道炎、膀胱炎、慢性阑尾炎、尿路感染等。

【用法用量】　口服：0.25g 片剂一次 6 片，一日 3 次；0.52g 片剂一次 3 片，一日 3 次。

【注意事项】　孕妇禁用，非湿热瘀滞证者不宜用。

【规格】　片剂：每瓶 100 片。

634. 金刚藤糖浆（胶囊）[基][保乙]

【药物组成】　金刚藤（菝葜）。

【功能主治与应用】　清热解毒，散结消肿；抗菌消炎散瘀。用于妇女附件炎、附件炎性包块及炎性不孕。

【用法用量】　口服：糖浆剂一次 20ml，胶囊剂一次 4 粒；均一日 3 次。

【规格】　糖浆剂：每瓶 150ml；胶囊剂：0.5g。尚有颗粒、片剂、丸剂等。

635. 坤复康片[保乙]

【药物组成】　赤芍、乌药、香附、南刘寄奴、粉萆薢、萹蓄、猪苓、女贞子、苦参。

【功能主治与应用】　活血化瘀，清利湿热。用于气滞血瘀、湿热蕴结所致的带下量多，下腹隐痛。

【用法用量】　口服：一次 3～4 片，一日 3 次。

【注意事项】　孕妇禁用。忌食辛辣、生冷、油腻食物。脾虚大便溏者慎用。带下清稀者不宜用。

【规格】　片剂：0.45g。

636. 愈带丸

【药物组成】　当归、白芍、熟地黄、香附（醋炙）、木香、艾叶（炒炭）、干姜（微炒）、肉桂（炒焦）、知母、黄柏、牛膝、蒲黄（炒）、棕榈炭、百草霜、鸡冠花、芍药花、炙甘草。

【功能主治与应用】　养血柔肝、固经止带。用于血虚肝郁所致的月经不调、带下病；症见月经先后不定期、赤白带下、头晕目眩、神疲乏力、胸闷不舒。

【用法用量】　口服：一次 6g（每 100 粒重 6g），一日 2 次。

【注意与禁忌】　脾肾两虚证者忌用；因含牛膝活血通经，故孕妇忌用；忌食生冷、油腻食物。

【规格】　水丸剂：每袋 6g。

637. 止痛化癥胶囊 [典][保乙]

【药物组成】　党参、当归、芡实、山药、延胡索、全蝎、土鳖虫、炙黄芪、丹参、鸡血藤、鱼腥草、北败酱、三棱、莪术、川楝子、炒白术、蜈蚣、炮姜、肉桂。

【功能主治与应用】　益气活血，散结止痛。用于气虚血瘀所致的月经不调、痛经、癥瘕，症见行经后错、经量少、有血块、经行小腹疼痛、腹有癥块；慢性盆腔炎见上述证候者。

【用法用量】　口服：一次 4～6 粒，一日 2～3 次。

【禁忌】　单纯性气血不足所致月经不调、痛经者，孕妇均忌用；患有外感者忌服；忌生冷油腻食品。

【规格】　胶囊剂：0.3g。

638. 妇宝颗粒

【药物组成】　地黄、忍冬藤、续断（炒）、杜仲叶（盐水炒）、麦冬、川楝子（炒）、白芍（酒炒）、延胡索（醋制）、甘草、侧柏叶（炒）、莲房（炭）、红藤。

【功能主治与应用】　益肾和血，理气止痛。用于妇女盆腔炎、附件炎等引起的小腹胀痛、腰酸、白带、经漏等症。

【用法用量】　冲服：一次 20g，一日 2 次。

【规格】　颗粒剂：10g，每盒 12 袋。

639. 妇炎净胶囊[典]

【药物组成】　苦玄参、地胆草、当归、鸡血藤、两面针、横经席、柿叶、薜荔、五指毛桃。

【功能主治与应用】　清热祛湿，行气止痛。主治滞热带下、月经不调、痛经、附件炎、盆腔炎、子宫内膜炎、宫旁组织炎等。

【用法用量】　口服：一次3粒，一日3次。

【规格】　胶囊剂：0.4g。

640. 妇炎平胶囊（散）[保乙]

【药物组成】　蛇床子、苦参、苦水、冰片、薄荷脑、珍珠母粉、硼砂、小檗碱、枯矾。

【功能主治与应用】　清热解毒，燥湿止带，抗菌消炎，杀虫止痒。用于滴虫性、真菌性、细菌性阴道炎、宫颈炎、外阴炎等多种妇科炎症。

【用法用量】　外用：睡前洗净患部，将1～2粒胶囊置于阴道内。外阴炎可打开胶囊将药粉或散剂用温开水调敷于患处。

【规格】　胶囊剂：0.28g，每盒12粒；散剂：2g，每盒10支。

641. 立止白带丸

【药物组成】　白术、山药、党参、人参、当归、白芍、川芎。

【功能主治与应用】　气血双补，健脾，除湿，止带。用于气虚血亏所致的白带，虚寒湿阻引起的行经腹痛、慢性宫颈炎、功能性子宫出血，亦用于贫血、白细胞减少及慢性活动性肝炎等。

【用法用量】　口服：一次25g，一日2次。

【禁忌】　湿热带下证禁用。不宜与四环素类药物同服。

【规格】　水丸：每100粒重23g。

642. 宫炎平片[典][基][保甲]

【药物组成】　地稔、两面针、当归、五指毛桃、柘木、淀粉、滑石粉、硬脂酸镁。

【功能主治与应用】　清热利湿，祛瘀止痛，收敛止带。用于湿热瘀滞所致小腹隐痛、带下病，症见小腹隐痛、经色紫暗、有块、带下色黄质稠；慢性盆腔炎见上述证候者。

【用法用量】　口服：一次3～4片，一日3次。

【禁忌】　孕妇忌用；血虚失荣腹痛及寒湿带下者慎用；忌生冷、辛辣及厚味饮食。

【规格】　薄膜衣片：0.26g；糖衣片：0.25g。

643. 妇科分清丸 [典][基]

【药物组成】　当归、地黄、白芍、栀子、甘草、关木通、川芎、滑石、黄连、石韦、海金沙。

【功能主治与应用】　清热利湿，活血止痛。用于妇女热淋、子淋、血淋、石淋、膀胱炎、尿道炎、前列腺炎、泌尿系结石、急性肾盂肾炎等尿路感染下焦湿热证；症见湿热下注膀胱所致尿频涩痛，短赤混浊，尿道刺痛。对血虚有湿热者最为适宜。

【用法用量】　口服：一次 9g，一日 2 次。

【禁忌】　孕妇忌用。

【规格】　水泛丸：每 50 粒重约 3g，每袋 9g。

644. 抗宫炎片（胶囊） [典][保乙]

【药物组成】　广东紫珠干浸膏、益母草干浸膏、乌药干浸膏。

【功能主治与应用】　清湿热，止带下。用于慢性宫颈炎引起的湿热下注、赤白带下、出血、宫颈糜烂等症。

【用法用量】　口服：片剂一次 4～6 片，胶囊剂一次 3 粒；均一日 3 次。或参见说明书，遵医嘱。

【注意事项】　服后偶见头晕，可自行消失。孕妇忌服。

【规格】　片剂：0.52g、0.42g、0.26g；胶囊剂：0.5g。

645. 妇炎舒胶囊（片） [保乙]

【药物组成】　忍冬藤、大血藤、甘草、大青叶、蒲公英、赤芍、大黄（制）、丹参、虎杖、川楝子（制）、延胡索（制）。

【功能主治与应用】　清热凉血，活血止痛。用于妇女盆腔炎症等引起的带下量多，腹痛。

【用法用量】　口服：胶囊剂一次 5 粒，一日 3 次；片剂一次 4～5 片，一日 3 次。

【注意事项】　孕妇及妇女月经期间忌服。忌食辛辣、生冷、油腻食物；脾虚大便溏者慎用；带下清稀者不宜选用。伴有赤带者，应去医院就诊；对本品过敏者禁用，过敏体质者慎用。

【规格】　片剂：0.47g；胶囊剂：0.4g。

646. 妇炎消胶囊[基][保甲]

【药物组成】 败酱草、天花粉、大黄、牡丹皮、苍术、乌药等。

【功能主治与应用】 清热解毒，行气化瘀，除湿止带。用于妇女生殖系统炎症，经痛带下。

【用法用量】 口服：胶囊剂一次 3 粒，一日 3 次。

【注意事项】 孕妇及哺乳期妇女禁用。忌食辛辣、生冷、油腻食物，脾虚大便溏者慎用，带下清稀者不宜选用。带下伴阴痒或有赤带者应去医院就诊；严格按照用法用量服用，服药 2 周症状无缓解，应去医院就诊。本品不宜长期服用；对本品过敏者禁用，过敏体质者慎用。

【规格】 胶囊剂：0.45g，每板 12 粒，每盒 2 板。

647. 康妇炎胶囊[保乙]

【药物组成】 蒲公英、败酱草、赤芍、薏苡仁、苍术、当归、川芎、香附、泽泻、白花蛇舌草、延胡索。

【功能主治与应用】 清热解毒，化瘀行滞，除湿止带。用于月经不调、痛经、附件炎、阴道炎、子宫内膜炎及盆腔炎等妇科炎症。

【用法用量】 口服：一次 3 粒，一日 2 次。

【注意事项】 忌食辛辣、生冷、油腻食物；患有其他疾病者，应在医师指导下服用；便溏或月经量多者不宜服用；带下清稀者不宜选用。带下伴阴痒或有赤带者应去医院就诊；伴有尿频、尿急、尿痛者，应去医院就诊；服药 2 周症状无缓解应去医院就诊。对该药品过敏者禁用，过敏体质者慎用。

【规格】 胶囊剂：0.4g。

648. 抗宫炎颗粒[典][保乙]

【药物组成】 广东紫珠干浸膏、益母草、乌药。

【功能主治与应用】 清热，祛湿，化瘀，止带。用于所致的带下病，症见量多臭味；宫颈糜烂见上述证候者。

【用法用量】 开水冲服：颗粒剂一次 1 袋，一日 3 次。或参见说明书，遵医嘱。

【注意事项】 孕妇忌服。

【规格】 颗粒剂：10g。

649. 妇科止带丸[典]

【药物组成】 椿皮、五味子、黄柏、龟甲、茯苓、阿胶、山药。

【功能主治与应用】 清热燥湿，收敛止带。用于慢性子宫炎、子宫内膜炎、阴道炎所致的湿热型带下病。

【用法用量】　口服：一次 4～6 片，一日 2～3 次。

【注意事项】　参见说明书，遵医嘱。

【规格】　素片：0.35 g；薄膜衣片：0.36g、0.4 g。

第二节　女性外生殖器感染性疾病用中成药

650. 洁尔阴泡腾片（洗液）（含系列制剂）[保乙]

【药物组成】　黄芩、苦参、金银花、栀子、土荆皮、黄柏、茵陈、地肤子、蛇床子、薄荷、艾叶、独活、苍术、石菖蒲。

【功能主治与应用】　清热燥湿，杀虫止痒。本品有抗菌、抗病毒、抗滴虫、抗炎和止痒作用。主治阴痒、带下病。临床用于妇女湿热带下，症见阴部瘙痒红肿、带下量多、色黄或如豆渣状、口苦、口干、尿黄便结；舌红苔黄腻、脉弦数；真菌性、滴虫性、细菌性及非特异性阴道炎见上述证候者。用于下述皮肤病：急性湿疹（湿热型）、接触性皮炎（热毒夹湿型）、体股癣（风湿热型）。

【用法用量】　治疗外阴、阴道炎：用 10% 洁尔阴洗液（即以 10ml 洁尔阴原液加温开水至 100ml 混匀），擦洗外阴；用冲洗器将 10% 的洁尔阴洗液送至阴道深处冲洗，一日 1 次，7 日为一个疗程。治疗接触性皮炎、急性湿疹：用 3% 洗液（即取 3ml 洁尔阴原液加冷开水至 100ml 混匀），湿敷患处，轻者一日 2～3 次，每次 30～60min；严重渗出者，做持续湿敷，于每日 8：00、14：00、18：00、22：00 各更换敷料一次。如发现皮损处皮肤发白呈浸渍症状时，即撕掉敷料 30～60min 后再湿敷；无溃破者，可直接用原液涂敷，一日 3～4 次；前者 7 日，后者 14 日为一个疗程。治疗股癣：用 50% 洗液（即取洁尔阴原液 50ml 加冷开水至 100ml 混匀）涂擦患处，一日 3 次。3 周为一个疗程。

【不良反应与注意事项】　个别患者皮损处可出现皮肤潮红、刺痛等。本品为外用药，禁止内服；注意保持冲洗器的清洁；使用本品前仔细阅读药品说明书。

【提示】　外用洁尔阴泡腾片：每晚 1 片，或每早、晚上睡前各将洁尔阴泡腾片 1 片置于阴道深部；7 日为 1 个疗程。或遵医嘱。

【规格】　洁尔阴洗液单瓶：220ml；洁尔阴洗液套装盒内含洁尔阴洗液 1 瓶（120ml），洁尔阴泡腾片（0.3g，每板 8 片）1 板，洁尔阴冲洗器（100ml）1 个，指套 1 袋。套装内产品可合用，也可以分别使用。

651. 保妇康栓（泡腾片）[典][基][保乙]

【药物组成】　莪术油、冰片。

【功能主治与应用】　行气破瘀，生肌，止痛。

【用法用量】　外用治疗妇科病。用于真菌性阴道炎、老年性阴道炎、宫颈糜烂。每晚用药前先洗净外阴，然后将栓剂 1 枚或泡腾片 1 片塞入阴道深部，用好卫生巾。一般一日 1 次。若出现过敏反应应停用。

【规格】　阴道栓剂：1.74g；泡腾片：30g（除去抛射剂后内容物为 18g）。

652. 复方莪术油栓

【药物组成】　莪术油、冰片、硝酸益康唑。

【功能主治与应用】　抑菌、抗真菌、抗病毒、抗滴虫和抗炎；用于白念珠菌引起的阴道感染，真菌性阴道炎，滴虫性阴道炎，宫颈糜烂。

【用法用量】　治疗宫颈糜烂：先洗手并洗净外阴，取平躺位或适当体位，戴上配用指套将 1 枚栓剂送入阴道深部，再将本品配用的"卫生条"堵住药栓，一日 1 次；6 日为 1 个疗程，至少使用 2 个疗程。治疗阴道炎：方法同前。如有外阴瘙痒者，可将栓剂在瘙痒处涂抹，剩余部分再送入阴道深处。术前用药遵医嘱。用药期间仅个别患者出现恶心及局部有灼热感，停药即可消失。

【注意事项】　本品宜在低温保存。

【规格】　栓剂：每粒含硝酸益康唑 50mg、莪术油 0.2ml、冰片 3mg，每盒 6 枚。

653. 消康栓

【药物组成】　人参皂苷、紫草、黄柏、苦参、枯矾、儿茶。

【功能主治与应用】　清热解毒，燥湿杀虫，祛腐生肌。外用于宫颈糜烂、滴虫性阴道炎、真菌性阴道炎、非特异性阴道炎、支原体感染、淋病奈瑟球菌（淋球菌）感染等。

【用法用量】　阴道用药：一日一次 1 枚。用药前可用 1∶5000 高锰酸钾溶液洗净外阴。10 日为 1 个疗程。

【注意事项】　月经期间忌用；用药期间禁房事和盆浴。

【规格】　阴道栓剂：每盒 6 枚。

654. 舒安卫生栓（泡腾片）

【药物组成】　寮刁竹、两面针、蛇床子、野菊花。

【功能主治与应用】　清热燥湿，杀虫止痒。对白念珠菌等阴道感染等有治疗作用。尚有止痒、镇痛、抗炎作用。用于真菌性阴道炎、细菌性阴道炎等湿热下注证；症见白带增多，外阴瘙痒，或小便短少黄赤等。

【用法用量】　阴道用药：用药前洗净外阴，每晚睡前一次 1 枚（或 1 片），将本品送入阴道深处。7 日为 1 个疗程。

【注意事项】　对本品过敏者禁用。

【规格】　阴道栓剂：1.5g，每盒 7 枚。

655. 红核妇洁洗液

【药物组成】　山楂核干馏液。

【功能主治与应用】　解毒祛湿，杀虫止痒。用于湿毒下注之阴痒、带下病；真菌性阴道炎和非特异性阴道炎。

【用法用量】　外用用药前，先用清水洗净阴部并擦干，取本品 10ml 药液于稀释瓶中，加温开水至 100ml，摇匀，用稀释后的药液冲洗外阴和阴道，一日 2 次。7 日为 1 个疗程。

【规格】　洗液：100ml。

656. 苦参栓（软膏）[保乙]

【药物组成】　苦参提取物。

【功能主治与应用】　清热、燥湿、解毒、杀虫、利尿。用于心腹结气，癥瘕积聚，热痢、便血、黄疸、水肿、赤白带下、阴肿阴痒、湿疹、皮肤瘙痒、疥癣等。临床用于慢性宫颈炎、老年性阴道炎、真菌性阴道炎、附件炎、盆腔炎、滴虫病等妇科病。

【用法用量】　阴道用栓剂：每晚 1 粒塞入阴道深部，用药前清洗外阴，上药后带好卫生巾。软膏剂主要用于皮肤病，取适量外用于患部。一日 1～2 次。

【不良反应】　偶见头晕、便秘等，可自行消失。

【规格】　阴道栓剂：1.2g（内含苦参总碱以氧化苦参碱计为 100mg）。软膏剂：10g、20g。

657. 治糜康栓[保乙]

【药物组成】　儿茶、苦参、冰片、枯矾、黄柏。

【功能主治与应用】　清热燥湿，解毒消炎，祛腐生肌。主治宫颈糜烂，真菌性阴道炎，感染性阴道炎，滴虫性阴道炎，外阴瘙痒。

【用法用量】　每晚睡前清洗外阴，然后将本品推入阴道深部宫颈处，一般每 2 日 1 枚，使用时有少量污物排出，要用好卫生巾。

【规格】　栓剂：每盒 10 枚。

658. 妇宁栓

【药物组成】　苦参、黄芩、黄柏、猪胆粉、乳香、没药、莪术、儿茶、蛤壳粉、冰片、丹红。

【功能主治与应用】　清热解毒，燥湿杀虫，祛腐生肌。用于湿热下注所致的带下病、阴痒或小腹疼痛；阴道炎、阴道溃疡、宫颈糜烂见上述证候者。

【用法用量】　洗净外阴，将栓剂塞入阴道深部，或在医师指导下用药，每晚1粒；重症可早晚各1粒。

【注意事项】　孕妇忌用；妇女月经期内及经期前后3日均应停药；外用药勿内服；忌辛辣、厚味、油腻食物。

【规格】　栓剂：1.6g（相当于原药3.59g）。

659. 复方沙棘籽油栓[保乙]

【药物组成】　沙棘籽油、蛇床子、乳香、没药、苦参、炉甘石、冰片。

【功能主治与应用】　清热燥湿、消肿止痛、杀虫止痒、活血生肌。本品用于湿热下注所致的宫颈糜烂。症见带下量多，色黄或黄白，血性白带或性交后出血，外阴瘙痒、肿痛，腰腹坠胀等。临床用于宫颈糜烂、老年性阴道炎，可重建阴道内环境，恢复阴道自净功能；减少宫颈糜烂及性病术前、术后出血，促进损伤部位愈合；抑制鳞状细胞增生和化生症；还可试用于预防和治疗宫颈癌、阴道癌、子宫体癌及性传播疾病、霉菌性阴道炎、滴虫性阴道炎。

【用法用量】　阴道用药。月经干净后开始用药。洗净外阴部，将栓剂塞入阴道深处。每晚1粒，每日或隔日一次，6次为一疗程。

【不良反应】　偶见外阴皮肤瘙痒，伴有丘疹或局部发红，一般停药后可消失。

【注意事项】　治疗期间避免房事；月经期不宜用药；宜在医师指导下正确用药；若贮藏不当，本品软化或融化，可放入冰箱或冷水中使其冷却成形后使用，不影响疗效。孕妇慎用。

【规格】　栓剂：2.7g。

660. 宫颈炎康栓[保乙]

【药物组成】　苦参、枯矾、苦杏仁（燀）、冰片。

【功能主治与应用】　清热燥湿、祛腐生肌。用于慢性宫颈糜烂属于带下湿热证候的治疗，症见带下量多、色黄如脓，或挟血丝，有秽臭气，腰痛，腰腹坠胀，口苦、口干、尿黄、便干，阴痒等。

【用法用量】　睡觉前，洗净阴部，将栓剂塞入阴道深部，一次1粒，两日1次。

【不良反应】　极少数病例可出现外阴辣感等症状，可自行消失或对症处理。

【注意事项】　孕妇及月经期停药。如发现药栓变软，置冷水或冰箱中冷却后使用。

【规格】　栓剂：1.2g。

661. 舒尔阴洗液

【药物组成】　醋酸洗必泰、蛇床子、岗松、独活、冰片等。

【功能主治与应用】　清热燥湿、抗菌抑菌、洁阴止痒、清凉舒爽。适用于细菌性、霉菌性、滴虫性阴道炎。皮肤、阴部瘙痒及男女阴部的日常保洁护理。药理实验显示，本品广谱杀菌，能在2min内抑杀90%以上的金黄色葡萄球菌、白念珠菌、淋球菌、霉菌等致病微生物。临床用于瘙痒性皮肤病（急性亚急性湿疹、丘疹性荨麻疹、脓疱疮、皮肤及生殖器念珠菌病）的预防和辅助治疗；临床用于淋病，霉菌性、滴虫性、细菌性阴道炎，外阴溃疡，宫颈炎的预防和辅助治疗；清洁和清除口腔黏膜炎症；阴道内外、皮肤、黏膜及口腔的清洁保健；男女外阴保健护理；运动后、差旅中、游泳前后等阴部护理自洁。

【用法用量】　男女外阴保健护理：用本品稀释10倍（即或10%）的温开水液擦洗、坐浴、淋洗。阴道冲洗：本品稀释10倍的温开水溶液，采用阴道冲洗器向阴道里灌入药液，滞留5min效果更佳。也可用带线药棉浸药液塞入阴道，每日1次。日常清洁护理：早、晚洗浴后，涂擦外阴，可使阴部舒爽，并有效预防各类细菌繁殖体感染的作用。口腔洗液漱用：本品稀释10倍的温开水溶液，用于清洁和清除口腔黏膜炎症，每日3次，饭后含漱。

【不良反应与注意事项】　参见说明书，遵医嘱。

【规格】　洗液：100ml。

第八章　五官科感染性疾病用中成药

第一节　眼感染性疾病用中成药

火眼、结膜炎、角膜炎、眼睑炎、椒疮、沙眼等可选用以下清热散风或清肝解毒、退翳明目类中成药。

一、内 服 药

662. 明目上清片（丸）[典][基][保甲]

【药物组成】 桔梗、熟大黄、天花粉、石膏、麦冬、玄参、栀子。

【功能主治与应用】 清热散风，明目止痛。用于外感风热所致的暴发火眼，红肿作痛，头昏眼花，眼边刺痒，眼睑脓肿；重型卡他性结膜炎、葡萄球菌感染性结膜炎或角膜炎、溃疡、急性虹膜睫状体炎等属肝胃蕴积实热而致疾病患者；症见红肿疼痛、头晕眼花、眼睑缘刺痒、大便秘结、小便黄赤；或天行赤眼，视瞻昏渺，暴风客热，睑弦赤烂等。

【用法用量】 成人口服：蜜丸一次 1 丸，水蜜丸一次 6~9g，片剂一次 4 片；均一日 2~4 次。儿童 3~7 岁服成人 1/3 剂量；7 岁以上服成人 1/2 剂量。

【注意事项】 白内障患者、孕妇均忌服。服药期间忌辛辣厚味。

【规格】 蜜丸：9g；水蜜丸：每 200 粒重 12g；片剂：每瓶装 50 片、60 片、100 片。

663. 开光复明丸[典]

【药物组成】 黄连、黄芩、黄柏、栀子（姜炙）、大黄、龙胆、玄参、地黄、菊花、防风、蒺藜（去刺盐炒）、羚羊角粉、石决明、红花、当归、赤芍、泽泻、冰片。

【功能主治与应用】 清热散风，退翳明目；有抗炎、解毒等多种作用。用于肝胆热盛引起的暴发火眼、暴风客热、椒疮、凝脂翳、睑弦赤烂等眼部感染者，症见红肿痛痒、眼睑赤烂、云翳气蒙、畏光多泪等。

【用法用量】 口服：一次 1 丸，一日 2 次。

【注意事项】 阴虚火旺者忌用；孕妇慎用；用本品治疗时，可配合抗炎滴眼液以增强疗效；有眼科手术指征者，应尽快手术治疗；饮食宜清淡而均衡营养，忌辛辣食物和烟酒。

【规格】　大蜜丸：9g。

664. 明目蒺藜丸 [基][保甲]

【药物组成】　蒺藜（去刺盐制）、蝉蜕、菊花、薄荷、连翘、木贼、蔓荆子（微炒）、密蒙花、旋覆花、荆芥、防风、白芷、栀子（姜制）、石决明、黄芩、黄连、决明子（炒）、地黄、当归、赤芍、川芎、甘草。

【功能主治与应用】　清热散风，退翳明目。主治肝肺内热引起的暴发火眼，眼睑烂痛发痒，云蒙翳障，畏光多泪，迎风流泪。用于眼睑脓肿、睑腺炎、虹膜睫状体炎、葡萄球菌性角膜溃疡、急性球后视神经炎及由微小核糖核酸病毒感染引起的急性出血性角膜炎、腺病毒-3型感染引起的角膜炎等。

【用法用量】　口服：一次 6g，一日 2 次。儿童 3～7 岁服成人 1/3 剂量，7 岁以上服成人 1/2 剂量。

【注意事项】　孕妇忌服，忌辛辣食物和烟酒。

【规格】　水蜜丸：每 20 粒重 1g。

665. 黄连羊肝丸 [典][基][保甲/乙]

【药物组成】　黄连、龙胆、胡黄连、黄芩、黄柏、密蒙花、木贼、茺蔚子、夜明砂、决明子（炒）、石决明（煅）、柴胡、青皮（醋炒）、鲜羊肝。

【功能主治与应用】　清肝泻火，明目。用于肝火旺盛，目赤肿痛，视物昏暗，畏光流泪，胬肉攀睛；急性卡他性结膜炎（暴风客热）、流行性结膜炎（天行赤眼）、翼状胬肉、球后视神经炎、视神经萎缩早期见上述证候者。

【用法用量】　口服：一次 1 丸，一日 1～2 次。

【注意事项】　阴虚火旺者，体弱年迈、脾胃虚寒者均慎用；饮食宜清淡易消化，忌辛辣油腻食物和烟酒；应用本品过程中视力下降或减退者，应及时就医检查并做相应治疗；如有外眼症状者，要配合外用眼药水或其他方法治疗，以利尽早显效。

【规格】　大蜜丸：9g。

666. 琥珀还睛丸 [典]

【药物组成】　熟地黄、地黄、肉苁蓉（酒炙）、杜仲（炭）、枸杞子、菟丝子、沙苑子、天冬、麦冬、知母、石斛、黄连、黄柏、党参（去芦）、山药、茯苓、当归、川芎、琥珀、水牛角浓缩粉、羚羊角粉、青葙子、菊花、苦杏仁（去皮炒）、枳壳（去瓤麸炒）、甘草（蜜炙）。

【功能主治与应用】　补益肝肾，清热明目；有一定抗炎、解毒、镇痛的作用。

用于肝肾两亏、虚火上炎所致的内外翳障、瞳孔散大、视力减退、夜盲昏花、目涩畏光、迎风流泪、视渺昏暗、高风雀目、溢泪，慢性视神经炎、视神经萎缩、视网膜色素病变、泪囊吸收功能不良等见上述证候者。

【用法用量】 口服：一次 2 丸，一日 2 次。

【注意事项】 属风热、肝火上扰者不宜用；孕妇及脾胃虚寒者均慎用；本品治疗眼底病变，应配合静脉用药、针灸、穴位注射用药等方法综合治疗。

【规格】 蜜丸：6g。

667. 清火眼丸

【药物组成】 黄藤、黄连、龙胆草、冰片等。

【功能主治与应用】 清热解毒，泻火，消肿，止痛。主治肝火旺盛引起的凝脂翳、瞳孔紧小及脾胃湿热；复感风邪所致的目赤肿胀，畏光流泪，灼痒疼痛，大便秘结，小便黄赤，脉弦数，舌尖红赤，舌苔黄腻。用于睑缘炎、睑腺炎、急性结膜炎、角膜炎或溃疡、急性虹膜睫状体炎、进行性翼状胬肉等见上述证候者。

【用法用量】 口服：一次 4~6 丸，一日 3 次。小儿酌减。

【注意事项】 脾胃虚寒者、孕妇均忌用。

【规格】 浓缩丸：0.18g，每盒（袋）10 丸。

668. 龙泽熊胆胶囊（熊胆丸）[典]

【药物组成】 熊胆、龙胆草、黄连粉、大黄、黄芩、决明子、菊花、地黄、木贼、冰片、盐泽泻、当归、栀子、盐车前子、柴胡、防风、薄荷脑。

【功能主治与应用】 清热散风，止痛退翳。用于发热或肝经湿热所致的目赤肿痛、畏光多泪。

【用法用量】 口服：一次 4 粒，一日 2 次。小儿酌减。

【注意事项】 孕妇禁用；忌食生冷（不含水果）、油腻、鱼虾等食物和烟酒及刺激性强的食品；肝肾不足引起的头晕眼花、迎风流泪及脾胃虚寒、大便稀溏者慎用。

【规格】 丸剂：0.25g。

二、外 用 药

669. 鱼腥草滴眼液[典][保乙]

【药物组成】 鱼腥草。

【功能主治与应用】 清热解毒利湿。用于感染性结膜炎、眼睑炎（疖）或睑缘炎（疖）、角膜炎等。

【用法用量】　一次滴 1～2 滴并滴于眼睑内，一日 5～6 次。或遵医嘱。同时用鱼腥草适量煎汤，热敷患眼部，其效更好。

【规格】　滴眼液：10ml、15ml。

670. 熊胆眼药水 [保甲]

【药物组成】　熊胆汁。

【功能主治与应用】　清热解毒，祛翳明目，镇痛止痒。用于目赤痒痛证，急性或慢性卡他性结膜炎、流行性出血性结膜炎、流行性角膜结膜炎等；尚可用于解除眼疲劳。

【用法用量】　滴患眼：每次 1～2 滴，一日 3～5 次。

【规格】　滴眼液：10ml。

671. 复方熊胆滴眼液 [典]

【药物组成】　熊胆粉、天然冰片。

【功能主治与应用】　清热降火，退翳明目。用于肝火上炎、热毒伤络所致的白睛赤红、泪多、畏光流泪，急性细菌性结膜炎、流行性角膜炎见上述证候者。

【用法用量】　滴入眼内，一次 1～2 滴，一日 4～6 次；或遵医嘱。

【注意事项】　虚寒证者不宜用；亦不能与其他滴眼液交叉使用。

【规格】　滴眼液：8ml。

672. 板蓝根滴眼液 [保乙]

【药物组成】　板蓝根。

【功能主治与应用】　清热解毒。用于病毒性感染性眼疾。

【用法用量】　滴患眼：一次 1～2 滴，一日 3～5 次。

【规格】　滴眼液：10ml。

673. 双黄连滴眼液 [典][保乙]

【药物组成】　金银花、黄芩、连翘。

【功能主治与应用】　辛凉解表，清热解毒。用于轻中度感染性眼疾。

【用法用量】　滴患眼：一次 1～2 滴，一日 3～5 次。

【规格】　滴眼液：10ml。

674. 珍珠明目滴眼液[基][保甲]

【药物组成】　珍珠液、冰片。

【功能主治与应用】　清肝明目，止痛退翳。有一定抗炎和抑制白内障形成的作用，并有改善眼胀、眼痛、干涩不舒、不能持久阅读等作用。用于早期老年性白内障、慢性结膜炎、干涩昏花、视力疲劳等见上述证候者。

【用法用量】　滴入眼内，滴后闭眼片刻，一次 1～2 滴，一日 3～5 次。

【注意事项】　罕见过敏反应。

【规格】　滴眼液：每 1ml 含多肽 20μg，每支 8ml、10ml、15ml。

675. 马应龙八宝眼膏[典][保乙]

【药物组成】　牛黄、麝香、炉甘石、珍珠、琥珀、硼砂、硇砂、冰片。

【功能主治与应用】　清热退赤，止痒去翳；有一定抗炎止痛止痒作用。用于风火上扰所致眼睛红肿、流泪、眼睑红烂或睑弦赤烂、椒疮；沙眼、急性细菌性角膜炎（暴风客热）见上述证候者。亦用于病毒性角膜炎、老年性白内障。

【用法用量】　点入眼内适量，一日 2～3 次。

【注意事项】　孕妇忌用；用于睑弦赤烂时先用温水洗净痂皮，暴露疮面涂敷。

【规格】　眼膏剂：2.5g、3g。

676. 八宝眼药[保乙]

【药物组成】　炉甘石（三黄汤飞）、荸荠、熊胆、硼砂（炒）、冰片、珍珠、朱砂、海螵蛸（去壳）、麝香。

【功能主治与应用】　消肿止痛，退翳明目；对金黄色葡萄球菌、乙型链球菌、大肠埃希菌、铜绿假单胞杆菌均有一定抑制作用。用于肝胃不和所致的目赤肿痛、眼缘溃烂、畏光、怕风、眼角涩痒；天行赤眼，眦帷赤烂（睑缘炎），可有刺痛涩痒，有灰白色样的鳞屑，发病急骤，传染性强；急性出血性结膜炎、流行性角膜结膜炎早期、溃疡性睑缘炎、眦部睑缘炎见上述证候者。

【用法用量】　每次用少许，点于眼角，轻轻闭目 5min 以上；一日 2～3 次。

【注意事项】　本品含有芳香走窜之麝香，孕妇慎用；新品附有溶剂，参见说明书遵医嘱用。

【规格】　散剂：1.5g，附有溶剂 8ml。

677. 白敬宇眼药

【药物组成】　熊胆、麝香、炉甘石（煅，黄连水飞）、海螵蛸、珍珠（豆腐炙）、石决明（煅）、硇砂（炙）、冰片。

【功能主治与应用】　清热消肿，止痛止痒；有一定抗炎抑菌的作用。用于肝胃火盛所致的暴发火眼、眼边刺痒、溃烂肿痛、胬肉攀睛、云翳多蒙、视物昏花、迎风流泪；口苦，舌红苔黄；急性细菌性结膜炎、睑缘炎、翳状胬肉等见上述证候者。

【用法用量】　取少许，点眼角内，一日 3 次。

【注意事项】　孕妇慎用，忌辛辣食物和烟酒，有手术指征者宜手术治疗，其余参见说明书并遵医嘱。

【规格】　散剂：1.2g。

678. 清凉眼药膏

【药物组成】　熊胆、薄荷脑、冰片、西瓜霜、硼砂、炉甘石、凡士林。

【功能主治与应用】　消炎，抑菌，收敛止痒，退赤消肿。用于火热邪毒上攻引起的睑弦赤烂、栗疮等感染性眼病，急性卡他性结膜炎、睑缘炎、沙眼、睑腺炎、眼睑湿疹等。

【用法用量】　用玻璃棒挑少许，点入眼睑内，或睑缘及皮肤患处；眼睑缘赤烂者，在上药前应将眼睑缘痂皮洗脱，然后再上药膏，一日 1～3 次。

【注意事项】　忌辛辣、油腻食物和烟酒。

【规格】　眼膏剂：2g，16g。

679. 红眼消眼药水

【药物组成】　大黄、丹参、草决明、野菊花、锌、硒。

【功能主治与应用】　清热解毒，清肝明目，活血化瘀。用于春季卡他性结膜炎，急性传染性结膜炎，沙眼性结膜炎、角膜炎；亦用于慢性结膜炎、眼科手术后疼痛等。

【用法用量】　滴入眼内，一次 1～3 滴，一日 3 次。

【规格】　眼药水：12ml。

680. 特灵眼药散

【药物组成】　牛黄、麝香、熊胆、珍珠、冰片、琥珀、海螵蛸、樟丹、大青盐、石蟹、炉甘石。

【功能主治与应用】　明目退翳，清热消肿。主治目睛赤白、聚星翳、凝脂翳、宿翳等病；临床主要用于沙眼、眼睑及皮肤炎症，眼睑湿疹、病毒性角膜炎、化脓性角膜炎或角膜薄翳、斑翳等。

【用法用量】　用玻璃棒蘸冷开水，取药粉少许点于眼内或眼睑患处，一日 3 次。

【注意事项】　忌辛辣、油腻食物和烟酒。

【规格】　散剂：0.48g、0.75g。

681. 消朦眼膏

【药物组成】　珍珠粉。

【功能主治与应用】　抑制角膜上皮细胞及角膜所致结缔组织增生和纤维细胞的活性，使失序的胶原纤维有序化，促进角膜瘢痕的吸收，提高视力。用于各种眼疾所遗留的新、老角膜瘢痕（角膜白斑、斑翳、云翳）。本品分 1 号、2 号两种，1 号用于角膜炎症、角膜溃疡所致的角膜瘢痕和角膜混浊；2 号用于角膜外伤，角膜营养不良所致的角膜瘢痕和角膜混浊。对石灰烧伤、麻疹、水痘、天花、高热、腹泻后所形成的陈旧性瘢痕亦有效。

【用法用量】　每次取少量点入角膜患处，一日 2～4 次。涂后做湿热敷 30min，可增效。

【注意事项】　眼压高者忌热敷。

【规格】　眼膏剂：2.5g。

备选药 8 种：682. **紫金锭眼膏**、683. **赛空青眼膏**、684. **风火眼药散**、685. **拨云散**、686. **拨云散眼药**、687. **宝光清凉散**、688. **拨云锭**、689. **瓜子眼锭**。

第二节　耳感染性疾病用中成药

化脓性中耳炎、耳疮耳疖等感染性疾病可选用以下中成药。

一、内 服 药

690. 耳聋丸（胶囊）[典][保乙]

【药物组成】　龙胆草、黄芩、栀子、泽泻、木通、地黄、当归、九节菖蒲、羚羊角、甘草。

【功能主治与应用】　解毒利耳，清肝泻火，利湿通窍。用于肝胆湿热所致的头晕头痛、耳聋耳鸣、耳内流脓；或听力下降，耳鸣如蝉，伴头痛眩晕，面红目赤，口苦咽干，烦躁易怒，舌红苔黄，脉弦数；神经性耳聋见上述证候者；或中医诊断为脓耳，系由肝经湿热，久而不愈，腐损伤及肌膜，久不收敛，听力下降，伴有头痛眩晕，面红耳赤，口苦咽干，烦躁易怒，舌红苔黄，脉弦数，化脓性中耳炎见上述证候者。

【用法用量】　口服：一次 1 丸，一日 2 次。

【注意事项】　阴虚火旺者禁用；体弱年迈者、脾胃虚弱者、孕妇均慎用；饮食宜清淡而均衡营养，忌辛辣、油腻之品和烟酒。保持外耳道清洁卫生，配合外用药等综合治疗。

【规格】　蜜丸：7g。

691. 通窍耳聋丸 [基] [保甲]

【药物组成】　龙胆、黄芩、栀子（姜炙）、芦荟、青黛、天南星（矾炙）、当归、熟地黄、柴胡、木香、青皮（醋炙）、陈皮。

【功能主治与应用】　清肝泻火，通窍润便。用于肝经热盛守则的耳鸣耳聋、听力下降、耳底肿痛、目赤口苦、胸膈满闷、大便秘结。临床主要用于耳聋、耳疮耳疖。

【用法用量】　口服：一次 6g，一日 2 次。

【注意事项】　阴虚火旺者忌用；孕妇、体弱年迈及脾胃虚弱者均慎用；饮食宜清淡而均衡营养，忌辛辣、油腻食物和烟酒；保持耳道清洁卫生。

【规格】　丸剂：每瓶 100 粒。

二、外　用　药

692. 耳炎液

【药物组成】　白矾、竹叶柴胡、硼砂、麝香草酚。

【功能主治与应用】　清热消肿，敛湿去脓。用于肝胆湿热所致的脓耳，症见耳底肿痛、内耳流脓；急慢性化脓性中耳炎见上述证候者。

【规格】　滴耳剂：每瓶 5ml。

693. 滴耳油

【药物组成】　黄柏、冰片、五倍子、薄荷、核桃油。

【功能主治与应用】　清热解毒，燥湿消肿。用于肝经湿热蕴结所致的耳鸣耳聋、听力下降、耳内生疮、肿痛刺痒、破流脓水、久不收敛。

【用法用量】　先擦净患耳脓水脓液，去除结痂皮，然后滴入耳内 2～3 滴，一日 3～5 次。

【注意事项】　若流脓日久，属虚证者，或虚实夹杂证者慎用；饮食宜清淡而均衡营养，忌辛辣、油腻食物和烟酒；用药期间避免游泳，保持耳道清洁卫生；耳道炎症消失后，可行耳膜修复、鼓室成型或中耳乳突根治术，以尽快恢复听力。

【规格】　滴耳油剂：3g。

694. 红棉散

【药物组成】 枯矾、胭脂、炉甘石、冰片、麝香。

【功能主治与应用】 化毒收敛，止痒消肿。用于肝经郁热，耳内生疮，流脓痛痒；小儿胎热耳疖，肿痛不已，流水流脓，旋愈旋发；化脓性中耳炎、慢性单纯性中耳炎、外耳道炎、耳部湿疹等。

【用法用量】 先用消毒棉擦净耳内脓水，去除痂皮后，再用少量药粉于患处治疗。治疗期间忌辛辣油腻食物。

【规格】 散剂：1.5g。

第三节 鼻感染性疾病用中成药

急慢性鼻炎（鼻窒）、鼻窦炎（鼻渊）等感染性疾病可选用以下中成药。

一、内 服 药

695. 鼻炎康片 [典][基][保甲]

【药物组成】 野菊花、黄芩提取物、猪胆汁、麻黄、薄荷油、苍耳子、广藿香、鹅不食草、当归干浸膏、马来酸氯苯那敏。

【功能主治与应用】 清热解毒，宣肺通窍，消肿止痛。用于风邪蕴肺所致的伤风鼻塞、鼻窒，鼻部疾病，急、慢性鼻炎，过敏性鼻炎。

【用法用量】 一次 4 片，一日 3 次。

【注意事项】 肺脾气虚、气滞血瘀者慎用；忌辛辣食物和烟酒；因含有苍耳子，不可久服；驾驶员、高空作业者等不宜用。

【规格】 片剂：每瓶 100 片。

696. 藿胆丸（片、滴丸）[典][基][保甲]

【药物组成】 广藿香、猪胆膏。

【功能主治与应用】 清风热，通鼻窍。治疗鼻渊诸症。用于慢性鼻炎、慢性副鼻窦炎，由风热上扰引起的鼻塞、流涕。

【用法用量】 口服丸剂：一次 3～6g，一日 2 次。

【注意事项】 对本品任何成分过敏者均忌用。

【规格】 丸剂：3g、6g。其他剂型参见说明书，遵医嘱。

697. 辛芩颗粒（片）[典][基][保甲]

【药物组成】　细辛、黄芩、荆芥、防风、白芷、苍耳子、黄芪、白术、桂枝、石菖蒲、蔗糖、糊精、矫味剂。

【功能主治与应用】　益气固表，祛风通窍；有一定抗炎、抗过敏、平喘等作用。用于肺气不足、风邪外袭所致的鼻痒、喷嚏、流清涕、易感冒；过敏性鼻炎见上述证候者。

【用法用量】　冲服：颗粒剂一次 20g，一日 3 次。

【注意事项】　外感风热或风寒化热者慎用；饮食宜清淡而均衡营养，忌辛辣食物和烟酒。因含有苍耳子、细辛等有小毒，不可过量、久服。

【规格】　颗粒剂：20g。片剂参见药品说明书，遵医嘱。

698. 通窍鼻炎片（胶囊、颗粒）[典][保甲/乙]

【药物组成】　苍耳子（炒）、黄芪、防风、白芷、辛夷、白术（炒）、薄荷。

【功能主治与应用】　散风固表，宣肺通窍。用于风热蕴肺、表虚不固所致的鼻塞时轻时重，鼻流清涕或浊涕，前额头痛；鼻窒、鼻渊等鼻病；慢性鼻炎、过敏性鼻炎、鼻窦炎见上述证候者。

【用法用量】　口服：片剂一次 5～7 片；颗粒剂冲服，一次 1 袋；胶囊剂一次 4～5 粒；均一日 3 次。

【注意事项】　若为外感风寒或气滞血瘀者慎用；饮食宜清淡而均衡营养，忌辛辣、油腻食物和烟酒；因含有苍耳子有小毒，不宜过量、久服。

【规格】　片剂：0.3g；胶囊剂：0.4g；颗粒剂：2g。

699. 香菊胶囊（片）[基][保甲]

【药物组成】　化香树果序（去除种子）、夏枯草、黄芪、防风、辛夷、野菊花、白芷、川芎、甘草。

【功能主治与应用】　祛风通窍，解毒固表；有一定抗炎、镇痛、抗过敏作用。用于表虚不固所致的鼻渊、鼻窒等鼻病，即急慢性鼻窦炎、鼻炎。

【用法用量】　口服：胶囊剂或片剂，一次 2～4 粒（片）；均一日 3 次。

【注意事项】　若为虚寒者慎用；胆腑郁热所致的鼻渊也不宜用；忌辛辣食物和烟酒；注意鼻道清洁卫生，多做低头、侧头运动，以利鼻窦内鼻涕流出。

【规格】　胶囊剂：0.3g；片剂：0.3g。

700. 鼻炎片（丸）[典][保乙]

【药物组成】　苍耳子、辛夷、防风、荆芥、白芷、桔梗、麻黄、细辛、连翘、野菊花、知母、黄柏、五味子、甘草。

【功能主治与应用】　祛风宣肺，清热解毒；有一定抗炎、抗病毒作用。用于急慢性鼻炎风热蕴肺证，症见鼻塞、流涕、发热、头痛。

【用法用量】　口服：片剂一次 3～4 片，丸剂一次 6g；均一日 3 次。

【注意事项】　风寒袭肺所致的鼻炎者不宜用；忌辛辣食物和烟酒；因含有苍耳子、细辛有小毒，不可过量、久服。

【规格】　薄膜衣片：0.5g；丸剂：每小袋装 6g。

701. 鼻渊舒胶囊（口服液）[典][保乙]

【药物组成】　辛夷、苍耳子、栀子、黄芩、柴胡、薄荷、川芎、细辛、白芷、茯苓、木通、桔梗、黄芪。

【功能主治与应用】　疏风清热，祛湿通窍；有一定抗炎、抗过敏、解热、止痛等作用。

【用法用量】　口服：胶囊剂一次 3 粒，口服液一次 10ml；均一日 3 次；1 周为 1 个疗程。

【注意事项】　罕见过敏、皮疹；肺脾虚弱或气滞血瘀者、孕妇均慎用；忌辛辣食物和烟酒；因含细辛、苍耳子有小毒，不可过量、久服；多做低头、侧头运动，保持鼻道清洁卫生，及时清除鼻涕。

【规格】　胶囊：0.3g；口服液：10ml。

702. 鼻窦炎口服液[典][保乙]

【药物组成】　苍耳子、辛夷、白芷、薄荷、荆芥、柴胡、川芎、栀子、黄芩、龙胆、木通、茯苓、黄芪、桔梗。

【功能主治与应用】　疏散风热，清热利湿，宣肺通窍。用于发热犯肺，湿热内蕴所致的鼻塞不通，流黄稠涕；急慢性鼻炎、鼻窦炎见上述证候者。

【用法用量】　口服：一次 10ml，一日 3 次。

【规格】　口服液：10ml。

703. 鼻咽清毒颗粒[典][保乙]

【药物组成】　野菊花、重楼、两面针、苍耳子、夏枯草、茅莓根、龙胆、丹参。

【功能主治与应用】　清热解毒，化痰散结。用于痰热毒瘀蕴结所致的鼻咽部慢性炎症，鼻咽癌放射治疗后分泌物增多。

【用法用量】　开水冲服：一次 20g，一日 2 次。30 日为一个疗程。

【注意事项】　外感风寒、肺脾气虚或气滞血瘀者慎用；忌辛辣食物和烟酒；因含有苍耳子有小毒，不可过量、久服。

【规格】　颗粒剂：20g。

704. 辛夷鼻炎丸（胶囊）[典][基][保乙]

【药物组成】　苍耳子、辛夷、薄荷、紫苏叶、防风、山白芷、菊花、广藿香、鹅不食草、板蓝根、鱼腥草、三叉苦、甘草。

【功能主治与应用】　祛风宣肺，清热解毒。用于风热上攻、热毒蕴肺所致的鼻塞、鼻流清涕或浊涕、发热、头痛；慢性鼻炎、过敏性鼻炎、神经性头痛见上述证候者。

【用法用量】　口服：丸剂一次 3g，一日 3 次；胶囊剂见药品说明书，遵医嘱。

【注意事项】　外感风寒、肺脾气虚、气滞血瘀者慎用；忌辛辣食物和烟酒；因含有苍耳子有小毒，不可过量、久服。

【规格】　丸剂：每小瓶（袋）装 3g；每瓶 108g。

705. 鼻舒适片

【药物组成】　苍耳子、野菊花、鹅不食草、白芷、防风、墨旱莲、白芍、胆南星、蒺藜、甘草、马来酸氯苯那敏。

【功能主治与应用】　清热消炎，通窍；用于慢性鼻炎、过敏性鼻炎、慢性鼻窦炎引起的喷嚏、流涕、鼻塞、头痛。

【用法用量】　口服：一次 4～5 片，一日 3 次。

【注意事项】　若患有胃溃疡的患者，宜饭后服用；驾驶员、机器操作者和高空作业者均忌用。

【规格】　微粉压制片：每小袋装 5 片，每盒 9 袋。

706. 苍耳子鼻炎胶囊（丸）

【药物组成】　苍耳子、浸膏粉、石膏、白芷、冰片、辛夷花挥发油、薄荷脑、辛夷花浸膏粉、黄芩浸膏粉。

【功能主治与应用】　疏风清肺热，通鼻窍，止头痛；治疗鼻炎。用于风热型鼻炎，包括急慢性鼻炎、鼻窦炎、过敏性鼻炎。

【用法用量】　饭后口服：胶囊剂一次 2 粒，一日 3 次；丸剂参见药品说明书，遵医嘱。

【注意事项】　脾胃虚寒者慎用。

【规格】　胶囊剂：0.4g；每板 12 粒，每盒 36 粒。

707. 芩芷鼻炎糖浆（鼻炎糖浆）[典]

【药物组成】　黄芩、白芷、苍耳子、辛夷、麻黄、薄荷、辅料为蔗糖、苯甲酸、羟苯乙酯。

【功能主治与应用】　清热解毒，消毒通窍。用于急性鼻炎。

【用法用量】　口服：一次 20ml，一日 3 次。

【规格】　糖浆剂：每瓶 150ml；每 1ml 含黄芩以黄芩苷（$C_{21}H_{18}O_{11}$）计不得少于 2.0mg。

708. 千柏鼻炎片（胶囊）[典][保乙]

【药物组成】　千里光、卷柏、羌活、决明子、麻黄、川芎、白芷。

【功能主治与应用】　清热解毒，活血祛风。用于毒邪久留、气滞血瘀所致的急慢性鼻炎、慢性肥厚性鼻炎、鼻窦炎、咽炎等。

【用法用量】　口服：片剂一次 3～4 片，胶囊剂一次 2 粒；均一日 3 次；2 周为 1 个疗程，症状减轻后减量或遵医嘱。

【注意事项】　罕见有颈部疼痛，额头出汗，咽部发干，停药后可自行消失。

【规格】　片剂：每瓶 100 片；胶囊剂：0.5g。

709. 利鼻片[典]

【药物组成】　蒲公英、黄芪、苍耳子、辛夷、薄荷、白芷、细辛。

【功能主治与应用】　清热解毒，祛风开窍。用于风热蕴肺水肿的伤风鼻塞、鼻渊及急性鼻炎、鼻窦炎等鼻流清涕或浊涕。

【用法用量】　口服：一次 4 片，一日 2 次。

【注意事项】　外感风寒或肺脾气虚者慎用；忌辛辣食物和烟酒；因含有细辛、苍耳子有小毒，不可过量、久服。

【规格】　糖衣片：每片片芯重 0.25g。

710. 鼻渊丸[典]

【药物组成】　苍耳子、辛夷、金银花、野菊花茜草、炼蜜。

【功能主治与应用】　祛风宣肺，清热解毒，通窍止痛。用于鼻塞鼻渊，通气不畅，流涕黄浊，嗅觉不灵，头痛，眉棱骨痛。

【用法用量】　口服：一次 12 丸，一日 3 次。

【规格】　水蜜丸：每 10 丸重 2g，每 1 丸含辛夷以木兰脂素（$C_{23}H_{28}O_7$）计，不得少于 48μg。

711. 辛芳鼻炎胶囊（丸）

【药物组成】 辛夷、水牛角浓缩粉、黄芩、龙胆、柴胡、白芷、川芎、细辛、薄荷、菊花、荆芥穗、防风、蔓荆子（炒）、桔梗、枳壳（炒）。

【功能主治与应用】 解表散风，清热解毒。用于风热蕴肺所致的慢性鼻炎（鼻窒）、鼻窦炎（鼻渊）。

【用法用量】 口服：胶囊剂一次 6 粒，一日 2～3 次，小儿酌减；丸剂参见药品说明书，遵医嘱。

【注意事项】 若属外感风寒、肺脾气虚、气滞血瘀者及孕妇均慎用；因含有细辛有小毒，不可过量、久服；及时排除鼻涕，多做低头、侧头运动，以利鼻涕排出。

【规格】 胶囊剂：0.25g。

712. 畅鼻通颗粒

【药物组成】 桂枝、白芍、荆芥、防风、薄荷、黄芩、当归、甘草。

【功能主治与应用】 调和营卫、解表散风、营卫失和所致的恶风有汗，头痛，喷嚏，或鼻塞时轻时重、疹块色白发痒；过敏性鼻炎（鼻鼽）、荨麻疹（风团）见上述证候者。

【用法用量】 冲服：颗粒剂：一次 12g，一日 3 次。

【注意事项】 外感风热者慎用；避免过量食用生冷、鱼虾等食物，宜食温补之品；体质过敏者应根据个人情况选择相宜食物。

【规格】 颗粒剂：12g。

备选药 8 种：713. 鼻通丸、714. 胆香鼻炎片、715. 藿胆鼻炎胶囊、716. 苍鹅鼻炎片、717. 防芷鼻炎片、718. 鼻康片、719. 鼻炎通窍颗粒、720. 鼻炎灵片[典]。

二、外　用　药

721. 滴通鼻炎水喷剂

【药物组成】 蒲公英、细辛、石菖蒲、黄芩、麻黄、苍耳子、白芷、辛夷。

【功能主治与应用】 祛风清热，宣肺通窍。治鼻炎。用于感冒鼻塞，慢性鼻炎（鼻窒）、过敏性鼻炎、鼻窦炎（鼻渊）等。

【用法用量】 喷入鼻道内，一次 0.02～0.04ml（1～2 喷），一日 3～4 次；15日为一个疗程。

【注意事项】　感冒鼻塞不受疗程限制。

【规格】　喷雾剂：16ml。

722. 欧龙马滴剂（仙璐贝滴剂）[保乙]

【药物组成】　欧龙胆、报春花、酸模、洋接骨木、马鞭草、乙醇。

【功能主治与应用】　化解鼻咽部及中耳等部位的分泌物。用于急性鼻窦炎、慢性鼻窦炎急性发作，症见流涕、通气不畅；呼吸道感染引起的排痰不畅；咽喉炎引起的排痰不畅及中耳炎等。

【用法用量】　第 1～5 日一次 100 滴（约 6.21ml），第 6～10 日一次 50 滴（约 3.1ml）；均一日 3 次。

【注意事项】　在药液放置过程中，若出现轻微混浊或沉淀，不会影响疗效。用药前先摇匀。用药时应将药瓶垂直握住，将药液滴入服药容器内。

【禁忌】　罕见过敏反应，如皮疹、呼吸异常，须立即停药处理；戒烟酒；肝病患者、对酒精过敏者或中毒者，以及正在使用头孢菌素类抗生素、甲硝唑、呋喃唑酮者均禁用。

【规格】　滴剂：50ml。

723. 鼻炎滴剂[保乙]

【药物组成】　金银花（提取液）、盐酸麻黄碱、辛夷油、黄芩苷、冰片。

【功能主治与应用】　散风，清热，宣肺，通窍。用于风热蕴肺所致的鼻塞、鼻流清涕或浊涕，发热，头痛；慢性鼻炎见上述证候者。

【用法用量】　滴鼻：一次 2～4 滴，30 日为 1 个疗程。

【注意事项】　外感风寒、肺脾气虚、气滞血瘀者慎用；忌辛辣食物和烟酒；因含有盐酸麻黄碱，高血压、青光眼患者慎用。

【规格】　滴鼻剂：5ml（含黄芩苷 100mg）。

724. 滴通鼻炎水

【药物组成】　蒲公英、细辛、苍耳子、辛夷、麻黄、白芷、黄芩、石菖蒲。

【功能主治与应用】　祛风清热，宣肺通窍；有一定抑制肿胀及肉芽增生等作用。用于风热蕴肺所致的伤风鼻塞、鼻窒、鼻衄、鼻渊。

【用法用量】　滴鼻道内：一次 2～3 滴，一日 3～4 次。

【注意事项】　肺脾气虚或气滞血瘀者，高血压及青光眼患者均忌用；饮食宜清淡而均衡营养，忌辛辣、油腻食物和烟酒；伤风鼻塞者应及时调治，以免留邪诱发成鼻窒（慢性鼻炎）；因含有细辛、苍耳子、麻黄，不可过量、久用。

【规格】　滴鼻剂：8ml。

第四节　咽喉感染性疾病用中成药

急慢性扁桃体炎（急乳蛾）、急慢性咽喉炎或咽炎（急喉痹、急喉瘖）、疖痈疮疡等感染性咽喉病可选用中成药如下。

一、内　服　药

725. 黄连上清丸（片、颗粒、胶囊）[典][保甲]

【药物组成】　荆芥穗、栀子（姜制）、连翘、蔓荆子（炒）、白芷、桔梗、黄芩、菊花、黄柏、甘草、川芎、石膏、薄荷、防风、大黄（酒炙）、旋覆花、黄连。

【功能主治与应用】　清热解毒，通便，散风止痛。用于上焦风热诸症，如头晕脑胀、牙龈肿痛、口舌生疮、咽喉红肿、耳痛耳鸣、暴发火眼、大便干燥、小便黄赤。

【用法用量】　口服：丸剂一次 3g，片剂一次 6 片；开水冲服颗粒剂一次 1 袋，均一日 2 次。

【规格】　丸剂：每 10 丸重 0.3g；片剂：每盒 48 片；颗粒剂：10g。其他制剂剂型参见药品说明书，遵医嘱。

复方双花口服液（片、颗粒）[保乙]　见本篇"25."。

726. 黄氏响声丸 [典][保甲]

【药物组成】　桔梗、薄荷、薄荷脑、蝉蜕、诃子肉、胖大海、浙贝母、儿茶、川芎、大黄（酒炙）、连翘、甘草。

【功能主治与应用】　疏风清热，化痰散结，利咽开音。用于风热外束、痰热内盛所致的急慢性喉瘖，症见声音嘶哑、咽喉肿痛、咽干灼痛、咽中有痰，或寒热头痛，或便秘尿赤；急慢性咽喉炎及声带小结、声带息肉初起见上述证候者。

【用法用量】　饭后口服：炭衣丸一次 8 丸（每丸重 0.1g），或 6 丸（每丸重 0.133g）；或糖衣丸一次 20 粒，一日 3 次。儿童剂量减半。或遵医嘱。

【注意事项】　阴虚火旺者慎用；忌辛辣、油腻食物和烟酒；老人、儿童、素体脾胃虚弱者慎用。

【规格】　丸剂：0.1g、0.133g。

727. 清喉利咽颗粒 [典][保甲]

【药物组成】　黄芩、西青果、桔梗、橘红、竹茹、胖大海、紫苏梗、枳壳、香附（醋制）、沉香、紫苏子、桑叶、薄荷脑。

【功能主治与应用】　清热利咽，宽胸润喉；抗炎、抑菌镇痛及保护声带等。用于外感风热所致的咽喉发干、声音嘶哑，急慢性咽炎、扁桃体炎见上述证候者。

【用法用量】　冲服：一次 1 袋，一日 2～3 次。

【注意事项】　阴虚火旺者及老人、儿童、素体脾胃虚弱者均慎用；忌辛辣、油腻及烟酒。

【规格】　颗粒剂：10g、5g。

728. 金嗓散结丸（胶囊、颗粒）[典][保乙]

【药物组成】　金银花、丹参、板蓝根、马勃、蒲公英、桃仁（去皮）、红花、三棱（醋炒）、莪术（醋炒）、玄参、麦冬、浙贝母、泽泻、鸡内金（炒）、蝉蜕、木蝴蝶。

【功能主治与应用】　清热解毒，活血化瘀，利湿化痰。用于热毒蕴结、气滞血瘀所致的声音嘶哑，声带充血、肿胀，慢性喉炎（慢喉瘖）、声带小结、声带息肉见上述证候者。

【用法用量】　冲服：颗粒剂一次 1 袋；口服：水蜜丸一次 60～120 粒，大蜜丸一次 1～2 丸，口服胶囊剂一次 2～4 粒；均一日 2 次，或遵医嘱。

【注意事项】　阴虚火旺者慎用，忌辛辣、油腻食物和烟酒，避免过度用声，孕妇不宜用，凡声带小结肌纤维化者应手术治疗。

【规格】　颗粒剂：10g；水蜜丸：每 10 丸重 1g；大蜜丸：9g；胶囊剂：0.4g。

729. 桂林西瓜霜（散剂、胶囊、含片）[典][保乙]

【药物组成】　西瓜霜、黄芩、黄连、黄柏、射干、山豆根、大黄、浙贝母、青黛、薄荷脑、无患子果（炭）、硼砂（煅）、冰片、甘草。

【功能主治与应用】　清热解毒，消肿止痛；有一定抗炎、镇痛、祛痰，抑制金黄色葡萄球菌、甲型链球菌、白念珠菌、大肠埃希菌和铜绿假单胞菌等作用。用于风热上攻、肺胃热盛所致的喉痹、乳蛾、口疮、口糜、牙宣；症见咽喉肿痛、喉核肿大、口舌生疮、牙龈肿痛或出血；急慢性咽炎、扁桃体炎、口腔炎、牙龈炎见上述证候者。

【用法用量】　外用散剂：喷、吹或敷于患处，一次适量，一日数次；重症宜兼内服一次 2g，一日 3 次。口服：胶囊剂一次 2～4 粒，一日 3 次；其内容物亦可见前述取出外用。含片一次含服 2 片，一日 5 次。5～7 日为一个疗程。

【注意事项】　阴虚火旺者忌用；孕妇、老人、儿童、素体脾胃虚弱者均慎用；

因含有山豆根有毒性，不可过量、久服；如用于口腔、咽喉处，应先漱口清除口腔食物残渣，用药后禁食 30～60min，以免影响疗效。全身发热的重症感染者，可配合抗生素等综合治疗。

【规格】　散剂：1g、2g、2.5g、3g；胶囊剂：0.5g；口含片：0.6g。

730. 西瓜霜润喉片 [典]

【药物组成】　西瓜霜、冰片、薄荷素油、薄荷脑。

【功能主治与应用】　清音利咽，消肿止痛；有一定抗菌、抗炎等作用。用于防治咽喉肿痛、声音嘶哑、喉痹、喉蛾、口糜、口舌生疮、牙痛；急慢性咽喉炎、急性扁桃体炎、口腔溃疡、口腔炎、牙龈肿痛等病。

【用法用量】　含服：每小时含服小片 2～4 片，大片 1～2 片。注意事项同本篇"729."。

【规格】　口含片：0.6g、1.2g。

731. 西瓜霜清咽含片

【药物组成】　西瓜霜、硼砂（煅）、黄柏、黄连、山豆根、射干、浙贝母、青黛、冰片、无患子果（炭）、大黄、黄芩、甘草、薄荷脑。辅料为二氧化硅、甜菊素、枸橼酸。

【功能主治与应用】　清热解毒，消肿利咽。用于缓解咽痛，咽干，灼热，声音不扬或西医诊断为急性咽炎，有上述表现者。

【用法用量】　含服：一次 1 片，一日 6 次。

【注意事项】　忌烟酒、辛辣、鱼腥食物；不宜在服药期间同时服用温补性中药；孕妇慎用；糖尿病患者、儿童应在医师指导下服用；属风寒感冒咽痛者，症见恶寒发热、无汗、鼻流清涕者慎用；服药 3 天症状无缓解，应去医院就诊；对本品过敏者禁用，过敏体质者慎用。

【规格】　片剂：1.8 克。

732. 利咽解毒颗粒 [保乙]

【药物组成】　板蓝根、大青叶、金银花、连翘、薄荷、牛蒡子（炒）、天花粉、浙贝母、大黄、黄芩、地黄、玄参、麦冬、僵蚕、山楂（焦）、桔梗。

【功能主治与应用】　清肺利咽，解毒退热。用于外感风热所致的咽痛、咽干、喉核红肿、两腮肿痛、发热恶寒；急性扁桃体炎（急性乳蛾）、急性咽炎（急喉痹）、腮腺炎（痄腮）见上述证候者。

【用法用量】　冲服：一次 1 袋，一日 3～4 次。

【注意事项】　风寒喉痹者忌用；虚火乳蛾、喉痹者，孕妇、月经期妇女、哺乳期妇女均不宜用；服药期间宜用流质或半流质饮食；忌辛辣、油腻、鱼腥食物和烟酒；老人、儿童、素体脾胃虚弱者慎用；如出现全身发热的重症患者，酌情应用抗生素等进行综合治疗，治疗腮腺炎可配合漱口液保持口腔清洁卫生，必要时加用抗病毒药治疗。

【规格】 颗粒剂：每袋20g（含糖）、6g（不含糖），均相当于原药材19g。

银黄含片（颗粒剂、口服液、注射液）[保乙] 见本篇"8."。

733. 清咽滴丸 [保甲]

【药物组成】 人工牛黄、薄荷脑、青黛、冰片、诃子、甘草。

【功能主治与应用】 疏风清热，解毒利咽。用于外感风热所致的急喉痹，症见咽痛、咽干、口渴，或微恶风、发热、咽部红肿、舌边尖红、苔薄白或薄黄、脉浮数或滑数；急性咽炎见上述证候者。

【用法用量】 含服：一次4～6丸，一日3次。

【注意事项】 虚火喉痹者、老人、儿童、素体脾胃虚弱者均慎用；饮食宜清淡而营养均衡，忌辛辣、油腻食物和烟酒；出现发热等全身症状患者应配合内服药或抗生素等综合治疗。

【规格】 丸剂：20mg。

734. 猴耳环消炎片（胶囊）[典]

【药物组成】 猴耳环干浸膏。

【功能主治与应用】 清热解毒，凉血消肿，止泻。用于上呼吸道感染（感冒）、急性咽炎、急性扁桃体炎、急性胃肠炎，亦用于细菌性痢疾。

【用法用量】 口服：片剂一次3～4片，胶囊剂一次2粒，均一日3次。

【注意事项】 阴虚火旺者慎用；虚寒泄泻痢疾不宜用；老人、儿童及素体脾胃虚弱者均慎用；饮食宜清淡而营养均衡，忌辛辣、油腻食物和烟酒。

【规格】 片剂：0.2g；胶囊剂：0.4g；均以猴耳环干浸膏计。

735. 六应丸 [典][保乙]

【药物组成】 牛黄、蟾酥、雄黄、冰片、珍珠、丁香。

【功能主治与应用】 清热，解毒，消肿，止痛。用于火毒内盛所致的喉痹、乳蛾，症见咽喉肿痛、口苦咽干、喉核红肿；咽喉炎、扁桃体炎见上述证候者。亦用于疔痈疮疡及虫咬肿痛。

【用法用量】 饭后服：成人一次10丸，儿童一次5丸，婴儿一次2丸；均一日3次。外用：以冷开水或醋调敷患处。

【注意事项】　阴虚火旺者、老人、儿童及素体脾胃虚弱者均慎用；孕妇忌用；饮食应忌辛辣、油腻食物；忌烟酒；保持口腔清洁卫生，刷牙漱口，清除食物残渣；因含有蟾酥、雄黄等有毒成分，不可过量、久服。

【规格】　丸剂：每 5 丸重 19mg。

功劳去火片（胶囊）[典]　见本篇"547."。

736. 梅花点舌丸（胶囊）[典][保乙]

【药物组成】　牛黄、麝香、蟾酥（制）、熊胆粉、冰片、硼砂、雄黄、葶苈子、乳香（制）、没药（制）、血竭、珍珠、沉香、朱砂。

【功能主治与应用】　清热解毒，消肿止痛；有一定增强免疫功能的作用。用于火毒内蕴所致的疮痈初起，咽喉牙龈肿痛，口舌生疮；急性咽炎（急喉痹）、化脓性皮肤病（疔疮）、牙周炎（牙宣）、口腔炎（口疮）等炎症。

【用法用量】　口服：丸剂一次 3 丸，胶囊剂一次 1 粒，一日 1～2 次；外用：用醋化开丸剂或胶囊剂内容物，敷患处。

【注意事项】　阴虚火旺者、孕妇均忌用；忌辛辣、油腻食物和烟酒；因含有蟾酥、雄黄、朱砂等有毒成分，不可过量、久服，也不可进入眼内。

【规格】　丸剂：每 10 丸重 1g；胶囊剂：0.3g。

737. 复方红根草片

【药物组成】　红根草、鱼腥草、金银花、野菊花、穿心莲。

【功能主治与应用】　清热解毒，利咽，止痛，止痢；有一定抗炎、镇痛、解痉等多种作用。用于火毒内盛、湿热蕴结所致的急性咽喉炎（急喉痹、喉痈）、扁桃体炎、肠炎、痢疾。

【用法用量】　口服：一次 4 片，一日 3～4 次。

【注意事项】　慢性炎症者，老人、儿童及素体脾胃虚弱者慎用；忌辛辣、油腻食物和烟酒；高热伴有全身症状者应遵医嘱综合治疗。

【规格】　片剂：每片含干浸膏 0.12g。

738. 五味沙棘含片[典]

【药物组成】　沙棘膏、木香、白葡萄干、甘草、栀子。

【功能主治与应用】　清热利咽。用于风热喉痹、急性咽炎、慢性支气管炎，症见肺热久咳，喘促痰多，胸满闷，胁疼痛。

【用法用量】　舌下含化：一次 1 片，每 2h 一次；散剂：一次用开水冲服 1 袋，一日 3 次。

【注意事项】　偶见恶心；糖尿病患者忌服。

【规格】　片剂：1.5g；颗粒剂：15g。

739. 冬凌草片 [典][保乙]

【药物组成】　冬凌草。

【功能主治与应用】　清热消肿；有一定抗菌、消炎、镇痛及抗肿瘤作用。用于急性扁桃体炎、咽炎、喉炎、口腔炎；有人试用于咽喉部肿瘤的辅助治疗。

【用法用量】　口服：一次2～5片，一日3次。

【注意事项】　有文献报道，曾引起帕金森病1例。

【规格】　浸膏片：每片相当于原药材3g。

740. 小儿咽扁颗粒 [典][保乙]

【药物组成】　金银花、射干、金果榄、桔梗、玄参、麦冬、人工牛黄、冰片。

【功能主治与应用】　清热利咽，解毒止痛。用于肺湿热引起的咽喉肿痛，口舌糜烂，咳嗽痰多及咽炎、喉炎、腭扁桃体炎等。

【用法用量】　冲服：1～2岁一次4g，一日2次；3～5岁一次4g，一日3次；6～14岁8g，一日2～3次。

【规格】　颗粒剂：8g，4g。

741. 六神丸 [保甲]

【药物组成】　珍珠粉、牛黄、麝香、雄黄、冰片、蟾酥、百草霜。

【功能主治与应用】　清热解毒，消肿止痛。牙龈咽喉炎、腭扁桃体炎、白喉、口舌糜烂、痈疽疮疖、烂喉丹痧、喉风、乳蛾等。

【用法用量】　噙化或温开水送服：成人一次10粒，一日2次；小儿1岁1粒，2岁2粒，3岁3粒，4～8岁5粒，9～15岁服8粒，一日2次。或遵医嘱。外用：取数粒用温开水或米醋少许溶成糊状，每日搽敷。

【注意事项】　不可过量、久服，否则会引起恶心、呕吐、腹泻，小儿吐奶，或四肢发麻发冷、末梢发绀、心动过缓、心律不齐、房室传导阻滞，甚至循环衰竭而死亡。孕妇禁用，忌辛辣、油腻食物和烟酒，忌与酶制剂、补血剂、硫酸盐、亚硫酸盐同服。

【规格】　丸剂：每10粒重约0.03g，每小瓶30粒。

742. 蓝芩口服液 [保乙]

【药物组成】　板蓝根、黄芩、栀子、胖大海、黄柏。

【功能主治与应用】　清热解毒，利咽消肿。用于急性咽炎、肺胃湿热所致的咽痛、咽干、咽部灼热等症。

【用法用量】　口服：一次 20ml，一日 3 次。

【注意事项】　脾虚便溏者、胃痛者均慎用。

【规格】　口服液：10ml。

743. 喉炎丸

【药物组成】　熊胆、牛黄、水牛角浓缩粉（代替犀牛角）、珍珠、蟾酥、黄连、硼砂（煅）、人工麝香等。

【功能主治与应用】　清热解毒，利咽消肿。用于热毒侵袭咽喉的疾病，如急性咽炎、病毒性咽峡炎、急性扁桃体炎、急性喉炎；主治咽喉肿痛、单双乳蛾、痈疽热疖、背疮、无名肿毒等。咽喉疾病多内服治疗，痈、疽、疮、疖多外用调敷为主。

【用法用量】　口服：一次 10 丸，一日 3 次。外用：用开水将药丸调成糊状，涂敷于未破损皮肤红肿患处，若已破损者则调敷于破损处的四周，每日数次，保持湿润，直至红肿消退。

【注意事项】　孕妇忌用，红肿将溃烂或出脓处勿用。

【规格】　微粒丸剂：每 100 丸重 0.3g。

744. 珠黄散 [典][保乙]

【药物组成】　人工牛黄、珍珠。

【功能主治与应用】　清热解毒，祛腐生肌。用于热毒内蕴所致的咽痛、咽部红肿、糜烂、口腔溃疡久不收敛。

【用法用量】　取药少许吹患处，一日 2～3 次。

【注意事项】　忌食辛辣、油腻、厚味食物。

【规格】　本品每 1g 含人工牛黄以胆酸（$C_{24}H_{40}O_5$）计，不得少于 26.0mg。

黄氏响声丸 [典][保甲]　见本篇 "726."。

备选药 51 种：上清丸 [保乙]（见本篇 "34."）、745. 甘桔冰梅片 [典][保乙]、746. 金喉健喷雾剂 [保乙]、747. 开喉剑喷雾剂 [保乙]、748. 六神胶囊 [保乙]、清咽滴丸 [典][保甲]（见本篇 "733."）、749. 清咽润喉丸 [典][保乙]、750. 清音丸 [典][保乙]、751. 玄麦甘桔颗粒（含片）[典][基][保甲]、752. 咽利爽口含滴丸、753. 余甘子喉片、754. 金嗓清音丸 [典]、755. 金嗓利咽丸（胶囊）[典]、复方鱼腥草片 [典]（见本篇 "29."）、756. 复方瓜子金颗粒 [典]、牛黄解毒片 [典][基][保甲]（见本篇 "20."）、757. 西园喉散散、758. 清咽润喉片（颗粒）、759. 清咽利膈丸 [典]、760. 双梅喉片、761. 万通炎康片 [典]、众生丸

（见本篇"122."）、复方黄芩片（见本篇"84."）、762. 复方草珊瑚含片[典]、763. 金嗓开音丸[典][保乙]、764. 北豆根胶囊（片）[典][保乙]、炎宁颗粒（见本篇"35."）、765. 金莲花润喉片[典]、766. 山香圆片（颗粒）[典]、767. 喉炎清口服液、青果丸[典]（见本篇"212."）、768. 清火栀麦片[典]、769. 西黄清醒丸、770. 喉症丸、771. 板蓝根颗粒[典][基][保甲]、772. 阮氏上清丸[典]、773. 新癀片[典][保乙]、774. 咽喉消炎丸、775. 珍黄丸、776. 牛黄消炎片[典]、777. 喉疾灵胶囊（片）[典]、778. 热毒清片、779. 清膈丸[典]、780. 健民利咽片、781. 金参润喉合剂、782. 藏青果颗粒、783. 利咽灵片、784. 鼻咽灵片[典]、785. 金鸣片、786. 铁笛丸[典]、787. 清降片（丸）。

二、外 用 药

788. 双料喉风散[保乙]

【药物组成】　山豆根、人工牛黄、冰片、黄连、珍珠、人中白（煅）、甘草。

【功能主治与应用】　清热解毒，消肿利咽；有一定抗炎、抑菌、镇痛、抗组胺 H_1 受体而松弛气管痉挛等作用。用于咽喉肿痛、口腔糜烂、鼻窦炎、中耳炎、皮肤溃烂等热毒所致的急性咽喉炎、腭扁桃体炎、口腔溃疡、牙龈炎、化脓性中耳炎、鼻窦脓肿等。

【用法用量】　外用：口腔咽喉诸证：吹敷患处，每瓶分 6 次吹敷患处，一日 3 次；用药后半小时以后可进食。孕妇慎用；忌辛辣、油腻食物和烟酒；取少许药吸入鼻内，一日 1～3 次；皮肤溃烂：先用浓茶洗净患处，后敷药粉于患处，一日 1 次。

【注意事项】　非湿热证者忌用；如用于口腔、咽喉处，先漱口去除口腔食物残渣，用药后禁食 30～60min，以免影响疗效。一般不内服。偶见过敏反应。

【规格】　散剂：1g；喷雾剂：1.25g、2.2g。

789. 咽速康气雾剂

【药物组成】　人工牛黄、冰片、蟾酥、珍珠、雄黄。

【功能主治与应用】　清热解毒，消肿止痛；有一定抗炎、抑菌作用。用于肺胃热盛所致的急性扁桃体炎（乳蛾）、咽喉炎、急性单纯性咽炎，症见咽部红肿、咽痛。

【用法用量】　外用前，先将本品充分摇匀，倒置，喷头圆口对准口腔，闭气，按阀门上端喷头，药液呈雾状喷入口腔，闭口数分钟，一次 3 下，一日 3 次；7 日为一个疗程。

【注意事项】　虚火乳蛾者不宜单独使用；孕妇忌用；忌辛辣、油腻食物和烟酒；

儿童需遵医嘱，注意排痰，避免惊风发生；因含有蟾酥、雄黄，不可过量、久服；更不能进入眼内。如用于口腔、咽喉处，先漱口去除口腔食物残渣，用药后禁食30～60min，以免影响疗效。高热重症者应综合治疗。

【规格】　喷雾：25ml。

790. 冰硼散[典][基][保甲]

【药物组成】　北平、硼砂（煅）、朱砂、玄明粉。

【功能主治与应用】　清热解毒，消肿止痛。用于热毒蕴结所致的咽喉疼痛、牙龈止痛、口舌生疮；急性咽炎（急喉痹）、牙周炎（牙宣）、口腔炎、口腔溃疡等口疮。

【用法用量】　外用吹敷患处，每次少量，一日数次。

【注意事项】　若属阴虚火旺者、孕妇慎用；本品含有玄明粉，可渗入乳汁，易引起婴儿腹泻，故哺乳期妇女不宜用；因含有朱砂，不可过量、久服；感染伴有高热者应配合相宜的抗生素综合治疗，遵医嘱。

【规格】　散剂：2.5g。

791. 珠黄吹喉散[典]

【药物组成】　黄连、黄柏、珍珠、人工牛黄、儿茶、雄黄、西瓜霜、硼砂（煅）、冰片。

【功能主治与应用】　解毒化腐生肌。用于热毒内蕴所致的咽喉口舌肿痛、糜烂，急性咽炎（急喉痹），口疮，舌炎等。

【用法用量】　外用：吹于患处，一日3～5次。

【注意事项】　阴虚火旺者慎用；忌辛辣、油腻食物和烟酒；老人、儿童、素体虚弱者应慎用；高热重症伴有全身症状者应选用相宜的抗生素等综合治疗，遵医嘱。

【规格】　散剂：2.5g。

792. 锡类散（含片）[保甲]

【药物组成】　牛黄、象牙屑、青黛、珍珠、壁钱炭、人指甲（滑石粉制）、冰片。

【功能主治与应用】　解毒化腐，敛疮。用于心胃火盛所致的咽喉糜烂肿痛、喉痹、口疮、口腔黏膜糜烂或溃疡、复发性口腔溃疡，还有报道用于火热偏盛引起的鼻炎、消化道溃疡等。

【用法用量】　散剂每用少许，吹敷患处，一日1～2次。口含片一次含服1～2片，每隔1～2h一次；或遵医嘱。

【注意事项】　虚火上炎者慎用；饮食清淡而均衡营养，忌辛辣、油腻食物和烟酒；老人、儿童、素体脾胃虚弱者慎用；重症感染伴有全身症状或高热患者应酌情使用抗生素等综合治理，以利早日康复。

【规格】　散剂：2.5g。口含片：0.3g。

备选药2种：793. 青黛散^[保甲]、珠黄散^{[典][保乙]}（见本篇"744."）。

第五节　口腔感染性疾病用中成药

口腔内黏膜糜烂或溃疡、复发性口腔溃疡等感染性疾病可用以下中成药。

一、内　服　药

794. 口炎清颗粒^{[典][基][保甲]}

【药物组成】　天冬、麦冬、玄参、金银花、甘草。

【功能主治与应用】　滋阴清热，解毒消肿。用于阴虚火旺所致的口腔炎、口疮。

【用法用量】　口服：开水冲服一次2袋，一日1~2次。

【注意事项】　脾胃积热，胃火炽盛者不宜用；脾胃虚寒者、老人、儿童均慎用；忌辛辣、油腻食物和烟酒。

【规格】　颗粒剂：每袋10g（含糖）、3g（无糖）。

795. 清胃黄连丸^[典]

【药物组成】　黄连、石膏、桔梗、知母、玄参、赤芍、地黄、牡丹皮、天花粉、连翘、栀子、黄柏、黄芩、甘草。

【功能主治与应用】　清胃火，解毒消肿；有一定抗炎、抑菌、镇痛等作用。用于口舌生疮，齿龈、咽喉肿痛。

【用法用量】　口服：一次9g，一日2次。或遵医嘱。

【注意事项】　孕妇慎用。

【规格】　水泛丸：9g、18g；大蜜丸9g。

备选药1种：上清丸^[保乙]（见本篇"34."）。

二、外　用　药

锡类散（含片）^[保甲]　见本篇"792."。

796. 口腔溃疡散^{[典][基][保甲]}

【药物组成】　青黛、枯矾、冰片。

【功能主治与应用】　清热、消肿、止痛。用于火热内蕴所致的口舌生疮、黏膜破溃、红肿灼热痛；复发性口疮、急性口炎见上述证候者。

【用法用量】　外用：用消毒棉球蘸敷患处，一日 2～3 次。

【注意事项】　阴虚火旺者慎用；忌辛辣、油腻食物和烟酒；老人、儿童、素体脾胃虚弱者慎用。

【规格】　散剂：3g。

797. 口腔溃疡药膜

【药物组成】　硼砂、冰片、朱砂、寒水石、儿茶、白及胶浆、甘油。

【功能主治与应用】　清热解毒，消肿止痛。用于复发性口炎、阿弗他口炎等口疮病；症见口腔黏膜溃疡，或大或小，纳食疼痛。

【用法用量】　外用：贴于患处，一日 2～3 次。饭后和晚上使用。

【规格】　薄膜剂：2cm×2cm。

798. 口腔溃疡膜剂

【药物组成】　青黛、硫酸新霉素、地塞米松、维生素 B_{12}、白及胶浆。

【功能主治与应用】　抗菌消炎，镇痛及促进黏膜溃疡愈合。

【用法用量】　用于口疮、扁平苔藓糜烂型、损伤性溃疡、糜烂型或慢性黏膜炎、口唇炎、疱疹性口炎、舌炎等。剪取略大于溃疡面的药膜，贴敷于溃疡面上，一日 3～5 次。

【规格】　膜厚 0.15～0.2mm。

799. 齿痛冰硼散 [保乙]

【药物组成】　硼砂、硝石、冰片。

【功能主治与应用】　散郁火，止牙痛。用于火热内闭引起的牙龈肿痛，口舌生疮；复发性口疮及口炎、牙龈炎、牙周炎见上述证候者。

【用法用量】　吹敷患处，每次少许，每日数次。或遵医嘱。

【规格】　散剂：3g。

800. 复方牙痛宁搽剂

【药物组成】　花椒、薄荷脑、松花粉、冰片、茵陈、荜茇、八角茴香、荆芥、甘草、丁香。

【功能主治与应用】　消炎止痛。用于牙周肿痛、口腔炎、咽喉炎及牙痛、牙龈炎、牙周炎、口腔溃疡。还有人用于软组织损伤及咳嗽等。

【用法用量】　用小棉球蘸药液涂敷肿痛患处，一日 2 次。或睡前使用。孕妇慎用。

【规格】　搽剂：5ml、10ml、15ml。

801. 齿痛消炎灵颗粒[典]

【药物组成】　石膏、地黄、荆芥、防风、牡丹皮、青黛、细辛、白芷、青皮、甘草。

【功能主治与应用】　疏风清热，凉血止痛。用于脾胃积热，风热上攻受阻的头痛，口干，口臭，便秘燥结，牙龈肿痛；急性齿根尖周炎、智齿冠周炎、急性牙龈炎、牙周炎、急性牙髓炎见上述证候者。

【用法用量】　冲服：一次 1 袋，一日 3 次。

【注意事项】　阴虚火旺者、风冷牙痛者均不宜用，忌辛辣、油腻食物和烟酒，老人、儿童、素体脾胃虚弱者均慎用。

【规格】　颗粒剂：每袋20g（含糖）、10g（无糖）。

802. 金栀洁龈含漱液

【药物组成】　金银花、栀子、薄荷、黄芩、苦参、黄柏、茵陈、地肤子、石菖蒲、独活、蛇床子、艾叶。

【功能主治与应用】　清热解毒，祛风除湿，芳香避秽，消肿止痛。用于牙龈炎、口腔溃疡及胃热或湿热所致的牙龈炎、牙周炎、牙龈出血、口腔溃疡、口臭、牙痛、口腔黏膜炎、牙髓炎、龋齿等。

【用法用量】　含漱：一次 10ml，含漱 3min，一日 3 次。亦可用消毒棉蘸药液直接涂擦患部，每日数次。7～10 日为 1 个疗程。

【注意事项】　洗剂，勿吞服。

【规格】　洗剂：100ml、150ml、240ml。

803. 牙痛散

【药物组成】　川乌、草乌、猪牙皂、雄黄、冰片、细辛、樟脑。

【功能主治与应用】　疏风止痛，清热解毒，消肿。用于牙痛、牙龈炎、牙周炎等；症见牙龈疼痛红肿、口干欲饮，舌红苔黄脉数。

【用法用量】　外用：取少许涂敷患处。

【规格】　散剂：1.5g、3g。

804. 牙痛一粒丸[典]

【药物组成】　蟾酥、甘草、朱砂、雄黄。

【功能主治与应用】　镇痛消肿。用于风火牙痛、牙龈肿痛、龋齿、牙龈炎等对症治疗。临床应配合口腔病专科治疗。

【用法用量】　外用：每次取 1 粒填入牙洞内或肿痛附近的牙缝处，外塞一块消毒棉花，防止药丸滑脱，并注意将含药后的唾液及时吐出，不可咽下。

【注意事项】　用药时或用药后可有麻舌感。

【规格】　水丸剂：125 丸重 0.3g。

805. 牙痛药水

【药物组成】　荜茇、高良姜、丁香、细辛、冰片。

【功能主治与应用】　止痛，消炎，防蛀，治牙痛。用于风火牙痛、牙龈红肿疼痛，神经性牙痛；还有人外用于冻疮有止痛止痒之效。

【用法用量】　外用：涂擦患处。患处破溃处不可用。

【规格】　外用搽剂：5ml。

备选药 10 种：806. 口疳吹药、807. 口腔炎喷雾剂[保乙]、808. 口炎颗粒、809. 珠黄消疳散、810. 脱牙敏糊剂[保乙]、811. 复方牙痛酊[保乙]、812. 速效牙痛宁酊[保乙]、813. 丁细牙痛胶囊[保乙]、814. 复方珍珠口疮颗粒[典][保乙]、815. 白清胃散。

第九章　皮肤感染性疾病用中成药

第一节　小儿皮肤感染、麻疹用中成药

816. 小儿紫草丸（合剂）

【药物组成】　紫草、玄参、西河柳、升麻、羌活、青黛、浙贝母、乳香（制）、没药（制）、琥珀、石决明、雄黄、金银花、核桃仁、甜地丁、菊花、甘草、冰片、人工牛黄、朱砂。

【功能主治与应用】　透疹解毒，发表解肌；治麻疹。临床用于麻疹初起，疹毒内盛不透，发热咳嗽，小便黄少，或重症风疹，高热。午后或晚上更甚，微恶风寒，烦躁不安，全身红疹，咳嗽，喷嚏，目赤畏光，或神志昏迷，舌质红浮，脉浮数等。

【用法用量】　口服：一次 1 丸，一日 2 次。周岁以内小儿剂量减半；或遵医嘱。合剂用法遵医嘱。

【规格】　蜜丸：1.5g；合剂：10ml。

小儿化毒散（胶囊）^{【典】【基】【保甲】}　见本篇"149."。

小儿化毒散（胶囊）[典][基][保甲]　见本篇"149."。

817. 消风止痒颗粒 [保乙]

【药物组成】　荆芥、防风、苍术（炒）、蝉蜕、石膏、木通、地骨皮、亚麻籽、当归、地黄、甘草。

【功能主治与应用】　清热除湿，祛风止痒；有一定抗过敏、抗炎作用。用于风湿热邪蕴阻肌肤所致的湿疮、风团瘙痒、小儿瘾疹；症见皮肤丘疹、水疱、抓痕、血痂，或见梭形、纺锤形水肿风团，中央出现小水疱，瘙痒剧烈；湿疹、皮肤瘙痒症、丘疹性荨麻疹见上述证候者。

【用法用量】　口服：1 周岁以内一日 15g，1～4 岁一日 30g，5～9 岁一日 45g，10～14 岁一日 60g，15 岁以上一日 90g；分 2～3 次服。

【注意事项】　阴虚血亏者不宜服用；孕妇慎用；饮食宜清淡易消化且营养均衡，忌辛辣、油腻、海鲜食品，忌烟酒；若服用本品后出现腹痛或腹泻时应及时停药，对症处理。

【规格】　颗粒剂：15g。

818. 儿肤康搽剂

【药物组成】 芦荟、苦参、白芷、当归、白鲜皮、苍耳子、地肤子、黄柏、石菖蒲、艾叶、皂荚。

【功能主治与应用】 清热除湿，祛风止痒。用于热证或风热证所致的儿童湿疹、热痱、荨麻疹的辅助治疗。

【用法用量】 每次取适量涂搽患处，轻揉2~3min，用温水冲洗干净，一日2~3次。

【注意事项】 严重皮肤感染者不宜使用；禁内服。

【规格】 搽剂：200ml。

第二节 青少年青春痘、粉刺、痤疮用中成药

819. 润燥止痒胶囊[基][保乙][苗]

【药物组成】 生地黄、制何首乌、桑叶、苦参、红活麻。

【功能主治与应用】 阴虚滋阴，祛风止痒，润肠通便。用于血虚风燥所致的皮肤瘙痒，热毒蕴肤所致的痤疮、热结便秘。

【用法用量】 口服：一次4粒，一日3次。2周为1个疗程。

【规格】 胶囊剂：0.5g。

820. 金花消痤丸

【药物组成】 金银花、炒栀子、炒黄芩、酒制大黄、黄连、桔梗、薄荷、黄柏、甘草。

【功能主治与应用】 清热泻火，解毒消肿。用于肺胃热盛引起的痤疮（粉刺）、口舌生疮、胃火牙痛、牙周炎、咽喉炎、口腔炎、结膜炎（眼赤）、便秘尿黄等症。

【用法用量】 口服：一次4g，一日3次。孕妇遵医嘱。

【规格】 浓缩丸：4g。

821. 清热暗疮片（丸）

【药物组成】 金银花、穿心莲、蒲公英、栀子、山豆根、大黄、牛黄、珍珠层粉、甘草。

【功能主治与应用】 清热解毒，泻火通腑。用于肺胃积热所致的粉刺、疮疖，症见颜面部粉刺、脓疱，皮肤硬结、疼痛，顶部有脓头，大便干，小便黄；痤疮、

毛囊炎、毛囊周围炎见上述证候者。

【用法用量】　口服：片剂一次 2 片，丸剂一次 2～4 丸；均一日 3 次。小儿酌减。

【注意事项】　阴虚及脾胃虚弱者不宜用；孕妇慎用；忌辛辣、油腻食物；偶见服药后出现胃脘不适、食欲减退等可自行缓解，若出现大便稀溏者应停药；忌用手挤压疮疖患处。

【规格】　丸剂：0.28g；片剂：每瓶 100 片。

822. 消痤丸[典]

【药物组成】　升麻、柴胡、麦冬、野菊花、黄芩、玄参、石膏、石斛、龙胆、大青叶、金银花、竹茹、蒲公英、淡竹叶、夏枯草、紫草。

【功能主治与应用】　清热利湿，解毒散结。用于湿热毒邪聚结肌肤所致的粉刺，症见颜面光亮油腻、黑头粉刺、脓疱、结节，伴有口苦、口黏、大便干；痤疮见上述证候者。

【用法用量】　口服：一次 30 粒，一日 3 次。

【注意事项】　孕妇、脾胃虚弱者均慎用；忌油腻、辛辣等刺激性食物和烟酒。

【规格】　水丸剂：每 10 丸重 2g。

823. 通便消痤胶囊

【药物组成】　大黄、西洋参、芒硝、枳实、白术、青羊参、肉苁蓉、荷叶。

【功能主治与应用】　益气活血，通便排毒。用于气虚血瘀、热毒内盛所致的粉刺、黄褐斑（黧黑斑）。

【用法用量】　口服：便秘、排便不爽者一次 3～6 粒，一日 2 次；可酌情加减剂量，以大便通畅，每日 1～2 次为宜。

【注意事项】　孕妇慎用，忌生冷、辛辣、油腻食物和烟酒，老年、儿童、过敏体质者慎用。

【规格】　颗粒剂：0.4g。

备选药 2 种：824. 痤疮灵（片、胶囊、搽剂）、825. 痤疮宁搽剂。

第三节　成人常见皮肤感染、疮疡疖肿、褥疮、丹毒等用中成药

一、内　服　药

826. 醒消丸

【药物组成】　雄黄、麝香、制乳香、制没药、蒸熟烘干黄米。

【功能主治与应用】　活血消肿，解毒止痛。用于痈疽肿毒、瘰疬流注（脓毒血症）、疔毒恶疮、乳痈（急性乳腺炎）、蜂窝织炎、疖、颈淋巴结核及其他皮肤和皮下组织化脓性炎症。症见患处红肿疼痛，坚硬未破溃，舌红苔黄，脉洪数。

【用法用量】　口服：一次 1.5～3g，一日 2 次；用黄酒或温开水送服。小儿酌减。

【用法用量】　痈疽已破溃成脓者、孕妇均禁用；忌辛辣、腥荤食物和烟酒；因含有雄黄等毒性成分，不可过量、久服。

【规格】　丸剂：每 50 丸重 30g；每小瓶装 3g、9g。

827. 活血解毒丸 [保乙]

【药物组成】　乳香（醋炙）、没药（醋炙）、黄米（蒸熟）、石菖蒲、雄黄粉、蜈蚣。

【功能主治与应用】　解毒消肿，活血止痛。用于热毒瘀滞肌肤所致的疮疡、乳痈，症见皮肤红、肿、痛、热或暂时未溃破。

【用法用量】　用温黄酒或温开水送服：一次 3g，一日 2 次。

【不良反应与禁忌】　罕见皮肤过敏反应；疮疡阴证者禁用；疮疡成脓或已破溃者、脾胃虚弱者慎用；孕妇慎用；忌辛辣、油腻、海鲜食物和烟酒；本品含有毒性成分药材，不可过量、久服。

【规格】　水丸剂：每 100 粒重 5g。

828. 湿毒清胶囊 [典][保乙]

【药物组成】　地黄、当归、苦参、白鲜皮、土茯苓、黄芩、丹参、蝉蜕、甘草。

【功能主治与应用】　养血润肤，祛风止痒。用于血虚风燥所致的风瘙痒；症见皮肤干燥、脱屑、抓痕、血痂、色素沉着；皮肤瘙痒见上述证候者。亦用于湿疹、苔藓病。

【用法用量】　口服：一次 3～4 粒，一日 3 次。

【注意事项】　湿热俱盛或火热炽盛者，过敏体质者慎用，孕妇均慎用；忌辛辣、油腻、海鲜等食物和烟酒。

【规格】　胶囊剂：0.5g。

829. 当归苦参丸^[保乙]

【药物组成】　当归、苦参。

【功能主治与应用】　活血化瘀，燥湿清热。用于湿热瘀阻所致的粉刺、酒渣鼻，症见颜面、胸背粉刺疮疖，皮肤红赤发热，或伴脓头、硬结、酒渣鼻赤，常伴有疼痛；痤疮、粉刺、酒渣鼻见上述证候者。

【用法用量】　口服：一次 1 丸，一日 2 次。

【注意事项】　脾胃虚寒者慎用；忌辛辣、油腻海鲜食品；忌挤压疮疖，尤其是鼻唇周围危险三角区疮疖，不宜用手挤压，以免感染。

【规格】　大蜜丸：9g。

830. 连翘败毒丸（片、膏）^{[基][保甲]}

【药物组成】　连翘、金银花、紫花地丁、蒲公英、栀子、白芷、黄芩、黄连、黄柏、赤芍、当归、浙贝母、玄参、桔梗、木通、防风、苦参、白鲜皮、甘草、蝉蜕、天花粉、大黄、麻黄、薄荷、荆芥穗、羌活、柴胡。

【功能主治与应用】　清热解毒，消肿止痛。用于热毒蕴结肌肤所致的疮毒炎症及疮疖、蜂窝织炎、急性淋巴结炎、流行性腮腺炎、丹毒、渗出性皮肤病等；症见疮疡溃烂、灼热流脓、疥癣瘙痒等。

【用法用量】　口服：一次 6g，一日 2 次。

【注意事项】　疮疡阴证，气血两虚者忌服；孕妇禁用。

【规格】　水丸剂：每袋6g；大蜜丸：6g。其他剂型参见说明书，遵医嘱。

831. 牛黄醒消丸^[保乙]

【药物组成】　人工牛黄、制乳香、制没药、雄黄、麝香。

【功能主治与应用】【注意事项】均同本篇"826."。

【用法用量】　口服：一次 3g，一日 2 次。

【规格】　丸剂：每小瓶装 3g。

832. 西黄丸（胶囊）^{[典][保乙]}

【药物组成】　牛黄、麝香、制乳香、制没药、蒸熟黄米。

【功能主治与应用】　解毒消肿，化痰散结，活血祛瘀。用于疮毒炎症、肿瘤、乳癌、瘰疬（淋巴结核或炎症）、流注（脓毒血症）、痰核、痈疽疮疡、多发性脓肿、寒性脓肿、小肠痈等，化脓性骨髓炎、急性白血病。

【用法用量】　口服：一次 6g，一日 1 次；或一次 3g，一日 2 次。

【注意事项】　孕妇禁用，虚火者不宜用，不可久服。

【规格】　丸剂：3g、9g、15g。

833. 小败毒膏 [保乙]

【药物组成】　金银花、蒲公英、木鳖子、天花粉、白芷、黄柏、当归、乳香、赤芍、大黄、陈皮、甘草。

【功能主治与应用】　清热解毒，消肿止痛。用于热毒内结，经络阻塞，气血凝滞所致的毛囊炎、毛囊周围炎、体表浅部脓肿、急性淋巴结炎、蜂窝织炎、痈疽、疖肿、疔疮等。症见患处红肿、灼热、疼痛，或溃疡状如蜂窝，或坚硬根深，伴有发热、口渴、尿少黄赤、大便干结等。

【用法用量】　口服：一次 15g，一日 2 次。

【注意事项】　孕妇忌用，阴虚疮疡者禁用，小儿慎用，忌辛辣食物和烟酒。

【规格】　蜜膏剂：62g。

　　备选药 3 种：834. 消炎解毒丸、835. 褥疮丸、六应丸 [典][保乙]（见本篇"735."）。

二、外　用　药

836. 紫草膏 [典]

【药物组成】　紫草、当归、防风、地黄、白芷、乳香、没药。

【功能主治与应用】　化腐生肌。用于疮疡、痈疽已溃患者。

【用法用量】　将膏药摊于消毒纱布上，贴敷在事先清洁消毒后的患处，每 1～2 日换药一次。

【规格】　油膏：20g。

837. 生肌玉红膏 [保乙]

【药物组成】　当归、白芷、血竭、紫草、甘草、轻粉、白蜡、麻油。

【功能主治与应用】　化腐生肌，消肿止痛。用于痈疽疮毒，溃疡久不收口，烫伤、烧伤；肛门尖锐疣、宫颈糜烂、手术切除乳腺癌后的切口溃疡、下肢慢性软组织溃疡、放射性直肠炎、带状疱疹等。

【用法用量】　取适量涂敷患处，一日 1 次；或遵医嘱。

【规格】　软膏：10g、20g。

838. 阳和解凝膏[典][保乙]

【药物组成】　鲜牛蒡草（或干品）、鲜凤仙透骨草（或干品）、生川乌、桂枝、大黄、当归、生草乌、生附子、地龙、僵蚕、赤芍、白芷、白蔹、肉桂、乳香、没药、白及、川芎、荆芥、续断、防风、五灵脂、木香、香橼、陈皮、麝香、苏合香、红丹。

【功能主治与应用】　温阳化湿，祛风散寒，行气止痛，化瘀通络，消肿散结。外用治疗疮毒。用于阴疽、瘰疬未溃，寒湿痹痛；脑疽、背疽、褥疮、乳疽、瘰疬、冻疮及溃烂，不红不肿，久不收口之阴毒等。

【用法用量】　将膏药加温软化后，贴于患处，一日 1 次。

【注意事项】　偶见用药部位潮红、药疹等。阴虚阳实证及患处红肿，溃脓者忌用或慎用。

【规格】　黑药膏：1.5g、3g、6g、9g。

839. 九华膏[保乙]

【药物组成】　滑石、月石、龙骨、川贝母、银珠（水银）、冰片、液状石蜡、凡士林。

【功能主治与应用】　祛湿清热，消肿止痛，生肌收敛。外用治疮疡肿毒，湿热下注之痔核肿胀疼痛，或痔核脱出嵌顿、糜烂、坏死及内痔术后肿痛出血。

【用法用量】　先清洁患处，再涂敷患处，一日 1 次。

【注意事项】　忌辛辣刺激性食物和烟酒。

【规格】　膏剂：10g、20g。

840. 皮肤康洗液[保乙]

【药物组成】　金银花、龙胆草、蛇床子、土茯苓。

【功能主治与应用】　清热解毒，凉血利湿，杀虫止痒。用于急慢性皮肤湿疹、头面部痤疮、体癣、手足癣、各类皮炎、婴幼儿尿布疹、肛周炎、肛瘘、痔疮、阴道炎、外阴瘙痒、细菌性阴道炎、真菌性阴道炎、滴虫性阴道炎、淋病性阴道炎、衣原体阴道炎、宫颈炎、尖锐湿疣等。

【用法用量】　取适量药液直接涂擦患处，一日 1～2 次。或用温开水洗净患处，涂抹药液 15min 后再用清水洗净，一日 1～2 次；阴道炎、宫颈炎患者用药液涂抹于带尾线的棉球或纱布条上，置于阴道深底部，每晚换药 1 次；或用温开水将药液配成 2%～5% 洗浴全身，可去污、保健，增强体液免疫，预防皮肤病及病毒传播。

【注意事项】　忌酒，妇科病患者忌房事；个别急性湿疹患者用药后皮肤发痒，或发红，一般可自愈。

【规格】　洗剂：50ml、100ml、200ml。

梅花点舌丸（丹、胶囊、片）[典][保乙]　　见本篇"736."。

841. 拔毒生肌散（膏）[保乙]

【药物组成】　黄丹、红粉、轻粉、龙骨（煅）、炉甘石（煅）、冰片、虫白蜡。

【功能主治与应用】　拔毒生肌。用于热毒内蕴湿疹的溃疡；症见疮面脓液浓稠而厚，腐肉未脱，久不收口生肌。

【用法用量】　消毒或清创后片刻，将适量散剂撒布疮面，或调成膏药外敷，一日 1 次。

【注意与禁忌】　疮面未溃无脓者禁用；疮面过大过深者不可久用；孕妇禁用；皮肤过敏者慎用或禁用；哺乳期妇女应权衡利弊，或慎用；忌辛辣、油腻、海鲜食物；禁止内服。

【规格】　散剂：3g。软膏剂参见药品说明书，遵医嘱。

六应丸[典][保乙]　　见本篇"735."。

842. 复方珍珠散（珍珠散）[典]

【药物组成】　煅石决明、煅龙骨、煅白石脂、煅石膏、珍珠、人工牛黄、冰片。

【功能主治与应用】　收湿敛疮，生肌长肉。用于风邪湿热蕴结肌肤所致的溃疡，症见创面鲜红，脓腐将尽。

【用法用量】　先清洁消毒患部，然后取药粉适量调敷患处；一日 1～2 次。

【注意与禁忌】　若肿疡属阴证者禁用，孕妇禁用，忌辛辣刺激大的食物和烟酒。

【规格】　散剂：每小袋 1.5g[每 1g 散剂含龙脑（$C_{10}H_{18}O$）和异龙脑（$C_{10}H_{18}O$）的总量计，不得少于 20.0mg]。

843. 创灼膏[保乙]

【药物组成】　虎杖、黄柏、延胡索、防己、苍术、木瓜、郁金、石膏、白及、炉甘石、地榆、冰片。

【功能主治与应用】　拔毒排脓，祛腐生肌。用于湿热火毒所致的肢体浅表性溃疡、水火烫伤、冻伤、褥疮，手术后感染，局部红肿，糜烂渗出、结痂，肉芽不鲜；皮肤浅表性急慢性感染、溃疡。

【用法用量】　先清洁消毒患部，再将软膏涂敷患部，一日 1 次。或遵医嘱。

【规格】　软膏：每罐（瓶）250g。

844. 九圣散[典]

【药物组成】 苍术、薄荷、黄柏、紫苏叶、苦杏仁、乳香、没药、轻粉、红粉。

【功能主治与应用】 解毒消肿，除湿止痒。用于湿疹、黄水疮、臁疮、足癣等流脓流水、肿痛溃烂、经久不愈等属湿热风毒证。

【用法用量】 外用，用花椒油或食用植物油调敷或散布患处。本品切忌内服。

【规格】 散剂：每小袋 6g，每盒 10 小袋。

润燥止痒胶囊[基][保乙][苗] 见本篇 "819."。

845. 皮敏消胶囊[保乙]

【药物组成】 苦参、白鲜皮、荆芥、地骨皮、地黄、紫草、牡丹皮、黄芩、黄连、黄柏、苍术、蛇床子、蒲公英、紫花地丁、青黛、蝉蜕、蒺藜、西河柳、防风、苍耳子、蜈蚣。

【功能主治与应用】 清热凉血，利湿解毒，祛风止痒。有一定抗病毒、止痒作用。用于湿热内蕴，或风热袭表、郁于肌肤所致的瘾疹；症见皮肤灼热刺痒，搔痒后起红色风团，时隐时现，部位不定，皮疹色红，随搔抓而增多增厚，遇热加剧，得冷则减轻，病程缠绵，易反复发生红色风团皮肤病；多伴有心烦，夜间发作较重。用于急慢性荨麻疹见上述证候者。临床亦用于药疹发痒显著者。

【用法用量】 口服：一次 4 粒，一日 3 次。急性荨麻疹疗程 1 周，慢性荨麻疹疗程 2 周。

【注意与禁忌】 脾胃虚弱者慎用；药疹中的荨麻疹型，应及时停用病因性药物，对症综合治疗；孕妇、哺乳期妇女均禁用；用本药后出现过敏反应者应停用，对症处理；儿童、老人、体虚者均慎用；服用本品偶见腹泻、呕心、头晕、大便不爽，停药后可自行恢复。

【规格】 胶囊剂：0.4g。

备选外用药 19 种：846. 康复新液[保乙]、847. 老鹳草软膏[典]、848. 冰黄肤乐软膏[典][保乙]、849. 黑豆油精搽剂、850. 青蛤散、851. 如意黄金散（膏）、852. 一粒珠、853. 飞龙夺命丸、854. 白降丹、855. 疮疡膏、856. 疮疖膏[基]、857. 紫花地丁软膏、858. 橡皮生肌膏、859. 祛腐生肌散、860. 生肌散[保乙]、861. 珍珠散、862. 珠黄八宝散、863. 复方土槿皮酊[保乙]、864. 黑豆馏油软膏[保乙]。

第四节　手足癣、体癣等皮肤真菌病用中成药

865. 癣湿药水（鹅掌风药水）[典][保乙]

【药物组成】　土荆皮、蛇床子、大风子仁、百部、花椒、凤仙透骨草、当归、侧柏叶、防风、吴茱萸、蝉蜕、斑蝥。

【功能主治与应用】　祛风除湿，杀虫止痒。用于鹅掌风、灰指甲、湿癣、足癣、手足癣、甲癣、慢性湿疹等。

【用法用量】　先清洁患处，再搽药水，一日 3～4 次。治疗灰指甲应先去除指甲空松部分，再搽药，使药液容易渗入。

【注意事项】　若有局部溃疡者忌用。本品切忌内服、入眼入鼻。

【规格】　水酊剂：20ml、25ml、50ml。

866. 足光粉

【药物组成】　苦参干膏、苯甲酸、硼砂、水杨酸。

【功能主治与应用】　抗真菌、止痒、敛汗。用于各型手足癣。

【用法用量】　将本品 1 袋用沸水约 750ml 制成饱和液，趁热泡足，每次 1 袋，一次浸泡时间 20～30min（其间可再加热 1～2 次，保持水温 45～50℃），一日 1 次。或遵医嘱。

【注意事项】　勿内服；经浸泡后的表皮可出现自然脱落，属正常现象，必要时可用刀片小心刮去泡白泡软的角质层；浸泡后将足擦干，勿再用清水清洗；注意鞋袜清洁卫生，避免重复感染。

【规格】　散剂：16g。

867. 癣宁搽剂（癣灵药水）[典]

【药物组成】　土荆皮、关黄柏、白鲜皮、徐长卿、苦参、石榴皮、洋金花、南天仙子、地肤子、樟脑。

【功能主治与应用】　清热除湿，杀虫止痒；有较强的抗真菌作用。用于足癣、手癣、体癣、股癣等皮肤癣病。

【用法用量】　涂擦或喷于患处，一日 2～3 次。

【规格】　搽剂或气雾剂：15ml、25ml、50ml。本品每 1ml 含黄柏以盐酸小檗碱（$C_{20}H_{17}NO_4 \cdot HCl$）计，不得少于 0.17mg。

868. 赛霉安乳膏

【药物组成】　石膏、冰片、朱砂。

【功能主治与应用】　清热止血，收敛祛湿，化腐生肌。用于口、鼻、喉黏膜溃疡、发炎、出血，牙周溃疡，皮肤碰伤，刀伤，慢性溃疡，宫颈糜烂，阴道炎，痔疮，肛瘘，褥疮等症，也可用于新生婴儿脐风。

【用法用量】　外用，涂擦患部，一日 2 次。

【注意事项】　皮肤有破损者禁用。本品含朱砂，不宜长期（可规定时限）、大面积使用。

【规格】　乳膏剂：每支装 10g、20g。

869. 癣药玉红膏

【药物组成】　赤石脂、细辛、金蝎、斑蝥、雄黄、轻粉。

【功能主治与应用】　杀虫止痒。用于干癣、顽癣、癞癣、桃花癣、头癣、体癣、牛皮癣。

【用法用量】　涂患处，用纱布轻扎，至起疱时，将疱内水放出擦净。

【注意事项】　外用药，切勿入口。涂药后如皮肤已破，痛甚时，可改涂"白油膏"以起润肤、消肿止痛作用。年老及小儿不宜涂用。切勿着手，勿涂腋下与下身等处。

【规格】　乳膏剂：每支装 12g。

870. 擦癣药水

【药物组成】　斑蝥、紫荆皮、花椒、百部、大枫子（去壳）。

【功能主治与应用】　本品燥湿杀虫，祛风解毒。适用于鹅掌风、足癣、圆癣、阴癣、头癣、牛皮癣等。

【用法用量】　外用。摇匀后以棉球或棉签浸湿擦抹患处，一日 2～3 次。

【注意事项】　外用药，切勿入口。本品遇冷有白色结晶析出，可在 15℃放置片刻待溶解后再用。

【规格】　搽剂：100ml。

第五节　梅毒、下疳、窦道瘘管用中成药

871. 九一提毒散

【药物组成】　红粉、石膏、冰片。

【功能主治与应用】　拔毒排脓，祛腐生肌。本品有一定抗菌作用：促进创口愈

合作用。用于湿热火毒所致的痈疽疔疮、梅毒、下疳、无名恶疮；症见局部肉暗紫黑，腐肉不去，窦道瘘管，脓水不净，久不收口，苔薄白黄舌红绛，脉细数；也用于急慢性骨髓炎、乳腺炎、皮肤瘘管、乳漏、皮肤化脓性感染、手术后瘘管、骨结核、蜂窝织炎等。临床用于外科诸症，溃后脓水不净，或脓出不畅，或腐肉不生，甚至形成窦道瘘管者，有拔毒提脓、祛腐生肌之效。故《疡科纲要》谓之"一切溃疡皆可通用，拔毒提脓最应验"。

【用法用量】 先清洁消毒患部，然后蘸药涂敷患部，或蘸药于消毒纱布贴敷患处，包扎固定。用时可将红粉研极细末，每用少许撒患处；如疮口小或形成窦道者，可制成药捻插入。若与清热敛疮的煅石膏同研极细用，其效更佳。但须视脓水排出的通畅情况、腐肉脱落的难易程度，来确定本品与煅石膏用量的比例。如出脓后，脓水不畅者，可2∶8，如《外科传薪集》九转丹，《外伤科学》八二丹；若腐肉难脱，脓水不净者，可3∶7，甚至5∶5，前者如《外伤科学》七三丹，后者如《外伤科学》五五丹；若脓腐将净，疮口欲合者，可1∶9，如《医宗金鉴》九一丹。

【规格】 散剂：每小袋 5g，每盒 10 小袋。

下篇　抗感染西药

第十章　西药抗微生物药物临床应用指导原则

第一节　抗微生物药物应用原则

一、明确感染疾病的病原学诊断，选择有效药物

只有明确病原，才能对症用药，即针对病原微生物及药敏试验选药，要掌握不同抗菌药物的抗菌谱，才能对临床各种感染症的病原体有的放矢地用药。例如，青霉素的抗菌谱主要包括一些球菌和某些革兰氏阳性菌，链球菌是引起上呼吸道感染的重要致病菌且对青霉素敏感，所以可首选青霉素；对青霉素过敏者可选用大环内酯类红霉素、阿奇霉素等或第一代头孢菌素。链球菌感染不宜选用庆大霉素，因为链球菌对氨基糖苷类抗生素常不敏感，因而无效，宜选用 β-内酰胺类或大环内酯类抗生素。

其次还要考虑各种药物的药动学特性。透过血脑屏障的药物，如氯霉素、磺胺、青霉素及氨苄西林等，可用于中枢感染。而氨基糖苷类及大环内酯类等不易透过血脑屏障，则只宜用于中枢以外的感染。大环内酯类在胆汁中浓度高于血清浓度，对胆道感染有利，但氨基糖苷类的胆汁浓度甚低，不宜首选用于胆道感染。青霉素、头孢菌素及氨基糖苷类在尿液中浓度甚高，对敏感菌所致的尿路感染，仅选用其低剂量就有效。

二、应用方法合理

选定药物后，应根据药动学特性和患者情况制订最佳给药方案。例如，磺胺甲噁唑及其复方制剂，半衰期为 11h，在尿中乙酰化率高，且溶解度较低，故较易出现结晶尿、血尿等。大剂量长期应用时宜与碳酸氢钠同服，且应每日给药 2 次，过少就不能维持有效血药浓度，过多则可致蓄积中毒。磺胺类具有抑菌性质的药物常要求在体内保持一定的浓度，以维持其作用。而繁殖期杀菌药物如青霉素及头孢菌素类则要求快速进入体内，在短时间内形成有效血药浓度（间歇冲击疗法），以发挥杀菌作用。

三、防止不良反应

不良反应的发生与血药浓度过高有密切关系，主要原因如下：

（1）不适当地增大剂量或增加给药次数，引起药物蓄积而导致不良反应。

（2）不适当地联合用药。同类药物的联合应用，除抗菌谱相加外，毒性也是相加的。例如，氨基糖苷类庆大霉素＋链霉素或庆大霉素＋阿米卡星（丁胺卡那霉素）等，常导致耳、肾和神经肌肉阻滞毒性增强。不同类药物联合应用也可导致某些药物的毒性增强，如氨基糖苷类与强效利尿药联合应用，可致耳毒性增强；氨基糖苷类和头孢菌素类联合往往可导致肾毒性增强等。

（3）不合理的给药方法常可导致不良反应发生。例如，氨基糖苷类药物若进入血流速度过快，可产生严重的不良反应，如由于神经肌肉阻滞而导致呼吸抑制。因此，这类药物不可直接静脉注射，以免产生不良后果。

（4）避免引起病原菌的耐药性。病原菌产生耐药性使药物失效是临床防治疾病工作的难题。一些常见的病原菌对常用的抗菌药物都有一定程度的耐药性。为此，要掌握病原菌对抗菌药物的敏感性，选用那些敏感性强的抗菌药物，有目的地对症下药，还要避免频繁地更换或中断抗菌药物及减少抗菌药物的局部应用和外用。

第二节　抗微生物药物的选择

临床上抗微生物药物的选择可参考表1。

表 1　抗微生物药物的选择应用

微生物和疾病	首选药物	备用药物
革兰氏阳性球菌		
葡萄球菌		
不产酶株	青	头一、林可类
产酶株	耐酶青霉素（苯唑西林、氯唑西林）	头一、林可类、万古（去甲万古）、喹诺酮类
抗甲氧西林株	万古、去甲万古、含氟喹诺酮类、夫西	万古+利、万古+依替、氯唑西林、氟莫头孢
骨髓炎	克林霉素	含氟喹诺酮类（环丙沙星等）
化脓性链球菌	青、氨苄	大环、头一、万古、夫西
猪链球菌	青、氨苄	头一、万古、林可、夫西
甲型溶血性链球菌	青+庆大	头一、万古、林可、夫西
粪链球菌		
心内膜炎等严重感染	氨苄+庆大、青+庆大	万古+庆大、林可、夫西
单纯性泌尿道感染	氨苄、阿莫	呋喃妥因、庆大或依替

微生物和疾病	首选药物	备用药物
厌氧性链球菌(消化链球菌)	青	林可类、头一、大环
肺炎链球菌	青	大环、头一、万古
革兰氏阴性球菌		
卡他球菌	增磺	大环、四、头孢、氨苄+舒
淋球菌	诺氟	头二、大观霉素、氨苄+舒
脑膜炎球菌	青+磺胺嘧啶	氯、头孢呋辛、头孢噻肟、头孢曲松
革兰氏阳性杆菌		
炭疽杆菌	青、多西环素	大环、四、环丙
产气荚膜梭菌	青	林可类、甲硝唑、四
破伤风梭菌	青+破伤风抗毒素(TAT)	四+TAT、甲硝唑+TAT
艰难梭菌	万古、去甲万古	甲硝唑或奥硝唑、碳青
白喉棒状杆菌	大环	青
棒状杆菌JK株	青+庆大	万古、大环
李斯特菌	氨苄、氨苄+庆大	增磺、四、大环
革兰氏阴性杆菌		
大肠埃希菌	庆大或依替	诺氟、阿米、哌拉、头二、氨苄+舒
志贺菌	呋喃唑酮、小檗碱	诺氟、大蒜素、利福定、利
伤寒沙门菌	增磺、诺氟	氨苄、阿莫+舒
肠杆菌	增磺、依替、环丙	哌拉、头三、舒
克雷伯菌(肺炎克雷伯菌)	庆大、四	头一、阿米、哌拉、氨苄+舒
奇异变形杆菌	增磺、诺氟或依替	头一、阿米、哌拉、氨苄+舒
吲哚阳性变形杆菌	庆大、四	阿米、哌拉、头三
普鲁威登菌	增磺、庆大、羧苄	阿米、哌拉、头三
沙雷菌属	庆大、增磺	依替、增磺
拟杆菌口咽部菌株	青	甲硝唑、林可类
拟杆菌消化道菌株	甲硝唑、林可类	哌拉、氨苄+舒
幽门螺杆菌	大环、呋喃唑酮、阿莫	四、庆大、诺氟、小檗碱
流感嗜血杆菌		
脑膜炎	氨苄+氯	头孢呋辛、头孢噻肟
其他感染	氨苄、阿莫	增磺、头二或头三
阴道加德纳菌	甲硝唑或奥硝唑	氨苄、增磺、头二或头三

微生物和疾病	首选药物	备用药物
百日咳鲍特菌	大环	增磺、氨苄、阿莫
布鲁氏菌	四、四+庆大	增磺+庆大、利+庆大
肉芽肿荚膜杆菌	四	链
铜绿假单胞杆菌	头孢他啶	氟喹诺酮类、哌拉、多黏
尿路感染	环丙沙星、庆大	羧苄、哌拉、妥布、阿米、多黏类、喹诺酮类
其他感染	羧苄+庆大（妥布）、环丙沙星	羧苄+阿米、哌拉+妥布、头三、多黏类
其他假单胞菌		
马鼻疽病	链+四	链+氯
类鼻疽病	增磺	四+氯、氯+庆大（妥布）
土拉杆菌	链、庆大	四、阿米、氯
梭杆菌	青、万古、去甲万古	甲硝唑、林可类、氯、妥布
毛状菌（樊尚咽类）	青	四、林可类
败血出血性巴斯德菌	青	四、头一
小螺菌	青	链、四
念珠状链杆菌	青	四、链
军团菌	大环	大环+利、氟喹诺酮类
气单胞菌	增磺	庆大、四
不动杆菌	头孢他啶、增磺、多西环素、头孢哌酮+舒	阿米、米诺环素、羧苄、哌拉
枸橼酸杆菌	哌拉	阿米、米诺环素、头三
耶尔森菌		
鼠疫耶尔森菌	链	四、氯、庆大、依替
肠道耶尔森菌	增磺、庆大	妥布、阿米、四、头三
霍乱弧菌	多西环素、环丙沙星、诺氟	增磺
耐酸杆菌		
结核分枝杆菌	异烟肼+链、帕司烟肼、利	乙胺丁醇、吡嗪酰胺、对氨基水杨酸
麻风分枝杆菌	异烟肼+利、氨苯砜、氨苯砜+利、氯法齐明	乙酰异烟肼、卷曲霉素、醋氨苯砜、乙硫异烟胺、丙硫异烟胺
放线菌		
以色列放线菌（放线菌病）	青	四

续表

微生物和疾病	首选药物	备用药物
诺卡菌	磺胺类、米诺环素	增磺、磺胺+米诺环素（大环、氨苄、阿米、环丝氨酸）
真菌	氟康唑、卡泊芬净	伊曲康唑、伏立康唑、米卡芬净、两性霉素 B
衣原体		
沙眼衣原体	四（局部，必要时口服）	磺胺（局部，必要时口服）、喹诺酮类、大环
鹦鹉衣原体	四	氯、大环
支原体		
肺炎支原体	大环、四	大环
立克次体	四	氯
螺旋体		
回归热螺旋体	四	青
钩端螺旋体	青	四
梅毒螺旋体	青	四、红
雅司螺旋体	青、四	
病毒		
流感病毒	金刚烷胺	阿糖腺苷、阿司他韦
单纯疱疹（角膜炎）	外用：酞丁安、阿糖胞苷	外用：环孢苷、利巴韦林、阿昔洛韦
艾滋病	齐多夫定、拉米夫定、阿德福韦	羟甲阿昔洛韦、二脱氧胸苷
其他感染	外用：阿糖胞苷	内服：利巴韦林、阿昔洛韦
带状疱疹、水痘	利巴韦林	阿昔洛韦、更昔洛韦、喷昔洛韦等

注：表中简写为青（青霉素）；增磺（增效磺胺）；庆大（庆大霉素）；林可（林可霉素）；万古（万古霉素）；去甲万古（去甲万古霉素）；利（利福平）；大环（大环内酯类抗生素）；头一（第一代头孢菌素）；头二（第二代头孢菌素）；头三（第三代头孢菌素）；链（链霉素）；氨苄（氨苄西林）；阿莫（阿莫西林）；四（四环素类）；氯（氯霉素）；吡（吡哌酸）；妥布（妥布霉素）；阿米（阿米卡星）；羧苄（羧苄西林）；哌拉（哌拉西林）；多黏类（多黏菌素类）；红（红霉素）；舒（舒巴坦）；诺氟（诺氟沙星）；夫西（夫西地酸钠）；依替（依替米星）；碳青（碳青霉烯类）。

此表参考了《实用新药特药手册》第 6 版 31~35 页，但略有增减。

第十一章　青霉素类（β-内酰胺类、广谱新青霉素类）抗生素

一、抗菌机制

青霉素类为 β-内酰胺类抗生素，与细菌细胞膜上的青霉素结合蛋白（PBP）结合而妨碍细菌细胞壁肽聚糖的合成，使之不能交联而造成细胞壁缺损，致使细菌细胞破裂而死亡。这一过程发生在细菌细胞的繁殖期，因而本类药物为繁殖期杀菌药。细菌细胞有细胞壁，而人和哺乳动物的细胞无细胞壁，所以青霉素类对人体细胞的毒性很低，有效浓度的青霉素对人体细胞几无影响。但由于病原菌耐药已高达 90%以上，临床应用日渐减少。

二、注 意 要 点

1. 过敏反应

临床应用青霉素类时，较多出现过敏反应，包括皮疹、药物热、血管神经性水肿、血清病型反应、过敏性休克及用药过程中出现迟发性过敏反应等。其中以过敏性休克最为严重。过敏性休克多在注射后数分钟内发生，症状为呼吸困难、发绀、血压下降、昏迷、四肢强直，最后惊厥，患者可在短时间内死亡。各种给药途径或应用各种制剂都能引起过敏性休克，但以注射用药的发生率最高。过敏反应的发生与药物剂量的大小无关，对本类药高度过敏者，虽极微量也能引起过敏反应甚至休克。对青霉素有过敏史的患者，须改用其他药物治疗。

应用本类药前，应问清患者是否用过青霉素，有无过敏反应史。对近期内用过青霉素者应了解确切时间。对于无青霉素过敏史者，成年人在 7 日及小儿在 3 日内未用青霉素者均应进行皮试。更换青霉素类生产厂家的产品，或相同厂家不同批号的青霉素类在临用前也应重新做皮试。

试验方法有划痕、斑贴、滴眼、皮内注射等法，以皮内注射法（皮试）为常用。皮试液是由青霉素钠溶于等渗氯化钠注射液（500U/ml），以无菌操作法制成，4℃下保存可用 1 周，室温则只限当日应用。将皮试液 0.02～0.05ml 注于前臂内侧皮下，等待 20min 观察结果，呈阴性反应时始可用药。有时虽皮试局部呈阴性反应，但患者有胸闷、头晕、哮喘、皮肤发痒等症状出现，则应禁止使用。应注意青霉素皮试

的日节律现象，皮试阳性反应 07：00～11：00 最低，23：00 最高。应注意试验本身也可能引起过敏性休克。皮试前应准备好必要的急救药械。皮试期间应对患者密切观察，如发生休克，应立即肌内或皮下注射 0.1%肾上腺素注射液 0.5～1ml（小儿酌减），必要时可在数分钟重复注射 1 次或进行静脉注射、心内注射。并根据需要进行输液、给氧、滴注肾上腺皮质激素（氢化可的松或地塞米松），应用升压药或其他必要的急救措施。

皮试阴性者，在用药过程中也还可能出现过敏反应。因此在注射药物后，应严密观察患者 20min，无反应发生始可离开。遇有任何类型的过敏反应或患者主诉不适，应立即停止继续给药。如发生过敏性休克，应按上述方法进行急救。

对于过去曾有青霉素过敏史或属于过敏体质者（有荨麻疹、湿疹、支气管哮喘等病史者），必须用青霉素类时，无论皮试和用药，均须十分谨慎。

青霉素类不同品种间有交叉过敏关系，用药前均可用青霉素钠皮试液进行皮试。本类药物可透过胎盘和进入乳汁，其主要排泄途径是尿液。因此可能在母婴间引起过敏反应，应予注意。

2. 溶液稳定性差

青霉素类在干燥状态下相对稳定，遇酸、碱、温度升高，受潮特别是在溶液状态下可加速分解。青霉素类在水溶液中稳定性差，放置时间越长，气温越高（尤其是夏天）则分解越多，所以青霉素类药物溶后久置不仅药效消失，而且产生的致敏物质也增多，因而必须现配现用。

青霉素类在近中性（pH 6～7）溶液中较稳定，酸性或碱性均可使之加速分解。应用时最好用注射用水或等渗氯化钠注射液作溶媒，而溶于葡萄糖液中可有一定程度的分解，在碱性溶液中分解极快，因此严禁将碱性药物（碳酸氢钠、氨茶碱等）与其配伍。

青霉素类为繁殖期杀菌药，只在细菌细胞分裂后期细胞壁形成的短时间内有效。其杀菌疗效主要取决于血药浓度的高低，短时间内有较高血药浓度对治疗有利。若静脉滴注给药，宜将 1 次剂量的药物溶于 100ml 输液中，于 1h 内滴完（然后再滴注其他联用药物）。若为口服给药，首次宜加倍剂量服用。这样可在短期内达到较高血药浓度，发挥最佳杀菌效果，同时可减少药物分解及致敏物质。

三、主要药物

1. 萘夫西林（nafcillin）

【作用特点与用途】 本品为全新一代耐酸、耐酶青霉素类广谱抗生素。对产生青霉素酶或对青霉素耐药的葡萄球菌、溶血性链球菌有特效。用于敏感菌引起的败血症、心内膜炎、脓胸、肝脓肿、肺炎、骨髓炎等。

【用法用量】　肌内注射或静脉注射：成年人一般感染 2～4g/d；重度感染 4～6g/d；儿童按 50～100mg/（kg·d），分 3～4 次给药。

【注意事项】　对青霉素过敏及有过敏史者禁用。

【规格】　粉针剂：1g。

2. 青霉素 V 钾（phenoxymethyl penillin postassium）[典][保甲]

【作用特点与用途】　本品抗菌谱和抗菌活性与青霉素相同。主要对青霉素敏感的革兰氏阳性菌如葡萄球菌、链球菌及肺炎球菌高度敏感；对白喉棒状杆菌、炭疽杆菌、梭状芽孢杆菌、牛放线菌、念珠状链杆菌、单核细胞增多性李斯特菌、钩端螺旋体及淋病奈瑟球菌敏感；对梅毒螺旋体极为敏感。青霉素 V 钾在抵抗胃酸灭活方面优于青霉素，可餐时服。空腹时服用血药浓度稍高，其平均血药浓度比青霉素高 2～5 倍。被吸收的青霉素 V 血浆蛋白结合率约 80%，在肾中浓度最高，肝、皮肤和肠道较低。新生儿、婴幼儿及肾功能受损者排泄较慢。用于对青霉素敏感菌引起的轻、中度感染症，如上呼吸道感染、猩红热、支气管炎、肺炎、丹毒及蜂窝织炎等。预防风湿热及霍乱的复发等。

【用法用量】　口服：一般链球菌引起的上呼吸道感染，包括猩红热、丹毒，一次 0.125～0.25g（20 万～40 万 U），一日 3～4 次，疗程 10 日。肺炎链球菌引起的呼吸道感染，包括中耳炎，一次 0.25～0.5g（40 万～80 万 U），一日 4 次；用至退热后 2 日。梭菌、螺旋体感染，一次 0.25～0.5g，一日 3～4 次。预防用一次 0.125～0.5g，一日 2 次，连续用药 3～7 日。儿童一次 0.125～0.5g，一日 3～4 次，或遵医嘱。

【不良反应】　可见恶心、呕吐、上腹不适、腹泻、皮疹、荨麻疹、喉头过敏、发热及血清病型反应。

【禁忌证】　对青霉素过敏者、严重肺炎、脓胸、菌血症、心包炎、胸膜炎及关节炎急性期均禁用。

【注意事项】　有严重过敏史及哮喘史者慎用。病情严重或伴有恶心、呕吐、胃扩张、贲门痉挛及肠蠕动过强患者不宜口服给药。首次口服剂量可加倍。

【规格】　片剂：0.25g、0.5g。干糖浆剂：0.125g/5ml；0.25g/5ml。

3. 巴氨西林（巴卡西林，bacampicillin）

【作用特点与用途】　本品为前体药物，本身无抗菌活性。与易吸收的前体药物连接，口服后水解成为活性的氨苄西林被释放入血液中，因此其抗菌活性和抗菌谱与氨苄西林相似。本品敏感菌为革兰氏阳性菌，包括甲型及乙型溶血性链球菌、肺炎链球菌、非青霉素酶诱导的葡萄球菌及肠球菌。对各种革兰氏阴性菌的抗菌活性也较强，包括流感嗜血杆菌、奇异变形杆菌、淋病奈瑟球菌、沙门菌及志贺菌。对青霉素酶诱导的细菌、假单胞菌及克雷伯菌的大多数菌株无抗菌活性。用于治疗对氨苄西林敏感的革兰氏阳性菌和革兰氏阴性菌引起的感染，如呼吸道感染、泌尿生殖系统感染及皮肤和软组织感染。

【用法用量】　口服：每次 0.4g，一日 2 次，严重感染时每次 0.6～0.8g。

【不良反应】　不良反应发生率为 2%～4%，有胃肠道症状如恶心和皮肤反应如皮疹，通常反应轻微、一过性。

【禁忌证】　对青霉素和头孢菌素过敏者、传染性单核细胞增多症患者禁用。

【注意事项】　①本品能透过胎盘屏障，也能通过母乳，但治疗剂量尚未见有任何不良反应；②别嘌醇与巴氨西林合用时皮疹发生率升高；③未见有食物影响本品吸收的报道。

【规格】　胶囊剂或片剂：0.2g、0.4g。

4. 阿莫西林（羟氨苄青霉素，amoxicillin）[典][基][保甲]

【作用特点与用途】　本品对革兰氏阳性球菌（链球菌、敏感的葡萄球菌）作用较强，对甲型溶血性链球菌、肠球菌的作用优于青霉素。对其他菌的作用较差，对耐青霉素的金黄色葡萄球菌无效。革兰氏阴性菌中对淋球菌、脑膜炎球菌、流感嗜血杆菌、百日咳鲍特菌、大肠埃希菌、伤寒沙门菌、副伤寒沙门菌、志贺菌、奇异变形杆菌及布鲁氏菌等作用也较强，但易产生耐药性。肺炎克雷伯菌、吲哚阳性变形杆菌及铜绿假单胞菌对本品不敏感。对敏感菌的抗菌作用比氨苄西林强 1 倍。用于敏感菌所致的呼吸道、尿路和胆道感染及伤寒等。

【用法用量】　口服：成年人 1～4g/d，分 3 次或 4 次服；小儿 50～100mg/（kg·d），分 3 次或 4 次服。首次剂量可加倍。

【不良反应】　偶见皮疹、瘙痒、荨麻疹、腹泻、恶心和呕吐。

【禁忌证】　对青霉素过敏及有过敏史者禁用。

【注意事项】　出现轻型皮疹等不必停药，给予抗组胺药并注意观察，严重者停止使用。

【规格】　胶囊剂：0.25g；粉针剂：0.5g。

5. 氨苄西林–丙磺舒（恩普洛，ampicillin and probenecid）[典]

【作用特点与用途】　氨苄西林钠为本品的杀菌成分，丙磺舒为苯甲酸衍生物，抑制氨苄西林从肾小管排泄，并提高氨苄西林的血药浓度，延长其半衰期。其有效敏感菌主要为金黄色葡萄球菌、表皮葡萄球菌及某些耐甲氧西林菌株，肺炎链球菌、粪链球菌和其他链球菌属，大肠埃希菌、流感嗜血杆菌、卡他莫拉菌、大肠埃希菌、克雷伯菌、奇异变形杆菌、脆弱拟杆菌等。氨苄西林对胃酸稳定，口服吸收好，分布广，胆汁和尿中药浓度高，血 $t_{1/2}$ 约 1.5h，尿中 24h 后排出量为 20%～60%，氨苄西林血浆蛋白结合率约 20%。丙磺舒的血浆蛋白结合率达 85%～95%，可提高氨苄西林血药浓度 30%～40%。用于敏感菌所致的呼吸道感染，泌尿生殖系统感染（含淋病），消化道感染（含细菌性痢疾），耳鼻喉感染及皮肤、软组织感染。

【用法用量】　口服：每次 3 粒，一日 3 次，小儿用量遵医嘱。治疗淋病，18 粒胶囊作为单次剂量服用。

【不良反应】　主要有舌炎、胃炎、恶心、呕吐、肠炎、腹泻、假膜性结肠炎及轻度腹痛、皮疹，偶见一过性 GPT 升高。

【禁忌证】　对本品过敏者，尿酸性肾结石、痛风急性发作、活动性消化性溃疡患者，孕妇、哺乳期妇女及 2 岁以下小儿均禁用。

【药物相互作用】　不可同时服用别嘌醇、氯霉素、红霉素、磺胺药、四环素、口服避孕药、氨苯砜、利福平、吲哚美辛、口服降血糖药、萘普生、水杨酸盐、吡嗪酰胺等。

【规格】　胶囊剂：每粒含氨苄西林 194.5mg，丙磺舒 55.5mg。

6. 氨苄西林–舒巴坦（舒他西林, ampicillin and sulbactam）[典][保乙]

【作用特点与用途】　本品为氨苄西林和舒巴坦的混合物，重量（效价）比为 2∶1。舒巴坦为不可逆 β-内酰胺酶抑制药，结构非常类似青霉素，与 β-内酰胺酶间的亲和力远高于 β-内酰胺抗生素，因而与氨苄西林组成复合制剂能有效地保护该抗生素不被水解，维持其原有的抗菌活性。由于氨苄西林与舒巴坦合用后，一些对氨苄西林产生抗药性的病菌如葡萄球菌属、流感嗜血杆菌、淋球菌、脆弱拟杆菌及某些肠杆菌菌株，又再次恢复了对氨苄西林的敏感性。用于治疗由敏感菌引起的感染如鼻窦炎、中耳炎、呼吸道感染、细菌性肺炎、尿路感染、肾盂肾炎、腹膜炎、胆囊炎、子宫内膜炎、盆腔蜂窝织炎、细菌性败血症、脑膜炎、皮肤和软组织感染、骨和关节感染等。

【用法用量】　肌内注射、静脉注射常用量为 1.5～12g/d，6～8h 一次，轻症可 12h 一次。新生儿与婴幼儿用量为 150mg/（kg·d），每隔 6～8 小时注射一次。

【不良反应】　常见有皮疹、瘙痒及其他皮肤反应；胃肠道反应可见恶心、呕吐、腹泻；偶见贫血、血小板减少、嗜酸粒细胞增多与白细胞减少的报道，停药后可自行消失。极少数病例出现氨基转移酶升高。肌内注射局部疼痛，静脉注射少数人引起静脉炎。

【禁忌证】　对青霉素类抗生素过敏者禁用。

【注意事项】　①新生儿特别是早产儿慎用；②同其他抗生素一样，应警惕二重感染，一旦出现应停药；③延长治疗时应定期检查肝、肾、造血系统功能；④单核细胞增多症患者治疗中使用氨苄西林易患皮疹。

【规格】　粉针剂：0.75g。

7. 口服用舒他西林（口服用优立新，sultamicillin for oral）

【作用特点与用途】　氨苄西林与舒巴坦（1∶1分子比），以甲烯基相结合，形成双酯结构化合物，制成甲苯磺酸盐供医疗用。在体内经酯酶作用，解离出氨苄西林和舒巴坦起联合的抗菌作用。口服后迅速吸收，约 1h 血药浓度达峰值，$t_{1/2}$ 约 1h。适应证同注射用舒他西林。

【用法用量】　口服：每次 375mg，一日 2～4 次，在饭前 1h 或饭后 2h 服用。

【不良反应】　参见氨苄西林–舒巴坦（本篇"6."）和说明书。

【禁忌证】　参见青霉素 V 钾（本篇"2."）。

【注意事项】　参见氨苄西林–舒巴坦（本篇"2."）。

【贮存条件】　同注射用舒他西林。

【规格】　片剂：375mg（效价）。

8. 匹美西林（美西林酯，pivmecillinam）

【作用特点与用途】　本品为美西林的新戊酸甲酯，可供口服，在体内水解成美西林而起抗菌作用。食物对吸收无影响。口服 0.4g 后 1～2h 达峰值 5μg/ml（美西林），仅 45%原药随尿排出。用于沙门菌属感染，包括伤寒、副伤寒及其他带菌者，也用于尿路感染。

【用法用量】　口服：成年人一次 0.2～0.4g，一日 3～4 次。用于伤寒在内的沙门菌属感染一次 0.4～0.8g，一日 3 次，连用 14 日。儿童 20～40mg/（kg·d），治疗沙门菌属感染 30～60mg/（kg·d）。

【不良反应】　少数患者用药后出现嗜酸粒细胞增多、皮疹、头晕及菌群交替等。

【注意事项】　参见氨苄西林–舒巴坦（本篇"6."）。

【规格】　片剂、胶囊剂：0.25g。

9. 美西林（氮脒青霉素，mecillinam）

【作用特点与用途】　本品对革兰氏阳性菌作用弱，对革兰氏阴性菌包括大肠埃希菌、克雷伯菌、肠杆菌属、枸橼酸杆菌、志贺菌、沙门菌和部分沙雷菌等有良好的抗菌作用；但对假单胞菌、吲哚阳性变形杆菌、奈瑟菌属、厌氧杆菌和肠球菌等无效。本品对 β-内酰胺酶的耐受性较氨苄西林强。与其他青霉素或头孢菌素联合有协同作用，如与氨苄西林、哌拉西林、头孢唑林、头孢孟多及头孢西丁等联合，在体外均显示协同作用。某些肠道杆菌单独对本品耐药时或对其他 β-内酰胺剂耐药时，将两药联合应用，常可变为敏感。除适于上述细菌的耐药菌株外，对一些吲哚阳性变形杆菌和某些普鲁威登菌亦有效。本品主要作用于大肠埃希菌细胞膜上的青霉素结合蛋白 2 受体。本品的双酯化合物匹美西林口服吸收好，体内水解为美西林而起抗菌作用。适用于大肠埃希菌、克雷伯菌属、肠杆菌属等敏感微生物引起的单纯性或复合性泌尿道感染，以及由此引起的败血症。严重病例可考虑联用其他 β-内酰胺类抗生素。

【用法用量】　肌内、静脉注射：每次 0.4～0.6g，每 6h 一次，重症每次 0.8g。儿童 30～60mg/（kg·d），分次给药。肌内注射时用 2ml 注射用水溶解。用 5%～10% 葡萄糖注射液 20ml 溶解本品后缓慢（5～10min）静脉注射。

【不良反应】　少数患者用药后出现嗜酸粒细胞增多、皮疹、头晕及菌群交替等不良反应。

【禁忌证】　对青霉素过敏者禁用。

【注意事项】　①严重肝肾功能损害者及妊娠最初 3 个月的孕妇不宜用；②长期用药者定期检查肝肾功能；③溶解后即用，不可久置。

【规格】　粉针剂：0.4g。

10. 磺苄西林（卡他西林，sulbenicillin）[典][保乙]

【作用特点与用途】　本品为广谱半合成青霉素，对铜绿假单胞菌、变形杆菌等革兰氏阴性菌及革兰氏阳性菌有较强的抗菌作用，其体内抗菌作用及临床疗效优于羧苄西林，对耐药的金黄色葡萄球菌的抗菌作用明显优于氨苄西林，对 β-内酰胺酶比氨苄西林及羧苄西林更为稳定。用于铜绿假单胞菌、变形杆菌、克雷伯菌及大肠埃希菌等革兰氏阴性菌所致的感染，如一般化脓性感染、尿路感染、胆道感染、烧伤及鼻窦炎等；也对金黄色葡萄球菌、溶血性链球菌等引起的呼吸道感染及败血症、心内膜炎及脑脊髓膜炎等疾病有效。

【用法用量】　静脉注射或静脉滴注：4～20g/d。肌内注射：1g/d，分 4 次。

【不良反应】　与青霉素相同，但肌内注射局部疼痛比青霉素轻。

【禁忌证】　青霉素过敏者禁用。

【注意事项】　肾、肝功能严重损伤者慎用，与庆大霉素合用宜分开注射。

【规格】　粉针剂：1g、2.5g。

11. 呋布西林（呋苄西林，furbucillin）

【作用特点与用途】　本品为广谱半合成青霉素，作用类似氨苄西林，能抑制革兰氏阴性菌和革兰氏阳性菌，但对铜绿假单胞菌的抑菌体作用较强，12.5μg/ml 浓度即可抑制 95%铜绿假单胞菌。本品的体外抑菌作用比羧苄西林强 4～16 倍，对感染动物的保护作用强 2～3 倍。本品口服吸收差，静脉注射给药后 0.5h 即达血药高峰浓度，与血清蛋白结合率高。在尿及胆汁中药物浓度较高。主要用于铜绿假单胞菌引起的各种感染，亦可用于脑膜炎球菌、链球菌，对青霉素敏感的金黄色葡萄球菌、大肠埃希菌、伤寒沙门菌、变形杆菌、流感嗜血杆菌等引起的肺部感染、脑膜炎、尿路感染等。

【用法用量】 静脉注射或静脉滴注：成年人 2～8g/d，分 2～4 次给药；儿童 50～150mg/（kg·d），分 2～4 次给药。疗程 7～28 日。

【不良反应】 少数患者有上腹部不适及一过性血清氨基转移酶升高，个别患者出现药疹及药物热，但不影响治疗。

【禁忌证】 青霉素过敏者禁用。

【注意事项】 同青霉素。

【规格】 粉针剂：0.25g、0.5g、1.0g。

12. 氯唑西林（邻氯西林，cloxacillin）[典][保甲]

【作用特点与用途】 本品是由 6-氨基青霉烷酸（6-APA）制得的半合成青霉素。对酸稳定且耐青霉素分解酶，既可注射又可口服。对产青霉素酶的耐药性葡萄球菌具有极高的活性；对其他革兰氏阳性菌如链球菌敏感率达 90%以上；对革兰氏阴性菌的活性微弱。应用本品治疗产青霉素酶的耐药性葡萄球菌及其他敏感的革兰氏阳性菌引起的各种感染总有效率达 89%，是目前治疗耐药性金黄色葡萄球菌感染的首选药之一。

【用法用量】 临用前用灭菌注射用水溶解，成年人肌内注射：4～6g/d；静脉注射或静脉滴注：4～8g/d。小儿肌内注射：50～100mg/（kg·d）；静脉注射或静脉滴注：50～150mg/（kg·d），分 3～4 次给药。口服：一次 0.25～0.5g，一日 4 次，空腹。

【不良反应】 过敏反应比青霉素少，偶见皮疹、荨麻疹，偶有恶心、呕吐、腹泻、腹胀及注射区疼痛等。参见本章开篇。

【禁忌证】 对青霉素过敏者禁用。

【注意事项】 肝功能不全者慎用；与丙磺舒合用，可提高本品血药浓度。

【规格】 粉针剂：0.25g、0.5g。

13. 美洛西林（美洛林，mezlocillin）[典][保乙]

【作用特点与用途】 本品为第三代半合成青霉素类药，对革兰氏阳性菌和阴性菌具有广谱抗菌作用。本品对铜绿假单胞菌、大肠埃希菌、肺炎克雷伯菌、变形杆菌、肠杆菌属、枸橼酸杆菌、沙雷菌属、不动杆菌属及对青霉素敏感的革兰氏阳性球菌均有抑制作用。大剂量呈杀菌作用。其抗上述革兰氏阴性杆菌活性强于羧苄西林、氨苄西林；对吲哚阳性变形杆菌、铜绿假单胞菌的抗菌活性强于羧苄西林和磺苄西林；对金黄色葡萄球菌的抗菌活性与羧苄西林相似；而对粪链球菌的抗菌活性比羧苄西林、磺苄西林优越。本品对脆弱拟杆菌等大多数厌氧菌有较好的抗菌作用。联用庆大霉素、卡那霉素等氨基糖苷类抗生素呈显著协同作用。主要用于铜绿假单胞菌与其他革兰氏阴性菌所致的感染。抗菌谱与哌拉西林近似。

【用法用量】　成年人肌内注射或静脉注射：2～6g/d，分2～3次给药；严重感染可增至8～12g/d，最大可增至15g/d。儿童常用量100～200mg/（kg·d），严重感染可增至300mg/（kg·d），分3次给药。一般肌内注射一日2～4次；静脉滴注每6～8h一次。给药前先用灭菌注射用水溶解，或加入5%葡萄糖氯化钠注射液溶解。

【不良反应】　皮疹、腹泻、恶心、呕吐及肌内注射局部疼痛等，一般不影响继续用药；重者停药后上述症状迅速减轻或消失。偶见血清氨基转移酶、碱性磷酸酶升高及嗜伊红细胞一过性增多；中性粒细胞减少。罕见低钾血症。

【禁忌证】　对本品过敏者。

【注意事项】　用前须做青霉素皮试，阳性者禁用。本品溶解后5℃贮存，贮存期不超过12h。

【药物相互作用】　避免与酸性或碱性较强的药物配伍，pH4.5以下会发生沉淀，pH8.0以上效价下降较快。

【规格】　粉针剂：0.5g、1g。

14. 阿帕西林（萘啶西林，apalcillin）

【作用特点与用途】　本品为广谱半合成青霉素。其抗菌谱比氨苄西林和羧苄西林宽，且作用强。敏感菌包括革兰氏阳性菌、沙门菌属、志贺菌属、梭状芽孢杆菌属、奈瑟菌属、梭状杆菌属、大肠埃希菌、肺炎克雷伯菌、奇异变形杆菌和铜绿假单胞菌。本品的耐药菌有脆弱拟杆菌和耐氨苄西林的流感嗜血杆菌。并可抑制β-内酰胺酶。本品抗铜绿假单胞菌比羧苄西林强7～10倍，但不及庆大霉素有效；对铜绿假单胞菌No-19及高毒力菌株（NC-5）则强4～7倍；对大肠埃希菌（NIHJ）强2.15倍；对肺炎克雷伯菌强8倍；对溶血性链球菌强2倍。体内活性一般低于体外。有效率64%～72%。口服不吸收，与血清蛋白结合率高。主要在肝、肾、血清中分布，脑中最少。主要以原形从胆汁排出。pH为2时$t_{1/2}$为4.7h。本品用于上述敏感菌引起的呼吸道、泌尿生殖道、胆道、妇科、腹部和手术后感染等。

【用法用量】　肌内或静脉注射给药：成年人和12岁以上儿童每次2～3g，一日3次；儿童60～220mg/（kg·d），分3～4次给药。

【不良反应】　本品引起的过敏反应比其他青霉素多。可见面部潮红、发热、头痛、过敏、腹泻、恶心、血压下降、碱性磷酸酶和氨基转移酶升高。

【禁忌证】　对青霉素过敏者禁用。

【注意事项】　本品尚无孕妇、哺乳期妇女使用的足够经验，应慎用。用本品治疗时须控制肝酶浓度变化，并及时对症处理。抗人球蛋白试验（Coombs试验）会出现假阳性。

【规格】　粉针剂：1g、2g、3g。

15. 阿洛西林（阿乐欣，azlocillin）[典][保乙]

【作用特点与用途】　本品为半合成广谱酰脲青霉素，抗菌力与哌拉西林相似，抗铜绿假单胞菌的作用较强，对耐庆大霉素及羧苄西林的铜绿假单胞菌亦有较好作用，对克雷伯菌属的作用不如美洛西林。本品对 β-内酰胺酶及酸敏感。本品静脉给药后血药浓度与给药剂量相关性差。血浆蛋白结合率为 20%～40%。主要分布于细胞外液，胆汁和尿中含量亦高。主要从尿中排泄。肾功能正常者 $t_{1/2}$ 为 1h，当加大剂量或肾功能减退时，可延长至 2～6h。用于铜绿假单胞菌等敏感菌所致的下呼吸道感染、尿路感染、皮肤及骨关节感染和细菌性败血症等。总体抗菌活性与哌拉西林、美洛西林相似。

【用法用量】　缓慢静脉注射或静脉滴注、肌内注射：成年人 200～250mg/（kg·d），分 2～3 次给药；小儿 50～150mg/（kg·d），分 3 次给药。

【不良反应】　与青霉素相似。常见胃肠功能紊乱和皮疹，其他不良反应同羧苄西林、哌拉西林。

【注意事项】　①应用前须做本品或青霉素过敏试验，过敏者禁用。②本品在婴儿中应用经验不足，新生儿不宜应用。③本品抗菌谱虽广，但耐药菌极为常见，用前或治疗期间须做药敏试验。不建议单独用于抗菌治疗。④肾功能衰退者须调节剂量或延长间隔时间，血液透析可清除本品，故血液透析后须及时给药。

【药物相互作用】　①本品与氨基糖苷类药如庆大霉素、妥布霉素、阿米卡星等合用对铜绿假单胞菌呈协同抗菌作用，但不宜在同一容器中给予。在肾衰竭患者中已观察到两者在体内有拮抗现象。②丙磺舒可抑制本品排出。

【规格】　粉针剂：2g、3g、4g。

16. 替莫西林（temocillin）

【作用特点与用途】　本品为半合成广谱青霉素，对 β-内酰胺酶稳定，对革兰氏阴性菌有高度抗菌活性，某些对第三代头孢菌素类耐药的革兰氏阴性菌用本品治疗仍敏感；本品对肠杆菌、溶血性链球菌、淋病奈瑟球菌等的活性较高，但对铜绿假单胞菌的抗菌作用较弱。本品不耐酸，口服不吸收。肌内注射后约 1h 达血药峰浓度，可从胆汁中分泌，但脑脊液中浓度较低，血浆蛋白结合率约 85%，主要由肾排出，$t_{1/2}$ 为 4.5～5.4h，肾功能损害者可达 1.8h 以上。用于敏感菌所致的尿路、皮肤、软组织感染等。

【用法用量】　肌内注射，缓慢静脉注射：成年人 1～4g/d，分 2 次给药。

【不良反应】　参见青霉素相关内容。本品能被血液透析所清除。皮试阴性后才可用药。

【药物相互作用】　本品与氨基糖苷类如庆大霉素、阿米卡星、妥布霉素等对铜绿假单胞菌呈协同作用，但应间隔分开给药，不能在同一容器中混合给予，以免两者失活。

【规格】 粉针剂：1g、2g。

17. 非奈西林（苯氧乙青霉素，pheneticillin）

【作用特点与用途】 本品为半合成青霉素，对酸稳定，口服有效，抗菌谱与青霉素及青霉素 V 相似，但作用稍弱于青霉素 V。对产青霉素酶的金黄色葡萄球菌作用差。口服后 0.5～1h 达血药峰浓度且高于同剂量青霉素 V 血中浓度。食物可影响吸收，肌内注射后血中浓度低于青霉素 V。血浆蛋白结合率 42%。用于溶血性链球菌、肺炎链球菌等引起的腭扁桃体炎、中耳炎、支气管炎等呼吸道感染；革兰氏阳性球菌性皮肤软组织等感染。

【用法用量】 口服、肌内注射：成年人 1～2g/d，分 4 次服用；2～10 岁儿童用成年人半量。

【不良反应】 参见阿洛西林（本篇"15."）和说明书。

【注意事项】 与青霉素相似，过敏者禁用。另有味觉异常、耳鸣、便意等不良反应。

【药物相互作用】 参见青霉素相关内容。

【规格】 片剂、胶囊剂：0.25g、0.5g。口服液：0.125g/5ml，0.25g/5ml。粉针剂：1g。

18. 海巴明青霉素 V（哈胺青霉素 V，hydrabamine penicillin V）

【作用特点与用途】 本品为青霉素 V 的海巴明盐，口服后在胃肠道分解释放出青霉素 V 而产生作用。其作用与青霉素 V 相同。其药动学也与青霉素相似。用于敏感菌引起的轻中度感染，如风湿热患者用于预防链球菌感染等。

【用法用量】 口服：儿童 120 万～180 万 U/d，分 4～6 次给药。

【注意事项】 参见青霉素 V 钾（本篇"2."）。

【规格】 片剂：0.18g（30 万 U）。

19. 双氯西林（双氯青霉素钠，dicloxacillin）

【作用特点与用途】 本品口服与肌内注射均有效。抗菌作用与作用机制和氯唑西林相似。口服达峰时间（T_{max}）为 0.5～1h，口服与肌内注射后，在相同剂量时血药浓度均较氯唑西林和苯唑西林高，血清蛋白结合率为 95%～97%。主要用于产青霉素酶葡萄球菌所致的各种感染，如败血症、呼吸道感染、心内膜炎、皮肤软组织感染、骨髓炎、脑膜炎等。

【用法用量】 肌内注射：成年人 2～3g/d，分 4～6 次给药；儿童 40～60mg/

（kg·d），分4～6次给药。空腹口服：成年人2～3g/d，分4～6次服；儿童40～60g/（kg·d），分4～6次服。

【不良反应】　参见氯唑西林（本篇"12."）和本品说明书。

【注意事项】　①与青霉素相似，可见腹胀、恶心、呕吐等。②有青霉素过敏史及对本品过敏者禁用。③与青霉素有交叉过敏反应，用前须做本品或青霉素钠过敏试验，方法同青霉素。偶见氨基转移酶升高，肝功能不全者慎用。

【药物相互作用】　①丙磺舒等可提高本品血药浓度。②本品不可与氨基糖苷类抗生素、多黏菌素B、呋喃妥因、去甲肾上腺素、间羟胺、维生素C等混合静脉给药或同服，否则会降低效价，产生混浊，影响疗效。③磺胺类可抑制本品在胃肠道的吸收，阿司匹林及磺胺类药可抑制本品与血浆蛋白的结合。

【规格】　粉针剂：0.5g；片剂：0.25g。

20. 氟氯西林（flucloxacillin）[典]

【作用特点与用途】　本品作用和抗菌谱与氯唑西林钠相似，耐酸、耐青霉素酶。除肠球菌外，本品对其他革兰氏阳性球菌和杆菌、革兰氏阴性球菌等均有抗菌作用。本品与阿莫西林各0.5g，配成复方制剂即氟氯西林-阿莫西林（新灭菌）。空腹口服吸收较好，血药浓度较氯唑西林、苯唑西林高。口服后约1h达血药峰浓度；肌内注射约0.5h达血药峰浓度，血清蛋白结合率95%。主要用于产青霉素酶葡萄球菌引起的感染，如败血症、呼吸道感染等。

【用法用量】　空腹口服或肌内注射：成年人1.5～3g/d，分3～4次给药。

【不良反应】　参见氯唑西林（本篇"12."）和本品说明书。

【注意事项】　①与青霉素相似，可发生各种过敏反应，但较少见，与青霉素有交叉过敏反应。用前应做皮试，方法同青霉素。可有腹胀、恶心、呕吐等不良反应。②对本品过敏者或有青霉素过敏史者均禁用。③食物会干扰本品在胃肠吸收，宜饭前0.5～1h服用。参见双氯西林（本篇"19."）。

【药物相互作用】　参见双氯西林（本篇"19."）。本品与阿莫西林（羟氨苄青霉素）合用可产生协同作用。

【规格】　粉针剂：0.5g；胶囊剂：0.25g。

21. 氟氯西林-阿莫西林胶囊（新灭菌，flucloxacillin and amoxicillin）[保乙]

【作用特点与用途】　本品为氟氯西林钠和阿莫西林钠等比例复方制剂，两者合用呈协同作用，扩大了抗菌谱，增强了抗菌力。主要用于敏感菌所致的呼吸、消化道、泌尿道、口腔、耳鼻喉、骨关节及皮肤软组织感染等。

【用法用量】　肌内注射、静脉注射或静脉滴注：剂量按复方总剂量计4～8g/d，分 2～4 次给药。2 岁以下儿童剂量减半或遵医嘱。口服：1～2 粒，一日 3 次。

【不良反应】　参见氯唑西林（本篇"12."）和本品说明书。

【注意事项】　给药前须做青霉素皮肤过敏试验，阳性者禁用。不良反应与氯唑西林、阿莫西林相似。

【规格】　胶囊、粉针剂：每粒或支含氟氯西林钠、阿莫西林钠各 0.5g。

22. 匹氨西林（匹呋青霉素，pivampicillin）

【作用特点与用途】　本品为半合成氨苄西林的匹伐酸酯，耐酸，可口服；在体内水解成氨苄西林而产生抗菌作用。抗菌谱及其作用与氨苄西林完全相同。餐后口服吸收完全，食物对本品吸收影响不大，T_{max} 约 1h，血药峰浓度较口服同量氨苄西林高。用于敏感菌引起的呼吸道感染、泌尿系统感染、皮肤及软组织感染及伤寒等。

【用法用量】　口服：成年人 1.5～2g/d，分 3～4 次服用；儿童 40～80mg/(kg·d)，分 3～4 次给药。重症加大剂量，成年人可达 3～4g/d。

【不良反应】　参见本章"二、注意要点"。

【禁忌证】　参见青霉素 V 钾（本篇"2."）。

【注意事项】　参见青霉素 V 钾（本篇"2."）。

【药物相互作用】　与氨苄西林相同。应用本品前须做本品或青霉素皮试过敏试验，方法同青霉素，过敏者禁用。胃肠道反应较氨苄西林多见，餐后服用会减轻。

【规格】　胶囊剂、胶丸剂：0.25g。

23. 海他西林（hetacillin）

【作用特点与用途】　本品为氨苄西林的衍生物，耐酸，可口服；在体内水解成氨苄西林才发挥抗菌作用，抗菌作用与氨苄西林完全相同。口服吸收好，T_{max} 约 2h。血药峰浓度较口服同剂量氨苄西林高，而肌内注射血药峰浓度则较同剂量的氨苄西林低。临床应用与氨苄西林相同，如敏感菌引起的呼吸、泌尿系统和肠道感染等。

【用法用量】　口服、肌内注射或静脉滴注：成年人 2～4g/d，分 2～4 次给药；儿童 50～100mg/(kg·d)，分 2～4 次给药。

【不良反应】　参见青霉素 V 钾（本篇"2."）。

【注意事项】　参见本章"二、注意要点"。

【药物相互作用】　与氨苄西林相同。本品应用前须做皮肤过敏试验，方法同青霉素，过敏者禁用。胃肠道反应较轻，肌内注射疼痛显著，合用利多卡因可减轻疼痛。

【规格】　胶囊剂：0.25g；粉针剂：0.5g。

24. 美坦西林（metampicillin）

【作用特点与用途】　本品为氨苄西林的衍生物，耐酸，可口服。本身抗菌作用比氨苄西林弱，在体内水解成氨苄西林才产生抗菌作用。口服吸收完全，口服、肌内注射后血中氨苄西林峰浓度均较同量的氨苄西林低，静脉给药后胆汁浓度较高。临床应用与氨苄西林相同，主要用于胆道感染的治疗。

【用法用量】　口服、肌内注射、静脉滴注：成年人2g/d，分2~4次给药。

【注意事项】　参见氨苄西林相关资料。用前须做本品或青霉素过敏试验，过敏者禁用。胃肠道反应较轻，肌内注射疼痛显著，多与利多卡因合用以减轻疼痛。

【规格】　胶囊剂：0.25g；粉针剂：0.5g。

25. 酞氨西林（talampicillin）

【作用特点与用途】　本品为半合成氨苄西林的酞酯，在体内水解成氨苄西林才产生抗菌作用，作用与氨苄西林完全相同。口服吸收完全，而且迅速水解成氨苄西林，达峰时间40~60min，血药峰浓度较同量氨苄西林高。食物可降低血药峰浓度和推迟达峰时间，但不影响总吸收量。本品主要从尿中排出。用于敏感菌引起的呼吸道、泌尿道和肠道感染。

【用法用量】　口服：以盐酸盐计，成年人0.75~2g/d，分3~4次给药。

【不良反应】　参见青霉素V钾（本篇"2."）。

【注意事项】　参见本章"二、注意要点"。

【药物相互作用】　同氨苄西林，请参阅相关资料。用前应做青霉素过敏试验，过敏者禁用；肝肾功能不全者慎用。本品制剂有盐酸及萘磺酸盐：其盐酸盐1g相当于其萘磺酸盐1.33g，氨苄西林0.67g。

【规格】　片剂：0.25g、0.5g（以盐酸盐计）。

注：同类药依匹西林（环烯氨苄西林，epicillin，dexacillin，spectacillin）、环己西林（氨环烷青霉素、环西林，cyclacillin，aminocyclohexyl penicillin，basticillin）等均系半合成广谱氨苄西林衍生物，耐酶耐酸，可口服，其抗菌谱和抗菌作用均与氨苄西林相似。

26. 卡非西林（carfecillin）

【作用特点与用途】　本品为半合成羧苄西林的苯酯，耐酸，可口服。在体内水解成羧苄西林才产生抗菌作用，抗菌作用与羧苄西林相同。口服吸收好，T_{max}约1.5h，但血药浓度不高，仅用于尿路感染。主要由尿中排出。主要用于假单胞菌、变形杆菌属等敏感菌引起的尿路感染。

【用法用量】　口服：成年人2~4g/d，分3~4次给药；2~10岁儿童30~40mg/

（kg·d），分 3～4 次给药。

【不良反应】　参见青霉素 V 钾（本篇 "2."）。

【注意事项】　参见本章 "二、注意要点"。

【药物相互作用】　与羧苄西林相同，参见相关资料。用前须做本品或青霉素过敏试验，过敏者禁用。可有胃肠道反应。

【规格】　胶囊剂：0.25g、0.5g。

27. 阿度西林（叠氮西林，azidocillin）

【作用特点与用途】　本品为半合成青霉素，对酸稳定，口服有效，抗革兰氏阳性菌与青霉素相似，对各组链球菌的作用强于青霉素和青霉素 V，但对青霉素敏感的金黄色葡萄球菌作用却稍逊于青霉素。本品对青霉素酶不稳定，对产青霉素酶的金黄色葡萄球菌无作用。饭后口服吸收良好，血药浓度比青霉素 V 和非奈西林（青霉素 B，pheneticillin）均高，口服 T_{max} 为 0.5～1h，血浆蛋白结合率约 80%，主要从肾排出，$t_{1/2}$ 为 0.5～1h。临床应用类似青霉素 V，主要用于敏感菌引起的呼吸道感染、软组织感染等。

【用法用量】　口服：成年人 1.5g/d，分 2～3 次服。有青霉素过敏史者忌用。

【不良反应】　参见青霉素 V 钾（本篇 "2."）。

【注意事项】　参见本章 "二、注意要点"。

【药物相互作用】　同青霉素或青霉素 V，参见相关资料。常见有恶心、呕吐、腹痛、腹泻等胃肠道反应，过敏者禁用。

【规格】　片剂：0.5g（钠盐或钾盐）。

28. 丙匹西林（苯氧丙青霉素，propicillin）

【作用特点与用途】　本品为半合成青霉素，对酸稳定，口服有效，抗菌谱与青霉素和青霉素 V 相似，但抗菌作用较前两者略差，且不耐酶，对产青霉素酶金黄色葡萄球菌作用差。空腹口服吸收迅速而完全，较青霉素 V 和非奈西林快，口服 T_{max} 为 0.5～1h，血浆蛋白结合率约 89%。临床应用与青霉素 V 相似，主要用于敏感菌所致呼吸道感染及软组织感染等。

【用法用量】　口服：成年人 0.5～1.5g/d，分 3 次服用。

【不良反应】　参见青霉素 V 钾（本篇 "2."）。

【注意事项】　参见本章 "二、注意要点"。

【药物相互作用】　参见青霉素或青霉素 V 相关资料。可有恶心、呕吐、腹泻等胃肠道功能紊乱、味觉异常、耳鸣等。

【规格】　片剂、胶囊剂：0.25g、0.5g。

29. 阿扑西林（aspoxicillin）

【作用特点与用途】　本品为氨基酸型半合成青霉素。对革兰氏阴性球菌及多种革兰氏阴性杆菌有较强抗菌作用。但少数肺炎克雷伯菌、铜绿假单胞菌、摩氏摩根菌敏感性较差，对拟杆菌也有抗菌活性。本品与氨基糖苷类抗生素合用有协同作用。T_{max} 为 $1\sim2h$，$t_{1/2}$ 为 $1.41\sim2.10h$，体内分布广，且在胆汁、腹水、痰液、胆囊等均有较高浓度。脑脊液中浓度为血液中浓度的 $14.0\%\sim34.8\%$。主要由肾排泄，尿中排出率为静脉滴注给药的 $59.0\%\sim88.6\%$，肌内注射时尿中排出率约74%，静脉注射时排出率 $74.3\%\sim79.2\%$。与丙磺舒联用后 $6\sim8h$ 尿中回收率差异不大。临床用于敏感菌引起的呼吸道感染、败血症、心内膜炎、胆道感染、腹膜炎、脑膜炎、妇科感染、口腔科感染等。

【用法用量】　静脉给药：成年人 $2\sim4g/d$，小儿 $40\sim80mg/(kg\cdot d)$，分 $2\sim4$ 次给药；重症感染每日剂量可增至8g。

【不良反应】　与其他青霉素类似，皮疹发生率为0.91%，腹泻发生率为0.39%，发热、瘙痒、恶心发生率各为13%。化验检查异常者6.57%，主要为嗜酸粒细胞增多，氨基转移酶和碱性磷酸酶升高。

【规格】　注射剂：0.5g、1g。

30. 卡茚西林（治平霉素，carindacillin）

【作用特点与用途】　本品为半合成青霉素，为羧苄西林茚满酯。本品对酸稳定，口服后吸收好。对革兰氏阳性菌和革兰氏阴性菌均有显著抗菌作用，尤其对抗假单胞菌及抗变形杆菌有效，口服在尿中浓度较高，故对敏感菌所致尿路感染、前列腺炎有效，包括大肠埃希菌、奇异变形杆菌、摩氏摩根菌、雷氏普鲁威登菌、普通变形杆菌、假单胞菌、肠杆菌及肠球菌（粪链球菌）。某些假单胞菌的耐药株已出现。口服后迅速水解成羧苄西林，$3\sim6h$ 后在尿中羧苄西林浓度为 $130\sim352\mu g/ml$。用于敏感菌引起的尿路感染、前列腺炎。

【用法用量】　口服：一次 $0.5\sim1.0g$，一日4次。如需迅速达到血、尿高浓度时，应先注射羧苄西林。

【不良反应】　参见青霉素 V 钾（本篇"2."）。

【注意事项】　参见本章"二、注意要点"。

【规格】　片剂：0.5g（相当于羧苄西林382mg）。

31. 氨苄西林-氯唑西林（氨氯西林、白萝仙、康希力，ampicillin and cloxacillin）

【作用特点与用途】　氨苄西林为不耐青霉素酶的广谱青霉素，氯唑西林是耐酸耐青霉素酶的抗革兰氏阳性菌青霉素。两者混合后，其良好的协同作用，使抗菌谱更广，对包括产生青霉素酶葡萄球菌在内的革兰氏阳性菌和革兰氏阴性菌有效，对混合细菌感染引起的传染病有显著的治疗效果。静脉注射本品后，在体内分布良好，有效血药浓度时间长，血管局部刺激少，剂量增加时毒性不增加，在混合感染症和严重感染症的致病菌未查明时，氨氯西林为首选抗生素。用于严重混合感染病症、不明致病菌的严重败血症、心内膜炎、骨髓炎、胸膜炎、肺化脓症、支气管扩张、肺结核二次感染；预防术后、大面积灼伤后的感染；对带有感染体液的母亲或产前羊膜早破 48h 以上而分娩的新生儿，本品可预防新生儿被感染。

【用法用量】　肌内注射：2～4g/d，每瓶加注射用水 2～4ml 溶解，注射于肌肉深部。静脉注射：2～4g/d，每瓶溶解于注射用水 10ml，缓慢注射，约 5min 注射完毕。静脉滴注：本品可与各种输液配伍，但如与含葡萄糖注射液配伍，宜较快速度滴注，0.5h 内滴完。婴儿及儿童按 50～100mg/（kg·d），分次给药。口服：一次 0.5～1g，一日 3～4 次。

【不良反应】　可能出现胃肠道反应、过敏反应如皮疹、荨麻疹等。本品可致过敏性休克，用药前应做过敏试验。参见氯唑西林（本篇 "2."）。

【禁忌证】　对青霉素类、β-内酰胺酶抑制药过敏者禁用。

【规格】　注射剂：0.5g（氨苄西林 0.25g，氯唑西林 0.25g）；胶囊剂：0.5g。

32. 哌拉西林-他唑巴坦（他唑西林，tazocillin）[典][保乙]

【作用特点与用途】　本品为第 4 种 β-内酰胺酶抑制药组成的复方抗生素，前 3 种为已经上市的阿莫西林、氨苄西林和替卡西林。他唑巴坦能抑制大多数已确定的 β-内酰胺酶，比其他 β-内酰胺酶抑制药对 β-内酰胺酶具有更强和更广谱的抑制作用。他唑巴坦是青霉素核的衍生物，但是它有最小的固有的抗菌活性。当与哌拉西林复合在一起时，他唑巴坦抑制 β-内酰胺酶，与其呈协同作用，扩大了哌拉西林的抗菌谱，包括对单用哌拉西林不敏感的某些细菌。他唑西林像第一代头孢菌素类如头孢唑林那样对革兰氏阳性需氧菌有效，也像第三代头孢菌素如头孢曲松对革兰氏阴性菌有效。它对肠球菌的效力可与氨苄西林相比拟，对厌氧菌的效能类似于甲硝唑。在几个可以比较的临床试验中，对患有多种细菌感染者，具有等于或大于克林霉素+庆大霉素、复方亚胺培南和替卡西林-克拉维酸等药物的疗效。适用于腹腔内、妇科、皮肤科和下呼吸道等的感染。它的适应证类似于舒他西林（氨苄西林-舒巴坦）；还适用于获得性军团菌肺炎。本品还在研究用于治疗更多的细菌感染如败血症、尿路感染和骨关节炎症等。主要在怀疑或确诊的多种细菌混合感染中作为单一疗法，而哌拉西林（无他唑巴坦）最常与氨基糖苷类联合应用于中性粒细胞减少症患者的感染或医院内肺炎。

【用法用量】　静脉给药：应缓慢滴注（30min 以上）；每 6h 3.375g，7～10 日为 1 个疗程。

【不良反应】 偶见胃肠道反应如腹泻、便秘、恶心及食欲减退；头痛、失眠、皮疹和瘙痒。局部反应如静脉炎是少见的。

【注意事项】 参见哌拉西林或其他广谱青霉素类。

【规格】 注射剂：每小瓶 2.25g、3.375g 或 4.5g，其中含哌拉西林钠分别相当于 2g、3g 和 4g，含他唑巴坦分别相当于 0.25g、0.375g 和 0.5g。或哌拉西林钠 1g，舒巴坦钠 0.5g。

33. 美洛西林-舒巴坦（mezlocillin and sulbactam）[保乙]

【作用特点与用途】 本品是由美洛西林钠和舒巴坦钠按 4:1 比例混合组成的复方制剂。美洛西林钠主要通过干扰细菌细胞壁的合成而起杀菌作用，具有广谱抗菌的特点；舒巴坦钠对由 β-内酰胺类抗生素耐药菌产生的多数重要的 β-内酰胺酶具有不可逆的抑制作用，防止耐药菌对美洛西林的破坏，明显增强美洛西林的灭菌作用，临床效果与第四代头孢菌素中的头孢吡肟相当。适用于产酶耐药菌引起的呼吸系统感染、泌尿生殖系统感染、腹腔感染、皮肤及软组织感染、性病、盆腔感染及严重系统感染。

【用法用量】 静脉注射：临用前溶于适量注射用水、氯化钠注射液或 5%~10% 葡萄糖注射液 100ml 中静脉滴注，每次滴注时间为 30~50min。成年人每次 2.5~3.75g，每 8~12h 一次，疗程 7~14 日。

【不良反应】 同氨氯西林钠、美洛西林，参见相关资料。

【禁忌证】 对青霉素类、头孢类抗生素或 β-内酰胺酶抑制药过敏者禁用。

【药物相互作用】 同氨氯西林钠、美洛西林，参阅相关资料。

【规格】 注射剂：2.5g（含美洛西林 2.0g，舒巴坦 0.5g）。

34. 阿莫西林–舒巴坦（amoxicillin and sulbactam）[保乙]

【作用特点与用途】 本品为阿莫西林和舒巴坦钠按 2:1 组成的复方制剂。阿莫西林抑制细菌转肽酶，阻止细菌细胞壁合成过程中肽聚糖的交联反应，破坏细胞壁的完整性，使菌体膨胀破裂，同时促发细菌自溶系统，使菌体崩解，是杀菌性广谱抗生素，但单独使用时细菌对其易产生耐药性。舒巴坦为不可逆性 β-内酰胺酶抑制药，可有效地抑制细菌产生的 β-内酰胺酶，抗酶谱广，对染色体介导的 β-内酰胺酶也有很强的抑制作用。两者合用，抗菌谱扩大，耐酶性能也增强。用于敏感菌引起的呼吸道感染、泌尿系统感染、盆腔感染、消化系统感染、手术后感染、严重系统感染（脑膜炎、细菌性心内膜炎、败血症、腹膜炎、腹内脓毒症、骨髓炎）及淋病、皮肤软组织感染（包括疖、脓肿、蜂窝织炎）、伤口感染。

【用法用量】 静脉滴注：临用前用适量注射用水或氯化钠注射液溶解后，再加入 0.9%的氯化钠注射液 100ml 静脉滴注，每次滴注时间不少于 30～40min。成年人轻度感染 1.5g/d 肌内注射；中度感染 4.5g/d 静脉滴注；重度感染 4.5～6.0g/d 静脉滴注；危重感染可用至 9.0g/d，但舒巴坦钠每日最大剂量不超过 4.0g。儿童剂量按 75～150mg/（kg·d），分 3～4 次给药。病情严重者可酌情增加剂量，但舒巴坦钠最高剂量不得超过 80mg/（kg·d）

【不良反应】　参见青霉素 V 钾（本篇"2."）。

【禁忌证】　参见青霉素 V 钾（本篇"2."）。

【药物相互作用】　同美洛西林–舒巴坦（本篇"33."）。

【规格】　注射剂：1.5g（阿莫西林钠 1g，舒巴坦钠 0.5g）。

35. 阿莫西林–克拉维酸（奥格门汀、安灭菌，amoxicillin and clavulanate）[典][基][保乙]

【作用特点与用途】　本品由广谱抗生素阿莫西林和 β-内酰胺酶抑制药克拉维酸按 2：1 或 4：1 或 7：1 等比例制成的复方制剂。抗菌谱与阿莫西林相同且有所扩大，对产酶金黄色葡萄球菌、表皮葡萄球菌、凝固酶阴性葡萄球菌及肠球菌均具有良好作用，对某些产 β-内酰胺酶的肠杆菌科细菌、流感嗜血杆菌、卡他莫拉菌、脆弱拟杆菌等也有较好抗菌活性。本品对耐甲氧西林金黄色葡萄球菌及肠杆菌属等染色体介导Ⅰ型酶的肠杆菌科细菌和假单胞菌属无效。适用于敏感菌引起的各种感染：上呼吸道感染（鼻窦炎、扁桃体炎、咽炎等）、下呼吸道感染（急性支气管炎、慢性支气管炎急性发作、肺炎、肺脓肿和支气管合并感染等）、泌尿系统感染（膀胱炎、尿道炎、肾盂肾炎、前列腺炎、盆腔炎、淋病奈瑟球菌尿路感染及软性下疳等）、皮肤和软组织感染（疖、脓肿、蜂窝织炎、伤口感染、腹内脓毒症等）及其他感染（中耳炎、骨髓炎、败血症、腹膜炎和手术后感染等）。

【用法用量】　口服：成年人或体重 40kg 以上及 12 岁以上儿童一次 2 粒，一日 3 次。严重感染时剂量可加倍。未经重新检查，连续治疗期间不超过 14 日。体重 40kg 以下者、2～12 岁儿童口服 20～40mg/（kg·d），每 8h 一次。

【不良反应】　常见胃肠道反应如腹泻、恶心、呕吐等。过敏反应如皮疹（尤其易发生于传染性单核细胞增多症者）、过敏性休克、药物热、哮喘等。偶见血清氨基转移酶升高、嗜酸粒细胞增多、白细胞减少及念珠菌或耐药菌引起的二重感染。

【禁忌证】　对青霉素类药物、β-内酰胺酶抑制药过敏者及传染性单核细胞增多症患者、孕妇及哺乳期妇女禁用。

【注意事项】　①严重肝功能损害者慎用；②中重度肾衰竭患者应用本品按医嘱调整剂量；③小儿患者可选用阿莫西林–克拉维酸钾（4：1）颗粒剂。

【药物相互作用】　氯霉素、红霉素、四环素类、氨基糖苷类抗生素、磺胺药不宜与本品合用。

【规格】　片剂：0.375g（2∶1）；0.625g（4∶1）；0.325g（4∶1）；0.475（7∶1）；1.0g（7∶1）。咀嚼片：0.375g（2∶1）；0.625g（2∶1）。混悬剂：5ml 含阿莫西林 125mg，克拉维酸钾 31.5mg；阿莫西林 250mg，克拉维酸钾 62.5mg。滴剂：每毫升含阿莫西林 50mg，克拉维酸钾 12.5mg。胶囊剂见说明书。

36. 替卡西林–克拉维酸（替门汀，ticarcillin and clavulanate）[保乙]

【作用特点与用途】　本品是由替卡西林钠与克拉维酸（棒酸）按 15∶1 配制而成的复方制剂，两者具有协同作用，不但扩大了抗菌谱，而且增强了抗菌活性。其抗菌谱为革兰氏阳性菌、革兰氏阴性菌和厌氧菌，能耐厌氧菌产生的 β-内酰胺酶，对粪杆菌有较好的活性。本品与氨基糖苷类抗生素有协同作用，还能抗多种致病微生物，包括假单胞菌属。丙磺舒能增加替卡西林的血药浓度，但对克拉维酸血药浓度影响较小。用于敏感菌感染，如败血症、下呼吸道感染、泌尿系统感染、骨和关节感染、皮肤和软组织感染等；包括厌氧菌（粪杆菌）感染。

【用法用量】　静脉注射：成年人每次 3.2g，儿童每 6～8h 80mg/kg。中度或严重肾功能障碍者应减量。静脉注射时，先溶于 10ml 注射用水或 5%葡萄糖注射液中，再用输注液稀释，每剂输注时间 30～40min。

【不良反应与注意事项】　参见青霉素类及阿莫西林–克拉维酸（本篇"35."）。

【规格】　粉针剂：每瓶 3.2g 中含替卡西林 3.0g，克拉维酸 0.2g；1.6g 中含替卡西林 1.5g，克拉维酸 0.1g；0.8g 中含替卡西林 750mg，克拉维酸 50mg。替卡西林为钠盐，克拉维酸为钾盐。

其他青霉素类列入国家基本医疗保险目录的 6 种抗生素简介如下。

37. 青霉素钠、钾盐（benzylpenicillin）[典][基][保甲]

【作用特点与用途】　本品主要用于革兰氏阳性菌等敏感菌繁殖期感染性疾病。

【用法用量】　成年人肌内注射 80 万～160 万 U/d，儿童 3 万～5 万 U/（kg·d），分 2～4 次注射。成年人静脉滴注 360 万～2000 万 U/d，若为甲型溶血性链球菌所致的重症心内膜炎，最高剂量可达 4000 万 U/d。儿童静脉滴注 20 万～40 万 U/（kg·d），分 4～6 次给药，皮试阴性后方可应用。应备有防治过敏性休克的急救措施。

【规格】　注射剂（钠）：0.12g（20 万 U），0.24g（40 万 U），0.48g（80 万 U），0.6g（100 万 U），0.96g（160 万 U）、2.4g（400 万 U）。注射剂（钾）：0.125g（20 万 U），0.25g（40 万 U），0.5g（80 万 U），0.625g（100 万 U）。

38. 普鲁卡因青霉素（procaine benzylpenicillin）[典][保乙]

【作用特点与用途】　由于本品血药浓度低，故仅限于青霉素高度敏感的病原体所致轻中度上呼吸道感染、梅毒、雅司病、品他病、非性病性梅毒、防治风湿热等。

【用法用量】　只供肌内注射，成年人一次 40 万 U，一日 1 次或 2 次，日最大剂量为 100 万 U。儿童酌减同青霉素。对普鲁卡因过敏者亦禁用。

【规格】　注射剂：40 万 U（普鲁卡因青霉素 30 万 U，青霉素钠或钾 10 万 U），80 万 U（普鲁卡因青霉素 60 万 U，青霉素钠或钾 20 万 U）。

39. 苄星青霉素（benzathine benzylpenicillin）[典][基][保乙]

【作用特点与用途】　本品主要用于风湿热、风湿性心脏病长期预防用药。亦可用于轻中度肺炎、腭扁桃体炎、淋病等。

【用法用量】　只供肌内注射，成年人每 15 日 1 次，每次 60 万～120 万 U，儿童剂量减半，2～4 周重复给药。适量补充复合维生素 B。

【注意事项】　同青霉素，参见相关资料。

【规格】　注射剂：120 万 U（常用），尚有 30 万 U、60 万 U。

40. 氨苄西林钠（ampicillin sodium）[典][基][保甲]

【作用特点与用途】　本品临床应用同青霉素，但强于青霉素。

【用法用量】　成年人肌内注射一次 0.5～1g，一日 4 次，静脉滴注一次 1～3g，一日 2～4 次；小儿 100～150mg/（kg·d），分次用。注意防治过敏性休克、皮疹等。

【规格】　注射剂：0.5g、1.0g。

41. 苯唑西林钠（oxacillin sodium）[典][基][保甲]

【作用特点与用途】　本品用于耐酶和耐青霉素酶的敏感球菌感染。

【用法用量】　成年人肌内注射一次 1g，一日 3～4 次，静脉滴注一次 1～3g，一日 3～4 次；小儿酌减。

【注意事项】　注意防治过敏性休克，临用前应做过敏试验。肾功能不全者慎用。

【规格】　注射剂：0.5g、1.0g。

42. 哌拉西林钠（piperacillin sodium）[典][基][保甲]

【作用特点与用途】　本品用于敏感菌所致的各种感染，包括铜绿假单胞菌感染或尿路感染等。

【用法用量】　肌内注射或静脉注射一次 1g，一日 4 次；其他敏感菌感染，4～12g/d，分 3～4 次静脉注射或静脉滴注；重症可用 12～24g/d；儿童按 0.1～0.3g/（kg·d），分 3～4 次静脉注射或静脉滴注。

【注意事项】　同青霉素；对青霉素过敏者忌用，使用非去极化类肌松药者、肾功能不全者均慎用；脑脊液中药物浓度增高者有可能发生青霉素脑病。

【规格】　注射剂：0.5g、1.0g、2.0g。

第十二章　头孢菌素类抗生素

头孢菌素类（cephalosporins）是以冠头孢菌（cephalosporium acremonium）培养得到的天然头孢菌素 C（cephalosporin C）作为原料，经半合成改造其侧链而得到的一类抗生素。按其发明年代的先后和抗菌性能的不同而分为第一、二、三、四代头孢菌素。

第一代头孢菌素：从抗菌性能来说，对第一代头孢菌素敏感的致病菌有乙型溶血性链球菌和其他链球菌（肠球菌除外）、葡萄球菌（包括产酶菌株）、肺炎链球菌、流感嗜血杆菌、大肠埃希菌、克雷伯菌、奇异变形杆菌、沙门杆菌、志贺菌等。不同品种的头孢菌素可有各自的抗菌特点，第一代对青霉素酶稳定，一般肾毒性较大。但第一代头孢菌素对革兰氏阴性菌的 β-内酰胺酶的抵抗力较弱，革兰氏阴性菌易对第一代头孢菌素耐药。第一代头孢菌素对吲哚阳性变形杆菌、枸橼酸杆菌、产气荚膜梭菌、假单胞菌、沙雷杆菌、拟杆菌、粪链球菌（头孢硫脒除外）等微生物无效。

第二代头孢菌素：对革兰氏阳性菌的抗菌效能与第一代相近或较低，而对革兰氏阴性菌的作用较优，不但耐酶性增强，而且抗菌谱广，对奈瑟菌、部分吲哚阳性变形杆菌、部分枸橼酸克雷伯菌、部分肠杆菌属均有抗菌作用，肾毒性减小。但对假单胞菌、不动杆菌、沙雷杆菌及粪链球菌等无效。

第三代头孢菌素：对革兰氏阳性菌的抗菌作用一般不如第一代（个别品种相近），对革兰氏阴性菌的作用较第二代头孢菌素更为优越。耐酶性更强，抗菌谱扩大，有些药物如头孢他啶（复达欣）等对铜绿假单胞菌、沙雷杆菌、不动杆菌、消化链球菌及部分脆弱拟杆菌亦有效，对第一代或第二代头孢菌素耐药的一些革兰氏阴性菌株，第三代头孢菌素常可有效。但对粪链球菌、艰难梭菌等无效。

第四代头孢菌素：不仅具有第三代头孢菌素抗革兰氏阴性菌的性能，而且对葡萄球菌、铜绿假单胞菌、厌氧菌有强力抗菌作用。

头孢菌素类的不良反应主要包括以下几个方面。

（1）过敏反应：头孢菌素可致皮疹、荨麻疹、哮喘、药物热、血清病型反应、血管神经性水肿及过敏性休克等。头孢菌素的过敏性休克类似青霉素休克反应。两类药物间呈现不完全的交叉过敏反应。一般地说，对青霉素过敏者有 10%～30%对头孢菌素过敏，而对头孢菌素过敏者大多数对青霉素过敏，需要警惕。因此，应用头孢菌素时应注意：①对青霉素过敏及过敏体质者慎用，也曾有个别患者用青霉素不过敏而换用头孢菌素发生过敏。②有的产品在说明书中规定用前皮试，应严格执行。皮试液参考浓度 300μg/ml。皮试结果的判断按青霉素皮试的规定。③发生过敏性休克时可参照青霉素休克处理。

（2）胃肠道反应和菌群失调：多数头孢菌素可致恶心、呕吐及食欲缺乏等反应。本类药物强力地抑制肠道菌群，可致菌群失调，引起 B 族维生素和维生素 K 缺乏。也可引起二重感染，如假膜性肠炎、念珠菌感染等，尤以第二、三代头孢菌素为甚。

（3）肝毒性：多数头孢菌素大剂量应用可导致氨基转移酶、碱性磷酸酶及血胆红素等值升高。

（4）造血系统毒性：偶可致红细胞或白细胞减少、血小板减少及嗜酸粒细胞增多等。

（5）肾损害：绝大多数的头孢菌素由肾排泄，偶可致血液尿素氮、血肌酐值升高、少尿及蛋白尿等。头孢噻啶的肾损害作用最显著。当头孢菌素与高效利尿药或氨基糖苷类抗生素合用时，肾损害显著增强。

（6）凝血功能障碍：所有的头孢菌素都有抑制肠道菌群产生维生素 K 的作用。具有硫甲基四氮唑侧链的头孢菌素尚在体内干扰维生素 K 循环，扰乱凝血机制，而导致出血倾向。在 7 位碳原子的取代基中有—COOH 基团的头孢菌素有阻抑血小板凝聚的功能，而使出血倾向加重。凝血功能障碍的发生与药物的用量大小及疗程长短直接相关。

（7）与乙醇联合应用产生"醉酒状态"反应：含硫甲基四氮唑基团的头孢菌素有抑制乙醛脱氢酶的功能。当与乙醇联合应用时，体内乙醛蓄积而呈"醉酒状"。

第一节　第一代头孢菌素

43. 头孢氨苄（头孢菌素Ⅳ、先锋霉素Ⅳ，cefalexin）[典][基][保甲]

【作用特点与用途】　本品是第一个可口服的头孢菌素，耐酶，杀菌力强，对大部分革兰氏阳性菌和革兰氏阴性菌有很强的杀菌作用。口服 T_{max} 约 0.5h，体内分布广，血清蛋白结合率为 13%～19%，6h 内以原形经肾排泄。丙磺舒可增高其血药浓度，延长半衰期。用于对本品敏感菌引起的呼吸道感染如急、慢性支气管炎，耳鼻喉感染如中耳炎、鼻窦炎、腭扁桃体炎及咽炎，泌尿道感染如肾盂肾炎、膀胱炎，妇产科感染，皮肤软组织感染，淋病等。

【用法用量】　口服：成年人 1～2g/d，分 4 次服；泌尿道感染一次 1g，一日 2 次；严重感染或深部感染，可增至 6g/d。缓释片剂、胶囊剂按说明书或遵医嘱。

【不良反应】　可见恶心、呕吐及腹泻，少数人出现皮疹、头痛、腹部不适、女阴刺激或瘙痒。偶见有嗜酸粒细胞、谷丙转氨酶、尿素氮及胆红素增高。

【禁忌证】　对本品过敏者禁用。

【注意事项】　①肾功能不全者慎用；②对青霉素过敏者，一般对本品耐受良好，但在罕见情况下，有交叉过敏反应；③应空腹服用。

【规格】　胶囊剂、片剂、颗粒剂：250mg、125mg。

44. 头孢羟氨苄（cefadroxil）[典][保乙]

【作用特点与用途】　本品抗菌谱和抗菌活性均与头孢氨苄相似。对葡萄球菌、乙型溶血性链球菌、肺炎链球菌、大肠埃希菌、志贺菌、沙门菌、奇异变形杆菌和克雷伯菌等有较好的作用。对青霉素、链霉素、红霉素、庆大霉素、林可霉素等耐药的患者也有较好的疗效。本品口服吸收良好，且不受食物影响。体内代谢较缓慢，有 90%以上的药物以原形从尿中排出。用于呼吸道、泌尿道、咽部及皮肤等部位的敏感菌感染。

【用法用量】　口服：1g/d，分 2 次服，严重感染 3~4g/d；儿童按 50mg/（kg·d），严重感染 75~100mg/（kg·d），分 2 次服。

【不良反应】　少数患者有皮疹、恶心、腹痛、腹泻及瘙痒等反应，但一般均轻微而短暂，不需停药可自行消失。偶见氨基转移酶升高现象。

【禁忌证】　对本品及其他头孢菌素类过敏者禁用。

【注意事项】　肾功能不全者减量慎用，一般不用于孕妇和幼儿。

【规格】　胶囊剂：0.25g、0.125g。

45. 头孢唑林（先锋霉素Ⅴ，cefazolin）[典][基][保甲]

【作用特点与用途】　本品抗菌谱类似头孢噻吩（先锋霉素Ⅰ），对葡萄球菌（包括产酶菌株）、链球菌（肠球菌除外）、大肠埃希菌、奇异变形杆菌、克雷伯菌、流感嗜血杆菌等有抗菌作用。本品的特点是对革兰氏阴性菌的作用较强，对葡萄球菌的 β-内酰胺酶耐性较弱。用于敏感菌所致的呼吸道、泌尿生殖系统、皮肤软组织、骨和关节、胆道感染；也可用于心内膜炎、败血症、咽和耳部感染。

【用法用量】　静脉注射或静脉滴注：革兰氏阳性菌所致轻度感染，一次 0.5g，一日 2~3 次；中度或重度感染，一次 0.5~1g，一日 3~4 次；极重感染，一次 1~1.5g，一日 4 次；尿路感染，一次 1g，一日 2 次。儿童 40mg/（kg·d），分次给药；重度可用到 100mg/（kg·d）。新生儿一次不超过 20mg/kg，一日 2 次。

【不良反应】　肝、肾毒性低，不良反应少。偶见休克及过敏反应，少见头痛、头晕、全身倦怠感、恶心、呕吐及食欲缺乏等症状，少数患者可致氨基转移酶、尿素氮升高和蛋白尿，白细胞或血小板减少，嗜酸粒细胞增高，也可致念珠菌引起的二重感染。少数静脉注射时引起静脉炎。

【禁忌证】　对本品过敏者禁用。

【注意事项】　①对青霉素及头孢菌素类有过敏史及有过敏体质者慎用；②严重

肾功能损害者慎用；③新生儿、小儿亦应注意；④避免不必要的大剂量，防止肾毒性，肾功能不全者应减量；⑤不能与氨基糖苷类药物混合注射；⑥供肌内注射的粉针剂因含利多卡因，不可静脉注射。

【规格】　粉针剂：0.5g。

46. 头孢拉定（先锋霉素Ⅵ，cefradine）[典][基][保甲]

【作用特点与用途】　本品抗菌性能类似头孢氨苄。对革兰氏阳性菌作用与头孢氨苄相仿，对革兰氏阴性菌较弱，对耐药性金黄色葡萄球菌和耐其他广谱抗生素的肺炎克雷伯菌有较强的杀菌作用。对溶血性链球菌、肺炎链球菌、白喉棒状杆菌、梭状芽孢杆菌、炭疽杆菌、大肠埃希菌、产气荚膜梭菌、变形杆菌、流感嗜血杆菌及奈瑟菌等均有作用，对肠球菌及沙雷菌作用差，对铜绿假单胞菌无作用。本品口服给药 $t_{1/2}$ 为 1.5h，血清蛋白结合率为 6%～10%。肾功能不全者感染时可考虑选用。临床主要用于泌尿系统、呼吸系统及软组织感染，如肾盂肾炎、膀胱炎、支气管炎及肺炎（包括肺炎克雷伯菌引起的大叶性肺炎）。此外，也用于猩红热、肠炎及痢疾等。

【用法用量】　肌内注射、静脉注射：成年人 1～3g/d，分 4 次给药，儿童 50～100mg/（kg·d）。

【不良反应】　胃肠反应多见，如恶心、呕吐、腹泻、便稀；偶见药疹；少数患者出现嗜酸粒细胞增多、暂时性白细胞减少及中性粒细胞减少等；对肾无毒性，但可出现尿素氮和氨基转移酶升高。

【禁忌证】　对头孢菌素过敏者禁用。

【注意事项】　①孕妇用本品的安全性未确定，应慎用；②本品和青霉素有部分交叉过敏反应；③患者可出现糖尿假阳性反应；④注射液须现配现用。

【规格】　粉针剂：0.5g；胶囊剂：0.5g。

47. 头孢硫脒（先锋霉素 18，cefathiamidine）[典][保乙]

【作用特点与用途】　本品为我国创制的一种第一代头孢菌素，对金黄色葡萄球菌的抗菌作用与头孢噻吩近似，对溶血性链球菌、肺炎链球菌、白喉棒状杆菌、产气荚膜梭菌、破伤风梭菌等革兰氏阳性菌有良好的抗菌作用。对脑膜炎球菌、奈瑟卡他球菌、大肠埃希菌、克雷伯菌、奇异变形杆菌等革兰氏阴性菌也有一定的抗菌作用。本品的特点是对肠球菌、流感嗜血杆菌有较好的抗菌作用。本品口服不吸收，肌内注射 0.5g，0.5～1h 血药浓度达峰值，约 26μg/ml。静脉滴注 0.5g 的即刻浓度约为 38.8μg/ml。本品的血清蛋白结合率为 23%。体内不代谢，注射后 12h 内尿中可排泄 90%。体内分布以胆汁最高，其次为肝、肾、脾、肺、胃及肠等。脑组织浓度较低。本品静脉注射给药的半衰期约为 0.5h，肌内注射半衰期约为 1.2h。临床应用于敏感菌所致的肺炎、心内膜炎、肺脓肿、肝及胆道感染、腹膜炎、尿路感染、妇科感染及咽峡炎、腭扁桃体炎和皮肤软组织感染等。

【用法用量】　肌内注射或快速静脉滴注：成年人 2～8g/d，儿童 50～150mg/（kg·d），分 2～4 次给药。

【不良反应】　与头孢唑林相似。主要为过敏反应，包括皮疹、发热和即刻反应，见于少数患者；非蛋白氮和谷丙转氨酶升高者偶见。个别患者出现中性粒细胞减少，停药后迅速恢复正常。罕见念珠菌属等二重感染。

【禁忌证】　过敏者禁用。

【注意事项】　参见头孢唑林（本篇"45."）。

【规格】　注射用粉针剂：0.5g、1g。

48. 头孢乙腈（cefacetrile）

【作用特点与用途】　本品抗菌谱与头孢噻吩、头孢噻啶相似，但对大肠埃希菌的抗菌作用比头孢噻吩强 5～10 倍，对大肠埃希菌、产气荚膜梭菌等产生的 β-内酰胺酶稳定，比头孢噻啶的抗菌作用强 10 倍，主要经肾排泄。用于肾盂肾炎、尿路感染及呼吸系统感染等。

【用法用量】　静脉注射：成年人轻症 2～6g/d，重症 6～12g/d，分 2～4 次给药。以本品 1g 溶于 10ml 生理盐水中缓慢静脉注射（至少 3min）。

【不良反应】　肾毒性和肝毒性较小，可见荨麻疹及胃肠反应；静脉注射有血栓性静脉炎等，肌内注射疼痛较剧。

【禁忌证】　参见本品说明书。

【注意事项】　参见头孢唑啉（本篇"45."）和本品说明书。

【规格】　粉针剂：0.5g、1g。

49. 头孢匹林（先锋霉素Ⅷ，cefapirin）

【作用特点与用途】　本品抗菌谱与头孢噻吩、头孢噻啶相似，但对肺炎球菌及肠球菌有高效。肾毒性小。主要用于呼吸系统、尿路和软组织等部位感染。

【用法用量】　肌内注射或静脉注射：成年人 2～6g/d，分 3～4 次给药；儿童 50～80mg/（kg·d），分次给药。

【不良反应】　肾毒性小，不良反应少，局部刺激性较小，肌内注射局部疼痛较轻，静脉注射较少引起静脉炎。

【禁忌证】　参见头孢唑啉（本篇"45."）。

【注意事项】　参见头孢唑啉（本篇"45."）本品说明书。

【规格】　粉针剂：0.5g、1.0g。

50. 头孢沙定（头孢环烯氨，cefroxadine）

【作用特点与用途】　本品抗菌作用较头孢氨苄或头孢拉定稍强或相仿，但对动物保护作用要比头孢拉定强 2～7 倍，对葡萄球菌、大肠埃希菌、流感嗜血杆菌、克雷伯菌等有杀菌作用。本品口服后经消化道吸收，空腹口服 1g 血药峰浓度在服药后45min 达到 26.5μg/ml，进食后达峰时间推迟。可向痰液、腭扁桃体组织等移行。主要以原形随尿排泄。用于敏感菌引起的支气管炎、咽喉炎、腭扁桃体炎、膀胱炎、疖、痈、毛囊炎、蜂窝织炎、脓疱疹及猩红热等，与头孢氨苄近似。

【用法用量】　口服：一般感染一次 250～500mg，一日 3～4 次，饭后服。皮肤感染一次 250mg，一日 2 次，早晚饭后服。

【不良反应】　少数患者有皮疹、瘙痒、发热等过敏反应，偶见胃肠道反应及肝功能检验值改变；罕见休克症状、头痛、头晕及血象改变；菌群交替症引起口炎、念珠菌病及维生素 B 及维生素 K 缺乏症等。

【注意事项】　①对本品过敏者禁用。②对青霉素、头孢烯类过敏、过敏体质、严重肾病及全身状况差者慎用 。

【规格】　胶囊剂：250mg；干糖浆剂：每克含本品 100mg。

51. 头孢曲嗪（cefatrizine）

【作用特点与用途】　本品抗菌谱与头孢氨苄相同。抗菌活性略强于后者。对不产青霉素酶和产酶金黄色葡萄球菌、表皮葡萄球菌及流感嗜血杆菌、奇异变形杆菌、大肠埃希菌和肺炎克雷伯菌的活性均强于头孢氨苄。对头孢氨苄完全耐药的吲哚阳性变形杆菌、大肠埃希菌和肺炎克雷伯菌中某些菌株对本品仍敏感。口服后血药峰浓度低于头孢氨苄，血清消除半衰期（$t_{1/2\beta}$）为 2h。肌内注射血药浓度达峰时间约0.5h，血清 $t_{1/2\beta}$ 1.43h。体内分布与头孢氨苄相似。口服和肌内注射后尿中排出量分别为给药量的 35% 和 45%，部分在体内代谢。用于敏感菌引起的各种感染。

【用法用量】　口服：成年人 1～2g/d，分 2～4 次服；儿童 20～40mg/（kg·d）。肌内注射根据病情，参考说明书酌情应用。

【不良反应】　发生率约 5%，以胃肠道反应和皮疹较多见，参见头孢氨苄（本篇 "43."）。

【规格】　胶囊剂：0.25g。粉针剂：0.5g、10g。

52. 头孢氨苄–甲氧苄啶（cefalexin and trimethoprim）

【作用特点与用途】　头孢氨苄属第一代头孢菌素，其作用机制是抑制细菌细胞壁的合成。甲氧苄啶属增效抑菌药，其作用机制是干扰细菌的叶酸代谢，抑制细菌二氢叶酸还原酶，阻止叶酸合成而产生抑菌作用。本品是广谱抗菌药头孢氨苄与二氢叶酸还原酶抑制药甲氧苄啶组成的复方制剂。对革兰氏阳性菌、革兰氏阴性菌有强力抗菌作用，起效快，疗效高。用于敏感菌所致的呼吸道感染、泌尿道感染、胆道感染、腹腔感染、妇产科感染、皮肤软组织感染、骨关节感染、眼耳鼻喉科感染及败血症、脑膜炎等。

【用法用量】　口服：胶囊剂一次 1～2 粒，一日 4 次，儿童酌减或遵医嘱。颗粒剂一次 2.5～5.0g（1～2 袋），一日 4 次；儿童按 0.5g/（kg·d），分 3 次或 4 次服用或遵医嘱。

【不良反应】　主要有恶心、呕吐、腹泻、腹部不适等；过敏反应表现为皮疹、药物热，罕见过敏性休克；偶有血清氨基转移酶升高、中性粒细胞减少、假膜性结肠炎，罕见溶血性贫血；可见头晕、复视、耳鸣、抽搐等神经系统反应；偶有肾损害。

【禁忌证】　对头孢菌素或青霉素过敏者、甲氧苄啶过敏者，新生儿及早产儿，严重肝肾疾病患者、血液病患者禁用。

【注意事项】　①一旦发生过敏反应，立即停药。如发生过敏性休克，必须立即就地抢救，包括保持气道通畅、吸氧和肾上腺素、糖皮质激素的应用等措施。②有胃肠道疾病史的患者，尤其有溃疡性结肠炎、局限性肠炎或抗菌药物相关性结肠炎（头孢菌素很少产生假膜性肠炎）者及肾功能减退者、孕妇及哺乳期妇女应慎用本品。肝功能损害患者，由于叶酸缺乏的巨幼细胞贫血或其他血液系统疾病患者也应慎用。③本品为口服剂型，不宜用于严重感染。每日口服剂量超过 4g（无水头孢氨苄）时，应考虑改用注射用头孢菌素类药物。本品会对诊断有干扰，应用本品可出现直接 Coombs 试验阳性反应和尿糖假阳性反应（硫酸铜法），少数患者的碱性磷酸酶、血清谷丙转氨酶和谷草转氨酶可升高。

【药物相互作用】　①与考来烯胺（消胆胺）合用时，可使头孢氨苄血药浓度下降；②丙磺舒可延迟本品的肾排泄，也有报道认为丙磺舒可增加本品在胆汁中的排泄；③骨髓抑制药与本品合用时发生白细胞、血小板减少的机会增多；④本品不宜与抗肿瘤药 2，4-二氨基嘧啶类药物同时应用，也不宜在应用其他叶酸拮抗药治疗的疗程中应用本品，因为有产生骨髓再生不良或巨幼细胞贫血的可能；⑤与环孢素合用可增加肾毒性。

【规格】　胶囊剂：每粒含头孢氨苄 0.125g，甲氧苄啶 25mg；颗粒剂：每克含头孢氨苄 50mg，甲氧苄啶 10mg。

53. 头孢羟氨苄–甲氧苄啶（cefadroxil and trimethoprim）

【作用特点与用途】　头孢羟氨苄的抗菌谱和抗菌作用同头孢氨苄。对乙型溶血性链球菌和甲型溶血性链球菌的抗菌活性比头孢氨苄强 3～4 倍；对表皮葡萄球菌、肺炎链球菌、大肠埃希菌和肺炎克雷伯菌的作用与头孢氨苄相同；对沙门菌属、志贺菌属的最小抑菌浓度（MIC）为 2～8μg/ml。对流感嗜血杆菌和淋球菌的抗菌活性为头孢氨苄的 1/2。甲氧苄啶属增效抑菌药，对大肠埃希菌、克雷伯菌属、沙门菌属、志贺菌属均具有抗菌活性，两者配合增加了抗菌谱和抗菌力。达峰时间约 1.5h，$t_{1/2\beta}$ 为 1.27～1.5h。蛋白结合率 20%，体内分布广泛。脑膜无炎症时脑脊液浓度为血药浓度的 30%～50%，炎症时可达 50%～100%。可通过胎盘屏障。用于敏感菌所致尿路感染、皮肤软组织感染、急性扁桃体炎、急性咽炎、中耳炎和肺部感染等。不宜用于重度感染。

【用法用量】 口服：成年人一次 2 粒，一日 3 次；重症一次 3 粒。小儿按头孢羟氨苄 0.025～0.0375g/（kg·d），甲氧苄啶 0.005～0.0075g/（kg·d），分 2 次或 3 次服用。

【不良反应】 可见恶心、呕吐、腹泻、腹部不适，偶致皮疹、药物热。罕见过敏性休克；头晕、目晕、复视、耳鸣、抽搐等；肾损害；氨基转移酶升高；Coombs 试验阳性、溶血性贫血、中性粒细胞减少、假膜性结肠炎；白细胞或血小板减少、高铁血红蛋白血症。

【禁忌证】 对头孢菌素或青霉素过敏者，对甲氧苄啶过敏者，新生儿、早产儿，肝肾疾病和血液病患者。

【注意事项】 同头孢菌素和甲氧苄啶及青霉素类抗生素。

【规格】 胶囊剂：每粒含 0.15g（头孢羟氨苄 0.125g，甲氧苄啶 0.025g）。

54. 头孢替唑（特子社复，ceftezole）[典]

【作用特点与用途】 本品为半合成头孢类抗生素，作用机制为抑制细胞壁的合成而发挥抗菌活性。在抗菌谱中，对革兰氏阳性菌、阴性菌均有广泛的杀菌力，对金黄色葡萄球菌、化脓性链球菌、肺炎链球菌、大肠埃希菌、肺炎克雷伯菌、变形杆菌的抗菌作用尤为显著。注射本品后在体液、组织液内分布良好，以原形药排泄到尿液中。1 次量肌内注射 T_{max} 约 2h，$t_{1/2\beta}$ 为 0.64～1.5h，严重肾功能不全者可延长至 10.7h。24h 内尿中排出量达 80%，但主要在前 3h 内排出占多数。用于败血症、肺炎、支气管炎、支气管扩张（感染时）、慢性呼吸系统感染的继发感染、肺脓肿、腹膜炎、肾盂肾炎、膀胱炎、尿道炎。

【用法用量】 静脉给药或肌内注射：成年人一次 0.5～4g，一日 1 次或 2 次；重症可用 4～8g/d，分 2 次或 3 次给药，儿童 20～80mg/（kg·d），分 1 次或 2 次给药。肌内注射时将本品溶于 5%盐酸利多卡因注射液中；静脉注射将本品溶于注射用水、生理盐水或 5%葡萄糖注射液中缓慢注射；静脉滴注将本品溶于生理盐水或 5%葡萄糖注射液中缓滴。

【不良反应】 主要是腹痛、腹泻、恶心、呕吐等胃肠道反应，过敏反应包括皮疹、药物热等，偶见中性粒细胞减少、血小板减少、一过性氨基转移酶升高、血胆红素升高，输注部位疼痛等。

【禁忌证】　对头孢菌素类抗生素过敏者禁用。

【注意事项】　注射液溶解时如因温度原因出现混浊可加温使之澄清后使用。最好溶解后立即使用；应在阴凉处（15℃以下）保存，但必须在 24h 内使用。尿糖结果可出现假阳性。

【规格】　注射剂：1g（效价）。

第二节　第二代头孢菌素

55. 头孢孟多（头孢羟唑，cefamandole）[典]

【作用特点与用途】　本品杀菌力强，抗菌谱广。对革兰氏阳性菌的抗菌作用与头孢噻啶及头孢唑林相近，对革兰氏阴性菌的抗菌作用优于第一代头孢菌素而不及第三代头孢菌素。对大肠埃希菌、克雷伯菌属、变形菌属、肠杆菌属、沙门菌属及流感嗜血杆菌等革兰氏阴性菌；乙型链球菌、葡萄球菌属及肺炎链球菌等革兰氏阳性菌；肠厌气杆菌属及梭状杆菌属等厌气菌有效。但对其他厌氧菌作用差，对阴沟肠杆菌、沙雷杆菌及产气荚膜梭菌不敏感；对肠球菌和铜绿假单胞菌无效。主要用于上述敏感菌所致的尿路感染，其疗效显著。也用于呼吸系统（下呼吸道）、消化道、骨和关节、皮肤和软组织、胆道、腹腔等部位的感染及败血症等。

【用法用量】　静脉注射或静脉滴注：成年人一般感染，一次 0.5～1g，一日 4次；较重感染，一次 1g，一日 6 次；极严重感染可用到 12g/d。儿童一般为 50～100mg/（kg·d）；极重感染可用到 200～250mg/（kg·d），分次给予，但不能超过成年人剂量。

【不良反应】　本品毒性低于头孢唑林，可见药疹、荨麻疹及药物热等过敏反应；嗜酸粒细胞增多、血小板和中性粒细胞减少；某些患者出现谷丙转氨酶、碱性磷酸酶升高及肾损害等。

【禁忌证】　对头孢菌素过敏者禁用。

【注意事项】　①有过敏史的患者或对青霉素有过敏史者应慎用。②孕妇及 3 个月以下婴儿使用的安全性问题未确定，使用时应注意。③肾功能不全者应用本品时，适当减量，调整方式视患者肾功能损害程度、感染的严重性及菌株的敏感性而定。④与氨基糖苷类抗生素合用有相加或协同作用，同时肾毒性也增加，为防止增加肾毒性，避免与强效利尿药同时使用。与氨基糖苷类合用时，应分开注射于不同部位。⑤大剂量时可致出血倾向。

【规格】　粉针剂：0.5g、1g。

56. 头孢呋辛（头孢呋辛酯，cefuroxime）[典][基][保甲]

【作用特点与用途】　头孢呋辛和头孢呋辛酯本为两个不同的药，即头孢呋辛酯为前体药物，但两者抗菌谱及作用机制完全相同，故放在一起论述。头孢呋辛及其酯（口服后很快被非特异性酯酶水解释出头孢呋肟），对革兰氏阳性菌的抗菌作用低于第一代头孢菌素。革兰氏阴性菌引发流感嗜血杆菌、淋球菌、脑膜炎球菌、大肠埃希菌、克雷伯菌、奇异变形杆菌、肠杆菌属、枸橼酸杆菌、沙门菌属、志贺菌属及某些吲哚阳性变形杆菌对本品敏感。两药对革兰氏阴性菌的 β-内酰胺酶的稳定性为第二代中最好的。对上述菌中耐氨苄西林或耐第一代头孢菌素的菌株也能有效。铜绿假单胞菌、弯曲杆菌、不动杆菌、沙雷杆菌大部分菌株、普通变形杆菌、艰难梭菌及李斯特菌等对本品不敏感。临床应用于敏感的革兰氏阴性菌所致的下呼吸道、泌尿道、皮肤和软组织、骨和关节及女性生殖器部位的感染，对败血症和脑膜炎也有效。

【用法用量】　头孢呋辛肌内注射或静脉注射：成年人一次 750～1500mg，一日 3 次；对严重感染可按一次 1500mg，一日 4 次。用于脑膜炎，剂量在 9g/d 以下。儿童平均为 60mg/（kg·d），严重感染可用到 100mg/（kg·d），分 3 次或 4 次给药。肾功能不全者按肌酐清除率制订给药方案，肌酐清除率＞20ml/min 者，一日 3 次，每次 0.75～1.5g；10～20ml/min 者，一次 0.75g，一日 2 次；＜10ml/min 者，一次 0.75g，一日 1 次。肌内注射：一次 0.75g，加注射用水 3ml，振摇使成混悬液，用粗针头做深部肌内注射。静脉给药：每 0.75g 本品，用注射用水约 10ml，使溶解成澄明溶液，缓慢静脉注射或随输液滴入。口服头孢呋辛酯片：成年人一次 250mg，一日 2 次。下呼吸道感染，一次 500mg，一日 2 次，单纯性尿路感染一次 125mg；单纯性淋病一次 1g，一日 2 次。儿童一次 125mg，一日 2 次；中耳炎可增至一次 250mg，一日 2 次，药片整片吞服。本品一般疗程为 7 日。最适合餐后服药。

【不良反应】　主要有恶心、呕吐、上腹部不适和腹泻等胃肠道反应，一般是轻度和短暂的；过敏反应罕见。也曾有嗜酸粒细胞增多及短暂性肝酶水平升高的报道。

【禁忌证】　对头孢类抗生素过敏者禁用。

【注意事项】　①妊娠早期及哺乳期妇女慎用；②尽管一般认为本品对青霉素过敏的患者是安全的，但已有交叉反应的报道；③使用期间或后期如发生严重腹泻，要警惕假膜性肠炎；④片剂不可压碎后给药，所以 5 岁以下儿童不宜服用片剂；⑤针剂不可与氨基糖苷类置同一容器中注射；⑥与高效利尿药（如呋塞米）联合应用，可致肾损害。

【规格】　针剂：每瓶含头孢呋辛钠 0.75g、1.5g。胶囊形薄膜衣片：每片含头孢呋辛酯 125mg 或 250mg，分别以 10 片或 50 片分装。

57. 头孢替安（cefotiam）[保乙]

【作用特点与用途】　本品对革兰氏阳性菌与头孢唑林相近，而对革兰氏阴性菌如流感嗜血杆菌、大肠埃希菌、克雷伯菌及奇异变形杆菌等作用比较优良。对肠杆菌、枸橼酸杆菌及吲哚阳性变形杆菌等也有抗菌作用。本品口服不吸收。注射后内脏中药物浓度以肺中较高，在其他内脏中和肌肉组织中也有一定浓度。肌内注射 T_{max} 为 0.5h。本品以原形自肾排泄，$t_{1/2}$ 约 0.5h。本品肠道中不吸收，且不易进入脑脊液中。临床应用本品治疗敏感菌所致的感染如肺炎、支气管炎、胆道感染、腹膜炎、尿路感染及手术后或外伤引起的感染和败血症等。

【用法用量】　成年人常用量为 1~2g/d，分 2~4 次给药。严重感染如败血症也可用至 4g/d。肌内注射：用 0.25%利多卡因注射液溶解后做深部肌内注射。静脉注射：用灭菌注射用水、等渗氯化钠注射液或 5%葡萄糖注射液溶解，每 0.5g 药物稀释成约 20ml，缓慢注射。静脉滴注：1 次用量溶于适量的 5%葡萄糖注射液、生理盐水或氨基酸输液中，于 30min 内滴入。儿童 40~80mg/(kg·d)，病重时可增至 160mg/(kg·d)，分 3 次或 4 次给药。

【不良反应】　偶见过敏反应、胃肠道反应、血象改变及一过性氨基转移酶升高。可致肠道菌群改变，造成维生素 B 和维生素 K 缺乏，偶可致继发感染。

【禁忌证】　对本品有休克史者禁用。肌内注射禁用于早产儿、新生儿和小儿及对甲哌卡因或酰苯胺类局部麻醉药有过敏史的患者。对本品或青霉素有过敏史、过敏体质、严重肾盂肾炎及全身状况差者慎用。

【注意事项】　①必要时可用本品 300μg/ml 浓度的药液进行皮试；②肾功能不全者应减量并慎用，用药期间应监测肾功能，必要时应停药；③用药期间氨基转移酶可能有一过性升高，停药后可恢复；④可引起血象改变，严重时应立即停药；⑤用药期间可补充适量的 B 族维生素和维生素 K；⑥与氨基糖苷类抗生素联用有协同作用，但可加重肾损害，置同一容器中可影响效价，应分开使用或改变给药部位；⑦使用本品期间，应用碱性酒石酸铜试液进行尿糖试验时，可得假阳性反应，直接 Coombs 试验也可得假阳性反应，多数头孢菌素也有此反应；⑧本品溶解后应立即应用，否则药液色泽会变深。

【规格】　注射用二盐酸头孢替安：每瓶 0.5g、1g。

58. 头孢西丁（cefoxitin）[典1][保乙]

【作用特点与用途】　本品作用与第二代头孢菌素相似。对革兰氏阳性菌抗菌性能弱，对革兰氏阴性菌作用强。对大肠埃希菌、克雷伯菌、流感嗜血杆菌、淋球菌、奇异变形杆菌、吲哚阳性变形杆菌等有抗菌作用。本品还对一些厌氧菌有良好作用。如消化球菌、消化链球菌、梭状芽孢杆菌及拟杆菌（包括脆弱拟杆菌）对本品敏感。铜绿假单胞菌、肠球菌和阴沟肠杆菌的多数菌株对本品不敏感。肌内注射 T_{max} 为 20~30min，$t_{1/2}$ 为 0.7~1h。约 85%药物以原形于 6h 内随尿排泄。肌内注射 1g，尿药峰浓度可达 3000μg/ml。临床用于敏感的革兰氏阴性菌和厌氧菌所致的下呼吸道、泌尿生殖系统、腹腔、骨和关节、皮肤和软组织等部位感染，也可用于败血症。

【用法用量】　肌内或静脉注射：成年人一次 1~2g，一日 3~4 次。肾功能不全者按其肌酐清除率制订给药方案。肌酐清除率为 30~50ml/min 者每 8~12h 用 1~2g；10~20ml/min 者每 12~24h 用 1~2g；5~9ml/min 者每 12~24h 用 0.5~1g；<5ml/min 者每 24~48h 用 0.5~1g。

【注意事项】　①参见本章开篇第一、二代头孢菌素相关介绍；②本品与多数头孢菌素均有拮抗作用，配伍应用可致抗菌疗效减弱；③对其过敏者禁用。

【规格】　注射用头孢西丁钠：1g。

59. 头孢丙烯（施复捷，cefprozil）[典][保乙]

【作用特点与用途】　本品临床用于对革兰氏阳性或阴性敏感菌引起的轻、中度上呼吸道感染、下呼吸道感染、皮肤和软组织感染、金黄色葡萄球菌（包括产青霉素酶菌株）和化脓性链球菌引起的非复杂性皮肤和软组织感染，但脓肿通常需要外科引流排脓。

【用法用量】　口服。①成人一次 0.5g，一日 2 次，疗程 5~14 日；若为乙型溶血性链球菌所致急性扁桃体炎、咽炎，疗程至少 10 日。②2~12 岁上呼吸道感染，应按一次 7.5mg/kg，一日 2 次。皮肤和软组织感染，一次 20mg/kg，一日 1 次。6 个月至 12 岁中耳炎一次 15mg/kg，一日 2 次，急性鼻窦炎一次 7.5mg/kg，一日 2 次；重症者一次 15mg/kg，一日 2 次。疗程一般 5~14 日；若为乙型溶血性链球菌引起的急性扁桃体炎、咽炎，疗程至少 10 日。肝肾功能不全者应调整用法用量。

【不良反应】　参见头孢替安（本篇"57."）和本品说明书。

【注意事项】　类似头孢呋辛、头孢克洛。可有皮肤反应、关节痛、胃肠道反应。有胃肠道疾病史者，特别是溃疡性结肠炎、局限性肠炎或抗生素相关性结肠炎者慎用。长期服用本品者可致菌群失调、继发性肠炎，停药即可。但对中、重度假膜性肠炎患者，须对症处理并给予耐药菌有效的抗生素。

【规格】　干混悬剂：每瓶 2.5g、5g，加水后成为 125mg/5ml 和 250mg/5ml。片剂：0.25g、500mg。

60. 头孢克洛（头孢氯氨苄，cefaclor）[典][保乙]

【作用特点与用途】　本品抗菌性能与头孢唑林相似，抗菌谱基本与头孢羟氨苄相同，但抗菌作用比头孢羟氨苄强，体外抗菌活性为头孢氨苄的 2~8 倍，对革兰氏阳性菌、阴性菌均敏感。对甲、乙型溶血性链球菌及肺炎链球菌、大肠埃希菌、奇异变形杆菌、克雷伯菌、流感嗜血杆菌引起的感染有效。4mg/L 的本品可抑制所有流感嗜血杆菌，包括对氨苄西林耐药者。空腹服用 T_{max} 为 30~60min。主要分布于血液、内脏器官及皮肤组织中。中耳的药浓度能保证中耳炎的治疗。脑组织中浓度低。$t_{1/2}$ 0.6~1.3h，主要经尿排泄，极少数自胆汁排泄。口服一次 0.25g，尿药峰浓度可达 600μg/ml，肾功能不全者半衰期延长。临床用于对本品敏感菌引起的上呼吸道感染如肺炎、支气管炎、严重慢性支气管炎、咽喉炎、腭扁桃体炎及中耳炎；泌尿道感染如肾盂肾炎和膀胱炎等；五官科和皮肤、软组织感染等。

【用法用量】　口服：成年人 1~3g/d，儿童 2~100mg/（kg·d），分 3 次或 4 次服用；成年人量不宜超过 4g/d，儿童量不宜超过 1g/d。

【注意事项】　①对肾功能轻度不全者，可不减用量；对肾功能严重不全或完全丧失者，应进行血药浓度监测，降低用量；②与食物同时用药，血药峰浓度仅为空腹服用时的 50%~75%，故宜空腹给药；③长期应用可致菌群失调，还可引起继发性感染；④本品可透过胎盘，孕妇不宜应用；⑤与青霉素有部分交叉过敏反应，对青霉素过敏者应慎用；⑥可有胃肠道及皮肤反应，参见头孢氨苄（本篇"43."）。

【规格】　胶囊剂：0.25g。泡腾片：0.125g、0.25g。

61. 头孢尼西（头孢尼西二钠，cefonicid）[典]

【作用特点与用途】　本品对大多数革兰氏阳性球菌有抗菌作用，对革兰氏阴性杆菌的抗菌谱较第一代头孢菌素广，对大肠埃希菌、肺炎克雷伯菌、奇异变形杆菌、枸橼酸杆菌属、斯氏普罗威登菌属及肠杆菌属具有良好的抗菌作用。对流感嗜血杆菌和淋球菌，包括产 β-内酰胺酶菌株也有良好的抗菌作用。对铜绿假单胞菌无效。本品注射后，吸收良好，且以高浓度广泛分布于各组织中，包括外科伤口渗出液、子宫、骨髓、胆囊壁、胆汁、前列腺、心耳间隙液和皮下脂肪。$t_{1/2}$ 为 4.5h，几乎完全随尿排泄。用于敏感菌引起的尿路感染、下呼吸道感染、淋病、皮肤和软组织感染、骨感染及手术后感染的预防。

【用法用量】　肌内注射或静脉注射：1g/d，重症可增至 2g/d，分 1 次或 2 次给药。

【注意事项】　用前最好进行皮试，对本品有过敏史者禁用。新生儿、早产儿及孕妇忌用。对青霉素或头孢烯类过敏、过敏体质、严重肝肾功能不全及全身状况差的患者慎用。避免与呋塞米（速尿）等利尿药合用。

【规格】　肌内注射粉针剂：0.5g、1.0g，附溶媒 2ml 或 2.5ml。静脉用粉针剂：0.5g、1.0g，附溶媒 2ml 或 2.5ml。

62. 头孢雷特（头孢雷特赖氨酸，ceforanide）

【作用特点与用途】　本品体外抗菌作用与头孢孟多极为相似。对革兰氏阳性菌如葡萄球菌包括耐青霉素金黄色葡萄球菌、肺炎链球菌、A 群和 B 群链球菌、甲型溶血性链球菌；阴性菌如大肠埃希菌、奇异变形杆菌、流感嗜血杆菌及伤寒沙门菌等；厌氧菌如梭状杆菌、梭状芽孢杆菌、消化球菌、消化链球菌等有较好的抗菌活性。本品注射后，血药浓度较高，维持时间持久，$t_{1/2}$ 为 2.5~3h。在体内分布广泛，且可在胆囊、心肌、骨骼、骨骼肌和阴道组织达到有效治疗浓度，在心包积液、滑液和胆汁中亦能达到有效治疗浓度。本品主要以原形从尿中排泄。其他参数与头孢孟多相近。用于敏感菌引起的骨和关节感染、心内膜炎、败血症、皮肤和皮下组织感染、尿路感染，亦可用于外科手术预防感染。

【用法用量】　肌内注射或静脉注射：成年人 1～4g/d；儿童 20～40mg/（kg·d），分 2 次肌内注射。用于预防手术后感染时须术前 1h 注射 0.5～1g。肾功不良者应遵医嘱。

【不良反应】　参见头孢替安（本篇"57."）和本品说明书。

【注意事项】　①少数患者出现头痛、头晕、皮疹、荨麻疹、恶心、呕吐、腹泻、肝功能检查值改变、短暂性嗜酸粒细胞增多及血小板减少；注射部位疼痛和静脉炎等。②对头孢类抗生素过敏者禁用。③对青霉素过敏、过敏体质、有胃肠道疾病史者及孕妇、哺乳期妇女、小儿慎用。用药期间应监测肾功能。

【规格】　粉针剂：0.5g、1.0g。

63. 头孢美唑（cefmetazole）[典][保乙]

【作用特点与用途】　本品具有广泛的抗革兰氏阴性菌、革兰氏阳性菌及厌氧菌的作用。其抗革兰氏阴性菌及厌氧菌的抗菌谱比第一代广，也不同于其他第二代头孢菌素，它对葡萄球菌和其他革兰氏阳性菌也有较强的抗菌作用。特别对金黄色葡萄球菌、大肠埃希菌、肺炎克雷伯菌、消化球菌属及奇异变形杆菌效果很好，对吲哚阳性变形杆菌也有效。本品对 β-内酰胺酶稳定（包括耐青霉素及头孢菌素的酶）。临床用于敏感菌所致的败血症、呼吸系统感染、胆道感染、腹膜炎、泌尿系统感染及子宫感染。同时也适用于对青霉素、头孢菌素及氨基糖苷类无效的感染。

【用法用量】　静脉注射、静脉滴注：成年人 1～2g/d，分 2 次给药；儿童 25～100mg/（kg·d），分 2～4 次给药。重症成年人可增至 4g/d。儿童增至 150mg/（kg·d）。静脉注射时，每 1g 用 10ml 注射用水、葡萄糖注射液或等渗生理盐水溶解后缓慢推入。静脉滴注时，用 5%葡萄糖注射液或生理盐水溶解、稀释后滴入。

【不良反应】　①过敏反应：皮疹、荨麻疹、瘙痒及药物热，偶尔出现口内感觉异常、气喘、头晕、耳鸣、出汗等休克体征，出现这种情况应立即停药，并适当给予处理。②消化系统：已有报道应用其他头孢菌素出现严重结肠炎，伴发热、腹痛及黏液血便，内镜检查证明为假膜性结肠炎，所以应用本品后出现腹痛和腹泻应注意。偶尔还见恶心和呕吐。③血液：偶见嗜酸粒细胞增多、白细胞和红细胞减少。④肝肾：偶见谷丙转氨酶、谷草转氨酶、碱性磷酸酶及尿素氮升高。⑤其他有头痛、眩晕等。

【禁忌证】　过敏者禁用。①为防止发生过敏反应特别是过敏性休克，应详细询问病情及过敏史，并做皮试；②对其他头孢菌素过敏、本人或亲属中有过敏体质及严重肾损害者慎用；③勿与利尿药合用；④大剂量给药引起血管疼痛，所以注意注射部位和方法，速度宜慢；⑤药物溶解后室温保存不得超过 24h。

【规格】　粉针剂：1g。

第三节　第三代头孢菌素

64. 头孢米诺（美士灵，cefminox）[典][保乙]

【作用特点与用途】　本品为具有氨基酸结构的头霉素衍生物，由半合成法制取，制成品为七水合物钠盐。对革兰氏阴性菌和部分革兰氏阳性菌均有广谱抗菌作用，能在短期内以两种作用机制，形成多数球状突起而促进溶菌，发挥独特杀菌作用。特别对大肠埃希菌、克雷伯菌属、流感嗜血杆菌、变形杆菌属及脆弱拟杆菌有很强的抗菌作用。对大肠埃希菌、变形杆菌及脆弱拟杆菌等各种细菌产生的 β-内酰胺酶稳定。对链球菌（肠球菌除外）敏感。本品尚对细菌细胞壁中肽聚糖生成脂蛋白起阻碍作用，脂蛋白结构为革兰氏阴性菌所特有，故本品对革兰氏阴性菌的作用较其他同类药物为强。静脉注射 0.5g 或 1g，血药浓度分别为 50μg/ml、100μg/ml。体内分布以腹水、子宫内膜及胆汁中浓度为高，痰中浓度低。主要经肾排泄，在尿液亦有较高浓度。肾功能障碍者本品的排泄受阻，半衰期约 2.5h。临床用于上述敏感菌所致的腭扁桃体、呼吸道、泌尿道、胆道、腹腔及子宫等部位感染，也可用于败血症。

【用法用量】　静脉注射或静脉滴注，成年人一次 1g，一日 2 次；儿童一次 20mg/kg，一日 3 次或 4 次。败血症时，成人可用到 6g/d，分 3 次或 4 次给药。本品静脉注射，每 1g 药物用 20ml 注射用水、葡萄糖注射液或生理盐水溶解。静脉滴注时，每 1g 药物溶于 100～200ml 输液中，静脉滴注 1～2h。

【不良反应】　偶见皮疹、发红、瘙痒、发热、恶心、呕吐、食欲缺乏、腹泻、血象改变及肝肾功能异常。罕见休克、假膜性结肠炎、口炎、念珠菌二重感染、B 族维生素与维生素 K 缺乏症及全身倦怠感。

【禁忌证】　对本品过敏者禁用，新生儿、早产儿及孕妇忌用。

【注意事项】　用前最好进行皮试，对本品有过敏史者禁用。对青霉素类或头孢烯类过敏、过敏体质、严重肾功能不全及全身状况差者慎用。避免与呋塞米（速尿）等利尿药合用，以免增加肾毒性。不宜与氨茶碱及磷酸吡哆醛混合，以免效价降低并出现变色。本品仅供静脉给药，注射时应尽可能缓慢。

【规格】　粉针剂：0.5g、1g。

65. 头孢噻肟（头孢氨噻肟，cefotaxime）[典][保甲]

【作用特点与用途】　本品为广谱抗生素，对革兰氏阳性菌和革兰氏阴性菌均有效，具有杀菌作用。尤其对革兰氏阴性菌作用较强，明显优于第一、二代头孢菌素，除对铜绿假单胞菌、阴沟肠杆菌、脆弱拟杆菌等较不敏感外，对流感嗜血杆菌、大肠埃希菌、肠杆菌、枸橼酸克雷伯菌、沙雷菌属、克雷伯菌属及产 β-内酰胺酶的耐药大肠埃希菌都比头孢哌酮强。同时本品透入脑脊液治疗革兰氏阴性菌引起的脑膜炎也比头孢哌酮强。特别对产青霉素酶的嗜血杆菌作用最强。肌内注射本品 1.0g，血药浓度达 25μg/ml。$t_{1/2}$ 为 70min，血清蛋白结合率 32%～50%，在体内部分被代谢为去乙基头孢噻肟，经肾排泄。适用于对本品敏感菌所致的全身性和局部感染：呼吸道感染、泌尿道感染、败血症、细菌性心内膜炎、骨和关节感染、腹腔感染、生殖系统感染，尤其适用于儿科感染症。

【用法用量】　肌内注射、静脉注射、静脉滴注：成年人一般感染一次 1.0g，每 12h 注射一次，药效不显时，可增至 4.0g/d，分 2 次给药；严重感染 2.0～3.0g/d，每 6～8h 注射 1 次，但剂量不能超过 12g/d。儿童按 50～100mg/（kg·d）给药。

【不良反应】　可见皮疹、发热、瘙痒、恶心、腹泻、呕吐及其他消化道症状。偶见头重感、静脉炎、肌内注射局部疼痛、嗜酸粒细胞增多、白细胞减少及氨基转移酶升高等；罕见维生素 K 和维生素 B 缺乏症。

【禁忌证】　过敏者禁用。

【注意事项】　①对青霉素过敏者慎用；②孕妇（尤其初孕 3 个月内）慎用；③一旦发生过敏性休克，及时对症处理；④肾功能损害者不能合用强利尿药；⑤肾衰竭患者剂量应减少 1/4～1/2；⑥使用时现配现用，溶解后的溶液变深黄或棕色即不能用。不能与小苏打混合用。

【规格】　粉针剂：1.0g，附 4ml 溶媒。

66. 拉氧头孢（噻吗灵，latamoxef）[典][保乙]

【作用特点与用途】　本品是半合成的氧头孢烯（oxacephem）类新型抗生素，基本结构与头霉素类接近。但母核 1 位上 S 原子为 O 原子所取代，抗菌性能与第三代头孢菌素相近，抗菌谱与头孢噻肟近似。对多种革兰氏阴性菌有良好抗菌作用。大肠埃希菌、流感嗜血杆菌、克雷伯菌、各型变形杆菌、肠杆菌属、枸橼酸杆菌及沙雷杆菌等对本品高度敏感。对厌氧菌（拟杆菌）亦有良好的抗菌作用。此外，由于本品的耐 β-内酰胺酶的性能强，因而微生物对本品耐药性低。肌内注射 1g，经 1h 血药浓度达峰值，为 49μg/ml，到第 8h 仍可维持 4.5μg/ml。静脉注射 1g，即时的血药浓度为 170μg/ml。本品的体内分布广，可进入痰液、腹水、羊水、妇女生殖器官及其附件和脑脊液中。通过肾和肝排泄，在尿液和胆汁中浓度高。$t_{1/2}$ 为 1.8～2h。本品对铜绿假单胞菌和不动杆菌作用较差。对革兰氏阳性菌如金黄色葡萄球菌和肺炎链球菌等的作用比头孢噻吩、头孢唑林和青霉素弱。临床用于上述敏感菌所致的肺炎，气管炎、胸膜炎及皮肤和软组织感染，骨和关节、五官、创面等部位的感染；还可用于败血症和脑膜炎。对下呼吸道感染、腹部感染、胆道感染及妇女泌尿生殖系统感染效果良好。为革兰氏阴性菌脑膜炎首选药之一。

　　【用法用量】　肌内注射、静脉注射、静脉滴注：成年人 2～4g/d，儿童 40～80mg/（kg·d），分 2 次或 3 次给药。

　　【不良反应】　①过敏反应：休克、皮疹、荨麻疹、瘙痒、药物热及 Coombs 试验阳性；②肠胃反应：呕吐、恶心、食欲缺乏、腹泻及腹痛等；③暂时性血液系统异常：嗜酸粒细胞增多，血小板减少，凝血时间延长和出血，白细胞减少；④肝脏：有时出现谷草转氨酶、谷丙转氨酶、碱性磷酸酶及胆红素升高；⑤大剂量：会引起肾功能障碍；⑥其他：有时出现头痛、浑身倦怠感、菌群交替现象等。静脉注射可引起静脉炎，肌内注射局部疼痛。

　　【禁忌证】　对本品过敏者及曾对利多卡因等局部麻醉药有过敏者忌用。

　　【注意事项】　①对青霉素、头孢菌素过敏及有皮疹、哮喘等过敏体质者、肾功能障碍者慎用；②本品与利尿药合用有增加肾毒性的危险，应慎重；③药物现用现配，室温保存不超过 12h，冷藏亦不超过 24h；④用药期间可适当补充维生素 B 和维生素 K；⑤注射速度宜慢。

　　【规格】　粉针剂：0.5g、1g。

67. 头孢替坦（头孢替坦二钠，cefotetan）

　　【作用特点与用途】　本品为广谱头孢菌素，主要对多种革兰氏阴性需氧菌及革兰氏阴性厌氧菌有强大的抗菌作用，如对大肠埃希菌、枸橼酸杆属、克雷伯菌属、肠杆菌属、沙雷菌属、变形杆菌属及流感嗜血杆菌的抗菌作用比头孢美唑和头孢西丁强。对革兰氏阳性菌如葡萄球菌属、链球菌属的抗菌作用比较弱。对各种细菌产生的 β-内酰胺酶均极稳定，对产 β-内酰胺酶的细菌也有很强的抗菌作用。但对肠球菌和铜绿假单胞菌几无抗菌作用。本品注射后，具有较高和持续较长时间的血药浓度，并向皮肤、腭扁桃体、痰液、子宫、卵巢、脑脊液、骨盆无效腔液及羊水中移行，但向乳汁中移行较少。本品在体内不被代谢，主要自尿中排出。用于敏感菌引起的败血症、烧伤和手术伤口等浅表性继发感染、腭扁桃体炎、呼吸系统感染、脓胸、胆道感染、腹膜炎、尿路感染、前庭大腺炎及其他妇科感染等。

　　【用法用量】　肌内注射：1～2g/d，分 2 次注射（每 0.5g，以 0.5%利多卡因溶解）。静脉注射或静脉滴注：成年人 1～2g/d，病情严重者可增至 4g/d，分 2 次给药；儿童 40～60mg/（kg·d），病情严重者可增至 100mg/（kg·d），分 2～3 次给药。

　　【不良反应】　个别患者出现皮疹、瘙痒、药物热等过敏反应，偶见血象改变、肝功能异常、肾功能异常及腹泻。罕见休克症状、恶心、呕吐、全身倦怠、菌群交替症、念珠菌病及 B 族维生素和维生素 K 缺乏症等。

　　【禁忌证】　用前最好进行皮试，对本品有过敏史者禁用。乳儿、小儿及对利多卡因或酰苯胺类局部麻醉药过敏者禁止肌内注射。对青霉素、头孢烯类过敏者，过敏体质和严重肾病的患者慎用。给药期间和给药后 1 周避免饮酒。

【注意事项】　　与呋塞米等利尿药并用时应注意肾功能。

【规格】　　粉针剂：0.25g、0.5g、1.0g。

68. 头孢拉宗（头孢布宗，cefbuperazone）

【作用特点与用途】　　本品为头霉素衍生物，作用与头孢美唑近似，对革兰氏阴性菌和厌氧菌有良好抗菌作用。对各种细菌产生的 β-内酰胺酶极为稳定，对 β-内酰胺酶产生菌也有强大的抗菌作用。本品静脉注射后向痰液、胆汁、腹腔内渗出液、口腔组织、前列腺组织、骨盆无效腔液、子宫、脐带血、羊水等体液及组织中移行良好，但向乳汁移行很少。本品主要从尿中排泄，肾功能不良者血中浓度较高，半衰期延长。本品对铜绿假单胞菌无效。临床应用与头孢美唑近似，如敏感菌所致的败血症、心内膜炎、呼吸系统感染、尿路感染、肝胆感染、腹膜炎、前庭大腺炎及其他妇产科感染等。

【用法用量】　　静脉注射或静脉滴注：成年人 1～2g/d，病情严重者可增至 4g，分 2 次使用；儿童 40～80mg/（kg·d），病情严重者可增至 120mg/（kg·d），分 2～4 次给药。

【不良反应】　　可见皮疹、瘙痒、药物热及肝功能异常。偶见肾功能异常及腹泻。罕见休克症状、头痛、头晕、血小板减少、假膜性结肠炎、胃肠道症状、菌群交替症（口炎、念珠菌病）、B 族维生素及维生素 K 缺乏症。

【禁忌证】　　对本品有休克史者，早产儿、新生儿及婴儿禁用。

【注意事项】　　对青霉素类或头孢菌素过敏、过敏体质、严重肾病及全身状况差者慎用。给药期间与给药后至少 1 周内避免饮酒。与呋塞米等利尿药并用应慎重。静脉内大剂量给药可发生血管痛、血栓性静脉炎及灼热感。

【规格】　　粉针剂：0.5g、1.0g。

69. 头孢磺啶（达克舒林，cefsulodin）

【作用特点与用途】　　本品的抗菌谱狭窄，主要对铜绿假单胞菌有很强的特异性杀菌作用（最小抑菌浓度为 1.56μg/ml）。其抗菌作用与庆大霉素、地贝卡星（双去氧卡那霉素）等氨基糖苷类抗生素几乎相同，且与它们无交叉耐药性；较羧苄西林强 16～32 倍，较磺苄西林强约 10 倍。本品对铜绿假单胞菌产生的 β-内酰胺酶稳定性很高。耳、肾毒性和不良反应均小。静脉注射本品 30min 血药浓度达峰值，肌内注射 1h 达峰值，且血药浓度随给药量增加而增加。体内分布的浓度顺序为肾＞血浆＞肺＞心＞消化道＞肝＞脾。并可转运到痰液、创口渗出液、前列腺、肾、耳及前房水等。也向脐带血、羊水及乳汁中移行。蛋白结合率 70%，$t_{1/2}$ 为 1.5h 左右。主要随尿排泄。用于对本品敏感的铜绿假单胞菌引起的败血症、肺炎、支气管炎、支气管扩张并发症、肾盂肾炎、膀胱炎、腹膜炎、前列腺周围组织炎、创伤和烧伤继发性感染、中耳炎及角膜溃疡等。尤其对用青霉素和氨基糖苷类抗生素治疗无效的铜绿假单胞菌感染有效。

【用法用量】　肌内注射、静脉注射或静脉滴注：通常成年人 0.5～1.0g/d，严重感染 2.0g/d，败血症可增至 4.0g/d，根据年龄或病情适当调整剂量。静脉注射用生理盐水或葡萄糖注射液溶解，分 2～4 次给药。肌内注射时用所附溶媒溶解。

【不良反应】　不良反应发生率 1%～3%，症状类似其他头孢菌素，偶见过敏性休克、皮疹、瘙痒、恶心、呕吐及腹痛，氨基转移酶、尿素氮、肌酐升高，血小板减少和白细胞增多等。

【禁忌证】　有过敏休克史者禁用。

【注意事项】　①对头孢类或青霉素有过敏反应者、有支气管哮喘及皮疹等过敏体质者、严重肾功能不良者、孕妇慎用；②出现不良反应立即停药及对症处理；③和利尿药合用可增加肾毒性，应慎用；④用药期间应定期做肝、肾功能及血常规检查。

【规格】　粉针剂：0.5g；1g。

70. 头孢克肟（世福素，cefixime）[典][保乙]

【作用特点与用途】　本品主要用于敏感菌所致的肺炎、支气管炎、泌尿道炎、淋病、胆管炎、猩红热、中耳炎、副鼻窦炎等。

【用法用量】　成年人及体重为 30kg 以上的儿童，一次 50～100mg，一日 2 次；重症一次 200mg。体重 30kg 以下儿童，一次 1.5～3mg/kg，一日 2 次，重症 1 次可增至 6mg/kg，温开水送服。

【不良反应】　①极少数人可见休克。遇有不适、口内异常感、哮喘、眩晕、便意、耳鸣等异常情况，应停药。出现皮疹、荨麻疹、红斑、瘙痒、淋巴结肿大、关节痛时应停药处置。②有时嗜酸粒细胞增多，中性粒细胞减少，似其他头孢类抗生素引起的贫血等。③有时出现氨基转移酶、碱性磷酸酶升高，血尿素氮（BUN）及肌酐升高，可能出现蛋白尿。其他头孢菌素已有引起重型肾功能障碍的报道。④可见有软便、腹泻、嗳气、胃不适、疼痛，偶见恶心、呕吐等。⑤可见头痛、眩晕。长期用药者可出现临床检查值异常，如嗜酸粒细胞增多，凝血酶原时间延长，应定期检查。⑥少见菌群交替，出现口腔炎、念珠菌病等。⑦可见维生素缺乏症，如维生素 K 及 B 族维生素缺乏等。

【注意事项】　①对青霉素有过敏史者，本人或家族有哮喘，易发生皮疹、荨麻疹等过敏反应体质者，严重肾功能障碍者，不能口服进食或静脉营养患者，高龄老人，全身状态不良者尤其维生素 K 缺乏患者应慎用；②孕妇、小儿对本品的安全性尚未确立；③高龄老人、肾功能不良者用本品后血药浓度升高，药物排泄延迟，应酌减剂量或延长给药间隔时间；④注意临床检验值有无异常变化，以便及时采用相应对策。

【规格】 胶囊剂：50mg、100mg。颗粒剂：50mg。

71. 头孢唑肟（益保世灵，ceftizoxime）[典][保乙]

【作用特点与用途】 本品抗菌谱广，与头孢噻肟相似。对本品敏感菌有肺炎链球菌、链球菌（肠球菌除外）、大肠埃希菌、阴沟肠杆菌、产气肠杆菌、克雷伯菌属、奇异变形杆菌、吲哚阳性变形杆菌及流感嗜血杆菌等。此外，对多种头孢菌素耐药的枸橼酸杆菌属、肠杆菌属、沙雷菌属及包括拟杆菌的厌氧菌有很强的抗菌活性。对铜绿假单胞菌作用差，其他假单胞菌和肠球菌对本品耐药。本品对 β-内酰胺酶稳定。静脉注射本品 1g，5min 后血清浓度达 114.8μg/ml。给药后迅速进入痰液、胸腔积液、胆汁和骨髓等体液及各组织中，$t_{1/2}$ 为 1.3h，体内不代谢，6h 后 80%～90% 经尿液排泄。用于敏感菌所致的下列疾病：败血症、心内膜炎、创伤和烧伤的继发性感染、肺炎、支气管炎、支气管扩张感染、肺化脓症、脓胸、胆道感染、肾盂肾炎、前列腺炎及骨髓炎等。尚用于流感嗜血杆菌所致的脑炎、淋球菌感染。

【用法用量】 肌内注射、静脉注射、静脉滴注：成年人一般 2～4g/d，分 2～4 次给药；对重症、难治症成人可增至 4g/d；儿童 25～150mg/（kg·d）。

【不良反应】 ①偶可发生休克；②可见皮疹、荨麻疹、瘙痒、发热及淋巴结肿大等过敏反应；③可发生血象变化；④肝肾：偶见氨基转移酶、碱性磷酸酶及胆红素升高，可见尿素氮上升、肌酐值升高、尿少及蛋白尿等肾功能异常；⑤偶见腹痛、腹泻及血便等胃肠反应；⑥可见念珠菌病、维生素 B 和维生素 K 缺乏症。

【禁忌证】 有过敏性休克史者禁用。

【注意事项】 ①对青霉素和头孢菌素类抗生素过敏，本人或家族中有过敏体质者慎用。②给药期间，一旦出现不适感、口内异常感、眩晕及出汗等症状时应立即停药，以防休克。③严重肾功能障碍者应相应减少药量或延长给药间隔时间。④与氨基糖苷类合用，须分开给药。与强效利尿药合用会增加肾毒性。⑤孕妇、新生儿、早产儿用药安全性尚未确定。⑥为防止血管疼痛和血栓性静脉炎，宜缓慢注入。⑦现用现配，药物配成溶液后室温下不超过 7h，冰箱中不超过 48h。⑧用药期间偶见粒细胞减少、嗜酸粒细胞增多、溶血性贫血及血小板减少等。

【规格】 粉针剂：0.5g、1.0g。

72. 头孢甲肟（头孢氨噻肟唑，cefmenoxime）[典]

【作用特点与用途】 本品对革兰氏阴性菌和部分革兰氏阳性的需氧菌和厌氧菌均有抗菌作用。在革兰氏阳性菌中，对化脓性链球菌及肺炎链球菌的抗菌作用比头孢替安及头孢唑林强。对消化球菌属、消化链球菌属也有强大的抗菌作用。对 β-内酰胺酶稳定。但本品对葡萄球菌属的作用不如第一、二代头孢菌素，对铜绿假单胞菌、肠杆菌和肠球菌作用差。静脉注射 1g，血药峰浓度 99.4μg/ml，肌内注射 0.5g，血药峰浓度为 10.8μg/ml，血清 $t_{1/2}$ 为 1h 左右。在体内几乎不代谢，主要经肾排泄。血清蛋白结合率 85%。本品向胆汁转运良好，并向痰液、腭扁桃体、脑脊髓液、胸腔积液、腹腔渗出液、肾、膀胱壁、子宫、输卵管、卵巢、骨盆无效腔渗出液、脐带血及羊水等体液及组织移行。但向乳汁中转运很少。适用于敏感菌引起的败血症、脑膜炎、呼吸道感染、脓胸、肝及胆感染、腹膜炎、尿路感染、前庭大腺炎、女性生殖器感染及烧伤和手术创口继发感染等。

【用法用量】　肌内注射、静脉注射、静脉滴注：通常成年人 1～2g/d，分 2 次静脉注射。难治性或重症感染可增至 4g/d，分 2～4 次给药。还可将 1 次用量 0.5～2g 加入葡萄糖注射液、电解质或氨基酸制剂等输液里，在 0.5～2h 进行静脉滴注。

【不良反应】　①少数人偶尔会发生休克症状，如出现不适感、口内感觉异常、喘息、眩晕、耳鸣及发汗等，应停药；②过敏反应：皮疹、荨麻疹、红斑、瘙痒、发热、淋巴结肿胀及关节痛等症状；③胃肠道反应：偶有腹痛、腹泻、呕吐及黏液血便；④肝、肾功能：有时出现氨基转移酶、碱性磷酸酶及尿素氮升高，少尿，蛋白尿等现象；⑤血液：偶尔出现粒细胞减少、嗜酸粒细胞增多、红细胞减少等现象。

【禁忌证】　有本品过敏性休克史者禁用。

【注意事项】　①过敏体质、严重肾功能障碍及对头孢菌素或青霉素有过敏史者应慎用；②孕妇用药的安全性尚未确定；③由于饮酒后会出现面色潮红、恶心、脉搏加快、多汗及头痛等症状，因此用药期间或用药后至少 1 周内避免饮酒；④用药期间最好定期检查肝肾功能；⑤静脉注射速度宜缓慢，以免引起血管肿胀及血栓性静脉炎；⑥现用现配，药液放置不得超过 12h。

【规格】　粉针剂：0.5g、1g，附有溶媒。

73. 头孢曲松（罗氏芬、头孢三嗪、菌必治，ceftriaxone）[典][基][保甲]

【作用特点与用途】　本品为半合成广谱长效头孢菌素，作用类似头孢噻肟，对革兰氏阴性菌作用强，特别是对脑膜炎球菌、淋病奈瑟球菌、副流感嗜血杆菌、大肠埃希菌、克雷伯菌敏感；对革兰氏阳性菌作用中等，如肺炎链球菌；对第一代头孢菌素耐药的革兰氏阴性菌仍有效。本品的耐药菌有解糖胨普雷沃菌、支原体属、分枝杆菌属及真菌等。本品对多数 β-内酰胺酶稳定，但粪链球菌、耐甲氧西林金黄色葡萄球菌对本品耐药。主要用于上述敏感菌所致的感染，如呼吸系统感染，尤其是肺炎；耳鼻喉感染、泌尿系统感染、脓毒血症、脑膜炎、免疫功能减退等因素发生的感染、预防手术感染、骨和关节感染、皮肤和软组织感染及生殖系统感染（包括淋病），一般疗效均满意。还可用于创伤感染和腹部感染。

【用法用量】　肌内注射、静脉注射或静脉滴注：成年人和 12 岁以上儿童一次 0.5～2g，一日 1 次，严重感染和细菌中度感染时可增至 4g/d，每次给药间隔 12h。

婴幼儿按 20～80mg/（kg·d）计，给药间隔为 24h，疗程根据疾病而定。

【不良反应】　全身性不良反应：①胃肠道系统：腹泻、恶心、呕吐、口炎及舌炎。②过敏反应：皮疹、皮炎、瘙痒、荨麻疹、水肿及多形性红斑。③血液系统：嗜酸粒细胞增多、血肿或出血、血小板减少、白细胞减少、粒细胞减少和溶血性贫血。④其他：头痛、眩晕、肝酶升高、少尿、血清肌酐增高、生殖系统真菌感染、寒战和过敏反应等。上述不良反应停药后可自行消失。少数患者静脉注射后会发生静脉炎（缓慢注射可以避免）。

【禁忌证】　对头孢菌素过敏者及孕妇（尤其是初孕 3 个月）禁用。

【注意事项】　①对青霉素过敏者可能对本品有交叉过敏反应；②严重肝功能不良者应查血药浓度，用药期间定期查血常规；③本品与氨基糖苷类药有相加或协同作用，这对铜绿假单胞菌及粪链球菌引起的危及生命的感染很重要，但两药联用时，必须分开给药；④使用时应现用现配，新配液室温可保存 6h，5℃以下可保存 24h，溶液呈黄色不影响疗效。

【规格】　粉针剂：0.5g、1g、2g。

74. 头孢曲松–他唑巴坦

抗菌谱同头孢曲松（本篇"73."），耐酶而相对稳定，用前详见说明书。

【规格】　粉针剂（按头孢曲松计）：0.5g、1g、2g。

75. 头孢他啶（复达欣，ceftazidime）[典][基][保乙]

【作用特点与用途】　本品主要作用于细胞壁上的蛋白质，抑制细胞壁的合成，从而起杀菌作用。抗菌谱类似头孢噻肟，对铜绿假单胞菌作用优于头孢磺啶和氨基糖苷类抗生素。绝大多数病原菌株，包括对氨基糖苷类、青霉素类及其他头孢菌素耐药细菌，对本品敏感，如化脓性链球菌、肺炎链球菌等革兰氏阳性菌，大肠埃希菌、其他假单胞菌、克雷伯菌属、变形菌属、肠杆菌属、沙雷菌属、沙门菌属、志贺菌属、流感嗜血杆菌、副流感嗜血杆菌、脑膜炎球菌及淋球菌等革兰氏阴性菌等。对某些拟杆菌也有效。但新近研究发现，肠球菌、耐甲氧西林金黄色葡萄球菌、李斯特菌、螺旋杆菌、艰难梭菌和大部分脆弱拟杆菌株已对本品耐药。临床主要用于上述敏感菌引起的严重感染：败血症、腹膜炎及患血液病或恶性肿瘤的免疫抑制性患者合并的感染，也用于烧伤、呼吸系统、泌尿系统、耳鼻咽喉、皮肤和软组织及胃肠道感染。临床上对老年和肾衰竭患者，可安全地替代氨基糖苷类抗感染。

【用法用量】　肌内注射、静脉注射、静脉滴注：成年人 1～6g/d，分 2 次或 3 次给药；儿童及新生儿 20～50mg/（kg·d），分 2 次或 3 次给药；肾功能障碍者适当减量。

【不良反应】　可见斑丘疹、荨麻疹、瘙痒及哮喘等。偶见胃肠道反应、泌尿系统念珠菌病、阴道炎、头痛、眩晕及暂时性嗜酸粒细胞增多；氨基转移酶、碱性磷酸酶可逆性升高。

【禁忌证】　对头孢菌素过敏者禁用。

【注意事项】　①妊娠早期及婴幼儿慎用；②正在使用氨基糖苷类抗生素或强效利尿药，再合并大剂量头孢他啶时有协同作用，但可加重肾毒性；与美洛西林或哌拉西林联用，对大肠埃希菌、铜绿假单孢菌有协同或累加作用；与氯霉素合用有相互拮抗作用；忌与碳酸氢钠配伍。

【规格】　粉针剂：0.5g、1g。

76. 头孢噻肟-舒巴坦（新治君，cefotaxime and sulbactam）

【作用特点与用途】　本品通过抑制细菌细胞壁合成而产生杀菌作用。舒巴坦对耐药菌产生的 β-内酰胺酶可产生不可逆的抑制作用。两者合用可增强头孢噻肟的抗酶作用和杀菌能力。本品对肠杆菌科中大部分细菌如大肠埃希菌、克雷伯菌、肠杆菌、变形杆菌、摩根菌、枸橼酸杆菌、沙门菌、沙雷菌、志贺菌、脑膜炎球菌、淋球菌、卡他莫拉菌等疗效良好，对脆弱拟杆菌及革兰氏阳性菌中的化脓性链球菌、肺炎链球菌产（和不产）青霉素酶的葡萄球菌等亦有良效。本品适用于治疗敏感菌所引起的呼吸道感染及泌尿道感染、败血症、脑膜炎、腹膜炎、胆囊炎、胆管炎和其他腹腔内感染、皮肤和软组织感染及耳鼻咽喉科感染、骨骼及关节感染、盆腔炎、子宫内膜炎、淋病和其他生殖道感染。

【用法用量】　可用于肌内注射和静脉注射。临用前加灭菌注射用水适量使溶解。成年人一日剂量一般为头孢噻肟 2g、舒巴坦 1g 至头孢噻肟 6g、舒巴坦 3g，分 2～3 次注射；严重感染者，每 6～8h 头孢噻肟 2g、舒巴坦 2g 至头孢噻肟 3g、舒巴坦 1.5g。舒巴坦最大推荐剂量为 4g/d。治疗无并发症的肺炎链球菌肺炎或急性尿路感染，每 12h 给药头孢噻肟 1g、舒巴坦 0.5g。在手术过程中作预防用药时，手术前 0.5～1.5h 肌内注射或静脉给药头孢噻肟 1g、舒巴坦 0.5g；手术过程中，头孢噻肟 1g、舒巴坦 0.5g，术后每 6～8h 头孢噻肟 1g、舒巴坦 0.5g，直至 24h 为止。小儿剂量一般每日按头孢噻肟 50～100mg/kg、舒巴坦 25～50mg/kg，必要时按头孢噻肟 200mg/kg、舒巴坦 80mg/kg，分 2 次或 3 次给药。严重肾功能减退患者应用本品时须适当减量，血清肌酐超过 4.8mg 或肾小球滤过率低于 20ml/min 时，本品的维持量应减半，肌酐量超过 8.5mg 时，维持量为正常量的 1/4。

【不良反应】　过敏反应包括瘙痒、荨麻疹、药物热、嗜酸粒细胞增多等，偶见暂时性中性粒细胞减少、血小板减少；静脉给药常可发生静脉炎、局部疼痛较常见。

【禁忌证】　对头孢菌素类、青霉素类过敏者禁用。

【注意事项】　①配伍禁忌：本品可用灭菌注射用水、5%葡萄糖注射液、注射用生理盐水、含 0.225%氯化钠的 5%葡萄糖注射液和含 0.9%氯化钠的 5%葡萄糖注射液配伍。配制后头孢噻肟和舒巴坦浓度分别为 10mg/ml 和 5mg/ml，且两者浓度可各增至 0.25g/ml 和 0.125g/ml。应避免开始就使用乳酸林格液或 2%盐酸利多卡因溶液配制注射液。因混合后可引起配伍禁忌。但可采用两步稀释法。本品注射液不可与氨基糖苷类联合治疗时，可采用序贯间歇静脉输注法。②对诊断的干扰：应用本品的患者血清碱性磷酸酶、血尿素氮、谷丙转氨酶、谷草转氨酶或血清乳酸脱氢酶可增高。

【规格】 注射剂：头孢噻肟 1g，舒巴坦 0.5g。

77. 头孢哌酮–他唑巴坦（cefoperazone and tazobactam）

【作用特点与用途】 本品为头孢哌酮钠与他唑巴坦钠（4：1）均匀混合的复方制剂。头孢哌酮（先锋必）为第三代头孢菌素之一，通过抑制细菌细胞壁合成而起杀菌作用。他唑巴坦为舒巴坦的衍生物，抗菌谱与舒巴坦和克拉维酸相似，对 β-内酰胺酶、硫化氢抑制酶的抑制性比舒巴坦和克拉维酸都强。对革兰氏阴性菌、变形杆菌、克雷伯菌产生的 TEM、SHV、OXA（氯唑西林水解酶）等质粒介导的 β-内酰胺酶有较强的抑制作用，特别是抗染色体介导的 I 型酶、抗超广谱 β-内酰胺酶的作用比舒巴坦、克拉维酸都强。头孢哌酮和他唑巴坦联合后增强并扩展了头孢哌酮的抗菌谱，使许多原先对头孢哌酮及其他 β-内酰胺抗生素耐药的产 β-内酰胺酶细菌有效。本品具有广谱抗生素及 β-内酰胺酶抑制药的双重特征。适用于对本品敏感的产（和不产）内酰胺酶的病原菌所致的中、重度感染，呼吸道感染，腹腔感染，泌尿生殖系统感染，盆腔感染及败血症，脑膜炎，皮肤和软组织感染等。

【用法用量】 静脉滴注：用生理盐水或灭菌注射用水适量（5～10ml 溶解），然后加入 5%葡萄糖注射液或 0.9%氯化钠注射液 150～250ml 稀释供静脉滴注，滴注时间为 30～60min，疗程为 7～10 日（重症感染可适当延长）。成年人及 12 岁以上儿童常用量 2～4g/d，严重或难治性感染可增至 8g/d。分等量每 8h 或 12h 静脉滴注 1 次。严重肾功能不全患者（肌酐清除率<30ml/min）每 12h 他唑巴坦用量应不超过 0.5g。

【不良反应】 长期大剂量使用应警惕凝血功能障碍，防止出血倾向。参见本章开篇头孢菌素"不良反应"相关内容并仔细阅读使用说明书。

【禁忌证】 同注射用头孢哌酮钠–舒巴坦钠，参见相关资料。

【注意事项】 ①对青霉素、β-内酰胺抑制药类抗生素过敏者慎用。如发生过敏反应，应立即停药。严重过敏反应者，应立即给予肾上腺素急救，给氧，静脉注射皮质激素类药物。②本品为钠盐，对于同时接受细胞毒性药物或用利尿药治疗的患者要警惕发生低血钾的可能。③肝肾功能减退及严重胆道梗阻患者使用本品应调整用药剂量。④部分患者用本品治疗可引起维生素 K 缺乏和低凝血酶原血症。⑤患者应用本品时应避免饮用含酒精饮料，也应避免如鼻饲等胃肠外给予含乙醇成分的高营养制剂。⑥与氨基糖苷类抗生素联合应用时，应注意监测肾功能变化。⑦本品会对诊断有干扰，用硫酸铜法进行尿糖测定可出现假阳性反应，直接 Coombs 试验阳性反应。

【配伍禁忌】　①与氨基糖苷类抗生素（庆大霉素和妥布霉素）联合应用对肠杆菌和铜绿假单胞菌的某些敏感菌株有协同作用。但本品与氨基糖苷类抗生素间存在物理配伍禁忌，如需联合使用，可按顺序分别静脉注射这两种药物。②与下列药物同时应用可能引起出血：抗凝血药肝素、香豆素或茚满二酮衍生物、溶栓药、非甾体消炎镇痛药（尤其是阿司匹林、二氟尼柳或其他水杨酸制剂）及磺吡酮等。③本品与复方乳酸钠注射液或盐酸利多卡因注射液混合后出现配伍禁忌，但可采用两步稀释法。④与下列注射剂有配伍禁忌：多西环素、甲氯芬酯、阿义马林、盐酸羟嗪、普鲁卡因胺、氨茶碱、丙氯拉嗪、细胞色素 C、喷他佐辛的混合溶液。

【规格】　注射剂：1g（含头孢哌酮 0.8g，他唑巴坦 0.2g）。

78. 头孢他美酯（头孢他美，cefetamet）[典]

【作用特点与用途】　本品口服后在体内迅速被水解为有抗菌活性的头孢他美发挥抗菌作用。本品对链球菌属（粪链球菌除外）等革兰氏阳性菌和大肠埃希菌、克雷伯菌属、流感嗜血杆菌、淋病奈瑟菌等革兰氏阴性菌有很强的抗菌活性，尤其对头孢菌素敏感性低的沙雷菌属、吲哚阳性变形杆菌、肠杆菌属及枸橼酸菌属的抗菌活性明显。对细菌产生的 β-内酰胺酶稳定。本品对假单胞杆菌、支原体、衣原体、肠球菌和耐药性葡萄球菌无效。适用于敏感菌所致的下列感染：耳鼻喉感染如中耳炎、鼻窦炎、咽炎、腭扁桃体炎、下呼吸道感染如慢性支气管炎急性发作、急性气管炎、急性支气管炎；泌尿系统感染如非复杂性尿路感染、复杂性尿路感染（包括肾盂肾炎）、男性急性淋球菌性尿道炎等。

【用法用量】　胶囊剂：饭前或饭后 1h 内口服，成年人和 12 岁以上儿童一次 0.5g，一日 2 次；12 岁以下儿童，一次 10mg/kg，一日 2 次；复杂性尿路感染的成年人，每日全部剂量在晚饭前后 1h 内 1 次服用，男性淋球菌性尿道炎和女性非复杂性膀胱炎的患者，在就餐前后 1h 内 1 次服用，单一剂量 1.5～2.0g（12～16 粒）（膀胱炎者在傍晚）可充分根除病原体。肾衰竭患者应酌情减量或遵医嘱。干混悬剂：成年人一次 250～500mg，一日 2 次；12 岁以下儿童 10mg/kg，一日 2 次；复杂尿路感染、男性淋球菌性尿道炎、女性非复杂性膀胱炎患者，晚餐后 1h 内服用 1 次，单一剂量 1.25～2g。

【不良反应】　消化道反应如腹泻、恶心、呕吐，偶有假膜性肠炎、腹胀、胃灼热、血中胆红素升高、氨基转移酶一过性升高等；过敏反应如皮肤瘙痒、紫癜、皮疹等；偶见头痛、眩晕、疲劳感、白细胞减少、血小板减少等；罕见牙龈炎、直肠炎、结膜炎、药物热等。

　　【禁忌证】　对青霉素类药物过敏者慎用，对头孢菌素类药物过敏者禁用。

　　【注意事项】　使用本品期间，由于肠道微生物的改变，可能导致假膜性肠炎，若发生假膜性肠炎，应积极治疗（推荐使用万古霉素）。

　　【规格】　胶囊、干混悬剂：0.125g、0.25g。

79. 头孢卡品（cefcapene、flomox）

　　【作用特点与用途】　本品对需氧的革兰氏阳性菌、厌氧革兰氏阴性菌均呈广谱抗菌作用。由于抑制青霉素结合蛋白，对革兰氏阳性菌有杀菌作用，可抑制革兰氏阴性菌细胞壁合成。本品体内代谢物的抗菌作用弱。成年人口服 150mg 后 2h 达血药峰值 1.56μg/ml，尿中排出率约 40%，故吸收率>40%。血终末 $t_{1/2\beta}$ 为 1h。与丙磺舒合用可提高本品血药峰值及半衰期约 30%，肾清除率减少约 50%。肾功能障碍者服用本品 $t_{1/2\beta}$ 延长，浓度–时间曲线下面积也增大。体内分布广，未见蓄积性。用于对本品敏感的葡萄球菌、链球菌、淋球菌、莫拉杆菌、丙酸杆菌、枸橼酸杆菌、克雷伯菌属、大肠埃希菌、沙雷菌属、变形杆菌、摩根杆菌、流感嗜血杆菌、拟杆菌属引起的各种感染，包括皮肤与软组织炎症和疱、疖；创伤继发感染、耳鼻喉科感染、呼吸道感染、胆道感染、妇产科感染、眼科和牙科炎症等。

　　【用法用量】　成年人饭后口服：一次 100mg，一日 3 次；顽固性或疗效不佳者，可增至一次 150mg，一日 3 次；小儿按 3mg/kg，一日 3 次，饭后口服。

　　【不良反应】　有资料表明本品不良反应率约 3.43%，其中临床检查值异常率 7.88%，但近年有上升趋势。主要有软便、腹泻、胃不适、皮疹、荨麻疹、头晕、头痛、嗜睡、口渴等，未见严重不良反应。主要临床检查值异常为碱性磷酸酶升高、嗜酸粒细胞增多、肌酸激酶升高等。停药后适当处理可恢复。

　　【注意事项】　对青霉素有过敏史者或本人及其家族性过敏体质者慎用。肾功能不良、老人和小儿应酌情减量。孕妇、早产儿、新生儿尚无安全性用药经验。注意维生素 K 缺乏症。

　　【规格】　片剂：0.075g、0.1g；颗粒剂：0.1g。

80. 氟氧头孢（氟莫头孢、氟吗宁，flomoxef）

　　【作用特点与用途】　本品系氧杂头孢菌素类注射用抗菌药物，对 β-内酰胺酶十分稳定，其抗菌谱和其他第三代头孢菌素相似，对革兰氏阳性菌的抗菌作用几乎与拉氧头孢相同。氟氧头孢对金黄色葡萄球菌的抗菌作用很强，特别是对耐药性金黄色葡萄球菌包括耐甲氧西林金黄色葡萄球菌（MRSA）抗菌作用很强；对革兰氏阳性菌及阴性菌的临床效果良好，并有一定量的氟氧头孢可透过血脑屏障而渗入脑脊液中。适用于敏感菌所致的各种感染症如耐药性金黄色葡萄球菌感染症包括 MRSA

感染、严重的血液病并发感染、老年患者感染、泌尿生殖系统感染等。

【用法用量】 静脉注射或静脉滴注：2g/d，分 2 次给药；儿童 60～80mg/(kg ·d)，分 2 次给药，严重患者 4g/d，分 2～4 次给药。

【注意事项】 本品主要从肾排泄，不宜与氨基糖苷类抗生素和呋塞米类强效利尿药同时应用，以免出现肾功能异常或增加肾毒性。应定期检查血常规和肝肾功能，并注意观察它对中枢神经及周围神经可能造成的影响。

【规格】 粉针剂：0.5g、1.0g。

81. 头孢托仑匹酯（头孢妥仑匹酯、美爱克，cefditoren pivoxil）

【作用特点与用途】 本品的活性代谢产物头孢托仑（CDTR）对需氧菌、厌氧菌抗菌作用与同类药物头孢克肟、头孢克洛、头孢泊肟相近，对肠球菌和杆菌、MRSA、铜绿假单胞菌已无抗菌作用。对革兰氏阳性菌和革兰氏阴性菌具有与对照药相等或更强的抗菌力。对流感嗜血杆菌、肺炎链球菌、百日咳鲍特菌及卡他莫拉菌等有强力抗菌作用，且几乎不受培养基的种类、pH、马血清及接种菌量的影响，添加人血清可见抗菌力增强，并增强中性粒细胞、巨噬细胞的杀菌作用，对各种 β-内酰胺酶稳定性良好。未见金黄色葡萄球菌、大肠埃希菌、肺炎链球菌、肺炎克雷伯菌及阴沟肠杆菌获得耐药性，然而却观察到黏质沙雷菌在试管中获得性耐药性。除对上述敏感菌作用强外，本品对化脓性葡萄球菌、奇异变形杆菌、普通变形杆菌等敏感且作用强。其作用机制为阻碍细菌细胞壁合成。健康成年人口服本品后，在肠吸收时被水解成头孢托仑进入血中。饭后服比空腹服好，AUC 及尿中排出率增大30%。本品吸收后可分布于胆汁、痰、女性生殖器官、皮肤组织、乳腺、腭扁桃体等器官，但乳汁中却未查见。本品活性代谢物主要分布在血中，其他组织中很少，主要由肾排泄，故尿中也大部分是活性代谢物 CDTR。因此，肾功能低下者，血药浓度可能升高，肌酐清除率<30ml/min 者或血液透析者，其 AUC 可为健康人的 5～10 倍，$t_{1/2}$ 延长。用于对本品敏感菌，如葡萄球菌属、链球菌属、消化性链球菌属、痤疮丙酸杆菌、大肠埃希菌、枸橼酸杆菌属、克雷伯菌属、肠杆菌属、沙雷菌属、变形杆菌属、摩根菌属、普罗威登菌属、流感嗜血杆菌、拟杆菌属及百日咳鲍特菌等引起的感染性疾病。

【用法用量】 饭后口服：一次 0.1～0.2g，一日 3 次。或遵医嘱酌情增减；小儿一次 3mg/kg，一日 3 次。

【不良反应】 参见头孢克肟（本篇"70."）。

【注意事项】 参见头孢克肟（本篇"70."）。

【规格】 片剂：0.1g。小儿用颗粒剂：每 1g 中含本品 100mg。

82. 头孢唑兰（cefozopran）

【作用特点与用途】 本品抗菌谱广，包括对革兰氏阳性菌、铜绿假单胞菌等革兰氏阴性菌、临床分离菌如耐甲氧西林金黄色葡萄球菌、肺炎链球菌、流感嗜血杆菌、阴沟肠杆菌、葡萄球菌、链球菌、肠球菌、消化链球菌、大肠埃希菌、肠杆菌、沙雷菌、克雷伯菌、枸橼酸杆菌、变形杆菌、假单胞菌、不动杆菌、拟杆菌等均有强力抗菌作用。本品对 β-内酰胺酶稳定，亲和性也低。其作用机制是阻碍细菌细胞壁的合成。成年人静脉滴注本品 1h，即刻达血药峰浓度 70μg/ml，10h 后降至 2μg/ml，$t_{1/2}$ 约 1.6h；24h 尿中排泄率为 77%～94%，几乎全是未变化的原形药物。用于由本品敏感菌引起的败血症、外伤感染、呼吸系统、泌尿系统、腹腔、盆腔内化脓性炎症、眼科和耳鼻喉科炎症等。

【用法用量】 静脉注射或静脉滴注：一次 1g，一日 2 次，一般使用 3 日为限，若需继续用本品不宜超过 2 周。视年龄、病情可酌情增减剂量。重症可增至 4g/d，分 2～4 次静脉滴注。可遵医嘱停药或换其他药。

【不良反应】 2422 例中有 94 例出现不良反应（3.9%），主要表现为药疹、发热和腹泻。少见过敏性休克、关节痛、荨麻疹、淋巴结肿大等。罕见肾衰竭、临床检验值异常：如肌酐和尿素氮升高，贫血，粒细胞和血小板减少，氨基转移酶、碱性磷酸酶、胆红素升高。极罕见假膜性肠炎；肾功能不全者大量用药可能发生惊厥、弥散性血管内凝血及菌群交替症、维生素 B 缺乏症、高钾血症、血清淀粉酶升高。

【注意事项】 ①本人及家族对青霉素类过敏者，肝、肾功能严重损害者，老年患者、恶病质、缺钾倾向者、糖尿病患者、心功能不全者均应慎用；②孕妇、小儿对本品的安全性尚未确立；③本品与其他药物配合使用时，若 pH>8，可使本品效价降低。

【规格】 粉针剂：0.5g、1.0g。

83. 头孢地嗪（莫敌，cefodizime）[典]

【作用特点与用途】 本品为第三代头孢菌素，其结构与头孢噻肟和头孢曲松相似，抗菌谱和抗菌活性也与其相似，具有广谱抗菌和增强机体免疫功能双重作用。枸橼酸杆菌属、肠杆菌属、阴沟肠杆菌、铜绿假单胞菌和其他假单胞菌对本品耐药；表皮葡萄球菌、甲氧西林、耐药的金黄色葡萄球菌、粪肠球菌和单核细胞增多性李斯特菌对本品亦耐药。头孢地嗪对肠杆菌科细菌等革兰氏阴性菌具有强大抗菌作用（MIC_{90} 0.118～2.6mg/L）；对淋球菌、脑膜炎球菌、对氨苄西林敏感和耐药的流感嗜血杆菌亦具强力抗菌作用。本品对 β-内酰胺酶较稳定；也是首次应用于临床兼有生物反应调节作用的抗生素，可刺激吞噬细胞的杀菌功能，促进粒细胞及单核细胞趋

化作用及 $CD4^+$ 细胞增多，$CD4^+/CD8^+$ 比例增高等。本品体内抗菌活性较体外抗菌活性强，对由大肠埃希菌、奇异变形杆菌和肺炎克雷伯菌所致感染模型的疗效相当或优于头孢噻肟。单次静脉注射或静脉滴注本品 $t_{1/2}$ 约 0.5h；肌内注射后生物利用度 90%～100%，小儿肌内注射的生物利用度为 70%。平均 $t_{1/2\beta}$ 约 2.5h；小儿 $t_{1/2\beta}$ 为 1.4～2.3h；老年和肾功能减退者 $t_{1/2\beta}$ 可延长。平均蛋白结合率 81%～88%，随浓度增高而降低；体内分布广泛而不被代谢，51%～94%于 48h 内以原形从尿中排出；多次给药后粪中排出给药量的 11%～30%，胆汁中浓度较高。用于敏感菌引起的下呼吸道感染、下尿路感染、妇产科感染、外科手术感染等。

【用法用量】　静脉注射、静脉滴注或肌内注射：成年人 2～4g/d，分 1～2 次给药。治疗单纯性尿路感染和淋病可 1～2g 单次给药。小儿按 60mg/（kg·d）计，分 2～3 次。治疗细菌性脑膜炎按 0.2g/（kg·d），分 4 次。肾功能不全者酌情减量。

【不良反应】　单次和多次给药后不良反应发生率约 1.2%和 3.1%。皮疹、药物热和胃肠道反应较为多见，因不良反应而停药者占 1.5%。罕见有眩晕、寒战、头痛、血小板减少、贫血等。0.85%～3.3%患者可有血清肌酐、氨基转移酶、碱性磷酸酶和胆红素升高。老年患者不良反应发生率>8%。

【规格】　粉针剂：0.5g、1.0g。

84. 头孢地尼（世扶尼，cefdinir）[典][保乙]

【作用特点与用途】　本品为第三代口服头孢菌素。主要对肠杆菌科细菌和流感嗜血杆菌、肺炎克雷伯菌、卡他莫拉菌及奈瑟菌属的抗菌力强，对大多数 β-内酰胺酶较稳定。饭时服用可提高生物利用度。口服 0～2g 后，C_{max} 为 1.74mg/L，T_{max} 为 3.7h，$t_{1/2\beta}$ 为 1.7～1.8h，尿中排出率 26%～33%，生物利用度>36%。用于敏感菌引起的感染症，如呼吸道、皮肤软组织、尿路感染及胆道感染；耳、鼻、咽、喉、口腔感染和淋病等。

【用法用量】　口服：一次 0.1～0.2g，一日 3 次，或遵医嘱。

【不良反应】　不良反应总发生率为 3.4%，主要为腹泻、恶心、呕吐等胃肠道反应。可有轻度一过性实验室检查值异常。

【规格】　片剂、胶囊剂：0.1g、0.2g。

85. 头孢泊肟酯（搏拿，cefpodoxime proxetil）[典]

【作用特点与用途】　本品系口服用第三代广谱头孢菌素，是头孢泊肟的前体药物。口服后被肠道吸收，经肠壁酯酶水解产生活性代谢物头孢泊肟而显示抗菌活性。本品对葡萄球菌、链球菌、大肠埃希菌、克雷伯菌、变形杆菌、流感嗜血杆菌、奈瑟菌、淋球菌等革兰氏阳性菌和革兰氏阴性菌均有很强的抗菌活性，其活性优于其他 β-内酰胺抗生素；对革兰氏阳性厌氧菌敏感，而对革兰氏阴性厌氧菌如脆弱拟杆菌其最小抑菌浓度为 3.13～200μg/ml。本品对各种细菌产生的 β-内酰胺酶稳定。肠杆菌、假单胞菌属、沙雷菌属、肠球菌和 MRSA 等对本品有抗药性。但对本品有抗药性的肠杆菌对头孢克肟却较敏感。头孢泊肟为酯类化合物。因此酶可增加其在小肠的吸收，但因其经过肠壁时可水解，故血液中仅有游离型药物。本品口服后经胃肠道吸收，转变为活性代谢物头孢泊肟。进食情况下服用本品，吸收率达 50%，与食物同服可增加其吸收，抗酸药或受体拮抗药可减少其吸收并降低其血药峰浓度值。本品服后 2～3h 可达峰浓度值，80%的药物以原形从尿中排泄。肾功能减退的患者其消除半衰期延长 1.5～2h。主要用于由链球菌引起的上呼吸道感染及由肺炎链球菌、流感嗜血杆菌引起的急性中耳炎、下呼吸道感染、皮肤感染、尿路感染和性传播疾病。本品亦可用于治疗 6 个月至 12 岁儿童的中耳炎、咽炎和腭扁桃体炎。

【用法用量】　一般按 4～8mg/（kg·d），分 2 次服。上呼吸道感染：100mg/12h，共 10 日；下呼吸道感染：200mg/12h，共 14 日；皮肤感染：400mg/12h，共 7～14 日；尿路感染：100mg/12h，共 7 日；性传播疾病：单剂量 200mg。

【不良反应】　不良反应为胃肠道反应，其中腹泻占 7%，恶心 4%，腹痛 2%，呕吐 1%。其不良反应发生率比头孢克肟低。其他不良反应包括阴道真菌感染、尿布疹、其他斑疹及头痛等。由于本品从人乳汁中分泌，为避免哺乳婴儿不良反应的发生，应停止哺乳或更换其他药物。6 个月至 12 岁儿童只能服用混悬剂。

【规格】　片剂：100mg，200mg；混悬剂：50mg/5ml，100mg/5ml；胶囊剂：50mg。

86. 头孢哌酮-舒巴坦（舒普深，cefoperazone-sulbactam）[典][保乙]

【作用特点与用途】　本品为头孢哌酮与舒巴坦钠按 1∶1 组成的复方制剂。舒巴坦钠（青霉烷砜，sulbactam）为 β-内酰胺酶抑制药，对金黄色葡萄球菌和多数革兰氏阴性杆菌产生的 β-内酰胺酶具有很强的且不可逆的抑制作用，但对染色体介导的 Ⅰ 型 β-内酰胺酶无作用。加入舒巴坦可保护头孢哌酮免受 β-内酰胺酶的破坏，使细菌对复合制剂比头孢哌酮更敏感，可增强头孢哌酮对葡萄球菌、假单胞菌属、脆弱拟杆菌等细菌的抗菌活性。与头孢哌酮相同，主要用于敏感菌引起的各种感染，如肾盂肾炎、尿路感染、呼吸系统感染、腹膜炎、胆囊炎、菌血症、骨和关节炎（感染症）、盆腔炎、子宫内膜炎、淋病、皮肤及软组织感染等。

【用法用量】　剂量按复方制剂总量计算，静脉注射或滴注：成年人 2～4g/d，分 2 次给药；儿童 40～80mg/（kg·d），分 2～4 次给药，严重病例可增至 160mg/（kg·d）。本品亦可肌内注射给药。

【药物相互作用】　①本品与氨基糖苷类抗生素联合应用对肠杆菌科细菌和铜绿假单胞菌有协同作用，但须注意和监护肾功能。本品与氨基糖苷类抗生素不能在同一注射器或输液瓶内配伍。②本品可干扰本内迪克特（Benedict）试剂、费林溶液等检测尿糖结果，出现假阳性；但不干扰酶法测试结果。③本品与抗凝血药物如肝素、香豆素等及影响血小板聚集药物如阿司匹林、二氟尼柳等合用可增加出血倾向。肌内注射、静脉注射后迅速分布于体内各组织及体液，如痰、胸腔积液、腹水、胆汁等，体内几乎不代谢，主要从胆汁和尿中排泄药物，$t_{1/2}$ 约 2h，蛋白结合率 82%～93%。尤以胆汁、血清、尿液浓度最高。

【不良反应与注意事项】 参见头孢哌酮相关资料。

【规格】 粉针剂：1g、2g（含头孢哌酮钠及舒巴坦钠各 0.5g 或 1g）。

87. 头孢布坦（头孢布烯、先力腾，ceftibuten）

【作用特点与用途】 本品为口服用第三代头孢菌素。主要用于敏感的肺炎链球菌（青霉素敏感株）、化脓性链球菌、流感嗜血杆菌、卡他莫拉菌（后两者包括产 β-内酰胺酶株）所引起的呼吸道感染，如慢性气管炎急性发作、咽炎、扁桃体炎、泌尿道感染等。

【用法用量】 成年人和体重 45kg 以上儿童，一日 1 次 0.4g；儿童体重 10kg 服 90mg，20kg 服 180mg，40kg 服 360mg。其他剂型如混悬剂需遵医嘱。

【不良反应】 参见头孢羟氨苄（本篇"43."）。

【注意事项】 ①对青霉素过敏者、孕妇、哺乳期妇女、6 个月以内婴幼儿、肾病患者慎用；②混悬剂须饭前 0.5h 或饭后 2h 服用；③抗酸药或 H_2 受体拮抗药（如西咪替丁等）可增加本品肾毒性。

【规格】 胶囊剂：0.2g、0.4g；混悬剂：90mg/5ml、180mg/5ml；每瓶 30ml、60ml、120ml。

88. 氯碳头孢（洛拉碳头孢，loracarbef、lorabid）

【作用特点与用途】 氯碳头孢通过与细菌细胞壁某些靶蛋白结合起杀菌作用，其结合部位为青霉素结合蛋白。本品也可与某些合成酶结合并使之失活，阻止细胞壁的合成与生长，最终使细菌溶解。本品的抗菌活性与头孢克洛、头孢呋辛酯相似。口服胶囊 T_{max} 约 1.2h，混悬液 T_{max} 约 0.8h。本品在体内不被代谢，口服剂量约 90% 从尿中排出。由于其口服后吸收较好，故对肠道正常菌群影响较小。本品的血浆蛋白结合率为 25%，$t_{1/2}$ 为 1h，肾功能不良患者的半衰期明显延长。用于由敏感菌所致成人和儿童呼吸系统、皮肤和尿路感染。

【用法用量】 口服：①咽炎及腭扁桃体炎，成年人 200mg/12h，共 10 日；6 个月至 12 岁儿童 7.5mg/（kg·12h），共 10 日；②中耳炎，15mg/（kg·12h），共 10 日（6 个月至 12 岁儿童）；③急性支气管炎继发性感染，200～400mg/12h，共 7 日；④慢性支气管炎急性发作，400mg/12h，共 7 日；⑤肺炎，300mg/12h，共 14 日。

【不良反应】　常见的为腹泻。对青霉素过敏的患者可能也对本品过敏。

【规格】　胶囊：200mg；儿童混悬剂：0.1g/5ml、0.2g/5ml。

89. 头孢匹胺（cefpiramide）

【作用特点与用途】　本品对革兰氏阳性菌如葡萄球菌、链球菌、消化球菌、消化链球菌等作用强，对铜绿假单胞菌等不酵解葡萄糖的革兰氏阴性杆菌也显示强大的作用。但本品对 MRSA 无效。注射头孢匹胺钠后的血药浓度高于相同剂量的其他头孢菌素，而且较持久。本品向肝、胆道组织大量移行，向女性生殖器、腹腔渗出液、口腔组织、腭扁桃体及痰液移行也良好。本品能进入脑脊液中。主要通过肾、肝排泄。用于敏感菌引起的肺炎、呼吸道感染（包括慢性呼吸系统疾病的继发感染）、胆道感染、妇产科感染、腹膜炎、尿路感染、脑膜炎、败血症及口腔外科感染等。

【用法用量】　肌内注射、静脉注射或静脉滴注：成年人 1～2g/d，病重时可增至 4g，分 2～3 次给药。儿童 30～80mg/（kg·d），病重时可增至 150mg/（kg·d），分 2～3 次给药。

【不良反应】　可见皮疹、荨麻疹、瘙痒及发热等过敏反应。偶见胃肠道反应、血象改变、肝功能改变、少尿及蛋白尿等。罕见头痛、过敏性休克、肠道菌群改变引起的口炎、念珠菌病和假膜性肠炎等，造成 B 族维生素及维生素 K 缺乏症。此外，肌内注射引起局部疼痛、硬结，大量静脉注射罕见血管痛及血栓性静脉炎。

【禁忌证】　皮试阳性者禁用。肌内注射禁用于早产儿、新生儿、小儿和对利多卡因或酰苯胺类局部麻醉药过敏的患者。

【注意事项】　对青霉素类过敏、过敏体质、严重肝肾疾病，以及全身状况差者慎用。用药期间及用药后 1 周内应避免饮酒。其余同一般头孢菌素类的注意事项。

【规格】　注射用粉针剂：0.25g、0.5g、1g。

第四节　第四代头孢菌素

90. 头孢匹罗（cefpirome）[保乙]

【作用特点与用途】　本品对青霉素敏感或耐药的葡萄球菌的 MIC 为 0.313～0.781μg/ml，显著优于头孢他啶（CAZ）的 12.5μg/ml，也优于头孢噻肟（CTX）的 1.563～3.125μg/ml；本品抗链球菌的活性相当于 CAZ 的 10 倍以上；抗铜绿假单胞菌则与 CAZ 相同，本品对大肠埃希菌、沙门菌的 MIC 均＜0.1μg/ml；对枸橼酸克雷伯菌、耐 CTX 及 CAZ 的产凝固酶的菌株、克雷伯菌、高度耐药的肠杆菌泄殖腔菌株、沙雷菌等均呈强力抗菌作用。本品抗变形杆菌、专属性厌氧菌类（脆弱拟杆菌等）与 CTX 和 CAZ 相当。本品抗流感嗜血杆菌的 MIC＜0.031μg/ml，抗破伤风梭菌及厌氧消化链球菌活性优于 CAZ。本品抗临床分离的菌株如金黄色葡萄球菌、表皮葡萄球菌、化脓性链球菌、粪肠球菌、肺炎链球菌、奇异变形杆菌、阴沟肠杆菌、弗氏枸橼酸菌、摩氏摩根菌和不动杆菌比 CTX、CAZ、CTM 高，抗菌活性很强。且对 β-内酰胺酶稳定。成年人静脉注射 $t_{1/2}$ 为（1.67 ± 0.26）h；儿童 20mg/kg，静脉注射 15min 后最大浓度为 70.5μg/ml，$t_{1/2}$ 1.39h，尿排泄 66.0%。化脓性脑膜炎患儿静脉注射 40～80mg/kg，45～60min 后脑脊液中可达 1.85～24.2μg/ml，透入率呈中等程度，有助于治疗。胃肠外科患者，术前静脉注射本品 1g，$t_{1/2}$ 为 2.1h，2h 后腹膜液中平均浓度为 44μg/ml，$t_{1/2}$ 为 2h，6h 后＞10μg/ml，腹内渗透率为 97.7%。用于对各种敏感细菌性感染包括耐药金黄色葡萄球菌、铜绿假单胞菌、肠杆菌及枸橼酸杆菌感染性疾病。

【用法用量】　静脉注射：成年人一次 1g；儿童 20mg/kg，可根据病情增加至 40～80mg/kg。

【不良反应】　492 例中出现腹泻 15 例，稀便 3 例，皮疹 3 例，头痛 1 例，发热 1 例，总发生率 4.7%。尚有白细胞减少、嗜酸粒细胞升高、血小板升高或下降、氨基转移酶升高、总胆红素升高、肌酐升高。

【规格】　粉针剂：1g。

91. 头孢吡肟（马斯平、头孢泊姆，cefepime）[典][保乙]

【作用特点与用途】　本品为第四代头孢菌素，呈电中性的两性离子，具有高度的水溶性，能快速穿透革兰氏阴性菌外膜带负电的微孔通道，对许多 β-内酰胺酶具有低亲和力，其作用部位为许多主要的青霉素结合蛋白（PBP），包括阴沟肠杆菌和大肠埃希菌的 PBP_2 和 PBP_3，大肠埃希菌的 PBP_1 和 $PBP_{1A/1B}$，从而影响细菌细胞壁的合成和代谢。本品杀菌力强，抗菌谱广，对革兰氏阳性菌包括金黄色葡萄球菌（如产 β-内酰胺酶株）、化脓性链球菌、腐生葡萄球菌、肺炎链球菌（包括青霉素 MIC 为 0.1～1.0μg/ml 的耐青霉素株）及其他溶血性链球菌等有明显抗菌作用；对假单胞菌、大肠埃希菌、嗜水气单胞菌、嗜二氧化碳噬细胞菌、枸橼酸菌、空肠弯曲菌、阴道加德纳菌、嗜血杆菌、奈瑟球菌、沙门菌、沙雷菌、志贺菌、耶尔森菌等亦有很好的抗菌作用。对厌氧菌包括拟杆菌、产气荚膜梭菌也有很好的抗菌作用。仅对嗜麦芽窄食单胞菌、脆弱拟杆菌、耐甲氧西林金黄色葡萄球菌、肠球菌和难治性梭状菌无效。本品在尿液、胆汁、腹膜液、气管黏膜、痰液、前列腺液、阑尾、胆囊中均能达到治疗浓度。血浆 $t_{1/2\beta}$ 约 2h。健康受试者静脉注射本品 2g，每 8h 一次，连续 9 日，未见药物蓄积现象。总清除率为 120ml/min，几乎全部经肾排出，尿中原形药为给药量的 85%。血清蛋白结合率低于 19%，且与血药浓度无关。老年与年轻健康受试者静脉注射同一剂量，前者 AUC 较高，清除率较低。肾功能不全者 $t_{1/2\beta}$ 延长，需接受透析的患者 $t_{1/2}$ 为 13h，连续腹膜透析者 $t_{1/2}$ 为 19h。肝功能不全者的药动学特征无明显改变。用于上述敏感菌引起的下呼吸道感染（肺炎、支气管炎）、泌尿道感染、皮肤及软组织感染、腹腔感染（包括腹膜炎、胆道感染）、妇产科感染、败血症等。

【用法用量】　静脉注射：一次 2.0g，一日 2～3 次，可与氨基糖苷类联用。

【不良反应】　①胃肠道症状可有恶心、呕吐、腹泻、便秘、腹痛、消化不良等。②过敏反应症状可见皮疹、瘙痒、发热。③心血管系统反应可有胸痛、心动过速等。④呼吸系统反应可咳嗽、咽喉痛、呼吸困难。⑤中枢神经系统反应如头痛、眩晕、失眠、焦虑、精神错乱。⑥实验室结果异常，如谷丙转氨酶、谷草转氨酶、碱性磷酸酶、总胆红素升高；嗜酸粒细胞增多；贫血、血小板减少、凝血酶原时间或凝血时间延长，无溶血性 Coombs 试验阳性；一过性尿素氮和（或）血肌酐升高，一过性白细胞减少或中性粒细胞减少。⑦乏力、盗汗、阴道炎、外周水肿、疼痛、背痛等。总的不良反应发生率低。

【禁忌证】　对本品或 L-精氨酸、β-内酰胺类抗生素有高敏反应者禁用。

【注意事项】　孕妇、哺乳期妇女慎用。肾功能不全者减量使用。出现腹泻时应考虑假膜性肠炎的可能性。12 岁以下儿童疗效未确立。

【药物相互作用】　本品不宜与甲硝唑、万古霉素、庆大霉素、硫酸妥布霉素、硫酸奈替米星合用。

【规格】　粉针剂：0.5g、1.0g、2.0g。

92. 头孢克定（cefcidin、cefclidine）

【作用特点与用途】　本品对细菌细胞壁的穿透性很强，革兰氏阴性菌对本品高度敏感，对铜绿假单胞菌的作用较头孢他啶强 4～16 倍，对其他假单胞菌也呈良好抗菌作用；对大多数肠杆菌科细菌的抗菌活性较第三代头孢菌素强；某些耐第三代头孢菌素的枸橼酸杆菌、肠球菌属及葡萄糖非发酵菌对本品也敏感；对各种 β-内酰胺酶高度稳定。本品静脉滴注后的体内过程与头孢他啶相仿。静脉滴注本品 0.5～2g 后血药峰浓度为 29.2～116.0mg/L，血清 $t_{1/2}$ 为 1.92h，给药后 24h 内尿中排出给药量的 82%～86%，血浆蛋白结合率为 4%。能广泛分布于体液和组织中。用于敏感菌引起的各种感染。

【用法用量】　静脉滴注：成年人一次 1g，一日 2 次，或遵医嘱。

【不良反应】　总发生率 3.8%。以皮疹、药物热等过敏反应较多见。实验室异常发生率为 15.4%，以血清氨基转移酶轻度升高及嗜酸粒细胞增多为主。

【禁忌证】　过敏者禁用，参见其他同类头孢菌素相关项下。

【临床评价】　本品治疗各种感染的临床总有效率达 82.6%～91.1%，对革兰氏阳性菌和肠杆菌科等革兰氏阴性菌的清除率分别为 84.1%和 84.7%。对铜绿假单胞菌的细菌清除率达 78.4%。

【规格】　粉针剂：1.0g。

93. 头孢噻利（头孢司利，cefoselis）

【作用特点与用途】　本品具有广谱抗菌活性，对葡萄球菌比第三代头孢菌素更有效。对假单胞菌属（与免疫受损患者的机会性感染有关）也有效。对细菌的 β-内酰胺酶有非常高的稳定性，几乎完全未被代谢而排出。对耐甲氧西林金黄色葡萄球菌有很强的活性，其作用强度与头孢匹罗相似。对临床分离菌中的需氧革兰氏阳性菌效果类似于头孢匹罗，显著强于头孢他啶、头孢哌酮、头孢唑肟；对临床分离的革兰氏阴性菌的作用优于头孢哌酮，类似于头孢他啶。对铜绿假单胞菌优于头孢哌酮，类似于或略强于头孢匹罗，稍弱于头孢他啶。本品对于耐同类药物的枸橼酸菌和肠杆菌属仍呈明显抗菌活性。对金黄色葡萄球菌、大肠埃希菌和铜绿假单胞菌的抑菌效果比头孢匹罗、头孢他啶强得多，对具有 β-内酰胺酶保护作用的菌株有更强的活性。人体耐受良好，不良反应少。本品似乎完全由肾小球滤过，容易渗入组织和炎症渗出液中。本品在组织中的浓度顺序为肾＞肺＞心＞肝＞脾。主要通过肾排出，在24h内排出74%，血浆蛋白结合率低。本品主要经肾排泄。用于敏感菌引起的呼吸、泌尿及消化系统等感染。

【用法用量】　静脉滴注：一次 0.5～2.0g，一日 2 次，加入生理盐水或 5%葡萄糖注射液中静脉滴注；小儿按 20mg/kg 体重剂量滴注，一日 2 次。

【不良反应】　患者对本品耐受性良好，仅见轻微皮疹、瘙痒和实验检查值异常。

【注意事项】　本品虽未见过敏反应，但仍需注意观察。

【规格】　粉针剂：0.5g、1.0g。

94. 头孢咪唑（cefpimizole）

【作用特点与用途】　本品对革兰氏阳性菌、阴性菌及厌氧菌显示广谱抗菌作用，特别对铜绿假单胞菌的抗菌作用比其他头孢烯类强，且其体内抗菌作用更强于体外抗菌作用。对各种细菌产生的 β-内酰胺酶具有高度稳定性，对 TEM 型青霉素酶稳定性也很好。与青霉素结合蛋白（PBP_{1A}、PBP_{1B} 及 PBP_3）呈高度亲和性，通过抑制细菌细胞壁合成而发挥杀菌作用。本品尚有促进防御感染的作用：与血清补体显示协同杀菌作用，同时促进巨噬细胞及中性粒细胞的吞噬及杀菌能力，提高宿主防御感染的能力。健康成年人静脉注射本品 0.5g、0.2g 后 6h，其血药浓度分别为 1.6μg/ml、4.1μg/ml 及 9.7μg/ml，$t_{1/2}$ 为 1.57～1.98h。可分布于痰液、肺组织、胆汁、胆囊、腹水、腹腔内渗出液、子宫及子宫附件等，也发现向脐带血及羊水移行，可向胎儿移行，未见向乳汁移行。主要经尿排出，健康成年人静脉注射及静脉滴注 1g 后 8h 尿中排出率约 85%。尿中未见有抗菌活性的代谢物，肾功能不全者血中半衰期延长，尿中排泄率降低。用于敏感菌引起的呼吸系统、肝胆、泌尿道与生殖道感染、妇产科感染、败血症等。

【用法用量】　静脉注射或滴注：一次 0.5～1.0g，一日 2 次，对难治性或重症感染可增至 4g/d。静脉注射时每克溶于注射用水、生理盐水或葡萄糖注射液 10～20ml，缓慢注射；滴注时溶于糖、电解质、氨基酸等输液中，约 1h 滴注完。

【不良反应】　不良反应发生率 3.9%，包括：①罕见休克；②可见过敏反应；③可有血液、肝功能、肾功能等实验检查值异常；④偶见消化系统反应如恶心、嗳气、呕吐、腹泻、食欲缺乏等，罕见其他头孢烯类抗生素引起的假膜性大肠炎；⑤偶见菌群交替症如口炎、念珠菌病等；⑥罕见维生素 K 及 B 族维生素缺乏症；⑦偶见头痛等。

【禁忌证】　对本品有过敏史者。

【注意事项】　①对青霉素或头孢烯类药物有过敏史者，本人及亲属易发哮喘、皮疹、荨麻疹等过敏反应性体质者，肾功能障碍、摄食困难或不经口营养的患者，老年人，全身状况差的患者慎用。②妊娠期与小儿给药的安全性尚未确立。③使用时应注意预防休克反应，最好先做皮试；大剂量时可出现输注性血管痛、血栓性静脉炎；注射宜慢；溶解后不宜久置。④可有尿糖假阳性，直接 Coombs 试验有时呈阳性。

【规格】　静脉注射用冻干粉针：0.5g、1.0g。

第十三章　碳青霉烯类、单环 β-内酰胺类抗生素

国家卫生和计划生育委员会已对碳青霉烯类及替加环素使用过程关键环节的信息进行保留（即专档管理），以遏制细菌耐药。

95. 美罗培南（倍能、美平，meropenem）[典][保乙]

【作用特点与用途】　本品性质稳定，抗菌谱与亚胺培南相似，对肠杆菌、铜绿假单胞菌、流感嗜血杆菌及淋球菌的作用强于亚胺培南及头孢噻肟和头孢他啶，对厌氧菌的作用相似，对革兰氏阳性菌的作用略逊于亚胺培南，但优于头孢他啶。本品浓度 0.5μg/ml 时可抑制 90%的金黄色葡萄球菌、肺炎链球菌和溶血性链球菌等。本品对厌氧菌的作用强于甲硝唑和克林霉素。本品对脱氢肽酶较稳定，对肾毒性较小，可单独给药。为碳青霉烯类抗生素，吡咯烷基团为 β-内酰胺环保护剂。单剂量静脉注射 250mg、500mg、1.0g 和多剂量 0.5g/12h、1.0g/12h 输注本品，其输注 0.25g 时即刻血浆浓度为 15.8μg/ml，0.5g 时达 26.9μg/ml，1.0g 时达 53.1μg/ml。$t_{1/2}$ 为 1h，尿中回收率 54.3%～64.2%。未见药物蓄积。用于敏感菌所致的下呼吸道、尿路、腹腔、妇科、肝胆、骨科、外科、五官科和皮肤感染及细菌性脑膜炎等。

【用法用量】　静脉滴注：0.5～2g/d，分 2 次或 3 次给药。使用时用生理盐水或 5%葡萄糖注射液溶解，0.5g 本品稀释到 100ml 以上，连续用限于 14 日。

【不良反应】　耐受良好。不良反应如恶心、腹泻等，短暂、温和，发生率低。

【注意事项】　①肾功能损害者肌酐清除率下降，用量应相应减少；②新生儿、婴儿相应较成年人分布体积增加，清除率下降，$t_{1/2}$ 延长，其剂量应适当减少；③丙磺舒可使本品 $t_{1/2}$ 延长；④不可用注射用水溶解、稀释；⑤专档管理。

【规格】　粉针剂：0.25g、0.5g、1.0g。

96. 卡芦莫南（阿莫苏林，carumonam、amasulin、mobactam）

【作用特点与用途】　本品抗菌机制、抗菌谱及抗菌活性与氨曲南相似，对革兰氏阴性需氧菌、大肠埃希菌、克雷伯菌、肠杆菌、变形杆菌、摩根菌、枸橼酸菌、黏质沙雷菌等高效。对铜绿假单胞菌、流感嗜血杆菌亦相当有效，与氨曲南、头孢哌酮作用相似。本品对革兰氏阳性菌及厌氧菌作用较弱。肌内注射后本品在体内广泛分布；少量在体内代谢开环失活，大部分通过肾小球滤过和肾小管分泌，以原形经肾排出。$t_{1/2}$ 约 2.2h，肾功能不全时，可延长至 4.2h，需调节剂量。用于敏感性革兰氏阴性菌引起的下呼吸道感染、有并发症的尿路感染、胆管炎、胆囊炎、腹膜炎

等腹腔感染和败血症等。

【用法用量】　深部肌内注射、静脉注射或静脉滴注：成年人 1～2g/d，分 2 次给药；重症可增至 4～6g/d。

【不良反应】　①可见皮疹、药物热、荨麻疹等过敏反应，罕见休克发生，出现休克过敏反应立即停药。本品与青霉素交叉过敏反应发生率极低，但有青霉素过敏史者应用本品应采取充分防范措施。②偶见恶心、腹泻等胃肠道反应。③偶见嗜酸粒细胞增多症、粒细胞减少、红细胞减少等。④少数患者出现可逆性血清氨基转移酶升高，尿素氮升高，蛋白尿，念珠菌病等。⑤偶见 B 族维生素缺乏症。

【禁忌证】　对本品过敏者。

【注意事项】　老年患者、全身状态差者慎用。本品对孕妇、婴儿的安全性尚未明确，慎用。

【规格】　粉针剂：0.5g、1.0g。

97. 厄他培南（艾他培南、怡万之，ertapenem）[保乙]

【作用特点与用途】　本品对革兰氏阳性菌和革兰氏阴性菌的青霉素结合蛋白（PBP_1、PBP_2 和 PBP_3）亲和力强；对革兰氏阳性菌、革兰氏阴性菌和厌氧菌均有抗菌作用。对肾脱氢肽酶-Ⅰ（DHP-Ⅰ）稳定，不需要用 DHP-Ⅰ抑制药，对革兰氏阴性菌的外膜穿透力强并有抗生素后效应（PAE）。对染色体或质粒介导的 β-内酰胺酶稳定。静脉滴注本品 $t_{1/2}$ 约为 4.5h，血浆蛋白结合率达 95%，给药后 48h 内尿中回收率约 37%。约 76%代谢物由尿中排出，约 24%经胆汁排出。肾功能不良者的半衰期长。本品体内分布比头孢曲松广，相同剂量时血药峰浓度也比头孢曲松高。其抗革兰氏阳性菌的活性略低于亚胺培南，但对革兰氏阴性菌、流感嗜血杆菌和卡他莫拉菌的抗菌力却强于亚胺培南。临床用于敏感菌所致的呼吸系统、泌尿生殖系统、腹腔、胆道感染和败血症，盆腔、皮肤及软组织感染。

【用法用量】　成年人每天单次静脉滴注 1g（用 100ml 生理盐水稀释）。

【不良反应】　可见恶心、呕吐、腹泻、皮疹、发热、瘙痒、低血压、头晕、嗜睡、肝肾功能异常、血象改变、静脉炎和血栓静脉炎及注射部位疼痛。罕见头痛、眩晕、肌阵挛、心悸、心动过速、胸部不适、换气困难、耳鸣、听觉暂时性丧失、假膜性结肠炎、胃灼热、面部水肿、潮红及多数关节痛、无力、虚弱、念珠菌病等。儿童用本药时常可发现红色尿，这是由于药物使尿着色，并非血尿。

【注意事项】　①可与氨基糖苷类等其他抗生素联合应用，但不应混合使用；不可与含乳酸钠的输液配伍；②对 β-内酰胺类抗生素过敏者慎用；③不宜长期、大量应用，警惕二重感染发生；④肾功能不良者（肌酐清除率低于 30ml/min）每天静脉滴注 0.5g；⑤专档管理。

【规格】　粉针剂：0.5g、1g。

98. 亚胺培南（亚胺硫霉素、伊米配能，imipenem）

【作用特点与用途】 本品对革兰氏阳性菌及革兰氏阴性菌包括厌氧菌均有抗菌作用，抗菌谱广，包括对金黄色葡萄球菌、粪链球菌、铜绿假单胞菌、脆弱拟杆菌的抗菌活力比头孢唑肟、头孢哌酮等强很多；对 β-内酰胺酶稳定，对铜绿假单胞菌、大肠埃希菌等革兰氏阴性菌产生的 β-内酰胺酶有抑制作用。临床用于敏感菌引起的腹膜炎，肝胆系感染，尿路感染，下呼吸道感染，消化道、皮肤和软组织感染，骨髓炎，脓毒性关节炎，全眼球炎或眼部感染，前列腺炎，败血症，妇科感染。

【用法用量】 对大多数感染推荐治疗剂量为 1～2g/d，分 3～4 次滴注。对中度感染也可用一次 1g，一日 2 次的方案。对不敏感病原菌引起的感染，本品静脉滴注的剂量最多可以增至 4g/d，或 50mg/（kg·d），两者中选择较低剂量使用。当每次本品静脉滴注的剂量等于或低于 500mg 时，脉滴注时间应不少于 20min，如剂量大于 500mg 时，静脉滴注时间应不少于 40min。如患者在滴注时出现恶心症状，可减慢滴注速度。儿童体重≥40kg，可按成人剂量给予。儿童和婴儿体重＜40kg 者，可按 15mg/kg，每 6h 给药一次。每天总剂量不超过 2g。对患脓毒症的儿童，只要能排除脑膜炎的可能，仍然可以使用本品。临床常用与西司他丁配伍的复方制剂。

【不良反应】 一般来说，本品的耐受性良好。临床对照研究显示，本品的耐受性与头孢唑啉、头孢噻吩和头孢噻肟一样良好。不良反应大多轻微而短暂，很少需要停药，极少出现严重的不良反应。最常见的不良反应是一些局部反应。以下为临床研究和上市后经验报告的不良反应。局部反应：红斑、局部疼痛和硬结、血栓性静脉炎。过敏反应（皮肤）：皮疹、瘙痒、荨麻疹、多形性红斑、杜宾–约翰逊综合征、血管性水肿、中毒性表皮坏死（罕见）、剥脱性皮炎（罕见）、念珠菌病、发热（包括药物热）及过敏反应。胃肠道反应：恶心、呕吐、腹泻、牙齿和（或）舌色斑。与使用其他所有广谱抗生素一样，已有报道本品可引起假膜性结肠炎。血液：嗜酸粒细胞增多症、白细胞减少症、中性粒细胞减少症包括粒细胞缺乏症、血小板减少症、血小板增多症、血红蛋白降低和再生障碍性贫血，以及凝血酶原时间延长均有报道。部分患者可能出现直接 Coombs 试验阳性反应。肝功能：血清氨基转移酶、胆红和（或）血清碱性磷酸酶升高；肝衰竭（罕见）、肝炎（罕见）和急性重型肝炎（极罕见）。肾功能：少尿/无尿、多尿、急性肾衰竭（罕见）。由于这些患者通常已有导致肾前性氮质血症或肾功能损害的因素，因此难以评估本品对肾功能改变的作用。已观察到本品可引起血清肌酐和血尿素氮升高的现象；尿液变色的情况是无害的，不应与血尿混淆。神经系统/精神疾病：与其他 β-内酰胺抗生素一样，已有报道本品可引起中枢神经系统的不良反应，如肌阵挛、精神障碍，包括幻觉、错乱状态或癫痫发作，感觉异常和脑病亦有报道。特殊感觉：听觉丧失，味觉异常。粒细胞减少的患者与无粒细胞减少症的患者相比，在粒细胞减少的患者中使用本品静脉滴注更常出现药物相关性的恶心和（或）呕吐症状。

【注意事项】　　一些临床和实验室资料表明，本品与其他 β-内酰胺类抗生素、青霉素类和头孢菌素类抗生素有部分交叉过敏反应。已报道，大多数 β-内酰胺抗生素可引起严重的反应（包括过敏性反应）。因此，在使用本品前，应详细询问患者过去有无对 β-内酰胺抗生素的过敏史。若在使用本品时出现过敏反应，应立即停药并做相应处理。有文献报道，合并碳青霉烯类用药，包括亚胺培南，患者接受丙戊酸或双丙戊酸钠会导致丙戊酸浓度降低。因为药物相互作用，丙戊酸浓度会低于治疗范围，因此癫痫发作的风险增加。增加丙戊酸或双丙戊酸钠的剂量并不足以克服药物相互作用，一般不推荐亚胺培南与丙戊酸或双丙戊酸钠同时给药。当患者癫痫发作经丙戊酸或双丙戊酸钠良好控制后，应考虑非碳青霉烯类的其他抗生素用于治疗感染。如果必须使用本品，应考虑补充抗惊厥治疗（参见药物相互作用）。事实上，已有报道几乎所有抗生素都可引起假膜性结肠炎，其严重程度由轻度至危及生命不等。因此，对曾患过胃肠道疾病尤其是结肠炎的患者，均需小心使用抗生素。对在使用抗生素过程中出现腹泻的患者，应考虑诊断假膜性结肠炎的可能。有研究显示，梭状芽孢杆菌所产生的毒素是在使用抗生素期间引起结肠炎的主要原因，但也应考虑其他原因。

【规格】　　粉针剂：分别含等量的亚胺培南、西司他丁 0.25g、0.5g、1.0g 及适量的碳酸氢钠作稳定剂。

99. 氨曲南（aztreonam）[典][保乙]

【作用特点与用途】　　本品抗菌谱主要为革兰氏阴性菌如大肠埃希菌、克雷伯菌、沙雷杆菌、奇异变形杆菌、吲哚阳性变形杆菌、枸橼酸杆菌、流感嗜血杆菌、铜绿假单胞菌、其他假单胞菌、某些肠杆菌属及淋球菌等。对产气荚膜梭菌及阴沟肠杆菌的作用强于头孢他啶，但弱于庆大霉素；对铜绿假单胞菌的作用低于头孢他啶，与庆大霉素相近；对其他病原菌的作用都较两者为优（对某些菌则与头孢他啶接近）。对于质粒传导的 β-内酰胺酶，本品较第三代头孢菌素稳定。本品口服不吸收，肌内注射 1g，1h 血药浓度达峰值，约为 46μg/ml，$t_{1/2}$ 约 1.8h；静脉注射 1g，5min 血药浓度约为 125μg/ml，1h 约为 49μg/ml，$t_{1/2}$ 约 1.6h。体内分布较广，在脓疱液、心包积液、胸腔积液、滑膜液、胆汁、骨组织、肾、肺及皮肤等部位有较高浓度；在前列腺、子宫肌肉及支气管分泌物中也有一定浓度，在脑脊液中浓度低。主要由尿中排泄，在尿中原形药物浓度较高。在乳汁中浓度甚低，为血药浓度的 1%，平均 0.3μg/ml，1 日母乳内总量为 0.3mg。主要用于敏感的革兰氏阴性菌所致的感染，包括肺炎、胸膜炎、腹腔感染、胆道感染、骨和关节感染、皮肤和软组织感染，尤其适用于尿路感染，也用于败血症。由于本品有较好的耐酶性能，当微生物对青霉素、头孢菌素、氨基糖苷类等药物不敏感时，应用本品往往会有效。

【用法用量】　一般感染：2～4g/d，分 2 次或 3 次给药。无并发症的尿路感染，只需用 1g，分 1～2 次给药。严重感染：每次 2g，一日 3～4 次给药，最大剂量为 8g/d。肌内注射：每 1g 药物，加液体 3～4ml 溶解。静脉注射：每 1g 药物，加液体 10ml 溶解，缓慢注射。静脉滴注：药物 1g，加液体 50ml 以上溶解，20～60min 滴完。注射用溶媒可选择注射用水、生理盐水、林格液、乳酸林格液、5%～10%葡萄糖注射液、葡萄糖氯化钠注射液等。儿童按 30mg/kg 体重，一日 3 次；重症可一日 4 次，最大剂量 120mg/kg；或遵医嘱。

【不良反应】　可见皮疹、紫癜、瘙痒等皮肤症状（共约 2%）；腹泻、恶心、呕吐、味觉改变、黄疸及药物性肝炎等消化道症状共约 2%；血栓性静脉炎、注射部位肿胀等局部刺激症状共约 2.4%；尚有其他神经系统症状、阴道炎、口腔损害、乏力、眩晕、出血等。

【禁忌证】　对本品过敏者禁用。

【注意事项】　①本品与青霉素之间无交叉过敏反应，但对青霉素过敏者及过敏体质者仍须慎用；②本品的肝毒性低，但对肝功能已受损的患者应观察其动态变化。

【药物相互作用】　①本品与氨基糖苷类抗生素联合，对铜绿假单胞菌、不动杆菌、沙雷杆菌、克雷伯菌、普鲁威登菌、肠杆菌属、大肠埃希菌、摩根菌等起协同抗菌作用。但不可混合而应分开给药。②本品与头孢西丁在体外起拮抗作用，与萘夫西林、氯唑西林、红霉素及万古霉素，在药效方面无相互干扰。

【规格】　粉针剂：0.5g、1g；分别含精氨酸 0.39g、0.78g，稳定和助溶。

100. 多尼培南（doripem、finibax）

【作用特点与用途】　本品对多种细菌的青霉素结合蛋白（PBP）均有良好的亲和力，尤其对金黄色葡萄球菌的 PBP_1、铜绿假单胞菌的 PBP_2 和 PBP_3，大肠埃希菌的 PBP_2 及其他敏感菌的 PBP 均有极强的亲和力，并且对绝大多数 β-内酰胺酶稳定。其静脉滴注 $t_{1/2}$ 为 0.8～0.9h，蛋白结合率为 6%～8%，多次静脉滴注的蛋白结合率为 9%；体内分布广，体内代谢物主要为 β-内酰胺环水解开环物，约 90%经尿排出，微量随粪便排出。用于敏感的革兰氏阳性菌、革兰氏阴性菌和厌氧菌所致的呼吸系统、尿道、皮肤软组织、脑组织感染、败血症、细菌性心内膜炎等全身性严重感染，各种外科手术后感染等。

【用法用量】　静脉滴注：成年人每次 0.25～0.5g，一日 2～3 次，最大剂量为 1.5g/d。

【不良反应】　参见美罗培南（本篇"95."）、卡芦莫南（本篇"96."）。

【注意事项】　参见亚胺培南（本篇"98."）、氨曲南（本篇"99."）。专档管理。

【规格】　注射剂：0.5g、0.25g。

101. 比阿培南（安信，biapenem）[保乙]

【作用特点与用途】　本品与美罗培南相似，性质稳定，抗菌谱也与美罗培南相似，对革兰氏阴性菌、铜绿假单胞菌的作用强于亚胺培南，对厌氧菌作用相似；对革兰氏阳性菌的活性略逊于亚胺培南。对不动杆菌和厌氧菌作用强于头孢他啶。本品对脱氢肽酶稳定，对肾毒性较小，可单独给药。$t_{1/2}$ 约 1h。用于敏感菌引起的感染。

【用法用量】　肌内注射或静脉注射：成年人，一次 300mg，一日 2 次。不超过1.2g/d。

【不良反应与注意事项】　参见美罗培南（本篇"95."）。专档管理。

【规格】　粉针剂：300mg。

102. 法罗培南（faropenem）[典][保乙]

【作用特点与用途】　本品对需氧革兰氏阳性菌、厌氧菌均有抗菌作用，主要与青霉素结合蛋白结合，抑制细胞壁的形成而产生抗菌效果。主要特点是具有青霉素和头孢菌素类强效、广谱抗菌作用，对各种 β-内酰胺酶高度稳定，可口服，对青霉素耐药的肺炎链球菌及对氧氟沙星耐药的葡萄球菌均有良好的抗菌效果。但对铜绿假单胞菌无效。口服本品 150mg、300mg、600mg 后，血浆药物浓度峰值分别为 2.36mg/L、6.24mg/L、7.37mg/L，吸收率约 20%，饭后给药达峰值时间约延长 1h，而峰值和AUC 未见改变。老年人达峰时间延长，吸收延缓，但峰值无差别，而 AUC 增大。患者口服本品 200mg 或 300mg 后，其皮肤、腭扁桃体、子宫等组织浓度与血浆浓度的比值为 10%～40%。可分布于肝、肾、胃、小肠等，未见蓄积性。向胎儿分布少。血浆蛋白结合率 82.6%～92.1%。主要以无活性代谢物从尿中排出，未变化的原形药消除相 $t_{1/2\beta}$ 约 1h。用于葡萄球菌属、链球菌属、肺炎链球菌、肠球菌、莫拉菌属、大肠埃希菌、枸橼酸杆菌属、变形杆菌属、流感嗜血杆菌、丙酸杆菌属等引起的各种感染症。

【用法用量】　本品用于治疗脓疱性痤疮、聚合性痤疮、毛囊炎、疖肿等传染性脓疱疹、丹毒、蜂窝织炎、淋巴管（结）炎、化脓性指头炎、化脓性甲周炎、皮下脓肿、汗腺炎、感染性粉瘤、慢性脓皮症、乳腺炎、肛周脓肿及外伤、烧伤、手术切口等继发感染、咽峡炎、急性支气管炎、腭扁桃体炎、单纯性膀胱炎、子宫附件炎、宫内感染、前庭大腺炎、眼睑炎、泪囊炎、睑腺炎、角膜炎、角膜溃疡、外耳炎、牙周炎、上颌窦炎，口服：成年人一次 0.15～0.2g，一日 3 次；治疗肺炎、肺化脓症、肾盂肾炎、膀胱炎（除单纯性外）、前列腺炎、附睾炎、中耳炎、副鼻窦炎，口服：成年人一次 0.2～0.3g，一日 3 次。可按年龄、症状酌情增减。

【不良反应】　在 2773 例应用本品者中，163 例（5.9%）出现不良反应，主要是腹泻、软便等消化系统症状，也有皮疹等。临床实验检查值可有氨基转移酶升高，但未发现本品特殊异常。应警惕同类药物罕见过敏性休克；皮肤–黏膜–眼综合征；中毒性表皮坏死及急性肾衰竭、假膜性肠炎、间质性肺炎及实验室检查值特殊异常；胃肠道功能障碍，B 族维生素及维生素 K 缺乏、出血倾向、头晕、水肿、菌群交替等。

【禁忌证】　对青霉素类、头孢菌素类或培南类药物有过敏史者或其家族性过敏体质者，重症肾功能障碍者禁用本品。

【注意事项】　①专档管理；②引起腹泻、便秘、B 族维生素和维生素 K 缺乏者慎用；③老年人应酌情减量；④孕妇和小儿的安全性尚未确立；⑤尿糖试验可出现假阳性，直接 Coombs 试验也往往出现阳性。

【药物相互作用】　亚胺培南–西拉司丁含有西拉司丁，可抑制代谢酶，使本品血药浓度升高；与丙磺舒并用使本品肾毒性增强；可使抗癫痫药丙戊酸的血药浓度减低，易使癫痫复发。

【规格】　片剂：150mg、200mg、300mg。

103. 头孢唑喃（cefuzonam）

【作用特点与用途】　本品对葡萄球菌属、链球菌属及对甲氧西林和头孢烯类耐药的金黄色葡萄球菌等革兰氏阳性菌有良好的抗菌作用。对大肠埃希菌、克雷伯菌属、变形杆菌属及流感嗜血杆菌具有较强的抗菌作用，对肠杆菌属、沙雷菌属及拟杆菌属等革兰氏阴性菌也有良好的抗菌作用。本品对 β-内酰胺酶稳定。本品静脉注射后，明显向胆汁及胆囊组织移行，亦向痰液、子宫、卵巢、骨盆无效腔渗出液、骨髓及脑脊髓液等移行，稍向乳汁移行。本品主要经肾排泄。用于敏感菌引起的败血症、呼吸道感染、腭扁桃体炎、肝胆感染、腹膜炎、脑膜炎、骨髓炎、关节炎、骨盆无效腔炎、子宫旁结缔组织炎、肛周脓肿及外伤、手术创口的继发感染。

【用法用量】　缓慢静脉注射或静脉滴注：成年人 1～2g/d，分 2 次给药，重症可增至 4g/d，分 2～4 次给药。儿童 40～80mg/（kg·d），重症可增至 0.2g/（kg·d），分 3 次或 4 次给药。静脉滴注时，每次加入 100ml 输液中滴注 1h。

【不良反应】　可见皮疹、瘙痒及发热等过敏反应，偶见恶心、呕吐、食欲缺乏、腹痛及腹泻等胃肠道反应，粒细胞减少及嗜酸粒细胞增多等血象改变，以及肝肾功能异常。罕见休克、血小板减少、红细胞减少、假膜性结肠炎、痉挛、全身倦怠感、面部潮红、心律失常、口炎、念珠菌菌群交替症，以及 B 族维生素及 K 族维生素缺乏症。

【禁忌证】　对本品过敏或皮试阳性者禁用。早产儿、新生儿及孕妇忌用。

【注意事项】　对青霉素、头孢菌素有过敏史者、过敏体质、肾功能不全及全身状况差者慎用。用药期间应定期检查肝肾功能和血常规。与其他头孢菌素及呋塞米等利尿药并用可增加肾毒性。

　　【规格】　粉针剂：0.25g、0.5g、1g。

104. 亚胺培南–西司他丁（泰能、亚胺培南-西拉司丁，imipenem-cilastatin）[保乙]

　　【作用特点与用途】　本品为具有碳青霉烯（carbapenem）环的硫霉素类（thienamycins）抗生素，由链霉菌（S. cattleya）培养液中分离出甲砜霉素经半合成制取，西司他丁系由合成法制取。亚胺培南对革兰氏阳性菌及革兰氏阴性菌（需氧菌和厌氧菌）均有抗菌作用。肺炎链球菌、化脓性链球菌、金黄色葡萄球菌、大肠埃希菌、克雷伯菌、不动杆菌部分菌株、脆弱拟杆菌及其他拟杆菌、消化球菌和消化链球菌的部分菌株对本品甚为敏感。粪链球菌、表皮链球菌、流感嗜血杆菌、奇异变形杆菌、沙雷杆菌、产气肠杆菌、阴沟肠杆菌、铜绿假单胞菌、产气荚膜梭菌及艰难梭菌等对本品也相当敏感。特别对金黄色葡萄球菌、粪链球菌、铜绿假单胞菌及脆弱拟杆菌的抗菌作用比头孢唑肟（益保世灵）、头孢哌酮（先锋必）等头孢菌素强得多。对β-内酰胺酶稳定，且对铜绿假单胞菌、大肠埃希菌等革兰氏阴性菌产生的β-内酰胺酶具有抑制作用。口服不吸收，静脉注射本品 250mg、500mg、1.0g（均按亚胺培南计）后 20min，血药峰浓度分别为 20μg/ml、35μg/ml、66μg/ml，蛋白结合率约 20%。体内分布以细胞间液、肾、上颌窦、子宫颈、卵巢、盆腔及肺等部位最高，在胆汁、前列腺、腭扁桃体及痰中有较多量，并有一定量进入脑脊液中，半衰期约 1h。亚胺培南单独应用易分解，在尿中只能回收少量的原形药物。西司他丁本身没有抗菌作用，也不影响亚胺培南的抗菌作用，但西司他丁为肾脱氢肽酶抑制药，保护亚胺培南在肾中不受破坏，因此在尿中回收的原形药物可达 70%。西司他丁阻抑亚胺培南的排泄并减轻药物的肾毒性。用于敏感菌引起的败血症、感染性心内膜炎、骨髓炎、关节炎、创伤后继发感染、呼吸道感染、脓胸、肝胆感染、腹膜炎、前列腺炎、女性生殖器官感染、角膜溃疡、全眼球炎、皮肤和软组织感染等。

　　【用法用量】　静脉滴注或肌内注射：据病情以亚胺培南计，一次 0.25～1.0g，一日 2～4 次。对中度感染可一次 1g，一日 2 次。静脉滴注溶媒可用生理盐水或 5%～10%葡萄糖注射液，每 0.5g 药物用溶媒 100ml，制成 5mg/ml 液体缓滴。肌内注射溶媒可用 1%利多卡因注射液，以减轻疼痛。

　　【不良反应】　参见厄他培南（本篇"97".)。

　　【禁忌证】　对本品过敏者禁用。12 岁以下者忌用。

　　【注意事项】　①对β-内酰胺类药物过敏者及孕妇、哺乳期妇女慎用；②肾功能不良者适当减量；③可与氨基糖苷类等其他抗生素联合应用，但不应混合使用；④现用现配，用生理盐水溶解的药液室温存放不能超过 10h，用葡萄糖注射液溶解的药液只能存放 4h；⑤本品不可与含乳酸钠的输液配伍；⑥专档管理。

【规格】　粉针剂：分别含等量的亚胺培南、西司他丁 0.25g、0.5g、1.0g 及适量的碳酸氢钠作稳定剂。

105. 帕尼培南–倍他米隆（康彼灵、克倍宁，panipenem-betami-pron）[保乙]

【作用特点与用途】　本品对以金黄色葡萄球菌、肠球菌为代表的革兰氏阳性菌、肠杆菌、铜绿假单胞菌为代表的革兰氏阴性菌及拟杆菌属等兼性细菌有抗菌作用。本品对细菌的增殖期影响极小，但对以往的 β-内酰胺类药物杀菌力弱的稳定期早期具有杀菌作用。以本品每小时 0.5g 静脉滴注终了时，血浆中浓度帕尼培南为 27.5μg/ml，倍他米隆为 15.6μg/ml，血浆半衰期分别约为 70min 与 40min。24h 尿中排泄出帕尼培南为 28.5%，倍他米隆为 9.7%；包括代谢产物，给予帕尼培南量的 77.5%被排泄。用于敏感菌引起的各种感染性疾病：败血症、感染性心内膜炎、丹毒、蜂窝织炎、淋巴管（结）炎、肛周炎、骨髓炎、关节炎、外伤烧伤手术创伤等浅表性继发感染、咽喉炎（脓肿）、腭扁桃体炎（脓肿）、急慢性支气管炎、支气管扩张（感染时）、慢性呼吸系统疾病的继发感染、肺炎、肺脓肿、脓胸、肾盂肾炎、膀胱炎、前列腺炎、附睾炎、胆囊炎、胆管炎、肝脓肿、腹膜炎、盆腔炎、直肠子宫陷凹脓肿、子宫附件炎、宫内感染、宫旁结缔组织炎、前庭大腺炎、髓膜炎、角膜溃疡、眼窝感染、全眼球炎（含眼内炎）、中耳炎（含乳突炎）、鼻旁窦炎、化脓性涎腺炎（腮腺炎、颌下腺炎、舌下腺炎）、颌骨炎及颌骨周围蜂窝织炎。

【用法用量】　静脉滴注：成年人 1g/d，分 2 次，每次 30min 滴完。可根据年龄及症状适当增减剂量，重症或顽固性感染疾病可增至 2g/d，分 2 次静脉滴注，但成年人一次 1g 静脉滴注时，须 1h 以上滴完。小儿一般以本品 30～60mg/（kg·d），分 3 次，每次 30min 滴完。可根据年龄及症状适当增减，重症或顽固性感染时可增至 0.1g/（kg·d），分 3 次或 4 次静脉滴注。

【不良反应】　不良反应率 2.9%。主要为皮疹、嗳气、呕吐、腹泻、实验室检验值异常，主要为氨基转移酶升高及嗜酸粒细胞增多等。偶见假膜性肠炎；罕见休克、急性肾功能不全、意识障碍、粒细胞缺乏症、溶血性贫血。

【注意事项】　本品静脉滴注前用 100ml 以上生理盐水或 5%葡萄糖注射液等溶解后使用。参见美罗培南（本篇"95."）、亚胺培南（本篇"98."）。专档管理。

【规格】　粉针剂：0.5g。

第十四章　大环内酯类抗生素

大环内酯类是由链霉菌产生的弱碱性抗生素，因分子中含有 1 个内酯结构的 14 或 16 元环而得名。红霉素是本类药物最典型代表。大环内酯类作用于细菌 70S 系统中的核糖蛋白体 50S 亚单位，阻碍细菌蛋白质合成，属于生长期抑菌剂。本类药物的抗菌谱包括葡萄球菌、粪链球菌、白喉棒状杆菌、炭疽杆菌、脑膜炎球菌、淋球菌、百日咳鲍特菌、产气荚膜梭菌、布鲁氏菌、军团菌、弯曲杆菌、钩端螺旋体、肺炎支原体、立克次体和衣原体等。

近年来，由于本类药物的过度应用，造成了耐药菌株的日益增多。大环内酯类药物之间有较密切的交叉耐药性存在，因而新开发出非诱导耐药性的大环内酯类药物受到重视。

本类药物的不良反应：①肝毒性。在正常剂量下，肝毒性较小，但酯化红霉素则有一定的肝毒性，故只宜少量且短期应用。②耳鸣和听觉障碍，静脉给药时可发生肝酶升高，但停药或减量可恢复。③可致药物热、药疹及荨麻疹等过敏反应。④不宜肌内注射，因有局部刺激性。静脉滴注可引起静脉炎，故滴液宜稀（＜0.1％），滴速宜慢。⑤本类药可抑制茶碱的正常代谢，两者联合应用，可使茶碱血药浓度升高而致中毒，甚至死亡，因此联合应用时进行茶碱血药浓度监测，以防意外。

106. 琥乙红霉素（利君沙，ethylsuccinate）[典][保乙]

【作用特点与用途】　本品为酯化红霉素的一种。在体内水解，释放出红霉素而起抗菌作用。因无味，且在胃液中稳定，故可制成不同的口服剂型，供儿童和成人应用。用于链球菌引起的腭肩桃体炎、猩红热、白喉及带菌者、淋病、李斯特菌病、肺炎链球菌性下呼吸道感染（以上适用于不耐青霉素的患者）。对于军团菌肺炎和支原体肺炎，本品可作为首选药。尚可用于流感嗜血杆菌引起的上呼吸道感染、金黄色葡萄球菌皮肤及软组织感染、梅毒、肠道阿米巴病等。

【用法用量】　口服：成年人一次 0.25～0.5g，一日 3～4 次给药；儿童，30～40mg/（kg·d），分 4 次给药，或体重＜5kg 者 40mg/（kg·d）；5～7kg 者一次 50mg，一日 4 次；7～11kg 一次 0.1g，一日 4 次；11～23kg 一次 0.2g，一日 4 次；23～45kg 一次 0.3g，一日 4 次；＞45kg 者，按成人量。

【不良反应】　有时可发生食欲缺乏、恶心、呕吐、腹痛、腹泻、胃部不适、便秘、药物热及药疹等。

【禁忌证】　严重肝损害者禁用。

【注意事项】　①本品对肝脏毒性虽较依托红霉素低，因体内是经肝代谢和排泄的，故肝功能不全者应慎用；②孕妇、哺乳期妇女慎用；③因食物影响本品吸收，宜空腹服用。

【规格】　片剂：0.1g。颗粒剂（干糖浆）：每包 0.25g（1mg 相当于 1000U）。

107. 克拉霉素（甲红霉素，clarithromycin）[典][基][保乙]

【作用特点与用途】　本品主要与细菌的 70S 系统中的核糖蛋白体 50S 亚单位按 1：1 相结合，阻碍肽链增长，抑制细菌的蛋白质合成。对下述敏感的致病菌如金黄色葡萄球菌、表皮葡萄球菌、白色化脓性葡萄球菌、肺炎链球菌、粪链球菌、脓链球菌、脆弱拟杆菌、沙眼病毒（尿素支原体）等的最低有效抑制浓度较开发初期有明显上升。在剂量相同时，本品抗菌作用是红霉素的 1～3 倍。本品对静止期金黄色葡萄球菌、白色化脓性葡萄球菌、肺炎链球菌、流感嗜血杆菌有杀菌作用，但对大环内酯耐药菌无效。对艰难梭菌的作用却比氨苄西林弱。提高本品的 pH 或非离子化，则会增大本品对细菌的内透过性，使抗菌作用显著增强。口服吸收好。本品对酸高度稳定，几乎不受食物影响，个体差异小。在相同剂量下，本品的峰值为红霉素的 3 倍，AUC 接近于红霉素的 5 倍。主要排泄物为原形及 14 位羧化物，均有抗菌活性，24h 内尿中排泄率约占给药量的 38%。主要用于上述敏感菌引起的感染症：毛囊炎、疖、痈、丹毒、蜂窝织炎、皮下脓肿、汗腺炎、聚合性痤疮、感染性粉瘤、脓皮病、肛周脓肿、外伤、烫伤、手术创伤、表浅性二次感染、咽炎喉炎、急性支气管炎、腭扁桃体炎、慢性支气管炎、支气管炎、肺炎、化脓性肺炎、非淋菌性尿道炎、梭状芽孢杆菌性肠炎、宫颈炎、鼻窦炎、牙周炎及冠周炎等。

【用法用量】　口服：成年人 0.5～1.0g/d，分 2 次服用；小儿 10～15mg/(kg·d)，分 2～3 次服用；可根据年龄和症状适当增减。

【不良反应】　3645 例中发生不良反应 108 例（2.96%），主要表现为腹泻、腹痛、胃不适、嗳气、发疹、呕吐、腹胀、软便、荨麻疹、倦怠感、头晕及味觉异常。临床检查值可见氨基转移酶、嗜酸粒细胞及乳酸脱氢酶、碱性磷酸酶、γ-谷氨酰转移酶（γ-GGT）、三酰甘油、总胆固醇、尿素氮及血钾等升高，血小板、白细胞、中性粒细胞减少。停药后可自行消失。

【禁忌证】　对本品及其他大环内酯类有过敏史者禁用。

【注意事项】　①肝功能不良者慎用；②孕妇及小儿的安全性尚未确立，应慎用；③并用茶碱可使茶碱浓度升高甚至中毒，应适当减量；④对衣原体感染可连续用药 14 日，必要时可适当延长。

【规格】　片剂：0.05g、0.125g、0.25g 或 0.5g；胶囊剂：0.125g、0.25g。

108. 罗红霉素（严迪，roxithromycin）[典][保乙]

【作用特点与用途】　本品在体外的抗菌谱与抗菌活性均与红霉素相似。金黄色葡萄球菌（耐甲氧西林金黄色葡萄球菌除外）对本品与红霉素、交沙霉素、螺旋霉素同样敏感，对链球菌（包括 A、B、C 群链球菌和肺炎链球菌，但 G 群链球菌和肠球菌除外）的抗菌活性与红霉素、克林霉素及阿莫西林相似，对大多数化脓性链球菌敏感。对蜡状芽孢杆菌和棒状杆芽孢杆菌属高度敏感。对单核细胞增多性李斯特菌的抗菌活性与红霉素、交沙霉素、克林霉素及阿莫西林相似。本品对卡他莫拉菌（包括产 β-内酰胺酶菌株）与红霉素、交沙霉素及多西环素一样有高度的抗菌活性，但对弯曲菌的作用比红霉素弱。对耐青霉素淋球菌很敏感或中等敏感。对脑膜炎球菌有中等抗菌作用。对百日咳鲍特菌和副百日咳鲍特菌的作用比红霉素弱。对结核分枝杆菌的抗菌活性不如利福平和异烟肼。对口腔拟杆菌和产黑色素拟杆菌较敏感。对真菌、肽球菌、肽链球菌和丙酸痤疮杆菌等厌氧菌也有效。对弓形体脑炎和梅毒也有良好的疗效。本品抗菌机制与红霉素相同。由于在多形核白细胞和巨噬细胞中的药物浓度高，因而增强这些细胞的粘连和趋化功能，这些细胞在受感染时能对细菌起吞噬和溶解作用。本品耐酸，不受胃酸破坏，从肠道吸收好，血药浓度高。若在服药时伴用牛奶则血药峰浓度高，AUC 增大。本品平均半衰期为 8.4～15.5h，为红霉素的 5 倍，经尿和粪中分别以 50%、55%的原形药物排出；另 25%和 22%为红霉支糖衍生物，只有血浆中全为原形药物。本品对儿童和婴儿的药动学性质和成年人相似，老年人也不必调整剂量。本品离子化程度低，脂溶性高，广泛分布于体液和各组织中。血浆中药物浓度比细菌所需 MIC_{90} 要高。本品与白蛋白结合率为15.6%～26.7%。能特异性地与 $α_1$ 酸性糖蛋白结合，这种结合具有饱和性。本品不受肝药酶影响，因此不会像红霉素那样与其他药物发生相互作用。肾功能不全者口服本品单剂量后血药峰浓度升高，AUC 增大，消除半衰期延长，尿和肾的消除率下降；但肾功能受损者多剂量口服本品后未见蓄积现象，药动学参数也与肾功能受损程度无关。用于上述敏感菌引起的呼吸系统感染、耳鼻喉感染、泌尿生殖系统感染、儿科感染及其他感染。

【用法用量】　口服：餐前口服成年人为一次 0.15g，一日 2 次；老年人和肾功能受损者无须调整剂量。对严重肝硬化患者的剂量可减至一日只服 1 次 0.15g，婴幼儿剂量为 2.5～5mg/kg，一日 2 次。

【不良反应】　严重酒精性肝硬化患者消除相半衰期延长 2 倍，故对此患者应注意调整剂量。其余参见克拉霉素（本篇"107."）有关项下的介绍。

【禁忌证与注意事项】　参见克拉霉素（本篇"107."）。

【规格】　颗粒、片、胶囊剂：25mg、50mg、75mg、150mg。

109. 阿奇霉素（叠氮红霉素，azithromycin）[典][基]

【作用特点与用途】　与红霉素（EM）相比，本品抗菌谱扩大，除保留对革兰氏阳性菌的作用外，对革兰氏阴性球菌、杆菌及厌氧菌的活性有了明显的改善，如对大肠埃希菌、沙门菌、志贺菌和流感嗜血杆菌等的抗菌作用均强于红霉素，对其他病原微生物如肺炎支原体、沙眼衣原体及梅毒螺旋体等也有很好的活性，本品可有效地竞争性地与 ^{14}C 红霉素核糖体结合部位相结合，其作用机制与红霉素相似。本品对耐氨苄西林流感嗜血杆菌引起的全身感染的有效性较红霉素强 4 倍，对坏死杆菌引起的感染较红霉素强 10 倍。对阿莫西林耐药的流感嗜血杆菌或敏感的肺炎链球菌所致中耳炎动物模型，口服本品有效，红霉素无效。由肠炎沙门菌（肝、脾）和金黄色葡萄球菌（股肌）引起的组织感染模型，本品有效，红霉素无效。口服生物利用度约 24h，尿排泄率为 3%～5%，比红霉素高。静脉滴注本品 500mg 后由血中经多相消除，经 24～72h　$t_{1/2}$ 平均约为 41h，而红霉素仅约 2h。组织中浓度明显高于血药浓度，如间隔 12h 服用 250mg 2 次后，前列腺、腭扁桃体及许多组织内浓度高峰超过 3mg/ml，前列腺与腭扁桃体中药物浓度半衰期分别为 2.3 日、3.2 日。用于呼吸道、泌尿道、皮肤软组织感染及性病。本品用于 168 例性病，对衣原体及淋球菌感染的治愈率分别为 96%、92%，优于对照组多西环素，且不良反应少而轻，患者易耐受。本品与红霉素对照治疗淋球菌、衣原体所致的急性皮肤及软组织感染 68 例，临床治愈率分别为 86%、82%；治疗淋球菌、衣原体所致尿道炎和宫颈炎，本品用药 1 周，所有 94 例患者均获临床治愈。仅在第 2 周有 1 例接受 3 日本品治疗时，有混合感染症状重新出现。

【用法用量】　口服：每 12h 一次，一次 250mg，或一日口服 1 次 0.5g；静脉滴注：一日 1 次静脉滴注 0.5g。剂量随临床病情变化可适当增减，应遵医嘱。

【不良反应】　本品的不良反应比红霉素少而轻，除治疗肺炎支原体或鹦鹉热衣原体引起的非典型肺炎外，其余可参见红霉素相关资料。

【规格】　片剂或胶囊剂：0.125g、0.25g、0.5g、1g；粉针剂：0.25g、0.5g。阿奇霉素氯化钠注射液：100ml 内含阿奇霉素 0.2g，氯化钠 0.85g。

110. 地红霉素（dirithromycin）[典][基][保甲]

【作用特点与用途】　本品具有类似于红霉素的抗菌谱。对大多数革兰氏阳性杆菌的最低有效抑菌浓度低于红霉素 2～4 倍。对百日咳鲍特菌，本品的活性比红霉素强 4 倍。在导管引起的大鼠粪链球菌性心内膜炎模型中，用 20mg/kg 经 10 日后本品的保护作用大于红霉素。地红霉素部分在肝脏中代谢。大环内酯类抗生素都通过细胞色素 P450 微粒体酶系统产生去甲基化作用。地红霉素的代谢产物红霉素胺具有相同的活性。本品主要由粪便与胆汁排泄，只有少量经尿排泄。代谢物随着服用方法的不同而不同。本品在体内能维持较长时间的高浓度。对在肿瘤患者中得到的 334 种革兰氏阳性分离菌的体外研究中，地红霉素药效的抗菌谱方面与红霉素相似。地红霉素能有效地对乙型溶血性链球菌和肺炎链球菌。对青霉素和甲氧西林敏感的金黄色葡萄球菌、芽孢杆菌、单核细胞增多性李斯特菌部分有效。对红霉素耐药的细菌对地红霉素也同样耐药。地红霉素与红霉素不仅有相似的体外抗微生物活性，而且还有更高的体内活性。地红霉素对甲型和乙型溶血性链球菌、肠球菌敏感，对凝固酶阳性和阴性的葡萄球菌及耐甲氧西林的菌株对本品敏感。地红霉素活性比红霉素大 2～4 倍。地红霉素对葡萄球菌和链球菌的活性不因人血清的加入而降低。本类大环内酯类药在 pH 8.0 比 pH 6.0 的活性大 1～4 倍。地红霉素对金黄色葡萄球菌-553 有抑菌性，且对流感嗜血杆菌-1435 有缓慢的杀菌作用。临床给 20 例健康受试者服用本品 7 日，0～5g/d，可导致链球菌、嗜血杆菌和需氧口腔菌群中的奈瑟球菌数量增加，肠道细菌数明显减少。革兰氏阳性球菌、双歧杆菌属、真杆菌和拟杆菌数量都有降低，而厌氧性小肠微生物中的梭状芽孢杆菌和乳酸杆菌数量有所增加。用于急性支气管炎、慢性气管炎急性发作，以及对本品敏感菌引起的感染症。

　　【用法用量】　口服：成年人一次 0.5g，一日 1 次。餐时服用，疗程 7～14 日。

　　【不良反应】　类似于红霉素但少而轻，较安全。

　　【注意事项】　由于大环内酯类抗生素能与糖蛋白广泛性结合，故能与糖蛋白结合的其他药物可导致本品游离浓度升高。本品可加快茶碱消除，降低茶碱血药浓度 18%，降低峰浓度 26%。应注意肠道有益微生物如双歧杆菌等数量的减少。

　　【规格】　片剂：0.25g、0.5g。

111. 环酯红霉素（达发新、澳抒欣、冠沙，erythromycin cyclo-carbonate）[保乙]

　　【作用特点与用途】　本品是红霉素的半合成衍生物，环碳酸酯的引入极大地改善了红霉素的亲脂性，增加了吸收，并降低了血清蛋白结合率，提高了抗菌活性并使毒性降低。其抗菌谱和作用机制同红霉素。口服 T_{max} 为 6～10h，$t_{1/2}$ 为 9～10h，72h 尿累积排出率为 35.70%。临床用于下述敏感菌，如金黄色葡萄球菌、A 群链球菌、肺炎链球菌、白喉棒状杆菌等革兰氏阳性菌；淋球菌、流感嗜血杆菌、百日咳鲍特菌、志贺菌属等革兰氏阴性菌；除脆弱拟杆菌、梭形杆菌外，对各种厌氧菌、支原体、衣原体、螺旋体、军团菌属、弯曲菌、阿米巴等引起的感染，包括肺炎支原体、嗜肺军团菌和肺炎衣原体引起的肺炎。在无有效的局部治疗方案或无其他抗生素使用的情况下（如非青霉素敏感的葡萄球菌引起的感染和青霉素过敏者）的皮肤软组织感染；由支原体和衣原体、淋病奈瑟球菌所致性病，非淋病性尿道炎，淋病，弯曲杆菌引起的肠炎，幽门螺杆菌性胃炎，小儿百日咳等。

　　【用法用量】　口服：空腹或饭前及饭后 3h 服用。成人一次 0.25～0.5g，一日

2 次，疗程 5～10 日。小儿按 15mg/kg 体重，每 12h 给药 1 次。

【不良反应与注意事项】　不良反应类似红霉素、阿奇霉素等大环内酯类抗生素，发生率及程度相对少而轻，长期用药应注意嗜酸粒细胞增多、发热、可逆性听力损害、假膜性结肠炎、肝功能损伤、非敏感细菌（艰难梭菌）和霉菌（白念珠菌）的过度生长等。

【规格】　片剂：0.25g；胶囊剂：0.25g。

112. 硬脂酸红霉素（erythromycin stearate）[典]

【作用特点与用途】　硬脂酸红霉素为红霉素硬脂酸盐和过量硬脂酸的混合物，并含有一定量的硬脂酸钠，具有同红霉素一样的广谱抗菌性能。本品为控释制剂，对葡萄球菌属、链球菌和革兰氏阳性杆菌均具抗菌活性，对奈瑟菌属、流感嗜血杆菌、百日咳鲍特菌等也呈敏感。本品对除脆弱拟杆菌和梭杆菌属以外的各种厌氧菌亦具有抗菌活性；对军团菌属、胎儿弯曲菌、某些螺旋体、肺炎支原体、立克次体属和衣原体属也有抑制作用。本品系抑菌药，但在高浓度时对某些菌团也具有杀菌作用。本品可透过细菌细胞膜，在接近供位（"P"）处与细菌核糖体的 50S 亚基成可逆性结合，阻断了转移核糖核酸（tRNA）结合至 "P" 位的位移，因而细菌蛋白质合成受抑制。硬脂酸红霉素仅对分裂活跃的细菌有效。本品对酸较稳定，故在胃中破坏少。口服硬脂酸红霉素 0.2g，达峰时间 2h，血药浓度可达 1～1.3mg/L，组织浓度高于血浓度，不易透过血脑屏障，可进入胎血和排入母乳中，表观分布容积为 0.9L/kg。蛋白结合率为 70%～90%，游离红霉素在肝内代谢，$t_{1/2}$ 为 1.4～2h，主要在肝中浓缩并从胆汁排出，进行肠肝循环。可用于：①作为青霉素过敏患者治疗下列感染的替代用药，溶血性链球菌、肺炎链球菌等所致的急性扁桃体炎、急性咽炎、鼻窦炎、溶血性链球菌所致的猩红热、蜂窝织炎；白喉及白喉带菌者；气性坏疽、炭疽、破伤风；放线菌病、梅毒、李斯特菌病等。②军团病。③肺炎支原体感染。④肺炎衣原体肺炎。⑤其他衣原体属、支原体属所致泌尿生殖系统感染。⑥沙眼衣原体结膜炎。⑦淋病菌感染。⑧厌氧菌所致口腔感染。⑨空肠弯曲菌肠炎。⑩百日咳。还作为风湿热复发、感染性心内膜炎（风湿性心脏病、先天性心脏病、心脏瓣膜置换术后）、口腔及上呼吸道医疗操作时的预防用药（青霉素的替代用药）。

【用法用量】　口服：空腹或饭后 3～4h 服用。成年人 0.75～2g/d，分 3 次或 4 次口服；儿童按 20～40mg/（kg·d），分 3 次或 4 次口服。治疗军团病，成年人一次 0.5～1g，一日 4 次。用作风湿热复发的预防用药，一次 0.25g，一日 2 次。用作感染性心内膜炎的预防用药，术前 1h 口服 1g，术后 6h 再服用 0.5g。

【不良反应】　胃肠道反应多见，其发生率与剂量大小有关；肝毒性少见，患者可有乏力、恶心、呕吐、腹痛、发热及肝功能异常，偶见黄疸等；过敏反应表现为药物热、皮疹、嗜酸粒细胞增多等；偶有心律失常、口腔或阴道念珠菌感染。大剂量（≥4g/d）应用时，可能引起听力减退，主要与血药浓度过高（＞12mg/L）有关，停药后大多可恢复。

【禁忌证】 对红霉素类药物过敏者禁用。

【注意事项】 溶血性链球菌感染用本品治疗时，至少需持续 10 日，以防止急性风湿热的发生。

【规格】 胶囊剂：0.1g；片剂：0.125g。

113. 氟红霉素（flurithromycin）

【作用特点与用途】 本品为 14 元环半合成大环内酯类抗生素，内酯环的 8 位上含氟原子，其抗菌活性与红霉素相似。在酸性条件下稳定，口服生物利用度高，半衰期较长。体外抗菌活性略强于交沙霉素，而对肝细胞的毒性却低于红霉素。本品对肝酶活性的影响较少，对苯巴比妥的中枢抑制作用影响亦较少。成年人口服 0.5g 后血药峰值 1.2～2mg / L，进食不影响其吸收。呼吸道组织中可达较高浓度，为同期血药浓度的 2～4 倍，$t_{1/2}$ 约 8h。用于敏感菌引起的各种感染症。

【用法用量】 口服：成年人每次 0.25～0.5g，一日 3 次。遵医嘱。

【不良反应与注意事项】 参见红霉素（本篇 "122."）。

【规格】 片、胶囊剂：0.125g、0.25g。

114. 罗他霉素（rokitamycin、ricamycin）

【作用特点与用途】 本品为大环内酯类抗生素。对需氧的革兰氏阳性菌（葡萄球菌、链球菌属）、厌氧菌及支原体的抗菌作用较麦迪霉素和交沙霉素为强。对红霉素及竹桃霉素诱导体的诱导型大环内酯耐药性葡萄球菌及一部分构成型大环内酯耐药菌也有抗菌作用。本品口服后，向痰液、腭扁桃体、唾液、皮肤组织、牙龈及乳汁中移行，但几乎不向脐带血浆及羊水移行。用于敏感菌及支原体引起的毛囊炎（除脓疱性痤疮）、疖、痈、丹毒、蜂窝织炎、淋巴管炎、化脓性甲周炎、皮下脓肿、汗腺炎、感染性粉瘤、咽喉炎、急性支气管炎、腭扁桃体炎、细菌性肺炎、支原体肺炎、外耳炎、中耳炎、鼻旁窦炎、牙周炎及颌窦炎。

【用法用量】 口服：成年人 0.6g/d，分 3 次服用。

【不良反应】 偶见皮疹、荨麻疹、食欲缺乏、恶心、呕吐、腹泻；罕见便秘及视物朦胧感。参见克拉霉素（本篇 "107."）等大环内酯类抗生素。

【禁忌证】 对本品有过敏史者禁用，孕妇、早产儿、新生儿、婴儿及小儿忌用。

【注意事项】 肝功能不全者慎用。

【规格】 片剂：0.1g。

115. 泰利霉素（特利霉素，telithromycin）

【作用特点与用途】 本品为红霉素的 60-甲基-3-酮衍生物，即酮环内酯类抗生素，其抗菌谱类似红霉素，但本品对野生型细菌核糖体的结合力较红霉素与克拉霉素强，分别为 10 倍和 6 倍；抗菌作用比阿奇霉素强。对其他大环内酯耐药的细菌，本品对之尚可能有效。泰利霉素半衰期长，在炎性体液和肺组织中浓度高，不易诱导耐药性，故广泛用于呼吸道病原菌感染的治疗。药敏试验表明，本品对目前 99.8% 肺炎链球菌分离菌，包括 99.5% 的耐青霉素类抗生素菌株、99.6% 的耐大环内酯类抗生素菌株和 100% 的耐氟喹诺酮类抗生素菌株具有活性；对卡他莫拉菌、流感嗜血杆菌、副流感嗜血杆菌分离株具有高度活性；对 95% 的 A 群链球菌、92.9% 的金黄色葡萄球菌 *mecA* 分离株敏感。用于敏感菌所致的感染如呼吸道感染包括社区获得性肺炎、慢性支气管炎、急性上颌窦咽炎及腭扁桃体炎等。

【用法用量】 口服：一次 800mg，一日 1 次，疗程 5～10 日。

【不良反应】 常见的不良反应有腹泻、恶心、头痛、呕吐，多为可耐受性。

【禁忌证】 对红霉素类药物过敏者禁用。

【药物相互作用】 强肝药酶 CYP3A4 抑制药，如酮康唑、伊曲康唑、利托那韦、西咪替丁、辛伐他汀等，可使本品血药浓度和 AUC 明显增加。

【规格】 片剂：0.4g、0.8g。

其他 9 种大环内酯类抗生素简介如下。

116. 红霉素（erythromycin）[典][基][保甲]

本品用于敏感菌所致感染症，抗菌谱与青霉素相似。口服：1～2g/d，分 3～4 次服用；静脉滴注：1～2g/d，分 3 次给药。小儿酌减抑菌药，遇酸减效；与避孕药合用减效；可有消化系统反应等，长期大量用药可致聋。片、胶囊剂：0.1g、0.125g；注射剂：0.25g、3g。

117. 乙酰螺旋霉素（acetyl spiramycin）[典][保乙]

抗菌谱、抗菌机制及用途与红霉素相似，主要用于革兰氏阳性菌感染。成年人口服 0.8～1.6g/d，重症可增至 1.6～2g/d，分 4～6 次服用；儿童剂量 20～30mg/kg，分 2～4 次服用。不良反应比红霉素轻。片剂：0.2g。

118. 乙酰麦迪霉素（醋酸麦迪霉素，midecamycin acetate）

本品对革兰氏阳性菌及部分革兰氏阴性菌有很强抗菌作用。主要用于敏感菌引起的呼吸道及皮肤软组织感染。成年人口服每次 0.2～0.3g，一日 3 次。儿童剂量 20～40mg/（kg·d），分 3 次或 4 次服用。不良反应比红霉素少而轻。肠溶片剂：0.2g；

干糖浆剂：0.2mg。

119. 竹桃霉素（oleandomycin）

抗菌谱与红霉素相同，抗菌力较低，有不完全交叉耐药性。口服 0.25g，一日 4 次；注射：每次 0.4g。口服剂为三乙酰竹桃霉素。片剂或胶囊剂均 0.25g，注射剂：0.2g。

120. 依托红霉素[典]（erythromycin estolate）

抗菌谱与作用同红霉素。口服：每次 0.25～0.375g，一日 3 次；小儿 30mg/kg，分 2～3 次服用，少数患者可致胆汁淤积，肝炎患者禁用。片剂：125mg；颗粒剂：75mg/袋。

121. 吉他霉素[典]（kitasamycin tartrate）

抗菌及作用与红霉素相似。主要用于耐药金黄色葡萄球菌、革兰氏阳性菌感染，也用于百日咳、淋病、支原体肺炎等。成年人静脉注射：0.4～0.8g/d，分 2 次用药。①滴速宜慢；②可致血栓性静脉炎，但发生率低于红霉素；③肝功能不全者禁用。粉针剂：含酒石酸吉他霉素每支 0.2g，每支 0.4g（40 万 U）。

122. 交沙霉素（角沙霉素，josamycin）[典]

非诱导性抗生素，抗菌谱和麦迪霉素相同，但抗菌活性略低。用于敏感菌所致口咽部、呼吸道、肺、鼻窦、中耳、皮肤软组织、胆道感染。成年人口服 0.8～1.2g/d，分 3～4 次服用；儿童 30mg/（kg·d），分 3～4 次服用；空腹服用吸收好。片剂：0.1g、0.2g，丙酸交沙霉素散：0.1g（效价）。

123. 麦迪霉素（midecamycin）

本品与红霉素相似。成年人口服 0.8～1.2g/d，分 3 次服用；小儿 30mg/（kg·d），分 3～4 次服用，肠溶片易于吸收。与其他大环内酯类有交叉耐药性。片剂：0.1g。

124. 麦白霉素（meleumycin）[典]

本品与吉他霉素和麦迪霉素相似。成年人口服：0.8～1.2g/d，分 3～4 次服用；小儿酌减同麦迪霉素。片剂：0.1g。

第十五章　氨基糖苷类抗生素

本类抗生素主要作用于细菌蛋白质合成过程，使其合成异常的蛋白，阻碍已合成蛋白质的释放，使细菌细胞膜通透性增加而导致一些重要生理物质的外漏，引起细菌死亡。本类药物对静止期细菌的杀灭作用较强，为静止期杀菌药。氨基糖苷类的抗菌谱主要含革兰氏阴性杆菌，包括大肠埃希菌、克雷伯菌属、肠杆菌属、变形杆菌属、沙雷菌属、产碱杆菌属、不动杆菌、志贺菌属、沙门菌属、枸橼酸杆菌等。有的品种对铜绿假单胞菌或金黄色葡萄球菌，以及结核分枝杆菌等也有抗菌作用。本类抗生素对奈瑟菌属、链球菌属和厌氧菌常无效。

细菌对本类药物的耐药性主要是通过质粒传导产生钝化酶而形成。已知的钝化酶有乙酰转移酶、核苷酸转移酶和磷酸转移酶，分别作用于相关碳原子上的—NH_2或—OH 基团，使之生成无效物。一种药物能被一种或多种酶所钝化，而几种氨基糖苷类药物也能被一种酶所钝化。因此，在不同的氨基糖苷类药物间存在着不完全的交叉耐药性。产生钝化酶的质粒（或 DNA 片段）可通过接合方式在细菌细胞间转移，使原来不耐药的细菌细胞产生耐药性。

氨基糖苷类的不良反应主要有①耳毒性及前庭功能失调：多见于卡那霉素及庆大霉素。蜗神经损害，多见于卡那霉素及阿米卡星。孕妇注射本类药物可致新生儿听觉受损，应禁用。②肾毒性：主要损害近曲小管，可出现蛋白尿、管型尿、继而出现红细胞、尿量减少或增多，进而发生氮质血症、肾功能减退及排钾增多等。肾毒性大小次序为卡那霉素＝西索米星＞庆大霉素＝阿米卡星＞妥布霉素＞链霉素。③神经肌肉阻滞：本类药物具有类似箭毒阻滞乙酰胆碱和络合钙离子的作用，能引起心肌抑制、呼吸衰竭等，可用新斯的明和钙剂（静脉注射）对抗。本类不良反应以链霉素和卡那霉素较多发生，其他品种也不除外。患者原有肌无力症或已接受过肌肉松弛药者更易发生，一般应禁用。④其他：有血象变化、肝脏氨基转移酶升高、面部及四肢麻木、周围神经炎、视物模糊等。口服本类药物可引起脂肪性腹泻、菌群失调和二重感染。

本类药物也可引起过敏反应，包括过敏性休克、皮疹、荨麻疹、药物热、粒细胞减少及溶血性贫血等。

本类药物的不良反应与其血药浓度密切相关，因此在用药过程中宜进行血药浓度监测。

125. 链霉素（streptomycin）[典][基][保甲]

【作用特点与用途】　本品系链霉素的硫酸盐，是一种氨基糖苷类抗生素的"老"

药品。硫酸链霉素对结核分枝杆菌具有强大的抗菌作用，对多数革兰氏阳性球菌（如各种链球菌）和杆菌（如铜绿假单胞菌、厌氧菌）的抗菌作用不强，对许多革兰氏阴性杆菌有较强的抗菌作用，本品对各种皮肤结核病皆有效，有抑制结核分枝杆菌繁殖及毒素产生的作用，高浓度时（＞0.4μg/ml）有杀菌作用。结核分枝杆菌对链霉素的耐药性产生迅速，宜与其他抗结核药联合应用。

【药动学】　肌内注射后吸收良好。主要分布于细胞外液，并可分布至除脑以外的全身器官组织，该品到达脑脊液、脑组织和支气管分泌液中的量很少；但可到达胆汁、胸腔积液、腹水、结核性脓肿和干酪样组织，并可通过胎盘进入胎儿组织。蛋白结合率20%～30%。血消除半衰期（$t_{1/2\beta}$）2.4～2.7h，肾功能减退时可显著延长。该品在体内不代谢，主要经肾小球滤过排出，给药后24h尿中排出80%～98%，约1%从胆汁排出，少量从乳汁、唾液和汗液中排出。该品可经血液透析清除相当量。

【用法用量】　①成人常用量肌内注射，一次0.5g（以链霉素计，下同），每12h给药1次，与其他抗菌药物合用。A.细菌性（甲型溶血性链球菌）心内膜炎，肌内注射，每12h给药1g，与青霉素合用，连续1周，继以每12h给药0.5g，连续1周；60岁以上的患者应减为每12h给药0.5g，连续2周。B.肠球菌性心内膜炎，肌内注射，与青霉素合用，每12h给药1g，连续2周，继以每12h给药0.5g，连续4周。C.鼠疫，肌内注射，一次0.5～1g，每12h给药1次，与四环素合用，疗程10日。D.土拉菌病，肌内注射，每12h给药0.5～1g，连续7～14日。E.结核病，肌内注射，每12h给药0.5g，或一次0.75g，一日1次，与其他抗结核药合用；如采用间歇疗法，即一周给药2～3次，一次1g；老年患者肌内注射，一次0.5～0.75g，一日1次。F.布鲁菌病，一日1～2g，分2次肌内注射，与四环素合用，疗程3周。②小儿常用量肌内注射。③肾功能减退患者：按肾功能正常者链霉素的正常剂量为一日1次，15mg/kg肌内注射。肌酐清除率＞50～90ml/min，每24h给予正常剂量的50%；肌酐清除率为10～50ml/min，每24～72h给正常剂量的50%；肌酐清除率＜10ml/min，每72～96h给予正常剂量的50%。

【不良反应】　硫酸链霉素对肾脏的损害较轻，表现为蛋白尿和管型尿，部分出现肾功能暂时减退，停药后可恢复，严重的永久性肾损害并不多见。

【注意事项】　妊娠D类药。妊娠、哺乳期妇女禁用。对链霉素或其他氨基糖苷类过敏的患者禁用。肾功能障碍应及时调整剂量。脑神经损害、重症肌无力、震颤麻痹等患者慎用。①交叉过敏，对一种氨基糖苷类过敏的患者可能对其他氨基糖苷类也过敏。②下列情况应慎用链霉素：失水，可使血药浓度增高，易产生毒性反应；第Ⅷ对脑神经损害，因该品可导致前庭神经和听神经损害；重症肌无力或帕金森病；肾功能损害，因该品具有肾毒性。③疗程中应注意定期进行下列检查：尿常规和肾功能测定，以防止出现严重肾毒性反应；听力检查或听电图（尤其高频听力）测定。④有条件时应监测血药浓度，并据此调整剂量，尤其对新生儿、年老和肾功能减退患者。每 12h 给药 7.5mg/kg 者应使血药峰浓度维持在 15～30mg/ml，谷浓度 5～10mg/ml；一日 1 次给药 15mg/kg 者应使血药峰浓度维持在 56～64mg/ml，谷浓度＜1mg/ml。⑤对诊断的干扰：该品可使谷丙转氨酶（ALT）、谷草转氨酶（AST）、血清胆红素浓度及乳酸脱氢酶浓度的测定值增高；血钙、镁、钾、钠浓度的测定值可能降低。

【孕妇及哺乳期妇女用药】　该品属妊娠用药 D 类，即对人类有危害，但用药后可能利大于弊。该品可穿过胎盘进入胎儿组织。据报道孕妇应用该品后曾引起胎儿听力损害。因此妊娠妇女在使用该品前必须充分权衡利弊。哺乳期妇女用药期间宜暂停哺乳。

【儿童用药】　该品属氨基糖苷类，在儿科中应慎用，尤其早产儿及新生儿的肾脏组织尚未发育完全，使本类药物的半衰期延长，药物易在体内积蓄而产生毒性反应。

【老年患者用药】　老年患者应用氨基糖苷类后易产生各种毒性反应，应尽可能在疗程中监测血药浓度。老年患者的肾功能有一定程度生理性减退，即使肾功能测定值在正常范围内仍应采用较小治疗量。

【药物相互作用】　①该品与其他氨基糖苷类合用或先后连续局部或全身应用，可增加其产生耳毒性、肾毒性及神经肌肉阻滞作用的可能性。②该品与神经肌肉阻断药合用，可加重神经肌肉阻滞作用。该品与卷曲霉素、顺铂、依他尼酸、呋塞米或万古霉素（或去甲万古霉素）等合用，或先后连续局部或全身应用，可能增加耳毒性与肾毒性。③该品与头孢噻吩或头孢唑林局部或全身合用，可能增加肾毒性。④该品与多黏菌素类注射剂合用，或先后连续局部或全身应用，可增加肾毒性和神经肌肉阻滞作用。⑤其他肾毒性药物及耳毒性药物均不宜与该品合用或先后应用，以免加重肾毒性或耳毒性。

【药物过量】　由于缺少特异性拮抗剂，该品过量或引起毒性反应时，主要用对症疗法和支持疗法，同时补充大量水分。血液透析或腹膜透析有助于从血中清除链霉素。

【规格】　0.75g（75 万 U）；1g（100 万 U）；2g（200 万 U）；5g（500 万 U）。

126. 庆大霉素（gentamicin）[典][基][保甲]

【作用特点与用途】　本品的作用机制同链霉素，主要用于大肠埃希菌、志贺菌、肺炎克雷伯菌、变形杆菌、铜绿假单胞菌等革兰氏阴性菌所致的感染。

【用法用量】　肌内注射或静脉滴注：一次 80mg，一日 2～3 次（间隔 8h），重症全身感染，可用 5mg/（kg·d）。静脉滴注前用输液 100ml 稀释一次剂量，于 0.5h 滴入。小儿 3～5mg/（kg·d），分 2～3 次给药。口服用于肠道感染：成人一次 80～160mg，一日 3～4 次；小儿 10～15mg/（kg·d），分 3～4 次服用。注意耳、肾毒性，不可长期用药，滴眼液遵医嘱。

　　【注意事项】　参见链霉素（本篇"125."）。

　　【规格】　注射剂：20mg、40mg、80mg；片剂：40mg；滴眼液：40mg/8ml。

127. 阿米卡星（丁胺卡那霉素、阿米卡霉素，amikacin）[典][基][保甲]

　　【作用特点与用途】　本品为半合成的氨基糖苷类的抗生素。抗菌谱近似庆大霉素，对革兰氏阳性菌和阴性菌及若干分枝杆菌（包括结核分枝杆菌）有抗菌活性，特别对铜绿假单胞菌作用比庆大霉素强，对铜绿假单胞菌的耐药菌株作用更强。本品的突出优点是对其他氨基糖苷类如链霉素、庆大霉素及卡那霉素的耐药菌株亦有效。对大肠埃希菌、金黄色葡萄球菌及变形杆菌的作用比庆大霉素和西索米星有效。本品相同剂量注射给药，血药浓度高于卡那霉素，0.5g 剂量给药后，血浓度峰值为20～30μg/ml，血清蛋白结合率为 20%，半衰期 2h，70%以原形自尿排泄。与羧苄西林及磺苄西林等 β-内酰胺类药物联合分开应用于抗铜绿假单胞菌感染起协同作用。主要用于革兰氏阴性菌特别是耐药性铜绿假单胞菌引起的尿路和肺部等感染，以及铜绿假单胞菌、变形杆菌所致的败血症。

　　【用法用量】　肌内注射：成年人 15～20mg/（kg·d），分 3 次给药，重症每 8h 给药 0.5g，剂量不超过 1.5g/d；儿童 4～8mg/（kg·d），分 2～3 次给药。

　　【不良反应】　①本品的耳毒性和肾毒性比卡那霉素稍低；对前庭及耳蜗毒性小，除大剂量长疗程外，本品对前庭功能无损害；②腹腔或大剂量给药后，和卡那霉素一样，可引起神经肌肉接头的阻滞；③与头孢菌素、两性霉素 B、多黏菌素和铂化合物合用增加肾毒性；与利尿药合用增加耳毒性，与青霉素类混合引起本品失活；④个别患者对本品过敏，有胃肠道反应、肝功能异常、麻木和贫血等。

　　【注意事项】　①肾功能减退、脱水、应用强利尿药者及老年人应慎用；②与本品合用引起耳、肾毒性的药物尽量避免合用；③与青霉素类混合在体内、体外均引起本品失活；④同庆大霉素，过敏者禁用。

　　【联合用药】　抗铜绿假单胞菌感染，与哌拉西林有协同作用，但禁在同一容器中混合。

　　【规格】　注射剂：0.1g、0.2g。

128. 核糖霉素（维生霉素，ribostamycin）[典]

　　【作用特点与用途】　本品抗菌谱与卡那霉素相似，对葡萄球菌、链球菌、肺炎克雷伯菌、大肠埃希菌和部分的变形杆菌菌株有效，抗菌作用较卡那霉素略弱。本品对铜绿假单胞菌及结核分枝杆菌无效。细菌对本品与卡那霉素有一定的交叉耐药性。肌内注射 0.5g，约 30min 血药浓度达峰值，平均为 25μg/ml，6h 时降为 2μg/ml。12h 时尿中排出量为 85%～90%。体内分布较广，可进入各周围组织、羊水和乳汁中。

但在胆汁和脑脊液中浓度甚低。本品最主要的优点是对听觉和肾的毒性均较小，其他毒性较低。用于上述敏感菌所致的呼吸系统感染、化脓性感染、腹膜炎、骨髓炎及泌尿系统感染等。

【用法用量】　肌内注射：成年人 1g/d，分 2 次给药；小儿 20～40mg/（kg·d），分 1～2 次给药。

【不良反应】　偶见有皮疹、注射部位疼痛、头痛、麻木、耳鸣、尿素氮及氨基转移酶轻度升高等。

【禁忌证】　无绝对禁忌证，12 岁以前儿童不宜用。但本品用于小儿的耳、肾毒性均比其他氨基糖苷类少而轻。

【注意事项】　①肾功能不全者慎用；②偶尔也可引起听神经损害，长期用药应进行听力检查；③本品与右旋糖酐、葡聚糖及海藻酸钠等血浆代用品合用增加肾毒性，不宜并用；④微生物对本品与卡那霉素及新霉素等常显示交叉耐药性。

【规格】　粉针剂：0.5g、1g。

129. 妥布霉素（tobramycin）[典][保乙]

【作用特点与用途】　本品抗菌谱与庆大霉素相似，主要有革兰氏阴性菌如铜绿假单胞菌、大肠埃希菌、克雷伯菌、肠杆菌属、吲哚阴性和阳性变形杆菌、枸橼酸杆菌和普鲁威登菌。对铜绿假单胞菌的作用较庆大霉素强 3～5 倍。对庆大霉素中度敏感的铜绿假单胞菌，对本品高度敏感，也比多黏菌素 B 强。对庆大霉素耐药的铜绿假单胞菌株本品也敏感。但对其他革兰氏阴性菌的作用却低于庆大霉素。对金黄色葡萄球菌有抗菌作用，对链球菌无效。本品口服吸收不好，肌内注射 80mg 后血药浓度很快达峰值，平均为 6～7μg/ml，可维持 6～8h，$t_{1/2}$ 为 2～3h，血清蛋白结合率为 30%～40%，主要由肾排泄。主要用于革兰氏阴性菌引起的严重感染，特别是铜绿假单胞菌、大肠埃希菌及肺炎克雷伯菌等引起的脑膜炎、烧伤、败血症及呼吸道、泌尿道和胆道感染，也可用于革兰氏阴性、阳性菌引起的混合感染，但不用于单纯金黄色葡萄球菌感染。

【用法用量】　肌内注射：一般 1.5～5mg/（kg·d），分 2～3 次给药，疗程 7～10 日，剂量不超过 5mg/（kg·d）。

【不良反应】　主要对听力及肾脏有毒性，但较庆大霉素为低，血浓度控制在 10μg/ml 以下比较安全。此外可见恶心、呕吐、头痛、皮疹、氨基转移酶升高、粒细胞减少及血小板下降等不良反应。血药峰浓度＞12μg/ml，谷浓度＞2μg/ml 易呈毒性反应。

【禁忌证】　对氨基糖苷类抗生素或本品过敏者禁用。

【注意事项】　①肾功能减退者适当减少剂量或延长给药间隔时间；②长期大剂量使用本品时，应检查肝肾功能、血常规和听力；③本品与头孢菌素等合用，可增加肾毒性，应注意。也不宜与损害神经及有肾毒性的其他药物合用。

【规格】　注射剂：80mg。

130. 地贝卡星（双去氧卡那霉素 B，dibekacin）

【作用特点与用途】　本品为卡那霉素衍生物，抗菌谱和庆大霉素相似。对革兰氏阳性菌及阴性菌有杀菌作用，尤其对铜绿假单胞菌、变形杆菌及对多种药物有耐药性的大肠埃希菌、肺炎克雷伯菌、葡萄球菌显示很强的抗菌作用（其抗菌活性一般不及庆大霉素强）；但抗铜绿假单胞菌作用则强于庆大霉素。本品口服不吸收，肌内或静脉给药吸收好，0.5h 血药浓度达峰值，并很快分布到各组织，肾、血清、肺的浓度高，其次为脾、肝、肌肉、脑。用药后大部分以原形从尿排出，8h 后排出 70%～80%。主要用于上述敏感菌引起的败血症、脓肿、疖、蜂窝织炎、腭扁桃体炎、支气管炎、肺炎、腹膜炎、肾盂肾炎、膀胱炎、中耳炎及术后感染等。

【用法用量】　肌内注射：成年人一般 0.1～0.2g/d；小儿 2～4mg/（kg·d），分 1～2 次给药。静脉滴注：成年人 0.1g/d，分 2 次溶于 100～300ml 输液中，0.5～1h 滴完。肌内或静脉给药剂量均应随年龄和症状适当增减。肾功能损害者剂量每次 50mg，根据损害程度延长用药间隔时间，轻、中度损害间隔 12h，重度间隔 24～72h。

【不良反应】　本品毒性较卡那霉素稍强，有时引起休克、眩晕、耳鸣及听力减退等第Ⅷ对脑神经障碍，偶有肝和肾功能障碍、胃肠道反应、维生素缺乏症、皮疹、头痛或口唇麻木感等。

【禁忌证】　对氨基糖苷类抗生素或杆菌肽有过敏史者禁用，孕妇、本人及家属有因链霉素致听力减退者忌用。

【注意事项】　①肝、肾功能不全者及老年人慎用；②本品可加重葡聚糖及海藻酸钠等血液代用品引起的肾毒性，故应避免与血液代用品合用；③与麻醉药和肌松药合用时，应慎重，以免引起呼吸抑制；④避免与利尿药合用，以免加重耳、肾毒性；⑤与羧苄西林、磺苄西林、哌拉西林等混合使用可降低本药活性，故应分别单独给药。

【规格】　粉针剂：0.1g。

131. 依替米星（悉能，etimicin）[典][保乙]

【作用特点与用途】　本品为国产且类似于奈替米星的广谱抗菌药，对多种病原菌有较好抗菌作用，其中对大肠埃希菌、肺炎克雷伯菌、肠杆菌属、沙雷菌属、奇异变形杆菌、沙门菌属、流感嗜血杆菌及葡萄球菌属等有较高的抗菌活性；对部分铜绿假单胞菌、不动杆菌等具有一定抗菌活性；对部分庆大霉素、小诺米星和头孢唑林耐药的金黄色葡萄球菌、大肠埃希菌和肺炎克雷伯菌，其体外最低有效抑菌浓度（MIC）仍在本品治疗剂量的血药浓度范围内。对产生青霉素酶的部分葡萄球菌和部分低水平耐甲氧西林金黄色葡萄球菌亦有一定抗菌活性。其耳毒性与奈替米星相似。健康成年人一次静脉滴注 0.1g、0.15g、0.2g 硫酸依替米星后，其血药浓度分别为 11.3mg/ml、14.6mg/ml、19.79mg/ml，$t_{1/2\beta}$ 为 1.5h，24h 内原形药物从尿中排泄约 80%。健康成年人每日给药 2 次，间隔 12h，连续给药 7 日，血中也无明显蓄积作用。血清蛋白结合率约 25%。本品肌内注射后在大鼠体内各组织中的分布以肾最高，其次为肺组织，其他组织如脑、肠、生殖腺等药物浓度很低。本品适用于对其敏感的大肠埃希菌、肺炎克雷伯菌、沙雷杆菌属、枸橼酸杆菌、肠杆菌属、不动杆菌属、变形杆菌属、流感嗜血杆菌、铜绿假单胞菌和葡萄球菌等引起的各种感染，如呼吸道、肾和泌尿生殖系统、皮肤软组织和其他感染。

【用法用量】　静脉滴注：成年人推荐剂量，对于肾功能正常的尿路感染或全身感染的患者，每 12h 用本品 0.1～0.15g，稀释于 100ml 的生理盐水或 5%葡萄糖注射液中静脉滴注，1h 内滴完，一般使用 5～10 日。对于肾功能受损患者，原则上不用，必要时应调整使用剂量，并监测其血清中浓度，或以血清肌酐水平及肌酐清除率来调整给药方案，参见说明书。

【不良反应】　耳、肾毒副作用发生率和严重程度与奈替米星相似。个别病例可见 BUN、S-Cr（血清肌酐）、ALT、AST、ALP 等肝肾功能指标轻度升高，但停药后即恢复正常。本品的耳毒性和前庭毒性主要发生于肾功能不全的患者。剂量过大或过量者主要表现为眩晕、耳鸣等，个别患者听力下降，程度均较轻。1819 例中，临床不良反应发生率 2.25%，检验异常 0.56%，听力不良 1.10%，平衡不良 0.45%，总不良反应发生率 4.36%。其他罕见的反应有恶心、皮疹、静脉炎、心悸、胸闷及皮肤瘙痒等。

【禁忌证】　对本品及其他氨基糖苷类过敏者。

【注意事项】　①在用本品治疗过程中仍应密切观察肾功能及第Ⅷ对脑神经功能的变化，尤其是已明确或怀疑有肾功能减退者、大面积烧伤患者、老年患者和脱水患者。②本品应避免与其他具有潜在耳、肾毒性药物合用。③本品属氨基糖苷类抗生素，可能发生神经肌肉阻滞现象。因此对接受麻醉药、琥珀胆碱、筒箭毒碱或大剂量输入枸橼酸抗凝血药的血液病患者应特别注意，一旦出现神经肌肉阻滞现象应停用本品，静脉内给予钙盐治疗。

【药物相互作用】　可增加耳、肾毒性的药物如多黏菌素、其他氨基糖苷类抗生素、强利尿药（呋塞米）及前述可发生神经肌肉阻滞现象的药物的不良反应，均应避免合用或慎用。

【临床效果】　本品治疗临床分离菌 591 株，清除 551 株，总清除率 93.23%。其中对大肠埃希菌的清除率 94.07%（317/337）；淋病奈瑟球菌达 100%（66/66）；金黄色葡萄球菌 75.38%（49/65）；肺炎链球菌 92.59%（50/54）；流感嗜血杆菌 100%（29/29）；对化脓性链球菌（11/11）、枸橼酸杆菌（14/14）、沙门菌属（6/6）、志贺菌属（9/9）等均 100%清除。临床治疗 1819 例总有效率 89.06%。

【规格】　注射剂：50mg（5 万 U）、100mg（10 万 U）、150mg、200mg、300mg。

132. 异帕米星（卡那霉素 B，isepamicin）[典][保乙]

【作用特点与用途】　本品为半合成氨基糖苷类抗生素，其抗菌谱与阿米卡星相似。对肠杆菌科细菌的作用比阿米卡星强 2 倍，对普通变形杆菌、摩根菌属和普鲁威登菌属的作用与阿米卡星相似，对奇异变形杆菌和铜绿假单胞菌作用与阿米卡星相似或稍差。对凝固酶阳性或阴性葡萄球菌，包括甲氧西林敏感及耐药金黄色葡萄球菌均有良好作用，对淋球菌或脑膜炎球菌作用差，对流感嗜血杆菌具中度活性，对肠球菌属无效。对沙雷菌属的活性优于阿米卡星。本品最大特点是对细菌所产生的多种氨基糖苷类钝化酶稳定，且对许多耐庆大霉素或妥布霉素的菌株仍敏感。本品与青霉素类和头孢噻肟等联用，对大肠埃希菌、克雷伯菌属、肠杆菌属、枸橼酸克雷伯菌属、普鲁威登菌属、铜绿假单胞菌及不动杆菌属等部分菌株有协同作用。肌内注射后吸收快，血药峰值在 1h 内到达。成年人肌内注射 0.2g，T_{max} 为 1h，C_{max} 为 10.2mg/L，血浆 $t_{1/2}$ 为 1.7h，蛋白结合率 3%～8%。主要经肾排泄，24h 内经肾以原形排出约 85%，尿中浓度可达 323～818mg/ml。成年人静脉滴注 0.2g（0.5h 滴完）的 C_{max} 为 17.13mg/L，血浆 $t_{1/2}$ 为 1.8h，尿中排出量与肌内注射者相同。肾功能减退者 $t_{1/2}$ 可达 5h，12h 后血药浓度仍可达 4.2mg/L（肾功能正常者仅为 0.19mg/L）。无明显蓄积性。可分布于胆汁中、痰液、伤口渗出液、烧伤创面渗液和腹水中；在乳汁中极少；脐带血、羊水和胎儿血清中浓度低。用于敏感菌引起的各种感染。

【用法用量】　肌内注射或静脉滴注：7.5～15mg/（kg·d），分 1～2 次用于尿路感染等。或遵医嘱。

【不良反应】　发生率为 11%（每日 1 次）～16%（每日 2 次），多为轻中度反应，如眩晕、静脉炎、皮疹、胃不适等。可呈现耳、肾毒性等。

【规格】　注射剂：0.1g、0.2g。

133. 达地米星（dactimicin）

【作用特点与用途】　本品属假二糖氨基糖苷类，与阿司米星不同处是其分子结构上带有亚胺基，因而对各种细菌有强大抗菌作用，且对多种钝化酶稳定。与其他同类药相比有以下特点：①抗菌谱更广，除对肠杆菌科细菌和铜绿假单胞菌外，本品对沙雷菌属、葡萄球菌属、肺炎链球菌等均具有良好作用；②对许多氨基糖苷类钝化酶稳定；③与哌拉西林、美洛西林、头孢他啶等联合对革兰氏阴性菌和金黄色葡萄球菌等有协同作用，对许多革兰氏阴性杆菌有后效应；④耳、肾毒性低；⑤吸收快，血药浓度高，组织分布好。用于敏感菌引起的各种感染。

【用法用量】　肌内注射：成年人一次 0.2～0.4g，一日 2 次。或遵医嘱。

【不良反应与注意事项】　本品的耳毒性（前庭）和肾毒性较其他同类品种低。参见依替米星。

【规格】　注射剂：200mg、400mg。

134. 奈替米星（立克菌星，netilmicin）[典][保乙]

【作用特点与用途】　本品为半合成水溶性氨基糖苷类抗生素，其耳、肾毒性为常用氨基糖苷类抗生素中最低。其抗菌谱与庆大霉素相似，对大肠埃希菌、变形杆菌、铜绿假单胞菌、枸橼酸杆菌、荚膜杆菌属、肠杆菌属及肺炎克雷伯菌等革兰氏阴性菌具有很强的抗菌活性，其抗铜绿假单胞菌的作用弱于妥布霉素。对革兰氏阳性菌，如金黄色葡萄球菌及表皮葡萄球菌也有效，但对链球菌、肠球菌及肺炎链球菌作用弱。肾功能正常者肌内注射 1mg/（kg·d）后 30～60min 血药浓度达峰值（3.76μg/ml），有效浓度维持 8～12h，血清蛋白结合率低。血浆半衰期 2.5h，24h 由尿中排出原形药物达 70%以上。主要用于呼吸系统感染，泌尿生殖系统感染，皮肤软组织、骨及关节感染，手术后感染，妇科感染及败血症等。

【用法用量】　肌内注射、静脉滴注：3～6.5mg/（kg·d），分 2～3 次或 8～12h 给药 1 次。静脉滴注用 50～200ml 灭菌生理盐水或 5%葡萄糖注射液稀释，1.5～2h 滴完。肾功能不全者应调整剂量或延长给药间隔。

【不良反应】　偶尔引起过敏性休克，有时出现皮疹及瘙痒等过敏症状。对蜗神经毒性低，但偶见眩晕、耳鸣及听力减退，停药后可恢复。此外，也有尿素氮、氨基转移酶、肌酐及碱性磷酸酶升高的报道。参见依替米星（本篇"131."）。

【禁忌证】　对氨基糖苷类及杆菌肽过敏者禁用。

【注意事项】　①因链霉素引起听力下降者应慎用；②肝肾功能不良及老年人慎用；③重症肌无力或震颤麻痹者慎用；④孕妇应权衡其利弊，才能确定是否给药；⑤应避免同时用强利尿药、神经肌肉阻滞药及有肾、神经毒性的药物；⑥用药时间不应超过 14 日。用药期间多喝水。

【规格】　注射剂：50mg、100mg、150mg、200mg、300mg。

135. 小诺霉素（小诺米星、相模霉素，micronomicin）[典]

【作用特点与用途】　本品是由 *M. sagamiensis* 及其变异株产生的广谱抗生素，对铜绿假单胞菌、变形杆菌、沙雷菌属及对卡那霉素等耐药的大肠埃希菌、克雷伯菌属、肠杆菌属、葡萄球菌属有强大抗菌活性，杀菌性强。其抗菌机制为抑制细菌蛋白质合成，同时有破坏细胞膜的作用。本品肌内注射吸收迅速，血药浓度高，内脏分布好，0.5h 血药浓度达峰值，可向痰液、腭扁桃体、胸腔内脓液及羊水移行，胆汁和脑脊髓液也有少量分布，乳汁中移行较少。给药 8h 后，85%随尿排泄，肾功能不全者排泄较慢。本品滴眼对眼黏膜无刺激性，也不损伤眼及全身。用于上述敏感菌引起的感染如败血症、腹膜炎、呼吸系统感染、尿路感染及敏感菌引起的眼睑炎、急性睑腺炎、泪囊炎、结膜炎及角膜炎等。

【用法用量】　肌内注射：尿路感染，一次 0.12g，一日 2 次；其他感染：一次 60mg，一日 2～3 次；儿童按 3～4mg/（kg·d），分 2～3 次给药。滴眼：一次 2～3 滴，一日 3～4 次。

【不良反应】　偶见休克、皮疹、瘙痒、红斑等过敏症状及肝肾损害、眩晕、耳鸣、重听等第Ⅷ对脑神经损害、白细胞减少、消化系统紊乱和注射部位疼痛或硬结、B 族维生素及维生素 K 缺乏等。用于滴眼，个别患者出现眼痛、瘙痒感、复视及分泌物增加等。

【禁忌证】　对本品、氨基糖苷类及杆菌肽过敏者禁用。

【注意事项】　①有因链霉素引起听力下降者最好不用本品；②肝肾功能障碍者和老人、孕妇及全身状况差者慎用；③用药一般不超过 14 日；④避免与右旋糖酐、麻醉药、肌松药、依他尼酸和呋塞米等并用，以免增加耳、肾毒性；⑤避免与羧苄西林和磺苄西林混合给药，以防降低本品抗菌活性。

【规格】　注射剂：60mg、120mg；滴眼剂：3mg/ml。

136. 阿司米星（福提霉素、武夷霉素，astromicin）

【作用特点与用途】　我国由橄榄星孢小单孢菌的变种——武夷变种（FIM0139）制取，已证明国产药品与日本报道的硫酸阿司米星 A 基本同质，药用品为硫酸盐，二糖结构体。对沙雷菌属、变形杆菌属、枸橼酸菌属及肠埃希菌属等革兰氏阴性菌和金黄色葡萄球菌有强大抗菌作用，对多种氨基糖苷类钝化酶稳定，有较好的抗酶性能，因结构特殊与其他氨基糖苷类抗生素无交叉耐药性。健康人肌内注射 200mg，30～60min 达血药浓度峰值，约 14μg/ml，2h 降为 9μg/ml，4h 降为 5μg/ml，8h 降为约 1μg/ml。体内分布良好，痰中浓度约 1.7μg/ml，阑尾中为 1.4～4.8μg/ml，腹水中为 4.5～9.1μg/ml，并可透入生殖器官、羊水及腭扁桃体等。胆汁和乳汁中药浓度较低。主要由尿排泄；8h 内尿中原形药物为给药量的 64%～73%，半衰期为 1.8h。用于敏感菌所致的支气管炎、肺炎、肾盂肾炎、腹膜炎、膀胱炎及中耳炎等。

【用法用量】　肌内注射：成年人 400mg/d，分 2 次给药，以注射用水或生理盐水为溶媒。

【不良反应】　偶见皮疹、瘙痒、药物热、第Ⅷ对脑神经损害、肝肾损害、注射部位疼痛或硬结。罕见休克、胃肠道反应、白细胞减少及 B 族维生素及维生素 K 缺乏症。

【禁忌证】　对本品及氨基糖苷类、杆菌肽有过敏史者禁用。

【注意事项】　①因链霉素而重听者及其亲属、肝肾功能障碍者及全身状况差者、孕妇及小儿慎用；②与强利尿药合用可增加耳、肾毒性，与右旋糖酐等血浆代用品联用可加重肾损害，与肌松药合用，可加重神经肌肉阻滞，甚至引起呼吸骤停；③避免与麻醉药并用。

【规格】 粉针剂：200mg，内含碳酸氢钠。

137. 西索米星（硫酸西索米星，sisomicin sulfate）[典]

【作用特点与用途】 本品为氨基糖苷类抗生素，抗菌谱与庆大霉素相似。其敏感菌包括金黄色葡萄球菌、大肠埃希菌、克雷伯菌、变形杆菌、肠杆菌属、铜绿假单胞菌、志贺菌等。临床用于上述敏感菌所致的局部或系统感染，对尿路感染作用尤佳；但不建议用于胆系感染（氨基糖苷类抗生素在胆系组织中药物浓度较低，不易达到有效抗菌浓度，若加大剂量又易加重耳、肾毒性）。对重症感染者，宜与青霉素或头孢菌素类抗生素等联合应用。本品 $t_{1/2\beta}$ 约 2h，不良反应类似庆大霉素。

【用法用量】 肌内或静脉注射（滴注）。肾功能正常者，成人轻度感染 0.1g/d，重度感染 0.15g/d；均分 2～3 次给药。儿童按体重计 2～3mg/（kg·d），分 2～3 次给药。疗程均不超过 7～10 日。必要时监测血药浓度。肾功能减退者应用本品应相应调整，酌情减量。

【不良反应与注意事项】 参见氨基糖苷类抗生素相关资料。

【规格】 注射剂：50mg、100mg。

138. 大观霉素（淋必治、奇放线菌素，spectinomycin）[典][保乙]

【作用特点与用途】 本品是链霉菌产的氨基糖苷抗生素，对革兰氏阳性菌及革兰氏阴性菌有抑制作用，主要对抑制产生青霉素酶的淋病奈瑟球菌有良好的抗菌作用，为专治淋病的新型特效药之一。口服不吸收。肌内注射 2g，1h 后血药浓度达峰值，约为 100μg/ml，8h 后为 15μg/ml。体内药物主要以原形从尿排泄，半衰期约 2.5h。7.5～20μg/ml 浓度可抑制多数菌株。单剂量肌内注射，1 周内有效率达 90%～96%，疗效与青霉素相同，而本品不存在青霉素过敏问题，所以对青霉素过敏者可以应用。同时可对抗耐药菌。其作用机制是抑制细菌细胞壁蛋白质的合成。临床用于淋球菌引起的尿道炎、直肠炎、急性淋病、宫颈炎。适用于对青霉素和四环素等耐药的病例。

【用法用量】 肌内注射：每次 2g。将特殊稀释液（0.9%苯甲醇溶液）3.2ml 注入药瓶内，猛力振摇，使成混悬液约 5ml，用粗针头注射入臀上部外侧深部肌肉内。一般只用一次即可。对于使用其他抗生素治疗而迁延未愈的患者，可按 4g 剂量给药，即一次用药 4g，分注于两侧臀上部外侧肌肉；或肌内注射，一次 2g，一日 2 次。

【不良反应】 注射部位有轻至中度疼痛。偶有恶心、呕吐、头痛、头晕、寒战、发热、失眠、轻微瘙痒及荨麻疹。第二剂用药偶见肝肾病变、血红蛋白减少、血中红细胞减少。

【禁忌证】　对本品过敏者及肾衰竭者。

【注意事项】　①孕妇及新生儿慎用。②不能用于治疗梅毒。③淋球菌对本品可产生耐药性，一旦产生耐药性要增大剂量。本品为混悬液，只能肌内注射而不能静脉给药。④加入附带溶媒后室温放置不得超过24h。⑤本品无明显耳毒性。

【规格】　粉针剂：2g，附5ml稀释液溶媒（0.9%苯甲醇注射液）。

第十六章　糖肽类抗生素

139. 万古霉素（vancomycin）[典][保乙]

【作用特点与用途】　本品抑制细菌细胞壁肽聚糖的合成，因而妨碍细胞壁的形成。对化脓性链球菌、肺炎链球菌、金黄色葡萄球菌、表皮葡萄球菌等有强力的抗菌作用。厌氧菌、艰难梭菌、炭疽杆菌、放线菌、白喉棒状杆菌及淋球菌对本品甚敏感。甲型溶血性链球菌、牛链球菌、粪链球菌等也有一定的敏感性。目前由于许多致病菌对已有的抗生素有一定耐药性，本品已成为艰难梭菌引起的假膜性结肠炎的特效药，耐甲氧西林金黄色葡萄球菌感染和表皮葡萄球菌感染的首选药。但革兰氏阴性杆菌、分枝杆菌、拟杆菌及真菌等对本品不敏感。本品抗菌谱窄，主要对革兰氏阳性球菌和杆菌有效。细菌对本品不容易产生耐药性，本品与其他抗生素也无交叉耐药性。口服不吸收，肌内注射极痛。静脉注射万古霉素每次 0.5g，1～2h 血药浓度达峰值，$t_{1/2}$ 为 6h，但在 12h 后仍可测到有效浓度。其杀菌浓度可渗入胸膜、心包积液、腹水及滑液内；脑膜发炎时可进入脑脊液，其浓度为血清浓度的 10%～20%。万古霉素大部分经肾排泄，反复给药时有蓄积作用，肾功能减退者可延长至150～240h。用于艰难梭菌引起的假膜性结肠炎、耐青霉素 V 金黄色葡萄球菌、表皮葡萄球菌感染和对其他抗生素产生耐药性的严重葡萄球菌感染如败血症、心内膜炎、肺炎及脑膜炎等。

【用法用量】　美国进口万古霉素粉针剂，先用 10ml 注射用水将本品 0.5g 溶解后，再加入 100～200ml 生理盐水或 5%葡萄糖注射液中进一步稀释后，20～30min缓慢静脉注射：成年人 2g/d，1g/12h 或 0.5g/6h，儿童 45mg/（kg·d）。口服（治疗假膜性肠炎）：成年人一次 0.5g，每 6h 服 1 次，不超过 4g/d。儿童酌减。

【不良反应】　主要不良反应是对听觉及肾有损害，肾毒性表现为蛋白尿、血尿、尿素氮升高；另外可引起血栓性静脉炎、皮疹及药物热，注射区疼痛也多见；有时可引起二重感染。

【禁忌证】　严重肝功能不全，对本品过敏者禁用。

【注意事项】　①肾功能不全者及新生儿慎用；②治疗期间应经常检查肝肾功能，听力和尿、血常规；③本品不宜推荐作为常规用药或用于轻度感染；④与许多药物如氯霉素、甾体类激素及甲氧西林等可产生沉淀反应。含本品的输液中不得添加其他药物。

【规格】　盐酸万古霉素片：0.125g、0.25g。

140. 去甲万古霉素（norvancomycin）[典][保乙]

【作用特点与用途】　　本品由东方链霉菌（*S. orientalis*）培养液提取制成。主要含万古霉素及本品等成分。对化脓性链球菌、肺炎链球菌、金黄色葡萄球菌、表皮葡萄球菌等有强力的抗菌作用。厌氧菌、艰难梭菌、炭疽杆菌、放线菌、白喉棒状杆菌及淋球菌对本品甚敏感。甲型溶血性链球菌、牛链球菌、粪链球菌等也有一定的敏感性。目前由于许多致病菌对已有的抗生素有一定耐药性，本品已成为艰难梭菌引起的假膜性结肠炎的特效药；耐甲氧西林金黄色葡萄球菌感染和表皮葡萄球菌感染的首选药。但革兰氏阴性杆菌、分枝杆菌、拟杆菌及真菌等对本品不敏感。本品抗菌谱窄，主要对革兰氏阳性球菌和杆菌有效。细菌对本品不容易产生耐药性，本品与其他抗生素也无交叉耐药性。

【用法用量】　　国产盐酸去甲万古霉素静脉滴注：成年人 0.8～1.6g/d，分 2 次给药；小儿 16～24mg/（kg·d），分 2～3 次给药，一般将一次量的药物先用 0.9%氯化钠注射液或 5%葡萄糖注射液 10ml 溶解，再加到输液中缓慢滴注。疗程 7～10 日，用于治疗假膜性结肠炎和抗生素相关性腹泻。每日口服一次剂量不超过 4g。

【注意事项】　　参见万古霉素（本篇"139."）。

【规格】　　国产盐酸去甲万古霉素粉针剂：0.4g；盐酸盐粉针剂：0.5g、1g。片剂、胶囊剂：0.2g、0.4g。

141. 替考拉宁（肽可霉素、壁霉素，teicoplanin）[典][保乙]

【作用特点与用途】　　本品属糖肽类抗生素，其分子结构、抗菌谱、抗菌活性均类似万古霉素。对革兰氏阳性菌包括需氧菌与厌氧菌具有强大作用，有良好的药动学特点，不良反应较万古霉素低，故对某些感染可作为万古霉素的替代用药。对耐甲氧西林金黄色葡萄球菌（MRSA）的 MIC_{90} 为 0.2～1.5mg/L，为其特点之一。正常人静脉注射 3mg/kg、6mg/kg 后的血药浓度峰值分别为 53.5mg/L 和 111.8mg/L；后一剂量给药后 24h 血药浓度仍达 4mg/L。药物符合二室和三室模型。单剂 400mg 静脉注射后，在腹腔、水疱液、胆汁、肝、胰、黏膜及骨组织中可达有效浓度，但不易进入非炎性脑脊液中。蛋白结合率约 90%。药物主要经肾排泄，$t_{1/2}$ 约 47h。肾功能不全者 $t_{1/2}$ 延长，药物清除率与肌酐清除率呈线性关系。血液透析与腹膜透析均不易清除本品。适用于耐青霉素、耐头孢菌素的革兰氏阳性菌的感染或对青霉素过敏者的感染，如 MRSA、凝固酶阴性葡萄球菌或 JK 类白喉棒状杆菌所致感染。尚用于 β-内酰胺类抗生素过敏者的感染性心内膜炎和外科预防用药；为万古霉素和甲硝唑的替代药；用于治疗艰难梭菌性假膜性肠炎。

【用法用量】　　静脉滴注：成年人一次 5～7mg/kg，开始一日 2～3 次；以后改为一日 1 次；或遵医嘱用。口服：治疗艰难梭菌肠炎，一次 400mg，一日 2 次，疗程 10 日。

【不良反应与注意事项】　①参见万古霉素（本篇 "139."）；②不良反应比万古霉素相应少而轻，但与万古霉素有交叉过敏反应；③罕见有 "红人综合征"；④可有注射部位疼痛及耳、肾毒性。

【规格】　粉针剂：0.2g、0.4g。

142. 抗敌素（多黏菌素 E，colistin）[保乙]

本品是由多黏芽孢杆菌产生一组碱性多肽类抗生素。多黏菌素 E 主要成分是多黏菌素 E_1，含少量多黏菌素 E_2，为一单酰化的 10 肽化合物，环上接有 7 个氨基酸。

【作用特点与用途】　本品主要为抗革兰氏阴性菌的抗生素，具有杀菌作用。其作用机制主要是改变细菌细胞膜的通透性而杀菌。对铜绿假单胞菌、大肠埃希菌、沙门菌属、百日咳鲍特菌属、志贺菌属、布鲁氏菌属、产气荚膜梭菌属及肺炎克雷伯菌等有较强的活性；变形杆菌对本品不敏感。干糖浆剂用于儿童：由敏感致病菌引起的肠胃系统感染如细菌性腹泻、细菌性痢疾、食物中毒性腹泻、腹膜炎、结肠炎及溃疡性肠炎等。片剂用于治疗大肠埃希菌性肠炎和对其他药物耐药的细菌性痢疾。灭菌粉剂外用于烧伤及外伤引起的铜绿假单胞菌局部感染和耳、眼等部位敏感菌感染。注射剂已少用。

【用法用量】　口服：①干糖浆剂，将 4.5ml 水加到装 1g 多黏菌素干糖浆的瓶中或加水至瓶上标志线，充分摇匀，混合后置冷处贮存，10 日内用完，一次 2.5ml，一日 3 次。②片剂，成年人一次 50 万～100 万 U，一日 3～4 次；儿童剂量一次 25 万～50 万 U，一日 3～4 次。重症时上述剂量可加倍。灭菌粉外用：用生理盐水配成 1 万～5 万 U/ml，搽患处。

【不良反应】　比多黏菌素 B 小，大剂量对肾有损害。也可引起神经系统反应如头晕，口唇及手足麻木等。少数引起耳聋、共济失调、白细胞和粒细胞减少、舌味觉异常、呼吸麻痹、视力障碍、语言障碍及头痛。也见有二重感染。

【注意事项】　①肾功能不全患者应减量；②与庆大霉素等氨基糖苷类抗生素合用时应特别注意。

【规格】　干糖浆剂：1g。片剂：25 万 U、50 万 U。灭菌粉剂：每瓶 100 万 U，附供制备溶液用溶媒（1mg＝6500U）。有效期 2 年。

143. 多黏菌素 B（polymyxin B）[典]

本品为一种多肽抗生素，为多黏菌素 A、B、C、D、E5 种成分的混合物，其中以多黏菌素 B_1 和 B_2 的混合物毒性低，多黏菌素 B 和 E 供药用。

【作用特点与用途】　本品仅对革兰氏阴性菌如产气荚膜梭菌、流感嗜血杆菌、大肠埃希菌、志贺菌及铜绿假单胞菌等有作用。抗菌作用比多黏菌素 E 强。作用机制是改变细菌胞质膜的通透性。细菌对本品和多黏菌素 E 之间有完全交叉耐药性。本品肌内注射吸收良好，但血药浓度较低，成年人肌内注射 50mg，血药峰值 1～2μg/ml，$t_{1/2}$ 为 6h。给药量的 60%从尿中排出。但 12h 内仅排出少量，以后可达到 20～100μg/ml，停药 1～3 日仍继续有药物排出。主要用于铜绿假单胞菌及其他假单胞菌引起的创面、尿路及眼、耳、气管等部位感染，也可用于败血症及腹膜炎。

【用法用量】　①静脉滴注：成年人及肾功能正常者 1.5～2.5mg/（kg·d），一般不超过 2.5mg/（kg·d），分 2 次给药，每 12h 静脉滴注 1 次。本品每 50mg 用 5%葡萄糖注射液 500ml 稀释后滴入，婴儿肾功能正常者可耐受 4mg/（kg·d）的用量。②肌内注射：成年人及儿童 2.5～3mg/kg，分次给药，每 4～6h 用药 1 次。婴儿可用到 4mg/（kg·d），新生儿可用到 4.5mg/（kg·d）。③鞘内注射（用于铜绿假单胞菌性脑膜炎）：用生理盐水制备 5mg/ml 药液，成年人与 2 岁以上儿童，5mg/d，应用 3～4 日后，改为隔日 1 次，至少 2 周，直至脑脊液培养阴性，检验糖量正常。2 岁以下儿童用 2mg，一日 1 次，连续 3～4 日（或者 2.5mg，隔日 1 次），以后用 2.5mg，隔日 1 次，直到检验正常。④滴眼液：浓度 1～2.5mg/ml。

【不良反应】　参见多黏菌素 E（本篇"142."）。

【注意事项】　①肾损害较多见，肾功能不全者应减量；②静脉滴注可致呼吸抑制，一般不采用；③鞘内注射 1 次不宜超过 5mg，以防引起对脑膜或神经组织的刺激；④不应与其他有肾毒性的或神经肌肉阻滞作用的药物合用，以免发生意外。

【规格】　粉针剂：每瓶含硫酸多黏菌素 B 50 万 U（1mg＝1 万 U）即 50mg。

第十七章 四环素类抗生素

本类是由链霉菌产生或经半合成制取的一类碱性广谱抗生素。抗菌谱包括化脓性链球菌和甲型溶血性链球菌、肺炎链球菌、肠球菌、金黄色葡萄球菌、李斯特菌、梭状芽孢杆菌、炭疽杆菌、放线菌、大肠埃希菌、产气荚膜梭菌、志贺菌、沙门杆菌、流感嗜血杆菌、克雷伯菌、鼠疫耶尔森菌、布鲁氏菌、霍乱弧菌、脑膜炎球菌、淋球菌、螺旋体、支原体、衣原体及立克次体。

抗菌作用强弱依次为米诺环素（二甲胺四环素）>多西环素>美他环素>金霉素>四环素>土霉素。本类药物间存在密切的交叉耐药性。

近年来细菌对本类耐药状况较严重，一些常见的病原菌的耐药率很高，因而目前主要用于立克次体、衣原体、支原体及回归热螺旋体等非细菌性感染和布鲁氏菌病，以及敏感菌引起的呼吸道、胆道、尿路及皮肤软组织等部位的感染。

本类的不良反应主要有①消化道反应：除恶心、呕吐、腹痛、腹泻外，由于临床患者所服药片在食管中潴留或由于反流可发生食管溃疡。②肝损害：超剂量可见恶心、呕吐、腹痛、腹泻、黄疸、氨基转移酶升高、呕血和便血等，重症可昏迷而死亡。③肾损害：正常应用无不良反应，肾功能不全者可加重肾损害，血尿素氮和肌酐值升高。④影响牙和骨发育：因可沉积于牙和骨中，造成四环素牙，影响婴幼儿骨骼正常发育。且还可透过胎盘和进入乳汁，因此孕妇、哺乳期妇女、8 岁以下儿童均禁用。⑤局部刺激性严重：已不用肌内注射，即使静脉滴注，宜应稀浓度（<0.1%），缓缓滴注。⑥过敏反应：主要是皮疹、药物热、光感性皮炎、哮喘及其他皮肤变化。⑦菌群失调，轻者为维生素不足，较重的表现为白念珠菌和其他耐药菌引起的二重感染，艰难梭菌性假膜性结肠炎也可发生。

注意事项：①许多金属离子如钙、镁、铁、铝、铋等包括含此类离子的中药，能与本类络合而生成不易吸收的物质，牛奶也有类似作用，所以要避免配合使用；②四环素类能抑制肠道菌群，使甾体避孕药的肠肝循环受阻，而妨碍避孕效果，应注意；③抗酸药如碳酸氢钠，降脂药如考来烯胺，含钙、镁、铁等金属离子的药物，可使本类口服吸收减少，活性减低。

144. 四环素（tetracycline）[典][保甲/乙]

【作用特点与用途】 本品主要用于敏感的革兰氏阳性和革兰氏阴性菌、立克次体、衣原体、支原体及回归热螺旋体、放线菌和布鲁氏菌病，以及敏感菌引起的呼吸道、胆道、尿路及皮肤软组织等部位的感染。本品口服吸收不完全，约 70%。口服盐酸四环素 0.5g，血药峰浓度 4μg/ml，每 6h 口服 0.5g，需经 5 次才达稳态血药浓度，$t_{1/2}$ 约 8h。蛋白结合率；约 60% 药物从尿中排出；部分药物经肝代谢，在胆汁中药浓度达血药浓度的 5～20 倍。在脑脊液中药浓度仅为血药浓度的 10%～20%。本品可透入胎盘和乳汁。

【用法用量】 空腹口服：成人一次 0.5g，一日 3～4 次服用；8 岁以上小儿 20～40mg/（kg·d），分 3～4 次服用。

【不良反应与注意事项】 参见本章开篇。

【禁忌证】 孕妇、哺乳期妇女、8 岁以下儿童；食物可影响本品吸收。

【规格】 片、胶囊剂：0.125g、0.25g。

145. 土霉素（oxytetracycline）[典]

【作用特点与用途】 临床用于：①立克次体病，包括流行性斑疹伤寒、地方性斑疹伤寒、洛基山斑点热、恙虫病和 Q 热；②支原体属感染；③衣原体感染，包括鹦鹉热、性病淋巴肉芽肿、非特异性尿道炎、输卵管炎、宫颈炎及沙眼；④回归热；⑤布鲁氏菌病；⑥霍乱；⑦兔热病；⑧鼠疫；⑨软下疳。治疗布鲁氏菌病和鼠疫时需与氨基糖苷类联合应用。

【用法用量】 口服：成人一日 1.5～2g（6～8 片），分 3～4 次服用；8 岁以上小儿一日 30～40mg/kg，分 3～4 次服用。

【注意事项】 由于目前常见致病菌对本品耐药现象严重，仅在病原菌对本品敏感时，方可作为选用药物。8 岁以下小儿禁用本品。参见本章开篇。

【规格】 0.25g。

146. 替加环素（海正力星，tigecycline）[保乙]

【作用特点与用途】 本品分子式 $C_{29}H_{39}N_5O_8$，分子量 585.65。在分子结构上与四环素类抗生素相似；因含 4 个氨基基团，似乎有氨基糖苷类抗生素的效应，但氨基糖苷类安全有效剂量分布于胆系组织中药物浓度低，故不利于抗胆系组织感染。而替加环素除骨骼外，给药后 4h，其在胆囊、肺、结肠中药物浓度明显高于血清中药物浓度，分别为血清中药物浓度的 38 倍、3.5 倍和 2.3 倍。在肝中代谢少，主要以原形从胆汁和尿中排出。本品为新型广谱抗生素，其敏感菌包括弗氏枸橼酸杆菌、阴沟肠杆菌、大肠埃希菌、拟肠球菌（仅限于万古霉素敏感菌株）、对甲氧西林敏感或耐药的金黄色葡萄球菌、咽峡炎链球菌（包括中间型链球菌和星座链球菌）、脆弱拟杆菌、多形拟杆菌、单形拟杆菌、普通拟杆菌、产气荚膜梭菌、微小消化链球菌；肠球菌（万古霉素敏感株）、化脓性链球菌、肺炎克雷伯菌、对青霉素敏感的肺炎链球菌、流感嗜血杆菌（β-内酰胺酶阴性株）、嗜肺军团菌等。仅在已知和怀疑不宜使用其他抗菌药物治疗时才使用本品。单剂 100mg 的 C_{max} 为 1.45μg/ml（22%）；$t_{1/2}$

为 27.1h；血浆蛋白结合率约 80%。

【用法用量】　本品用前应先用注射用生理盐水、糖水或林格液 5.3ml 溶解后，加入 100ml 静脉输液中（相当于 1mg/ml）静脉滴注 0.5～1h。输液配制后颜色应呈黄色至橙色（否则要丢弃不用）。18 岁以上成人首剂一次 100mg，以后每 12h 一次滴注 50mg，疗程 5～14 日。

【不良反应与注意事项】　①参见四环素类及氨基苷类抗生素不良反应与注意事项。②注射部位反应。③18 岁以下未成年人、孕妇、哺乳妇，尤其是 8 岁以下儿童禁用。④用药时在获知病原菌培养和药敏试验结果后，应及时选择适宜的抗菌药物和治疗方案。⑤参见四环素（本篇"144."）并专档管理。

【规格】　注射剂：50mg、100mg。

147. 多西环素（强力霉素，doxycycline）[典][基][保甲/乙]

【作用特点与用途】　本品抗菌谱与四环素、土霉素基本相同，但体内外抗菌作用均较四环素为强。微生物对本类及本品均有交叉耐药性。口服不受食物影响，吸收率约 93%，蛋白结合率高约 63%。$t_{1/2}$ 为 12～20h，肾损害患者亦无明显差异。正常口服 20mg 后，2h 达血药浓度峰值，约 2.6μg/ml，24h 降至 1.45μg/ml。用于敏感菌引起的呼吸系统感染、老年慢性支气管炎、肺炎、麻疹肺炎、泌尿系统感染、生殖系统感染及胆道感染等。对败血症、皮肤软组织感染、痤疮、布鲁氏菌病、沙眼及淋病也有效。也可以用于青霉素过敏的患者。

【用法用量】　口服：成年人常用剂量，第 1 天 200mg，分 2 次饭后服用，必要时首次可加倍。以后 0.1～0.2g/d，但尿路感染应 0.2g/d。疗程 3～7 日。8 岁以上儿童体重不超过 50kg 者，首次剂量 4mg/（kg·d），以后 2mg/（kg·d）；严重感染 4mg/（kg·d），体重超过 50kg 按成年人剂量服用。男性急性淋球菌前尿道炎，第 1 天首次剂量 0.2g，睡前再服 0.1g，随后一次 0.1g，一日 2 次，连服 3～7 日。女性急性淋球菌感染，一次 0.1g，一日 2 次，直至痊愈为止。由沙眼衣原体引起的成年人非并发性尿道炎、宫颈内膜感染或直肠感染，一次 0.1g，一日 2 次，至少服 7 日。

【不良反应】　光敏反应比四环素及金霉素多。可引起食欲缺乏、恶心、呕吐、腹泻、舌炎、吞咽困难、小肠结肠炎、荨麻疹、血管神经性水肿、过敏性紫癜、溶血性贫血、血小板减少、中性粒细胞减少及婴幼儿牙黄（但比四环素所引起的此不良反应轻）。在用药中曾有报道成年人良性颅内压增高，停药后该现象消失。长期用药时，曾有报道甲状腺产生微小的褐黑脱色现象，但未见有甲状腺功能异常。

【禁忌证】　对四环素类过敏者禁用，孕妇、哺乳期妇女及 8 岁以下婴幼儿、小儿忌用。

【注意事项】　①因排泄慢，肾功能障碍者慎用。但按常规剂量用药，则在肾脏的药物蓄积性低。②饭后服或与食物、牛奶同服不影响吸收，反而可减少对胃的刺激。与维生素 B_6 同服，可减少呕吐。③可干扰青霉素的杀菌作用，应避免与青霉素合用。④正常受抗凝血药治疗的患者用本品时必须减少抗凝血药用量。⑤使用本品时不能联用含铝、钙、镁、铁等金属离子药物。

【规格】 胶囊剂或片剂：0.05g、0.1g。

148. 美他环素（甲烯土霉素，metacycline）[典]

【作用特点与用途】 本品为四环素类抗生素。某些四环素或土霉素耐药的菌株对本品仍可敏感。许多立克次体属、衣原体属、支原体属、某些非典型分枝杆菌属、螺旋体对本品敏感，但肠球菌属对其耐药。其他如放线菌属、炭疽杆菌、单核细胞增多性李斯特菌、梭状芽孢杆菌、诺卡菌属、弧菌、布鲁氏菌属、弯曲杆菌、耶尔森菌等对本品敏感。本品对淋病奈瑟球菌具有一定抗菌活性，但耐青霉素的淋球菌对美他环素也耐药。由于四环素类的广泛应用，临床常见病原菌对美他环素耐药现象严重，包括葡萄球菌等革兰氏阳性菌及多数肠杆菌科细菌耐药。本品与四环素类不同品种之间存在交叉耐药。本品作用机制为药物能与细菌核糖体30S亚基的A位置结合，抑制肽链的增长和影响细菌蛋白质合成。美他环素口服可吸收，单剂口服500mg后血药峰浓度值约2mg/L，$t_{1/2\beta}$ 长达16h，蛋白结合率为80%，体内分布较广。以原形自尿排泄约占给药量的50%，72h内经粪排泄者仅5%。用于立克次体病，包括流行性斑疹伤寒、地方性斑疹伤寒、洛基山斑点热、恙虫热和Q热；支原体属感染；衣原体属感染，包括鹦鹉热、性病淋巴性肉芽肿、非淋菌性尿道炎、输卵管炎、宫颈炎及沙眼；回归热；布鲁氏菌病；霍乱；兔热病；鼠疫、软下疳。治疗布鲁氏菌属和鼠疫时需与氨基糖苷类联合应用。本品可用于对青霉素过敏患者的破伤风、气性坏疽、雅司、梅毒、淋菌性尿道炎、宫颈炎和钩端螺旋体病及放线菌属和李斯特菌感染。也用于敏感菌所致的呼吸道、胆道、尿路和皮肤软组织感染。亦用于中重度痤疮的辅助治疗。本品不宜用于溶血性链球菌感染及葡萄球菌感染。

【用法用量】 口服：成年人每12h口服3粒，8岁以上小儿每12h按5mg/kg体重服用。

【不良反应】 轻微胃肠道反应、过敏反应，偶见中性粒细胞减少、溶血性贫血、血小板减少；颅内压升高，表现为头痛、呕吐、视盘水肿等；肝肾毒性；菌群失调、二重感染等。

【禁忌证】 有四环素药物过敏史者禁用，孕妇及哺乳期妇女、8岁以下小儿禁用。

【注意事项】 ①本品宜空腹服用，即餐前1h或餐后2h服用，以避免食物对吸收的影响。应用本品时应饮用足量（约240ml）水，避免食管溃疡和减少胃肠道刺激症状。②肝病患者，肾功能不全者不宜用此类药物。③对诊断的干扰：测定邻苯二酚胺（Hingerty法）浓度时使测定结果偏高；本品可使碱性磷酸酶、血尿素氮、血清淀粉酶、血清胆红素、血清氨基转移酶的测定值升高。

【药物相互作用】　①抗酸药如碳酸氢钠、降脂药如考来烯胺、含钙、镁、铁等金属离子的药物，可使本品口服吸收减少，活性减低；②与全身麻醉药甲氧氟烷合用时，可增强肾毒性；③与强利尿药如呋塞米等药物合用时可加重肾功能损害；④与其他肝毒性药物（如抗肿瘤药物）合用时可加重肝损害；⑤本品可降低避孕药效果，增加经期外出血的可能；⑥本品可抑制血浆凝血酶原活性，所以接受抗凝治疗的患者需要调整。

【制剂规格】　片、胶囊剂：0.1g。

149. 米诺环素（美满霉素、二甲胺四环素，minocycline）[典][保乙]

【作用特点与用途】　本品抗菌谱与四环素相近，具有高效和长效性质，在四环素类中以本品的抗菌作用最强。特别对耐药菌有效，包括对四环素及青霉素类耐药的金黄色葡萄球菌、链球菌和大肠埃希菌等，尤其是耐甲氧西林金黄色葡萄球菌及多西环素耐药菌，对本品仍然敏感。口服吸收迅速而较完全，且不易受食物影响。口服或静脉注射 200mg，1h 后血清药物浓度约为 2.25μg/ml，12h 后尚有 1.25μg/ml。肾功能正常者本品的半衰期约为 16h。脂溶性较高，因此容易渗透进入许多组织和体液中，在唾液和泪液中药物的浓度比其他四环素类高。在体内代谢较多，在尿中排泄的原形药物远低于其他同类药。主要用于立克次体和支原体肺炎、淋巴肉芽肿、下疳、鼠疫、霍乱及布鲁氏菌病（与链霉素联用）等。对大肠埃希菌、产气荚膜梭菌、志贺菌、流感嗜血杆菌、克雷伯菌等敏感菌株所致的系统或局部感染也有效。此外，对淋球菌、梅毒和雅司螺旋体、李斯特菌、梭状芽孢杆菌、炭疽杆菌、放线菌及梭形杆菌所致感染，当患者不耐青霉素时，可考虑用本品。对链球菌敏感株感染也可用本品。尚可用于阿米巴病的辅助治疗。

【用法用量】　口服：首次 200mg，以后每 12h 服 100mg。或首剂量后每 6h 服50mg。

【不良反应】　与其他四环素相似，常见眩晕，少数患者有恶心、食欲减退、舌炎、胃肠道菌群失调。偶尔出现过敏反应。儿童应用可见牙齿发黄及前囟隆起。也可发生二重感染。

【禁忌证】　孕妇、哺乳妇及 8 岁以下小儿禁用。

【注意事项】　①金黄色葡萄球菌大部分菌株对本类药物耐药；②较易引起光感性皮炎，用药后避免日晒；③肝肾功能不全者慎用；④避免同钙及其他重金属离子的药物合用。

【规格】　胶囊剂和片剂：0.1g。

第十八章 其他抗生素

一、甾酸类抗生素

150. 夫西地酸（褐霉素、梭链孢酸钠、甾酸霉素，fusidate sodium）[保乙]

【作用特点与用途】 本品通过抑制细菌的蛋白质合成而呈杀菌作用。其对一系列革兰氏阳性菌抗菌作用强，对葡萄球菌，包括对青霉素、甲氧西林和其他抗生素耐药的菌株高度敏感；且与临床应用的其他抗菌药物无交叉耐药性。夫西地酸在人体内分布广泛，在脓液、软组织、心脏、骨组织、滑液、死骨片、烧伤痂、脑脓肿、眼内等的最小抑菌浓度（MIC）仅为 0.03~0.16mg/ml。主要经肝代谢，从胆汁排出，$t_{1/2\beta}$ 为 5~6h。用于由敏感菌，尤其是葡萄球菌引起的各种感染：如骨髓炎、败血症、心内膜炎、反复感染的囊性纤维化、肺炎、皮肤及软组织感染、外科及创伤性感染。

【用法用量】 口服：一次 0.5~1g，一日 3 次。小儿 1 岁以下，按 50mg/（kg·d）；1~5 岁，一日 750mg，均分 3 次服用。5~12 岁可按成年人低剂量给予。静脉滴注：成年人 0.5g；儿童按 20mg/（kg·d），均分 3 次给予。将本品 0.5g 溶于所附溶媒中，然后用生理盐水或 5%葡萄糖注射液稀释至 250~500ml，2~4h 滴完。若葡萄糖液过酸呈乳状，则不能使用。外用：取适量涂擦皮肤未破损的患处。

【不良反应】 ①可见皮疹、黄疸、肝功能异常，停用后可恢复。②针剂为二乙醇溶媒者，可见血管痉挛、静脉炎、溶血；溶媒为磷酸盐、枸橼酸盐缓冲液溶解者，可致低血钙。③局部过敏症状。

【注意事项】 不可与其他药物混合使用。仔细阅读说明书。

【规格】 片剂：0.25g；注射剂：0.5g；外用软膏剂：10g。

二、酰胺醇类抗生素

151. 氯霉素（chloramphenicol）[典][基][保甲]

【药理作用】 细菌细胞的 70S 核糖体是合成蛋白质的主要细胞成分，它包括 50S 和 30S 两个亚基。氯霉素通过可逆地与 50S 亚基结合，阻断转肽酰酶的作用，干扰带有氨基酸的氨酰-tRNA 终端与 50S 亚基结合，从而使新肽链的形成受阻，抑制蛋白质合成。由于氯霉素还可与人体线粒体的 70S 结合，因而也可抑制人体线粒体的蛋白合成，对人体产生毒性。因为氯霉素对 70S 核糖体的结合是可逆的，故被认为是抑菌性抗生素，但在高药物浓度时对某些细菌亦可产生杀菌作用，对流感嗜血杆菌甚至在较低浓度时即可产生杀菌作用。氯霉素对革兰氏阳性菌、革兰氏阴性菌均有抑制作用，且对后者的作用较强。其中对伤寒沙门菌、流感嗜血杆菌、副流感嗜血杆菌和百日咳鲍特菌的作用比其他抗生素强，对立克次体感染如斑疹伤寒也有效，但对革兰氏阳性球菌的作用不及青霉素和四环素。抗菌作用机制是与核蛋白体 50S 亚基结合，抑制肽酰基转移酶，从而抑制蛋白质合成。各种细菌都能对氯霉素产生耐药性，其中以大肠埃希菌、志贺菌、变形杆菌等较为多见，伤寒沙门菌及葡萄球菌较少见。细菌对氯霉素产生耐药性比较慢，可能是通过基因的逐步突变而产生的，但可自动消失。细菌也可以通过 R 因子的转移而获得耐药性，获得 R 因子的细菌能产生氯霉素乙酰转移酶，使氯霉素灭活。

【药动学】　氯霉素自肠道上部吸收，一次口服 1.0g 后 2h 左右血中药物浓度可达到峰值（10～13mg/L）。血浆 $t_{1/2}$ 平均为 2.5h，6～8h 后仍然维持有效血药浓度。氯霉素广泛分布于各组织和体液中，脑脊液中的浓度较其他抗生素为高。氯霉素的溶解和吸收均与制剂的颗粒大小及晶型有关。肌内注射吸收较慢，血药浓度较低，仅为口服同剂量的 50%～70%，但维持时间较长。注射用氯霉素为琥珀酸钠盐，水中溶解度大，在组织内水解产生氯霉素。氯霉素在体内代谢大部分是与葡糖醛酸相结合，其原形药及代谢物迅速经尿排出，本品口服量 5%～15% 的有效原形药经肾小球滤过而排入尿中，并能达到有效抗菌浓度，可用于治疗泌尿系统感染。肾功能不良者使用时应减量。

【临床应用】　氯霉素曾广泛用于治疗各种敏感菌感染，后因对造血系统有严重不良反应，故对其临床应用现已做出严格控制。可用于有特效作用的伤寒、副伤寒和立克次体病等，以及敏感菌所致的严重感染。氯霉素在脑脊液中浓度较高，也常用于治疗其他药物疗效较差的脑膜炎患者。必要时可用静脉滴注给药。由于氯霉素可引起严重的毒副作用，故临床仅用于敏感伤寒菌株引起的伤寒感染、流感嗜血杆菌感染、重症脆弱拟杆菌感染、脑脓肿、肺炎链球菌或脑膜炎球菌性脑膜炎同时对青霉素过敏的患者。应用时疗程避免过长，既往有药物引起血液学异常病史的患者应禁用。所有应用氯霉素治疗的患者在开始治疗时必须检查白细胞、网织红细胞与血小板，并每 3～4 天复查一次，若出现白细胞减少应立即停药。婴幼儿应用氯霉素应十分谨慎，除非无其他药物替代而必须使用时方考虑，有条件时可进行血药浓度监测。

【用法用量】　口服 1.5～3g/d，每日 4 次，氯霉素肌内注射、静脉注射或静脉滴注 0.5g 或 1g，每 12h 用药 1 次。琥珀氯霉素注射剂：0.69g（相当于氯霉素 0.5g），成人 1～2g/d，分 2～4 次肌内注射或静脉滴注，儿童 25～50mg/（kg·d），分 2 次静脉滴注。眼/耳用药遵医嘱。

【不良反应】　主要是**抑制骨髓造血功能**：①可逆的各类血细胞减少，其中粒细胞首先下降，这一反应与剂量和疗程有关。一旦发现，应及时停药，可以恢复。②不可逆的**再生障碍性贫血**，虽然少见，但死亡率高。此反应属于过敏反应，与剂量疗程无直接关系。可能与氯霉素抑制骨髓造血细胞内线粒体中与细菌相同的 70S 核糖体有关。为了防止造血系统的毒性反应，应避免滥用，应用时应勤查血常规，氯霉素也可产生胃肠道反应和二重感染。此外，少数患者可出现皮疹及血管神经性水肿等过敏反应，但都比较轻微。③新生儿与早产儿剂量过大可发生循环衰竭（**灰婴综合征**），这是由于他们的肝发育不全，排泄能力差，使氯霉素的代谢、解毒过程受限制，导致药物在体内蓄积。因此，早产儿及出生两周以下新生儿应避免使用。

【注意事项】　①开始治疗前应检查血常规（白细胞分类及网织红细胞计数），随后每 48h 再查一次，治疗结束还要定期检查血常规，一旦出现异常，应立即停药。②氯霉素治疗时，对用口服降血糖药的糖尿病患者或服抗凝血药者，尤其是老年人，应分别检测血糖及凝血酶原时间，以防药效及毒性增强。③对肝肾功能不良者、葡萄糖-6-磷酸脱氢酶缺陷者、婴儿、孕妇、乳妇应慎用。④用药时间不宜过长，一般不超过 2 个月，能达到防止感染复发即可，避免重复疗程。

【规格】　片剂、胶囊剂：0.25g；注射剂：0.125g、0.25g、0.5g；滴耳液：0.25g/10ml；控释眼丸：2.5mg；眼药水：8ml。

152. 甲砜霉素（thiamphenicol）[典]

【作用特点与用途】　抗菌谱与作用均与氯霉素相似。主要用于伤寒、副伤寒及其他沙门菌感染。也用于流感嗜血杆菌、大肠埃希菌、淋球菌、产青霉素酶菌等敏感菌所致的呼吸道、胆道、尿路感染、肠道感染，包括淋菌性尿道炎、淋病等疾病。

【用法用量】　成人口服一次 0.25～0.5g，一日 3～4 次。单剂口服 2.5g，治疗淋病的疗效与青霉素、大观霉素或头孢呋辛相同。

【不良反应】　可抑制红细胞、白细胞、血小板生成，但程度比氯霉素轻；可引起周围神经炎等。

【规格】　片剂、胶囊剂：0.125g、0.25g。

三、环脂肽类抗生素

153. 达托霉素（克必信，daptomycin、cubicin）[保乙]

【作用特点与用途】　环脂肽类抗生素，仅对革兰氏阳性菌敏感，对单核细胞增多性李斯特杆菌效果较差，对革兰氏阴性杆菌、病原体基本无效。其抗菌机制是通过扰乱细胞膜对氨基酸的转运，从而阻碍细菌细胞壁肽聚糖和胞壁磷酸酯的生物合成，改变细胞膜电位；尚可通过破坏细菌的细胞膜而使内容物外泄而杀灭细菌。对耐甲氧西林葡萄球菌和耐万古霉素肠球菌的抗菌效果，达托霉素优于万古霉素和替考拉宁。本品静脉给药达血药峰值时间（T_{max}）为 0.5～0.8h，血浆蛋白结合率 90%～95%，半衰期（$t_{1/2}$）7～11h，给药总量的约 80% 由肾排泄，5% 从粪便排泄。肾功能受损时，半衰期延长，可通过血液透析和腹膜透析清除。用于复杂性皮肤及皮肤软组织感染，以及伴发的右侧感染性心内膜炎。

【用法用量】　静脉注射：一次 4mg/kg，一日 1 次。连续用药 7～14 日。肌酐清除率低于 30ml/min 者，一次 4mg/kg，每 2 天 1 次。用生理盐水稀释，给药时间应持续 30min。

【不良反应】　常见胃肠道反应有恶心、呕吐、腹泻、便秘；神经系统反应有头昏、头痛、失眠、焦虑等；心血管系统可致心律失常；尚可引起低血钾、高血糖、低血镁、电解质紊乱；少见有呼吸困难、肌肉疼痛、皮疹、瘙痒、贫血、肾衰竭及肝功能异常。

【注意事项】　①对本品过敏者禁用；②有肌肉骨骼病史者、肾损害者、妊娠及哺乳期妇女均慎用；③18 岁以下者的安全性和有效性尚未确立。

【规格】　粉针剂：250mg、500mg。

四、林可酰胺类抗生素

154. 林可霉素（洁霉素，lincomycin）[典][保甲/乙]

【作用特点与用途】　本品可抑制细菌的蛋白质合成，对大多数革兰氏阳性菌和某些厌氧革兰氏阴性菌有抗菌作用。对革兰氏阳性菌的抗菌作用类似红霉素，敏感菌包括肺炎链球菌、化脓性链球菌、甲型溶血性链球菌、金黄色葡萄球菌、白喉棒状杆菌等。厌氧菌对本品敏感者包括拟杆菌属、梭形杆菌、丙酸杆菌、真杆菌、双歧杆菌、消化链球菌、产气荚膜梭菌、破伤风梭菌及某些放线菌等。对粪链球菌、某些梭状芽孢杆菌、诺卡菌、酵母菌、真菌和病毒均不敏感。葡萄球菌对本品可缓慢产生耐药性。对红霉素耐药的葡萄球菌对本品常显示交叉耐药性。对肺炎支原体作用不如红霉素。所有革兰氏阴性菌、大多数肠球菌、结核分枝杆菌及真菌对本品不敏感。与红霉素同时应用有拮抗作用。口服 500mg 后 2～8h 血药浓度达峰值 1～5μg/ml，胃内有食物时可影响吸收，使血清浓度减半。肌内注射或静脉滴注血药浓度较高，单次注射 0～6g 后，1h 内血药浓度达 6～20μg/ml。口服后对多数革兰氏阳性菌可维持最小抑菌浓度（MIC）达 6～8h；肌内注射后 24h 尚可检出。本品 600mg 溶于 5% 葡萄糖注射液 500ml 中滴注 2h，有效血药浓度可维持约 14h。口服少部分自尿排泄，大部分经胆汁排泄。注射后从尿排出 30%～60%。本品广泛分布于体液和组织内，其最大特点是易进入骨髓，浓度为血清的 1/3～1/2，不易进入脑脊液，但能进入乳汁和胎盘。血清蛋白结合率为 25%。$t_{1/2}$ 为 4～5.4h（亦有报道为 8h）。用于敏感菌所致的感染和呼吸系统感染、软组织感染、骨髓炎、关节感染、胆道感染及败血症。对一些厌氧菌感染也可应用。外用治疗革兰氏阳性菌化脓性感染。对慢性骨髓炎、凝固酶阳性葡萄球菌所致的慢性骨髓炎有独特疗效。

【用法用量】　口服：成年人一次 0.5～1g，一日 3～4 次，饭后 2h 或饭前 1.5h 服用；儿童 30mg/（kg·d），分 3～4 次服用。肌内注射、静脉注射：成年人 0.6～1.8g/d，分 2～3 次给药，儿童 15～30mg/（kg·d）。静脉滴注：成年人一次 0.6g，溶于 100～200ml 输液内，滴注 1～2h，每 8～12h 用药 1 次。

【不良反应】　最常见的反应为胃肠道刺激，以口服多见，5%～20%患者出现腹泻、直肠炎，偶尔可发展为发热、腹绞痛、里急后重、大便带脓血及黏液、白细胞增多等。长期和大剂量使用后，易出现二重感染。偶见过敏反应、黄疸及肝功能不正常、假膜性结肠炎等。近年临床不良反应多且较重，属严格限用和（或）慎用。

【禁忌证】　新生儿、孕妇、肝功能不全及深部真菌感染者禁用。

【注意事项】　①对糖尿病、免疫功能低下、恶性肿瘤转移者容易发生二重感染者和真菌感染（阴道炎、鹅口疮），应慎用。②严重肾功能不全者剂量可减至规定量的 1/4～1/3。③长期使用应定期查血常规和肝功能，必要时应停药。④不与红霉素同时服用。⑤发生假膜性结肠炎是由于艰难梭菌所致，可用万古霉素或去甲万古霉素治疗。全国药物不良反应报道多，已列入重点监控。⑥由于本类抗生素相对不良反应较多且程度较重，临床属限制或慎用抗菌药物。

【规格】　片剂、胶囊剂：0.25g、0.5g；注射液：0.6g（2ml）；粉针剂：0.6g；滴眼液：3%（8ml）。

155. 克林霉素（氯洁霉素、林大霉素，clindamycin）[典][基][保甲/乙]

【作用特点与用途】　本品为林可霉素衍生物，对大多数敏感菌的抗菌作用比林可霉素强约 4 倍，对厌氧菌的作用尤为突出。对青霉素、头孢菌素类抗生素无交叉过敏反应，可用于对青霉素过敏者。本品口服后吸收快。食物对吸收的影响小，口服盐酸盐 150mg，45～60min 血药浓度达峰值 2～3μg/ml。肌内注射后血药达峰时间，成年人为 3h，儿童为 1h，峰浓度为 7.4μg/ml。肌内注射后 8h 内一直维持较高的血药浓度。静脉注射 300mg，10min 血药浓度为 7μg/ml，表观分布容积（V_d）约 94 L，体内分布广泛，可进入唾液、痰、呼吸系统、胸腔积液、胆汁、前列腺、肝、膀胱、阑尾、精液、软组织、骨和关节等，也可透过胎膜，但不易进入脑脊液中。体内部分代谢物可保留抗菌活性。代谢物由胆汁和尿液排泄。在尿中收集到的原形药物占体内总药物的 1/10。$t_{1/2}$ 为 3h，肝、肾功能不良时可延长。血液透析和腹膜透析不能有效地使本品清除。克林霉素磷酸酯为前体药，无抗菌活性，进入血液后迅速被酯酶水解，显示出克林霉素效果。主要用于革兰氏阳性菌和厌氧菌引起的各种严重感染，尤其对骨髓效果显著。

【用法用量】　口服：成年人每次 150mg，每 6h 口服 1 次。肌内注射、静脉注射：成年人 0.6～1.8g/d，分 3～4 次；儿童 8～16mg/（kg·d），分 3～4 次。3 种不同制剂的用法用量为①盐酸盐：成年人重症感染，每次 150～300mg，必要时可增至450mg，每 6h 用药 1 次；儿童重症感染 8～16mg/kg，必要时可增至 20mg/kg，分为3～4 次给药。②棕榈酸酯盐酸盐（供儿童应用）：重症感染 8～12mg/（kg·d），极严重时可增至 20～25mg/（kg·d），分 3～4 次给药。10kg 以下体重的婴儿可按 8～12mg/（kg·d）用药，分 3 次给药。③磷酸酯（注射剂）：成年人革兰氏阳性需氧菌感染，0.6～1.2g/d，分 2～4 次肌内注射或静脉滴注；厌氧菌感染，一般用量 1.2～2.7g/d，极严重感染用至 4.8g/d。儿童 1 月龄以上（应权衡利弊），重症感染 15～25mg/（kg·d），极重症感染可用 25～40mg/（kg·d），分 3～4 次给药。肌内注射量不超过一次 0.6g，超过此量则应静脉给予。静脉滴注前应先将药物用输液稀释，0.6g 药物应加入不少于 100ml 的输液中，至少输注 20min。1h 内输注的药量不应超过 1.2g。

【不良反应】　胃肠道反应比林可霉素轻。对造血系统、肾、肝、神经系统毒性较小。少数患者有过敏反应，氨基转移酶和碱性磷酸酶短期轻度升高。偶有注射区疼痛。也可产生假膜性结肠炎。全国药物不良反应报道多见，已列入重点监控。

【禁忌证】　孕妇及新生儿禁用；对本品及林可霉素过敏者禁用。

【注意事项】　①与林可霉素间有交叉耐药性；②与红霉素有拮抗作用；③本品不能透过血脑屏障，不能用于脑膜炎；④不宜与氨茶碱、苯妥英、盐酸巴比妥、葡萄糖酸钙、硫酸镁合用；⑤参见林可霉素（本篇"154."）。

【规格】　片剂、胶囊剂：75mg、150mg；磷酸克林霉素注射液：0.15g/1ml。粉针剂：0.3g、0.6g；注射用克林霉素磷酸酯：0.3g、0.6g（均按克林霉素计）。

五、磷霉素类抗生素

156. 磷霉素钠/钙（fosfomycin）[典][基][保甲/乙]

【作用特点与用途】　本品是由多种链霉菌（*S. fradiae* 等）培养中分离得到的一种抗生素，现已由合成法制取。磷霉素为一种游离酸，药用品有钙盐和二钠盐两种。本品为广谱抗生素，其抗菌谱与庆大霉素、妥布霉素相似。对大部分葡萄球菌、大肠埃希菌、脑膜炎球菌、淋球菌、奇异变形杆菌、铜绿假单胞菌及肠球菌等均有抑制作用。动物实验表明，对革兰氏阴性菌作用比四环素和氯霉素强，对产生青霉素酶的金黄色葡萄球菌比苯唑西林强，但对肺炎链球菌、溶血性链球菌不及四环素、氯霉素。本品抑制细菌细胞壁合成，为一种繁殖期的杀菌药。静脉注射本品 0.25g，

10～15min 血药浓度达峰值，在体内分布广，24h 从尿中排泄 95%。口服磷霉素钙的吸收率 30%～40%。口服 1g，2h 血药峰值约为 6μg/ml；6h 尿药浓度达峰值约为 150μg/ml。肌内注射磷霉素钠 2g，2h 血药达峰值约为 33μg/ml，尿药峰值则达 1000μg/ml 以上。静脉滴注钠盐 2g，滴完即时血药浓度为 120μg/ml，后迅速下降，30min 可下降 50%，以后缓慢下降，3h 内尿药峰值每毫升可达数千微克。用于敏感菌引起的严重感染，如尿路、呼吸道、肠道、皮肤软组织、脑膜及其他部位感染和败血症。也用于耐青霉素酶的金黄色葡萄球菌和耐氨苄西林的大肠埃希菌所致的感染，对尿路感染应用较多。

【用法用量】 口服：磷霉素钙适用于尿路感染及轻症感染，成年人 2～4g/d，儿童 50～100mg/（kg·d），分 3～4 次服用。静脉注射或静脉滴注：磷霉素钠用于中度或重度系统感染，成年人 4～12g/d，重症可用到 16g/d；儿童 0.1～0.3g/（kg·d），均分 2～4 次给药。1g 药物至少用 10ml 溶剂，若 1 次用数克，则应按 1g 药物用 25ml 溶剂的比例进行溶解，予以静脉滴注或缓慢静脉注射。适用的溶剂有灭菌注射用水、5%～10%葡萄糖注射液、氯化钠液、含乳酸钠的输液等。

【不良反应】 本品毒性较低，可见皮疹、氨基转移酶升高、血栓性静脉炎及心悸等。

【注意事项】 ①本品不宜肌内注射；②与其他抗菌药合用常有协同作用，无拮抗作用；③与一些金属盐可生成不溶性沉淀，勿与钙、镁盐等相配伍。

【规格】 磷霉素钙胶囊：0.1g；注射用磷霉素钠：1g、4g。

157. 磷霉素氨丁三醇散（fosfomycin trometamol power）[典][保乙]

【作用特点与用途】 本品为磷霉素的氨丁三醇盐，在体内的抗菌谱与活性及抗菌机制同磷霉素。用于对本品敏感菌性呼吸道、下尿路感染（膀胱炎、尿道炎），肠道感染，皮炎、软组织感染等。

【用法用量】 成人口服散剂（空腹）量每次 6g（相当于磷霉素 3g），以适量水溶解后服用。或遵医嘱。

【规格】 散剂：6g 或 5.631g（相当于磷霉素 3g）。

第十九章　人工合成喹诺酮类抗菌药物

喹诺酮类，又称吡酮酸类或吡啶酮酸类，曾是一类较新的合成抗菌药。本类与其他抗菌药的作用点不同，其作用靶位为细菌的脱氧核糖核酸（DNA）促旋酶。细菌的双股 DNA 扭曲成襻状或螺旋状（称为超螺旋），使 DNA 形成超螺旋的酶称为 DNA 促旋酶，喹诺酮类抑制此种酶，进一步造成染色体的不可逆损害，而使细菌细胞不再分裂。它们对细菌显示选择性毒性。当前，一些细菌对许多抗生素的耐药性可因质粒转导而广泛传播。本类药物则不受质粒转导耐药性的影响，因此，本类药物与许多抗菌药物间无交叉耐药性。但其耐药菌明显增多，细菌的耐药率和抗药性显著上升。在临床上，本类抗菌药已属限制且慎用药物之一。

喹诺酮类是主要作用于革兰氏阴性菌的抗菌药物，对革兰氏阳性菌相对较弱，第三代含氟的喹诺酮类对金黄色葡萄球菌则有较好的抗菌作用。第四代喹诺酮类对厌氧菌、衣原体亦有效。喹诺酮类按发明先后对抗菌作用与性能不同，目前分为四代。

第一代喹诺酮类只对大肠埃希菌、志贺菌、克雷伯杆菌及少部分变形杆菌有抗菌作用。具体品种有萘啶酸、吡咯酸等，因疗效不佳现已少用。

第二代喹诺酮类抗菌谱有所扩大，对肠杆菌属、枸橼酸杆菌属、铜绿假单胞菌属、沙雷杆菌也有一定抗菌作用。其代表药物吡哌酸是国内主要应用品种。此外尚有西诺沙星（cinoxacin）和米洛沙星（miloxacin）。

第三代喹诺酮类在母核中第 7 位碳引入氟原子，抗菌谱进一步扩大，对葡萄球菌等革兰氏阳性菌也有抗菌作用，对一些革兰氏阴性菌（包括铜绿假单胞菌）的作用则进一步加强。由于对细菌与组织的穿透性增强，因此有些品种的生物利用度增高，如含氟的环丙沙星、氧氟沙星等。

第四代喹诺酮类除具有第三代的抗菌活性外，对厌氧菌、衣原体亦有效，如加替沙星、莫西沙星等。然而近年来临床应用广泛，耐药菌株日趋增多，临床应用呈下降趋势。

喹诺酮类的主要不良反应：①胃肠道反应如恶心、呕吐、不适及疼痛等；②中枢反应有头痛、头晕、睡眠不良等，并可致精神症状，且以中效和长效制剂为甚；③由于本类药物可抑制 γ-氨基丁酸（GABA），**可诱发癫痫**，有癫痫病史者慎用；④本类药**可影响软骨发育**，不宜用于孕妇及未成年儿童；⑤可产生结晶尿，尤其在碱性尿中更易发生；⑥大剂量或长期应用本类药易致肝损害；⑦可能增加**肌腱炎和腱断裂**的风险，生产企业在药品说明书中应加入"黑框警示"。喹诺酮类药物的相互作用：①碱性药物、抗胆碱药、H_2 受体拮抗药均可降低胃液酸度而使其吸收减少，应避免同服。②利福平（RNA 合成抑制药）和氯霉素（蛋白质合成抑制药）可使本类药物的作用降低，使萘啶酸和诺氟沙星的作用完全消失，使氧氟沙星及环丙沙星的作用部分抵消。③依诺沙星、培氟沙星和环丙沙星，可抑制茶碱的代谢，与茶碱联合应用时，使茶碱的血药浓度分别升高 11%、20%和 23%，可出现茶碱的毒性反应，应重视，氧氟沙星和萘啶酸则几乎无此种作用。④在用药期间，不可过度碱化尿液，以免出现结晶尿。⑤忌与含氯离子溶液配伍，以免沉淀。

158. 吡哌酸（pipemidic acid）[典][保甲]

【作用特点与用途】　　本品为第二代喹诺酮类药物。通过作用于细菌 DNA 促旋酶，干扰细菌 DNA 的合成，从而导致细菌死亡。对革兰氏阴性杆菌，如大肠埃希菌、肺炎克雷伯菌、产气肠杆菌、奇异变形杆菌、沙雷菌属、伤寒沙门菌、志贺菌属、铜绿假单胞菌等具抗菌作用。用于敏感菌革兰氏阴性杆菌所致的尿路感染、细菌性肠道感染。

【用法用量】　　口服：成人一次 0.5g，一日 1～2g。

【不良反应】　　本品毒性较低，不良反应主要为恶心、嗳气、上腹不适、食欲减退、稀便或便秘等胃肠道反应，皮疹或全身瘙痒少见；偶见眩晕、头痛、血清氨基转移酶一过性升高等。上述不良反应均属轻微，停药后可自行恢复。

【注意事项与禁忌证】　　参见本章开篇。孕妇、哺乳妇、未成年人禁用。

【规格】　　片剂、胶囊剂：0.25g。

159. 诺氟沙星（氟哌酸，norfloxacin）[典][保甲]

【作用特点与用途】　　本品为第三代喹诺酮类药物。对革兰氏阴性菌呈杀菌作用，抗金黄色葡萄球菌作用强于庆大霉素。临床用于敏感菌引起的各种感染症。

【用法用量】　　成年人口服一次 0.2g，一日 3～4 次；静脉滴注 0.2～0.4g，12h 用药 1 次。滴眼，一日 4 次。

【注意事项】　　①孕妇、哺乳期妇女、未成年人禁用；②有人试用于性病：每次 0.8g，当晚、次晨各服 1 次；③肾功能不全者慎用；④联用阿莫西林可增强抗菌力。

【规格】　　片剂、胶囊剂：0.1g；注射液：0.2g/100ml；滴眼液：24mg/8ml。

160. 氧氟沙星（氟嗪酸，ofloxacin）[典][基][保甲]

【作用特点与用途】　　本品为第三代喹诺酮类药物。抗菌活性优于诺氟沙星。除适应证外，尚可用于结核病。

【用法用量】　　成年人一般口服一次 200mg，一日 2 次。抗结核病：300mg/d，顿服。控制伤寒反复感染：50mg，连用 3～6 个月。

【注意事项】　　①孕妇、哺乳妇、未成年人禁用；②肾功能不全者慎用；③用于淋病应遵医嘱；④联用 β-内酰胺类可明显增强抗菌活性；⑤参见本章开篇。

【规格】　片剂（胶囊剂）：0.1g；注射液：400mg；滴眼液：15mg/5ml。

161. 左氧氟沙星（利复星，levofloxacin）[典][基][保甲/乙]

【作用特点与用途】　本品为氧氟沙星左旋体的甲磺酸盐，主要作用靶位在细菌的 DNA 促旋酶，该酶为部分异构酶，共有 4 个亚单位，本品作用于 A 亚单位，干扰 DNA 复制、转录和重组，从而影响 DNA 的合成，导致细菌死亡。本品对敏感菌引起的呼吸、消化、泌尿系统及皮肤等软组织和眼、耳鼻喉、口腔感染均有优良效果：①片剂的临床治愈率、细菌清除率及不良反应发生率与对照进口品无显著性差异。②本品注射液的治愈率、有效率明显优于氧氟沙星和环丙沙星，且不良反应率较低。剂量减半的临床效果则与氧氟沙星和环丙沙星注射液基本一致。③本品片剂、针剂对我国目前发病率最高的传染病肠道感染（包括伤寒、霍乱、细菌性痢疾等）有优良的治疗效果，与氯霉素相比无骨髓抑制的不良反应，可列为细菌性肠道感染的首选抗菌药之一。④本品针剂起效快，血药浓度高，适用于敏感菌所致中重度感染，病情稳定后改为口服片剂，可保证体内抗菌有效成分的一致性，以巩固疗效，降低治疗费用。

【用法用量】　口服：成年人一次 0.1～0.2g，一日 2 次；最大用量 0.6g/d，疗程一般 5～14 日。静脉滴注：成年人一次 0.2～0.4g，一日 1～2 次；或遵医嘱增减，最大用量 0.6g/d，分 2 次静脉滴注。

【不良反应】　与氧氟沙星相似，是氟喹诺酮类药物中不良反应发生率较低的品种。可见胃肠不适、恶心、呕吐；偶见焦虑、失眠、头痛等神经系统反应；湿疹、皮疹、红斑等过敏反应，氨基转移酶及总胆红素升高等。在动物实验中对幼年动物的关节有损害，可能影响骨骼发育。总发生率 27%～52%，一般停药后可自行消失。长期大剂量应用需警惕肌腱炎或腱断裂的风险。

【禁忌证】　孕妇、哺乳期妇女、16岁以下患者及癫痫患者禁用；对本品及喹诺酮类过敏者禁用。

【注意事项】　①严重肾功能不全者，中枢神经系统疾病患者慎用；②高龄患者慎用；③由于本品中 3-甲基嗪环左旋异构体的化学特性，其碱基水溶性比氧氟沙星明显提高，明显减少了对神经系统的不良反应；④本品无体内蓄积作用；⑤参见本章开篇。

【规格】　片剂：以左氧氟沙星计，0.1g。针剂：以左氧氟沙星计，0.2g/100ml（盐酸左氧氟沙星注射液、乳酸左氧氟沙星等）。

162. 安妥沙星（antofloxacin）

【作用特点与用途】　本品系经左氧氟沙星结构改造的氟喹诺诺酮类抗菌药物。

对安妥沙星敏感的致病菌有革兰氏阳性需氧菌：金黄色葡萄球菌（MSSA）、表皮葡萄球菌（MSSE）、中间型葡萄球菌、腐生葡萄球菌、化脓性链球菌 A 群和 B 群、无乳链球菌、肺炎链球菌、粪肠球菌；敏感的革兰氏阴性需氧菌有流感嗜血杆菌、副流感嗜血杆菌、大肠埃希菌、阴沟肠杆菌、产气肠杆菌、聚团肠杆菌、肺炎克雷伯菌、臭鼻克雷伯菌、卡他莫拉菌、变形杆菌、伤寒沙门菌、志贺菌、黏质沙雷菌、枸橼酸杆菌、不动杆菌、铜绿假单胞菌、普鲁威登菌、嗜麦芽窄食单胞菌及淋球菌等；对厌氧菌、抗酸杆菌，以及非典型致病菌如支原体、衣原体和军团菌均有抗菌活性。临床用于上述敏感的致病菌引起的各种感染症，如慢性支气管炎急性发作、急性肾盂肾炎、急性膀胱炎、伤口感染、多发性毛囊炎等。

【药动学】　本品连用 7 日，一日 1 次 300mg，血药浓度在给药 4 日后达稳态（4.49±0.81）mg/L，平均峰浓度为（20.75±2.93）mg/L。单次和多次用药 $t_{1/2}$ 无差异，给药口服 0.3g、0.4g 和 0.5g 受试者估算分布半衰期（二室模型）为（7.46±3.44）h、（7.49±1.90）h 和（9.77±4.60）h，消除半衰期分别为（20.3±4.35）h、（20.22±3.32）h 和（20.61±4.58）h。血药达峰时间（1.5±0.7）h，人血浆蛋白结合率为 17.52%。

【用法用量】　口服：成人首次 0.4g，以后每日服 1 次 0.2g，疗程 7～14 日。使用本品时不得增加单次剂量和改变用法。

【不良反应与注意事项】　可见胃部不适、谷丙转氨酶升高、头晕，少见有乏力、双下肢水肿、心慌、室性期前收缩、口干、食欲缺乏、呕吐、腹痛、大便干、谷草转氨酶升高、谷氨酰转肽酶升高、总胆红素升高、尿频、头痛、失眠、嗜睡、眩晕、皮疹、白细胞减少、中性粒细胞降低、血糖升高、乳酸脱氢酶（LDH）升高等。参见本章开篇。

【规格】　片剂：0.1g。

163. 氨氟沙星（amifloxacin）

【作用特点与用途】　本品为第三代喹诺酮类抗菌药，抗菌谱广，对革兰氏阳性和阴性菌有较强抗菌活性，抗菌活性与诺氟沙星相似。本品与抗生素无交叉耐药。适用证与诺氟沙星相同。本品可口服，亦可静脉给药。口服吸收良好，血药浓度较高，体内分布广，主要从尿中排出。$t_{1/2}$ 约 4.7h。37%～58%原形由尿中排出。

【用法用量】　口服：一次 0.1～0.3g，一日 2～3 次。遵医嘱可酌情调节剂量。

【不良反应与注意事项】　孕妇、哺乳期妇女、未成年人禁用。参见本章开篇。

【规格】　片（胶囊）剂：0.1g、0.2g。

164. 环丙沙星（环丙氟哌酸、喹诺仙，ciprofloxacin）[典][基][保甲/乙]

【作用特点与用途】　本品为第三代喹诺酮类药物。与氧氟沙星的抗菌谱相似，抗菌活性相当或略强，对耐 β-内酰胺类或庆大霉素的病菌也常有效。临床用于敏感菌引起的各种感染。

【用法用量】　口服：一次 0.35～0.5g，一日 2 次；静脉滴注：一次 0.1～0.2g，一日 2 次。

【注意事项】　①孕妇、哺乳妇、未成年人禁用；②严重抑制茶碱正常代谢；碱性药可抑制本品吸收；③抗结核病与氧氟沙星相似；④联用 β-内酰胺类可增效；⑤一日最高剂量不超过 1.5g；⑥参见本章开篇。

【规格】　片剂：0.25g；注射液：200mg。

165. 依诺沙星（氟啶酸，enoxacin）[典]

【作用特点与用途】　本品抗菌谱与氧氟沙星近似，但临床用药逐步减少。

【用法用量】　成年人常用量一次 200～300mg，一日 2 次。临床应用参见氧氟沙星（本篇"160."）。

【注意事项】　长期大剂量应用需警惕肌腱炎或腱断裂的风险。参见本章开篇。

【规格】　片剂：0.1g、0.2g。

166. 培氟沙星（甲氟哌酸，pefloxacin）[典]

【作用特点与用途】　本品为氟喹诺酮类抗菌药物，对革兰氏阴性菌及革兰氏阳性菌，包括肠杆菌科、铜绿假单胞菌、不动杆菌属、嗜血杆菌属、奈瑟球菌属及葡萄球菌属（包括耐甲氧西林的菌株）具有广谱活性。对金黄色葡萄球菌的作用与万古霉素相仿，但抗铜绿假单胞菌作用不及环丙沙星和头孢他啶，对一些多价耐药菌株和甲氧西林耐药菌也有效。培氟沙星口服或静脉注射 0.4g 后，稳态血浆浓度为 8～10mg/L，在组织内浓度也较高，细菌对本品的 MIC_{90}≤2mg/L 为敏感；>2～4mg/L 为中度敏感。对青霉素、苯唑西林等耐药的金黄色葡萄球菌，培氟沙星对其一般均敏感，对表皮葡萄球菌则为中度敏感，对链球菌（包括粪链球菌、肺炎链球菌）及结核分枝杆菌也有效，对厌氧菌的抗菌活性较低。本品和其他氟喹诺酮类药物相似，均为杀菌药。其杀菌机制为抑制 DNA 促旋酶的活性，从而抑制细菌 DNA 的复制。细菌对培氟沙星的耐药性是由于细菌的染色体突变所致。突变使细菌 DNA 促旋酶发生改变，或影响细胞膜的通透性。后者也可影响其他抗生素的透入，故可与其他抗生素发生交叉耐药。本品可口服和静脉注射，蛋白结合率约 30%。在体内可代谢成活性产物脱甲基衍生物及无活性的 N-氧化物。半衰期 10～12h。胃肠道吸收良好，口服后 AUC 与静脉注射相似。在体内分布广泛，脑脊液、腭扁桃体、支气管、骨骼与肌肉、前列腺及腹水中都达到有效浓度。本品主要通过肾及肝脏消除，约 50%；另外从胆汁中排出。本品既可口服又可注射，吸收良好，血和组织浓度高于诺氟沙星，可通过血脑屏障。用于成年人革兰氏阴性菌和葡萄球菌严重感染如败血症，心内膜炎、细菌性脑膜炎及呼吸道、尿道、肾、耳鼻咽喉科感染，妇科疾病，腹部、肝胆、骨关节炎及皮肤感染等。

【用法用量】　口服：一日 0.4～0.8g，分 2 次服用，饭后服，重症者剂量可达 1.2g/d。静脉滴注：一次 0.4g，一日 2 次，溶于 5%葡萄糖注射液 250ml 中，忌与含氯离子溶液配伍，以免沉淀。一次滴注时间不少于 1h。腹水和黄疸患者，每 2 天用药 1 次。外用，涂患处。

【不良反应】　恶心、呕吐、胃痛；皮肤过敏反应、光过敏、肌肉及关节痛、头痛、失眠，大剂量（1.6g/d）会引起血小板减少和神经症状。总体说来，培氟沙星的不良反应较轻且短暂。3%患者因不良反应停药，其中胃肠道反应最为常见，包括恶心及呕吐等。皮肤系统症状表现为皮疹和对日光过敏；神经系统不良反应包括失眠和眩晕，严重者可抽搐。鉴于动物实验结果显示氟喹诺酮类药物可在发育软骨内沉积并引起退行性病变，故儿童应禁用。个别患者可出现轻度白细胞总数下降和肝肾功能减退。应警惕肌腱炎或腱断裂的风险。

【注意事项与禁忌证】　本品和氨茶碱类药物合用，可引起后者血药浓度轻度升高，但尚无引起不良反应的报道。本品与双香豆素合用，可延长凝血酶原时间，故应加强监测。在应用抗酸药后即口服培氟沙星，可能延长本品的吸收时间。18岁以下儿童、孕妇、哺乳期妇女及过敏者禁用，肝功能不良者慎用。防止光过敏，避免日光照射。参见本章开篇。

【规格】　片剂：0.2g；粉针剂：0.2g、0.4g。

167. 洛美沙星（倍诺、爱邦、洛美星，lomefloxacin）[典][保乙]

【作用特点与用途】　作用时间长为本药的特点，其血中 $t_{1/2}$ 为 7.95h。对革兰氏阳性菌与革兰氏阴性菌的抗菌活性与氧氟沙星、依诺沙星、诺氟沙星相似。在体内的作用与氧氟沙星相同，优于诺氟沙星和依诺沙星。经 2436 例临床试验，本品对尿路、呼吸道及肠道感染的有效率分别为 79.7%、78.8%和 91.0%。

【用法用量】　口服：成年人一次 0.1～0.2g，一日 2～3 次。但亦有人推荐剂量一次 0.4g，一日 1 次，疗程 14 日。静脉滴注：0.2g 溶于生理糖盐水 250ml 中，一日 2 次。外用滴眼，一次 1～2 滴，一日 2～4 次。

【不良反应与注意事项】　参见本章开篇，可见中枢神经系统等方面的不良反应，总的不良反应发生率为 3.5%。有光敏反应，与喹诺酮环第 6 位碳上的氟有关。

【规格】　片剂、胶囊剂：0.1g、0.2g；冰干粉针剂：0.1g；滴眼液：24mg/8ml。

168. 那氟沙星（纳荻沙星、纳地沙星，nadifloxacin、acuatim）

【作用特点与用途】　本品对需氧性革兰氏阳性菌如金黄色葡萄球菌有良好抗菌活性。即使对表皮葡萄球菌、金黄色葡萄球菌及耐药金黄色葡萄球菌等临床分离菌株也比四环素、红霉素及克林霉素显示更好的抗菌效能，但对痤疮丙酸杆菌

（*P. acnes*）的作用比红霉素及克林霉素弱。外用皮炎有良效，细菌耐药率较低。在背部皮肤单次涂以 0.5%或 1%软膏 10g 后，达峰时间约为 12.8h，$t_{1/2}$ 分别为 22.6h 和 19.4h。反复给药（1%软膏 5g，一日 2 次，连用 7 日），血中药物浓度在第 5 日以后稳定，半衰期也与单次涂药无显著差别。血浆蛋白结合率 75%～84%。尿中排泄率也极低，单次皮肤涂布 1%软膏组为 0.13%，涂布 0.5%软膏组是 0.01%，（48h）反复给药 7 日为 0.16%。临床用于伴有丙酸杆菌属及葡萄球菌属感染的多发性皮疹的寻常痤疮。

【用量用法】 外用：清洗患部后将本品适量局部涂布，一日 2 次。

【注意事项】 ①使用本品无效时应迅速停止使用；②偶见瘙痒、刺激感、发红、丘疹、颜面发热、皮肤干燥、发热及接触性皮炎；③不可作为眼科用药，参见本章开篇。

【不良反应】 在 535 例患者中有 18 例（3.4%）主要是瘙痒感及刺激感，其余参见本章开篇。

【规格】 1%软膏剂：1g 中含本品 10mg。

169. 司氟沙星（司巴沙星，sparfloxacin）

【作用特点与用途】 本品对革兰氏阳性菌及革兰氏阴性菌、厌氧菌、支原体属、衣原体属及抗酸菌显示广谱抗菌性。对各种临床分离的菌株，除革兰氏阴性菌外，与同类（喹诺酮）药物相比敏感性强，但对革兰氏阴性菌，比氧氟沙星（OFLX）、依诺沙星（ENX）及诺氟沙星（NFLX）作用强，而与环丙沙星（CPFX）相同或稍弱。而且本品与其他抗生素无交叉耐药性。单次口服本品 0.1g、0.2g 及 0.4g 后，本品的血浆浓度 4h 时后达峰值，AUC 摄食及丙磺舒未见对血浆中药物浓度的影响。本品与血浆蛋白的结合率约 42%，主要的结合蛋白是白蛋白。代谢产物也同样以葡糖醛酸内酯的化合物由尿及胆汁排出，粪便中只检出原形药物，每日口服本品 0.3g（一日 1 次，连服 7 日），最后给药后的峰值为最初给药时的 1.5 倍，$t_{1/2}$ 为 16.8h。与抗酸药并用，峰值约降低 21%，AUC 约减少 35%，而半衰期无变化。与茶碱并用未见相互作用的影响。肾功能障碍患者，血浆中药物浓度可升高，老年人可见峰值增高，半衰期延长。向各种分泌液中转移的药物浓度对大多数细菌，超过最小抑菌浓度。正常健康人，72h 后经尿排泄的药量为 40.4%～44.8%。支气管哮喘患者本品与茶碱并用，未见药物相互作用的影响。本品适用于对本品敏感的细菌如葡萄球菌、化脓性链球菌、溶血性链球菌、肺炎链球菌、肠球菌属、淋球菌、大肠埃希菌、枸橼酸杆菌属、沙门菌属（除伤寒沙门菌、副伤寒沙门菌）、志贺杆菌属、克雷伯菌属、肠杆菌属、沙雷菌属、变形杆菌属、摩根菌、铜绿假单胞菌、流感嗜血杆菌、不动杆菌属、消化链球菌属、痤疮丙酸杆菌属、拟杆菌属及沙眼衣原体属等引起的呼吸、消化和泌尿生殖系统及皮肤软组织等感染性疾病。

【用法用量】 口服：通常成年人，0.1～0.3g/d，分 1～2 次服用。可按疾病种类及症状适当增减剂量。最多不超过 0.4g/d，疗程 5～10 日。

【不良反应】 　主要为消化系统症状及过敏性症状。临床实验检查异常，主要为嗜酸粒细胞增加及氨基转移酶升高等，①休克：应用同类药物，曾有报道。②过敏：有时可出现皮疹、发红、光敏症、瘙痒、发热，若发生这些症状应停药。喹诺酮环第 6 位碳上氟被认为是引起光敏反应的主要原因。③肾：可出现血尿素氮及肌酐升高。④肝：有时可见氨基转移酶、碱性磷酸酶、乳酸脱氢酶、γ-谷丙转氨酶及总胆红素升高等。⑤消化系统：有时出现嗳气、呕吐、胃烧灼感、不适、腹胀、食欲缺乏、腹泻及腹痛等。也有罕见的口腔炎及口渴。⑥血液：有时白细胞、红细胞、血红蛋白、血细胞比容及血小板减少，嗜酸粒细胞增加，故应密切观察。发现异常应停止用药。⑦精神神经系统：有时头痛、头重、眩晕及失眠等。⑧应警惕腱断裂或肌腱炎的风险。⑨其他：罕见的低血糖，尤其老年及肾功能不良患者，故对这些患者要慎重。有时可出现手麻木感、发热及不适等感觉异常。

【药物相互作用】 　①同类药物（ENX、NFLX、CPFX）与芬布芬等苯乙酸或戊酮酸类非甾体消炎镇痛药并用，偶可发生惊厥；②与含有铝与镁的抗酸药物并用，可能使本品的吸收减少，作用减低。

【注意事项】 　①对喹诺酮类有过敏史者禁用。②为防止产生耐药菌，使用前必须进行药敏试验，限敏感菌使用，并尽量缩短疗程至最低限，尤其肾功能障碍者。③同类药物有引起惊厥的报道，使用中要密切观察。④老年患者血药浓度有升高及半衰期延长倾向，故给药应减量并注意给药间隔时间。⑤孕期用药的安全性尚未确定，尤其妊娠早期禁用。大鼠大剂量（0.3g/kg）动物实验，观察到胎仔发生室间隔缺损。⑥药物可向母乳转移，故哺乳期妇女用药应停止授乳。⑦对小儿的安全性尚未确定，禁止用药。动物实验观察到幼犬发生关节异常改变。

【规格】 　片剂：0.1g、0.15g、0.2g；分散片：0.1g；胶囊剂：0.1g、0.2g。

170. 氟罗沙星（多氟沙星、多氟哌酸，fleroxacin）[典][保乙]

【作用特点与用途】 　本品对包括铜绿假单胞菌在内的革兰氏阴性菌及革兰氏阳性菌中的金黄色葡萄球菌均有较强的抗菌作用，对军团菌、支原体和衣原体及耐氨苄西林致病菌、耐甲氧西林金黄色葡萄球菌和耐庆大霉素革兰氏阴性菌均有良好的抗菌作用，是该类药物中仍有前途的抗菌药之一。本品口服后，吸收迅速、完全，分布广泛，血药浓度高，且维持时间长，系该类药中第一个每日只需给药 1 次的药品。本品主要以原形自尿中排出。用于敏感菌及衣原体引起的尿路感染、胆道感染及各系统感染。

【用法用量】 　口服：急性膀胱炎、下尿路感染和淋球菌性尿道炎，一次 0.4g，一日 1 次。静脉注射：一次 0.1g，一日 1 次。其他各种感染每日只服 1 次 0.4g。

【不良反应】　少数患者出现不宁和失眠等中枢神经反应及气胀、恶心、胃痛等胃肠道反应，光照后可有出疹、瘙痒及鳞屑等皮肤光照反应。应警惕发生腱炎和腱断裂的风险。参见本章开篇。

【规格】　片剂：0.1g、0.2g；粉针剂：0.05g、0.1g；注射液：0.2g、0.4g。

171. 托氟沙星（妥舒沙星、多氟哌酸、赐尔泰，tosufloxacin）

【作用特点与用途】　本品抗菌谱甚广，抗菌作用强，对革兰氏阳性球菌和杆菌的最小抑菌浓度（MIC）为 $0.012\sim0.78\mu g/ml$，抗菌活性优于环丙沙星、诺氟沙星和氧氟沙星；对革兰氏阴性菌亦有很强的抗菌活性（$MIC\leqslant0.006\sim0.75\mu g/ml$），抗菌活性与环丙沙星相似，而优于诺氟沙星和氧氟沙星；对大多数厌氧菌的 MIC 为 $0.05\sim0.625\mu g/ml$，抗菌活性优于环丙沙星，明显优于诺氟沙星和氧氟沙星。如对革兰氏阳性菌（葡萄球菌、链球菌及肠球菌）与葡萄糖非发酵性革兰氏阴性细菌（消化球菌及脆弱拟杆菌等）的活性比已上市的喹诺酮类作用都强。本品对肠杆菌类的 MIC_{90} 为 $0.06\sim0.25\mu g/ml$，为吡哌酸的 $2\sim4$ 倍，与环丙沙星相近；对铜绿假单胞菌的 MIC_{90} 为 $0.5\mu g/ml$。对亚胺培南和庆大霉素耐药的洋葱伯克霍尔德菌及嗜麦芽窄食单胞菌，本品仍有良好的抗菌作用，比环丙沙星高 $4\sim8$ 倍，比氧氟沙星高 $8\sim16$ 倍。流感嗜血杆菌、淋球菌和卡他莫拉菌对本品敏感；对金黄色葡萄球菌、凝固酶阴性葡萄球菌、表皮葡萄球菌、链球菌属、甲型溶血性链球菌、粪链球菌、肺炎链球菌敏感，尤其对耐甲氧西林金黄色葡萄球菌敏感，比环丙沙星和氧氟沙星强 16 倍，对厌氧菌和脆弱拟杆菌及其他拟杆菌属敏感，为环丙沙星和氧氟沙星的 $4\sim32$ 倍，也优于头孢噻肟，甚至优于氨曲南。本品为强效杀菌剂，血药浓度超过 MIC 时，细菌与药物接触，即能迅速被杀灭。本品对各种细菌自然耐药频率低，即使各种细菌在药液中反复传代 14 日，耐药速度也很缓慢，但近年的细菌自然耐药率在明显上升。本品经口服 0.15g 及 0.3g 的达峰时间为 $1\sim2.5h$，峰值分别为 $0.37\mu g/ml$ 和 $0.81\mu g/ml$。与剂量呈线性关系，$t_{1/2\beta}$ 为 $3.14\sim3.86h$。本品饭后比空腹口服的 C_{max} 和 AUC 高。提示食物不影响本品吸收。多次口服未见体内蓄积。健康老人空腹或饭后口服本品 0.15g，空腹者达峰时间 1.63h，峰浓度为 $0.66\mu g/ml$，$t_{1/2\beta}$ 为 4.73h，AUC 为 $6.14\mu g/(ml\cdot h)$；饭后服者其 T_{max}（达峰时间）为 2.93h，C_{max} 为 $0.45\mu g/ml$，$t_{1/2\beta}$ 为 4.5h，提示饭后服 T_{max} 后延，肾功能损害者血药浓度升高，$t_{1/2\beta}$ 延长。本品体内分布广，其中肾、小肠和肝中浓度最高，其次为肺、肾上腺、脾、心和肌肉；皮肤、鼻黏膜、前列腺、男性和女性生殖器官等组织均有较高浓度。脑组织浓度极低。本品主要从尿中排泄，健康志愿者 24h 后尿中回收率 $25\%\sim48\%$。本品在体内较稳定。在血清中主要以原药存在，部分为代谢物；在尿和粪便中除原药外，尚有代谢物 A 和 B。

用于敏感菌引起的呼吸道、肠道、泌尿系统、外科、妇产科、耳鼻喉科、皮肤科、眼科及口腔科感染。

【用法用量】　口服：一般 0.3g/d，分 2 次服用或 0.45g/d，分 3 次服用。少数病例 0.6g/d，分 3 次服用。疗程为 1 周。少数 3～6 日或 10～14 日，个别病例长达 26 日。最大日剂量 0.6mg/d，分 2～3 次服用，疗程 14 日。

【不良反应与注意事项】　本品无生殖毒性，未发现有特异性抗体产生和过敏反应综合征，与对照组相比无明显致突变作用。参见本章开篇。

【规格】　片剂：0.15g、0.3g。

172. 芦氟沙星（卢氟沙星、赛孚，rufloxacin）

【作用特点与用途】　本品为广谱氟喹诺酮类抗菌药物。主要通过抑制细菌的 DNA 促旋酶而抑制细菌 DNA 的合成，从而起到抗菌的作用。本品对革兰氏阴性菌与其他氟喹诺酮类药物一样具有广谱的抗菌效果。单剂量口服本品 400mg，平均血药浓度为 44μg/ml，达峰时间为 1.9h，$t_{1/2}$ 为 28.2h，稳态分布容积为 109.5L/kg。30.7% 的药物在 96h 内由尿液排出，在炎性液体中平均峰值为 3.2mg/L，达峰时间 3.5h，有 90% 可渗入炎性液体。临床给单纯性膀胱炎患者一次口服本品 0.4g 或诺氟沙星（氟哌酸）0.8g，有效性及安全性相似。下呼吸道感染的患者第 1 日 0.4g，以后每次 0.3g，一日 1 次；或服用奥氟沙星 0.2g/d，分 2 次服，其有效性与安全性相似。在复杂膀胱炎和上尿路感染，给予芦氟沙星，首剂量 0.4g，以后 0.2g/d，一日 1 次，其有效性与安全性和氧氟沙星相类似。在另一试验中，下呼吸道感染的患者用本品进行治疗，每日 1 次饭后服用本品 0.2g，持续 14 日，临床治愈或改善率为 98%，细菌消除率为 90%。慢性细菌性前列腺炎的患者用本品进行治疗，第 1 日 0.4g，以后 0.2g/d，共 4 周，治愈率为 92%，细菌消除率为 79%。

【用法用量】　口服：首次剂量 0.4g，以后每次 0.2g，一日 1 次。

【不良反应】　胃肠道反应如呕吐及头痛等。参见培氟沙星（本篇"166."）及本章开篇。

【规格】　胶囊、片剂：0.2g；针剂：0.2g、0.4g。

173. 帕珠沙星（pazufloxacin）

【作用特点与用途】　本品属喹诺酮类第三代广谱抗菌药，其主要作用机制为抑制细菌 DNA 促旋酶和 DNA 拓扑异构酶Ⅳ活性，阻碍 DNA 合成而导致细菌死亡；同时本品对人体真核细胞的拓扑异构酶Ⅱ选择性低，故不良反应少。单剂量静脉滴注本品 0.3g，C_{max} 为（10.799±1.773）mg/ml，$t_{1/2}$ 为（17.01±0.299）h，本品通过肾排泄，其中主要为原形药物，多剂量静脉注射本品无蓄积作用。用于敏感菌引起的下列感染：慢性呼吸道疾病继发性感染，如慢性支气管炎、弥漫性细支气管炎、支气管扩张、肺气肿、肺间质纤维化、支气管哮喘、陈旧性肺结核、肺炎、肺脓肿；肾盂肾炎、复杂性膀胱炎、前列腺炎；烧伤创面感染和外科伤口感染；胆囊炎、胆管炎、肝脓肿；腹腔内脓肿、腹膜炎；生殖器官感染、子宫内膜炎、子宫附件炎、复杂性尿路感染、盆腔炎等。

【用法用量】　静脉滴注：一次 0.3g，一日 2 次。静脉滴注时间为 30～60min，疗程为 7～14 日。可根据患者年龄和病情酌情调整剂量。

【不良反应】　主要不良反应为腹泻、皮疹、恶心、呕吐，实验室检查可见 ALT、AST、ALP、γ-GGT 升高，嗜酸粒细胞增多。参见司氟沙星（本篇"169."）本章开篇。

【禁忌证】　对帕珠沙星及喹诺酮类药物过敏者禁用。孕妇及哺乳期妇女、儿童禁用。

【规格】　注射剂：100ml，含甲磺酸帕珠沙星 0.3g（以帕珠沙星计）与氯化钠 0.9g。

174. 格帕沙星（grepafloxacin）

【作用特点与用途】　本品的抗菌谱大致与司巴沙星相同，对革兰氏阳性菌、革兰氏阴性菌及厌氧菌的抗菌力强。特别是对耐甲氧西林金黄色葡萄球菌、肺炎链球菌、A 群链球菌、粪肠球菌等的抗菌力比现有同类药更强。对军团菌、衣原体也有强力抗菌作用。本品对表皮葡萄球菌的 MIC_{90} 为 0.1μg/ml，对 A 群链球菌、肺炎链球菌、粪肠球菌的 MIC_{90} 为 0.39μg/ml。已有一株肺炎链球菌的 MIC 为 12.5μg/ml，提示耐药。本品对大肠埃希菌、肺炎克雷伯菌、阴沟肠杆菌、志贺菌属、沙门菌的抗菌力比环丙沙星低 1～3 倍。而与司氟沙星、氧氟沙星大致相同，对革兰氏阳性菌的抗菌力却强于环丙沙星。对黏质沙雷菌和弗式枸橼酸菌的抗菌力以环丙沙星为最强，格帕沙星、司氟沙星、氧氟沙星三者的抗菌力大致相同。对奇异变形杆菌、普通变形杆菌、普鲁威登杆菌、摩根菌属，格帕沙星、司氟沙星、环丙沙星、氧氟沙星的 MIC_{90} 分别为 0.39～3.13μg/ml、0.39～6.25μg/ml、0.025～0.78μg/ml、0.2～3.13μg/ml；对铜绿假单胞菌则分别为 3.13μg/ml、6.25μg/ml、6.25μg/ml、0.78μg/ml。本品对脆弱拟杆菌的 MIC_{90} 高达 12.55μg/ml，提示耐药。本品对厌氧菌的 MIC_{90} 均为 3.13μg/ml 以下。健康成年人口服本品 0.1g、0.2g、0.3g、0.4g，其 C_{max} 分别为 0.14μg/ml、0.66μg/ml、0.99μg/ml、1.62μg/ml，$t_{1/2}$ 为 11～12.5h，故可每日给药 1 次。尿中排泄率为 10%～12%，主要经胆汁及粪便中排泄，故对肾功能损害者影响较小，且受食物影响较小，无蓄积性。临床用于上述敏感菌引起的呼吸道和尿路感染。

【用法用量】　口服：一次 0.1～0.3g，一日 1～2 次。

【不良反应】　①参见本章开篇；②本品不良反应发生率为 5%，主要为消化系统、精神、神经系统症状及过敏反应等。

【规格】　胶囊剂、片剂：0.1g。

175. 加替沙星（gatifloxacin）

【作用特点与用途】　本品为第四代氟喹诺酮类抗菌药物，光毒性及对人体细胞毒性较小，对幼儿生长发育的影响较小。作用机制是抑制各种细菌体内 II 型拓扑异构酶和 DNA 促旋酶，阻止 DNA 复制。体外抗菌活性是环丙沙星和氧氟沙星的 2～16 倍，其对铜绿假单胞菌的作用为后者的 1/4。本品对革兰氏阳性菌如肺炎链球菌、金黄色葡萄球菌；革兰氏阴性菌如淋病奈瑟球菌、卡他莫拉菌、大多数肠杆菌科细菌、流感嗜血杆菌、嗜麦芽窄食单胞菌、铜绿假单胞菌、空肠弯曲菌等呈强力抗菌作用，对厌氧菌属的抗菌活性与克林霉素、甲硝唑相当。对非典型病原体（衣原体）也有较好效果。对于慢性感染者，本品能抑制过度免疫反应。本品对 β-内酰胺酶稳定。静脉注射本品 75mg/kg、150mg/kg 或 0.3g/kg 后 1h，血浆浓度分别为（0.046±0.08）μg/kg、（0.94±0.16）μg/kg 和（1.84±0.5）μg/kg。血中 $t_{1/2}$ 为 2.7～3.2h，脑脊液中的 $t_{1/2}$ 为 3.8～5.6h。本品进入脑脊液中的比例较高，老年人由于肾清除率及身体表观清除率下降，$t_{1/2}$ 相对延长。用于由敏感菌引起的各种感染，特别是对于青霉素耐药或过敏的厌氧菌感染者，可进行替代治疗用药。

【用法用量】　注射剂静脉滴注：一次 0.2g，一日 2 次。本品用 5%葡萄糖注射液或 0.9%氯化钠注射液稀释成 2mg/ml 后方可使用。疗程中，由静脉给药改成口服片剂，无须调整剂量。口服：一次 0.4g，一日 1 次；或一次 0.2g，一日 2 次；或一次 0.1g，一日 3 次。老年人酌情减量。

【不良反应】　一般耐受良好，可有疲劳、头痛、头晕、腹痛等，偶见光毒性反应。

【注意事项】　肾功能减退者，应酌情减量；婴幼儿、小儿及哺乳期妇女、孕妇的安全性用药未确立。参见本章开篇。

【规格】　片剂：0.1g；粉针剂：0.2g。

176. 莫西沙星（moxifloxacin）[保乙]

【作用特点与用途】　本品为第四代氟喹诺酮类抗菌药物，对肠杆菌科细菌、铜绿假单胞菌的作用分别为环丙沙星的 1/2 和 1/8，但对革兰氏阳性菌具有强力作用，对 MSSA 和 MRSA 抑制作用强，其 MIC_{90} 分别为 0.06mg/L 和 4mg/L；对青霉素敏感或耐药的肺炎链球菌，各种链球菌、粪肠球菌、幽门螺杆菌、结肠弯曲菌、肺炎支原体或衣原体、分枝杆菌属、厌氧菌及嗜麦芽窄食单胞菌等均呈良好抗菌作用。因对厌氧菌有效，故将其列入第四代喹诺酮类抗菌药物。本品口服后吸收约 82%，血中 $t_{1/2}$ 约 2h。用于敏感菌引起的各种感染。

【用法用量】 口服：成年人一次 0.4g，一日 1 次。

【不良反应与注意事项】 参见本章开篇及加替沙星。

【规格】 片剂、胶囊剂：0.2g、0.4g。

177. 吉米沙星（gemifloxacin）[保乙]

【作用特点与用途】 本品为可口服的人工合成氟喹诺酮类抗生素。对吉米沙星敏感的致病菌包括肺炎链球菌（含多药耐药菌株）、流感嗜血杆菌、卡他莫拉菌、肺炎支原体、衣原体及克雷伯菌等。临床用于对其敏感的致病菌株引起的社区获得性肺炎、慢性支气管急性发作等。口服吸收好，消除相半衰期为（7±2）h，高脂饮食不会显著改变口服 320mg 的药动学参数。

【用法用量】 成人口服 320mg/d，连用 7 日。或遵医嘱。

【不良反应与注意事项】 ①该药可能导致某些患者出现 Q-T 间期延长，故有 Q-T 间期延长史者、低血钾或低血镁者，正在服用 IA 类（如奎尼丁、普鲁卡因胺）或III类（如胺碘酮、索他洛尔）抗心律失常药者应忌用。②未满 18 岁的未成年人、青少年和儿童、婴幼儿均禁用。③参见本章开篇。

【规格】 甲磺酸吉米沙星片：320mg。

178. 曲伐沙星（曲氟沙星、超威沙星，trovafloxacin）

【作用特点与用途】 本品对肠杆菌科细菌和铜绿假单胞菌的作用与环丙沙星相似或略低，对肺炎链球菌（青霉素敏感或耐药）、化脓性链球菌、葡萄球菌（包括 MRSA 但对环丙沙星敏感菌株）及部分粪肠球菌有良好活性。流感嗜血杆菌、卡他莫拉菌、肺炎支原体及其他支原体属、军团菌、肺炎衣原体、沙眼衣原体、幽门螺杆菌及厌氧菌等对本品亦较敏感。本品蛋白结合率为 70%。主要在肝代谢。经肾由尿中排出约 23%，由粪便排出约 63%。$t_{1/2}$ 为 10h。用于敏感菌引起的医院内感染、社区获得性感染、单纯尿路感染、外科及皮肤软组织感染、腹腔感染、性传播疾病等。

【用法用量】 静脉滴注或口服：一次 0.2~0.3g，一日 1 次。

【不良反应与注意事项】 眩晕等发生率较高，可达 11%，其中 2%需停药。请参见本章开篇。

【规格】 片剂、胶囊剂：0.1g、0.2g；注射剂：0.2g。

179. 阿拉沙星（alafloxacin）

阿拉沙星为曲伐沙星的前体药，静脉给药后在血中迅速水解成曲伐沙星。参见曲伐沙星（本篇"178."）。

180. 克林沙星（clinafloxacin）

【作用特点与用途】　本品对肠杆菌科细菌和铜绿假单胞菌的作用与环丙沙星相似或略强，对革兰氏阳性菌有强大抗菌作用，对非发酵菌、嗜麦芽窄食单胞菌、幽门螺杆菌和厌氧菌亦呈强力作用。血中 $t_{1/2}$ 约 6h，由肾排泄约占 50%。用于敏感菌引起的感染。

【用法用量】　口服或静脉给药：0.2mg/d，分 1 次或 2 次。

【不良反应与注意事项】　动物实验中本品光敏反应发生率较高。其余参见本章开篇。

【规格】　片剂、注射剂：0.1g。

181. 西他沙星（sitafloxacin）

【作用特点与用途】　本品为第四代氟喹诺酮类抗菌药物。本品由于结构中含有一个顺式氟环丙胺基团，而具有良好的药动学特性，并可以减轻不良反应，其体外抗菌活性较大多数同类药物明显增强。本品不仅显著增强了对革兰氏阳性菌的抗菌活性，而且对临床分离的许多耐氟喹诺酮类的菌株也具有抗菌活性。本品抗菌谱广，不仅对革兰氏阴性菌有抗菌活性，而且对革兰氏阳性菌（耐甲氧西林金黄色葡萄球菌、耐甲氧西林表皮葡萄球菌）、厌氧菌（包括脆弱拟杆菌）及支原体、衣原体等具有较强的抗菌活性，对许多临床常见耐氟喹诺酮类菌株也具有良好杀菌作用。尽管本品并没有抗真菌活性，但可以增强现有抗真菌药物的活性，因此在治疗真菌感染方面也有潜力。对于超过 5000 种临床分离菌株中的大多数革兰氏阴性菌，西他沙星的活性要强于环丙沙星和氧氟沙星。西他沙星对肺炎链球菌、化脓性链球菌、甲氧西林或喹诺酮敏感或耐药性金黄色葡萄球菌、表皮葡萄球菌、粪肠球菌、假单胞菌、嗜麦芽窄食单胞菌、流感嗜血杆菌、淋球菌和脆弱拟杆菌的活性要强于司帕沙星（sparfloxacin）、氟罗沙星（fleroxacin）和氧氟沙星。西他沙星是其中对肠内杆菌科活性最强的化合物。西他沙星对卡他莫拉菌（$MIC_{90}=0.025\mu g/ml$）和醋酸钙不动杆菌（*A. calcoaceticus*，$MIC_{90}=0.39\mu g/ml$）的活性和司帕沙星相当。环丙沙星和妥舒沙星（tosufloxacin）对产酸克雷伯菌（*K. oxytoca*）的活性和西他沙星相当，环丙沙星对奇异变形杆菌（*P. mirabilis*）的活性和西他沙星相当。对于其他检测的菌株，西他沙星的活性都要强于上述抗生素（包括洛美沙星）。在另一项实验中，西他沙星对革兰氏阳性菌的活性是环丙沙星或左氧氟沙星的 8～16 倍，是妥舒沙星和司帕沙星的 4～8 倍。西他沙星可以抑制 90%的分离菌株，包括耐甲氧西林金黄色葡萄球菌和凝血酶阴性的链球菌，$MIC_{90} \leq 0.25mg/L$。西他沙星对淋球菌的临床分离株，特别是携带有突变 DNA 促旋酶的喹诺酮耐药性菌株的活性要显著强于环丙沙星、司帕沙星和左氧氟沙星。软琼脂稀释法显示西他沙星体外对厌氧菌的活性较高。西他沙星对检测的所有厌氧菌的活性最强，其后依次是克林沙星、曲伐沙星、加替沙星、莫西沙星、左氧氟沙星和环丙沙星。

【药动学】　健康志愿者单次口服西他沙星 25～200mg，C_{max} 值以剂量依赖的方式提高，范围为 0.29～1.86μg/ml，AUC 值的范围为 1.52～12.03μg/（ml·h）。在禁食情况下，$t_{1/2\beta}$ 为 4.40～5.02h；V_{SS} 为 1.46～1.96L/kg；T_{max} 为 1.0～1.3h；CL 为 285～328 ml/min。48h 尿回收率为给药剂量的 69～74%，粪便排出只占 3%。给药剂量为 100mg 情况下，血清蛋白结合率大约为 50%。多次给药并不会明显影响药动学，表明西他沙星不易出现蓄积现象。西他沙星主要代谢产物是葡糖苷酯衍生物，占大鼠血清药量的 30%～38%，尿中药量的 5%～12%。临床用于呼吸道感染、尿路感染、耳鼻喉科感染、牙科/口腔外科感染及性病感染。

【用法用量】　口服：一次 50～100mg，一日 2 次；或遵医嘱。

【规格】　片剂：50mg、100mg。

第二十章 其他人工合成抗感染药物简介

一、磺胺类抗菌药物

由于病原菌耐药现象很普遍，过敏反应等不良反应多且严重，现已少用。

182. 复方磺胺甲噁唑（compound sulfamethoxazole）[典][基][保甲/乙]

本品用于敏感菌感染性支气管炎，肺部、尿路感染，伤寒等。12 岁以上者一日 2 次，首次 2～4 片；儿童酌减。注意防止药物过敏反应。孕妇如在临近分娩时使用为 D 级。

【规格】 注射剂、片剂、胶囊剂：0.12g、0.48g。

183. 磺胺嘧啶（sulfadiazine）[典][基][保甲/乙]

目前本品仍是治疗流行性脑脊髓膜炎的首选药之一，也可治疗敏感菌所致其他感染。口服一次 1g，一日 4 次；静脉滴注其钠盐一次 1～1.5g，3～4.5g/d。其他感染，口服一次 1g，一日 2 次。注意防止结晶尿、药物过敏反应。孕妇如在临近分娩时使用为 D 级。

【规格】 片剂、胶囊剂、注射剂：0.25g、0.5g。

184. 磺胺嘧啶锌（sulfadiazine zinc）[典][保乙]

磺胺嘧啶锌用于铜绿假单胞菌等引起的烧伤创面感染。遵医嘱于患部外用。遇光可变色；注意防过敏。

【规格】 粉剂，软膏剂：5%。

185. 磺胺嘧啶银（sulfadiazine silve）[典][基][保甲/乙]

本品临床用于铜绿假单胞菌等引起的烧伤创面感染，遵医嘱。于患部外用。遇光渐变成深棕色，局部应用可有一过性疼痛。

【规格】 粉剂，软膏剂：1%。

186. 磺胺多辛（周效磺胺，sulfaddoxine）[典][保乙]

磺胺多辛单用于敏感菌所致的轻中度慢性感染；与乙胺嘧啶联用用于防治耐氯喹的恶性疟；首次服 1～1.5g，以后 0.5～1g，每 4～7 日服 1 次。不易引起结晶尿和血尿。

【规格】　片剂：0.5g。

二、来源于植物的合成抗感染药

187. 大蒜素（全威乐，allitride、garlicin）[保乙]

【作用特点与用途】　本品为抗感染药。大蒜为百合科植物大蒜的鳞茎，其主要成分为大蒜素（三硫二丙烯），现已人工合成。大蒜素对葡萄球菌、链球菌、脑膜炎球菌、白喉棒状杆菌、志贺菌、大肠埃希菌、伤寒沙门菌、副伤寒沙门菌、结核分枝菌、霍乱弧菌、深部真菌和病毒均具有明显抑制或杀灭作用。对青霉素、链霉素、氯霉素及金霉素有耐药作用的细菌及恙虫热立克次体具有杀灭作用。对骨髓移植并发人巨细胞病毒感染有明显预防和治疗作用；大蒜素对肺部、消化道及阴道真菌感染有抑制和杀灭作用，对阴道毛滴虫有杀灭作用；本品能降低胃内亚硝酸盐含量和抑制硝酸盐还原菌，对化学性肝损害具有抗氧化活性，抑制脂质过氧化物对膜结构的损伤，对肝有保护作用；大蒜素对高胆固醇血症、高三酰甘油血症、高血凝性和主动脉脂质沉积具有改善和保护作用；大蒜素尚能抑制瘤组织发育，有效清除超氧阴离子自由基及羟自由基。适用于深部真菌和细菌感染，用于防治急、慢性细菌性痢疾和肠炎、百日咳、肺部和消化道及阴道的真菌感染、白念珠菌菌血症、隐球菌性脑膜炎、肺结核等。

【用法用量】　口服：胶囊剂，成年人一次 40mg，一日 4 次，儿童酌减或遵医嘱。静脉滴注：一次 60～120mg，儿童酌减，稀释在 500～1000ml 的 5%～10%葡萄糖注射液或葡萄糖氯化钠注射液中，缓慢滴注，一日 1 次。

【不良反应】　口服大蒜素可引起轻微嗳气，滴注大蒜素可有刺痛感、全身灼热感、出汗等现象。可减慢滴注速度。

【注意事项】　①部分患者口服大蒜素后可能会有轻度大蒜气味，不影响疗效，停药气味即消失；②注射用大蒜素对皮肤、黏膜有刺激，不宜做皮下或肌内注射。

【规格】　胶囊剂：20mg，每板 12 粒，每盒 2 板；注射剂：30mg/2ml、60mg/5ml。

188. 小檗碱（黄连素，berberine）[典][基][保甲]

【作用特点与用途】　本品对细菌只有微弱的抑菌作用，但对志贺菌、大肠埃希菌引起的肠道感染有效。用于治疗肠道感染、腹泻。新用于调节胃肠功能和辅助降血糖等。

【用法用量】　用于抗感染，口服，成人：一次 1～3 片，一日 3 次；儿童：1～3 岁，10～14kg，一次 0.5～1 片，一日 3 次；4～6 岁，16～20kg，一次 1～1.5 片，一日 3 次；7～9 岁，22～26kg，一次 1.5～2 片，一日 3 次；10～12 岁，28～32kg，

一次 2～2.5 片，一日 3 次。其他用途遵医嘱。

【不良反应】　偶有恶心、呕吐、皮疹和药物热，停药后消失。

【注意事项】　①对本品过敏者，溶血性贫血患者禁用。②妊娠期前三个月慎用。③如服用过量出现严重不良反应，请立即就医。④当药品性状发生改变时禁止使用。⑤儿童必须在成人监护下使用。⑥请将此药放在儿童不能接触的地方。

【药物相互作用】　含鞣质的中药与黄连素合用后，由于鞣质是生物碱的沉淀剂，二者结合，生成难溶性鞣酸盐沉淀，降低疗效。

【规格】　片剂：0.1g。

189. 鱼腥草素（houttuynin）[保甲]

【作用特点与用途】　本品为三白草科植物蕺菜全草挥发油中一种醛类成分的化学合成物。对肺炎链球菌、伤寒沙门菌、金黄色葡萄球菌、大肠埃希菌及孢子丝菌等有明显抑制作用。可提高机体免疫力，增强患者白细胞的吞噬功能，提高血清备解素水平，提高机体非特异性免疫力。主要有抗菌、增强机体免疫功能、抗过敏和平喘等作用。可用于慢性支气管炎及其他上呼吸道感染、尿路感染性疾患等。本品有注射剂、口服剂和栓剂。注射用新鱼腥草素钠用于妇科炎症如盆腔炎、附件炎、慢性宫颈炎等妇科炎症等及呼吸系统感染。复方氯丙那林鱼腥草素钠片用于支气管哮喘、喘息性支气管炎，栓剂用于宫颈糜烂。

【用法用量】　口服片剂：一次 60～90mg，一日 3 次。栓剂塞入洗净的阴道深处，每晚 1 粒。滴眼液：滴入眼内，一次 1 滴，一日 5 次。注射剂：一次 16～20mg，用 5%～10%葡萄糖注射液 250～500ml 稀释后缓慢滴注，或遵医嘱。

【注意事项】　①用药 3～7 天，症状不缓解，请咨询医师或药师。②心律失常、糖尿病、前列腺增生等患者慎用。③当本品性状发生改变时禁用。④儿童必须在成人监护下使用。⑤请将此药品放在儿童不能接触的地方。

【规格】　注射剂：8mg、10mg；片剂：30mg、60mg；栓剂：20mg；滴眼液：8ml。

三、其他合成抗感染药

190. 西地碘（华素片，cydiodine buccal tablets）[典]

【作用特点与用途】　本品以碘分子形式起作用。故将本品在口腔内含化，其活性大，杀菌力强，具有广谱、高效及快速杀菌特点，且不产生耐药性。对口腔和咽喉部位致病菌（多为厌氧菌）如乙型溶血性链球菌、厌氧消化链球菌等，本品含有效碘仅 1/10 万，在 8min 内便可将其完全杀灭；若有效碘浓度提高为 25/10 万时，仅作用 2min 即可全部杀灭；当有效碘浓度为 5/10 万时，只需 2min 和 6min 即可完全杀灭艰难梭菌和不解糖卟啉单胞菌。而以碘离子形式作用于病原菌的含碘喉片，其有效碘浓度为 5/10 万并作用 10min，对前述 4 种致病菌的灭菌率分别仅为 23.4%、10%、13.7%和 0。本品对细菌繁殖体、芽胞和真菌也同样具有良好的杀菌或抑菌作用。本品尚有明显的收敛作用。可促进口腔溃疡面的愈合，无不良反应，口感好，并可消除口臭。用于慢性咽喉炎、慢性牙周炎、牙龈炎及口腔黏膜疾病包括复发性口腔溃疡、创伤性口腔溃疡、白念珠菌感染性口炎和糜烂型扁平苔藓等。

【用法用量】　口含：慢性牙龈炎、牙周炎每次 2 片，一日 4 次；其他口腔病种均为一次 1 片，一日 4 次。对复发性口腔溃疡 1 周为 1 个疗程；慢性牙周炎和牙龈炎 2 周为 1 个疗程；慢性咽炎、白念珠菌感染性口炎和糜烂型扁平苔藓 2～4 周为 1 个疗程。

【不良反应】　罕见对碘过敏者在用药后立即或几小时后发生血管神经性水肿、上呼吸道黏膜刺激症状，甚至喉头水肿引起窒息。长期应用可出现口内铜腥味、喉部烧灼感、鼻炎及皮疹等。

【禁忌证】　对碘有过敏史者。

【规格】　片剂：每片含碘 1.5mg。

191. 溴莫普林（brodimoprim）

【作用特点与用途】　本品为二氢叶酸还原酶抑制药类抗菌新药。对革兰氏阳性菌和革兰氏阴性菌具有广谱、高效抗菌活性。口服吸收好，生物利用度 90%，亲脂性，体内分布广，组织穿透力强，药浓度高，$t_{1/2\beta}$ 约 34h，每天服用 1 次即可。抗感染优于磺胺甲氧异噁唑、红霉素等。用于呼吸、消化和泌尿系统等感染，与氨苄西林、阿莫西林、口服头孢菌素、四环素族、磺胺类、大环内酯类等比较，在治疗支气管炎、腭扁桃体炎、尿路感染、鼻窦炎、中耳炎等感染，其效果更为显著。

【用法用量】　口服：成年人前 3 日 400mg/d，一日 1 次；儿童按 10mg/（kg·d），一日 1 次；后 7 日剂量减半；10 日为 1 个疗程。

【不良反应】　偶有腹泻、轻微过敏反应等。

【规格】　片剂：200mg；糖浆剂：150mg/100ml。

192. 利福昔明（莱利青，rifaximin）[典][保乙]

【作用特点与用途】　利福昔明是广谱肠道抗生素，为利福霉素的半合成衍生物。其作用机制是通过与细菌依赖于 DNA 的 RNA 聚合酶的 β 亚单位不可逆结合而抑制细菌 RNA 的合成，最终抑制细菌蛋白质的合成。由于其与酶结合是不可逆的，所以利福昔明活性为对敏感菌的杀菌活性。对本品抗菌活性研究表明，利福昔明与利福霉素具有同样广泛的抗菌谱，对多数革兰氏阳性菌和革兰氏阴性菌，包括需氧菌和厌氧菌具有杀菌作用。由于利福昔明口服不被胃肠道吸收，所以它是通过杀灭肠道的病原体而在局部发挥抗菌作用。用于革兰氏阳性菌和革兰氏阴性菌，包括需氧菌及厌氧菌所致急、慢性肠道感染，肠炎，腹泻综合征，肠道菌群失调性腹泻，肝性脑病的辅助治疗及胃肠道外科术前术后抗菌预防。也可用于高氨血症的辅助治疗。

【用法用量】　口服：成年人及 12 岁以上儿童一次 0.2g，一日 2～4 次；6～12 岁儿童一次 0.1～0.2g，一日 2～4 次，或遵医嘱，一般疗程不超过 7 日。

【不良反应】　偶有胃肠道反应，如恶心、腹痛、腹胀等。大剂量长期使用，少数患者可能出现荨麻疹样皮肤过敏反应。

【禁忌证】　对利福霉素类药物过敏者、肠道有严重溃疡性病变者、肠梗阻患者、6 岁以下儿童禁用。孕妇及哺乳期妇女慎用。

【注意事项】　长期大剂量服用或黏膜受损时，可有 1% 以下量被吸收，导致尿液呈粉红色。

【规格】　片剂：0.1g，每瓶 24 片。

193. 利奈唑胺（利奈唑烷、利尼唑利特，linezolid）[保乙]

【作用特点与用途】　本品系含氟唑烷酮类的抗菌药，干扰细菌蛋白质的合成初期。对抗生素敏感或耐药的葡萄球菌、肠球菌、链球菌均有极强的抗菌活性。其体外抑制 MRSA 或耐药的表皮葡萄球菌所需剂量是万古霉素的 1/2。对具多重耐药性的肠球菌如对万古霉素敏感或耐药的粪肠球菌和肠球菌，本品仍有极强活性；对耐头孢曲松的肺炎链球菌的抗菌作用与万古霉素相同。对大多数结核分枝杆菌菌株，包括对常用抗结核药具有耐药性的菌株有强效抑制作用，但对引起呼吸系统病的支原体的抑制作用却比四环素稍弱；本品一般不会使葡萄球菌和肠球菌很快产生耐药性，只是在极低浓度时会使 MRSA 产生耐药性。本品与其他抗菌药物尚未见有交叉耐药性，故联用可增效。本品一次 250mg，一日 3 次，静脉滴注或口服，其最低平均血药浓度均在靶菌的 MIC_{90} 以上。达峰值时间 1.5h；吸收较完全。以原形从尿中排出 28%，$t_{1/2}$ 为 5h。AUC 与 C_{max} 与剂量成比例增加。血浆蛋白结合率均约 31%。肝肾疾病患者无须调整剂量。用于万古霉素治疗无效或不可耐受的重症感染患者的序贯治疗；敏感菌引起的皮肤和软组织感染，医院和社区获得性肺炎，对万古霉素耐药的肠球菌感染（败血症）。

【用法用量】　静脉滴注：一次 0.25～0.5g，一日 2 次，维持 3 日并控制急性期症状后，可改为口服，再用 1～2 周。或遵医嘱。

【不良反应】　成年人 0.6g/d，儿童 10mg/（kg·d），总不良反应率为 32.9%，其中严重不良反应率为 5.7%，因不良反应而退出试验的占 9.3%。可见恶心（5.4%）、腹泻（5.2%）、舌苔变色（2.5%）、口腔念珠菌感染（2.3%）及血小板减少和皮肤反应。

【注意事项】　用药期间注意口腔卫生，定期进行血常规检查，尤其注意血小板减少。

【规格】　注射剂：0.5g、1.0g；片剂：0.25g、0.5g。

第二十一章 抗分枝杆菌药

第一节 抗 结 核 药

本类药对结核分枝杆菌呈杀灭作用的药物有链霉素、阿米卡星、异烟肼、利福平、吡嗪酰胺、环丙沙星、左氧氟沙星等。其中阿米卡星和环丙沙星、左氧氟沙星已在抗微生物药物的氨基糖苷类和氟喹诺酮类中论述。对结核分枝杆菌有抑制作用的为乙胺丁醇和对氨基水杨酸钠等，其复合制剂多为 2～3 种配方，有杀菌药加抑制药、杀菌药加增效药等多种形式，均需根据患者和临床具体情况，按结核病化学药物疗法"十字方针"即"早期、联合、适量、规范、全程"个体化用药。

194. 利福平（rifampicin）[典][基][保甲]

【作用特点与用途】 本品为高效的"超广谱"抗生素。对结核分枝杆菌和其他分枝杆菌（包括麻风分枝杆菌等），在宿主细胞内外均有明显的杀菌作用。对脑膜炎球菌、流感嗜血杆菌、金黄色葡萄球菌、表皮链球菌及肺炎军团菌等也有一定抗菌作用。对大型病毒及衣原体有抑制作用。细菌对本品和其他抗结核药之间无交叉耐药性，常与其他抗结核药合用，既可增强其抗结核作用，又可延缓耐药性的产生。但利福霉素类药物之间有交叉耐药性产生。本品抗菌机制是抑制细菌 RNA 聚合酶的活性，阻碍 mRNA 合成，达到杀菌作用。故对大型病毒有效。但细菌对本品易产生耐药性。此外，本品对肝药物代谢酶有很强的诱导作用。本品口服吸收可达 90%～95%，优于利福霉素钠。口服常用剂量后 1～3h 血药浓度达峰值（15～23μg/ml），维持有效浓度 6～12h。$t_{1/2}$ 为 2～5.2h。血清蛋白结合率 75%～80%，大部分自胆汁排泄，少量由尿排泄。由于本品的酶促作用，反复用药后，药物代谢（包括首关效应）加强，约 2 周后，半衰期可缩短。但本品近年来的耐药菌株日渐增多。主要用于肺结核和其他结核，也可用于麻风和对红霉素耐药的军团菌肺炎，还可与耐酶青霉素或万古霉素联合治疗表皮葡萄球菌或金黄色葡萄球菌引起的骨髓炎和心内膜炎，用于消除脑膜炎球菌或流感嗜血杆菌引起的咽部带菌症。也用于厌氧菌感染。外用治疗沙眼及敏感菌引起的眼部感染。

【用法用量】 ①肺结核及其他结核病：成年人口服常用量为 10～20mg/（kg·d）或 0.45g～0.6g/d，于早饭前 1 次顿服，疗程半年左右；1～2 岁儿童一次 10mg/kg，一日 2 次；新生儿一次 5mg/kg，一日 2 次。对利福平吸收不好，应用呼吸器及不清醒的患者，建议静脉注射 0.6g/d。②其他感染：0.6～1g/d，分 2 次或 3 次饭前 1h 服用。③沙眼及结膜炎：用 0.1%滴眼剂，一日 4～6 次。治疗沙眼的疗程为 6 周。④治疗细菌性痢疾：本品一次 0.6g，甲氧苄啶（TMP）0.2g，一日 2 次，服用 1～2 日。

【不良反应】　可致恶心、呕吐、食欲缺乏、腹泻、胃痛及腹胀等胃肠道反应，还可致白细胞减少、血小板减少、嗜酸粒细胞增多、肝功能受损、脱发、头痛、疲倦、蛋白尿、血尿、肌炎、心律失常及低血钙等反应。还可引起多种过敏反应，如药物热、皮疹、急性肾衰竭、胰腺炎、剥脱性皮炎和休克等。在某些情况下尚可发生溶血性贫血。

【注意事项】　①与异烟肼联合使用，对结核分枝杆菌有协同抗菌作用。但可使异烟肼加速代谢为乙酰胺而加重肝毒性。与对氨基水杨酸钠合用可加强肝毒性。②与乙胺丁醇合用有加强视力损害的可能。③因酶促作用，可使双香豆素类抗凝血药、口服降糖药、洋地黄类、皮质激素、氨苯砜等药物加速代谢而降效。长期服用本品，可降低口服避孕药的作用而导致避孕失败。④用药期应检查肝功能。⑤肝功能严重不全、胆道梗阻者和 3 个月以内的孕妇禁用。婴儿、一般肝病患者和妊娠 3 个月以上妇女慎用。⑥服药后尿、唾液、汗液等排泄物均可显橘红色。

【规格】　片剂、胶囊剂：0.15g；滴眼剂：每 10ml 生理盐水，配备 10mg，临用前溶解，点眼。

195. 利福霉素（利福霉素 SV，rifamycin）[保乙]

【作用特点与用途】　本品是利福霉素类中第一个应用于临床的半合成药，其特点是杀菌性强（可进入细胞内），血药浓度高，从胆道排泄，毒性低。口服胃肠道不吸收或吸收不良，仅供注射。在体内渗透好，临床有效率达 80%～90%。体内分布以肝和胆汁最高，在肾、肺、心及脾中也可达治疗浓度。与其他类抗结核药之间未发现交叉耐药性。用于不能口服用药的结核病患者和耐药金黄色葡萄球菌引起的胆道、呼吸道、尿道及皮肤软组织感染。

【用法用量】　肌内注射：成年人一次 0.25g，每 8～12h 注射 1 次。缓慢静脉注射：一次 0.5g，一日 2～3 次。小儿剂量 10～30mg/kg。此外亦可稀释至一定浓度局部应用或雾化吸入。重症患者宜先静脉滴注，待病情好转后改肌内注射。用于治疗慢性肾炎时，剂量在 750mg/d 以上。对于严重感染，开始剂量可酌增至 1g/d。

【不良反应】　肌内注射可引起局部疼痛，有时可引起硬结或肿块。静脉注射后可出现巩膜或皮肤黄染。偶见耳鸣及听力下降。其余参见利福平（本篇"194."）。

【注意事项】　与利福平相似，可引起胃肠道反应及肝功能损害等，肝功能异常者慎用。

【规格】　粉针剂：0.25g、0.5g。注射液：0.25g/5ml，供静脉滴注用；0.125g/2ml，供肌内注射用。

196. 乙胺丁醇（ethambutol）[典][基][保甲]

【作用特点与用途】 本品抑制结核分枝杆菌和其他分枝杆菌作用较强。口服吸收率约 80%，T_{max} 2～4h，蛋白结合率约 40%，与其他抗结核无交叉耐药性，但结核分枝杆菌对本品的耐药株日渐增多。临床为二线抗结核药，用于经其他抗结核药治疗无效者。须与其他抗结核药物联用，以利增效且延缓耐药性。

【用法用量】 ①结核初治：5mg/（kg·d），顿服；或一周服 3 次，每次 25～30mg/kg（不超过 2.5g）；或一周 2 次，一次 50mg/kg（不超过 2.5g）。②结核复治：一次 25mg/kg，顿服，连服 60 日；继后按一次 15mg/kg，一日 1 次顿服。③其他非典型分枝杆菌病按 15～25mg/（kg·d）1 次顿服。

【不良反应】 主要不良反应为视力损害、眼病；其他参见抗结核药。

【注意事项】 对其过敏者、酒精中毒者、有眼底病变者和乳幼儿禁用；13 岁以下儿童慎用；肝肾病患者遵医嘱。

【规格】 片剂：0.25g。

197. 异烟肼–利福平（异福、卫非宁，isoniazid-rifampicin）[保乙]

【作用特点与用途】 异烟肼能抑制细菌 DNA 的合成，从而使细菌的 RNA 和蛋白质合成受阻。异烟肼对处于活跃分裂的结核分枝杆菌具有快速杀灭作用，但对处于半休眠状态的细菌则仅有抑菌作用，与利福平和吡嗪酰胺相比，其杀菌作用较低。利福平对广泛的微生物具有杀菌作用，通过抑制依赖于 DNA 的 RNA 聚合酶而干扰其核酸的合成。两者复合配方明显增强抗结核菌作用。适用于抗结核病的短程化疗的巩固期。

【用法用量】 口服：体重低于 50kg 者，空腹口服本品（异烟肼 75mg，利福平 150mg）一次 2 片，一日 1 次；体重高于 50kg（含 50kg）者，口服本品（异烟肼 150mg，利福平 300mg）一次 3 片，一日 1 次。

【不良反应】 胃肠道反应常有恶心、呕吐、厌食、腹泻与上腹不适。血液系统的不良反应有各种类型的贫血、粒细胞缺乏、血小板减少和紫癜、嗜酸粒细胞增多。常见的过敏反应有皮疹、多形性红斑、剥脱性皮炎、发热和脉管炎。神经系统的不良反应有头晕、头痛、嗜睡、共济失调、肌肉无力、麻木、周围神经炎等。尚可引起氨基转移酶升高、黄疸，诱发药源性肝炎，也有肾功能（血尿、蛋白尿）减退和肾衰竭、男性乳腺发育、泌乳、阳萎、妇女月经不调、血糖升高、代谢性酸中毒、惊厥和休克的报道。

【禁忌证】 阻塞性黄疸、严重肝肾功能不全者、哺乳者、现患精神病者均禁用。糖尿病、痉挛性疾病、血液病及婴儿慎用。

【规格】 片剂：异烟肼 75mg，利福平 150mg；异烟肼 150mg，利福平 300mg。

198. 异烟肼-利福平-吡嗪酰胺（卫非特、异福酰胺，isoniazid-rifampicin-pyrazinamide）[保乙]

【作用特点与用途】　三者均为杀菌药，各有其作用特点：异烟肼特别作用于快速生长繁殖的细胞外菌群；利福平除有以上异烟肼的特点外，还对代谢缓慢的细胞内外菌群和快速生长的细胞内菌群起作用；吡嗪酰胺主要作用于细胞内特别是在巨噬细胞内酸性环境中缓慢生长的结核菌。适用于结核病短程化疗的强化期。

【用法用量】　口服：体重 30～39kg 者，空腹口服本品一次 3 片，一日 1 次；体重 40～49kg 者，一次 4 片，一日 1 次；体重高于 50kg 者，一次 5 片，一日 1 次。连服 2 个月。

【不良反应】　常见的有恶心、呕吐、胃灼热感、腹痛、腹泻、发热；过敏反应，中枢不良症状；血液系统不良反应；神经系统不良反应；内分泌失调；尚可引起肝损害、肾功能减退及肾衰竭。本剂中吡嗪酰胺用于孕妇时属 C 类药。

【禁忌证】　对本品任一成分过敏者、阻塞性黄疸、肝肾功能损害者、卟啉症患者、哺乳期妇女、现患精神病者均禁用。糖尿病、痉挛性疾病、血液病及婴儿慎用。

【规格】　片剂：异烟肼 80mg，利福平 120mg，吡嗪酰胺 250mg。

199. 丙硫异烟胺（protionamide）[典][保乙]

【作用特点与用途】　本品可抑制结核分枝杆菌分枝菌酸的合成，低浓度时仅呈抑菌作用，高浓度则呈杀菌作用。口服吸收 80% 以上，体内分布广，可透过胎盘和血脑屏障。蛋白结合率 10%，T_{max} 约 3h 以内，可有效持续 6h，$t_{1/2}$ 约 3h，主要在肝代谢，由肾排出。用于仅对分枝杆菌有效，与其他抗结核药联用于结核病经一线药物（如链霉素、异烟肼、利福平、乙胺丁醇）治疗无效者。

【用法用量】　常与其他抗结核药联用口服，成年人一次 250mg，一日 2～3 次；小儿按 4～5mg/kg，一日 3 次。

【不良反应】　①可见胃肠道反应；②个别有抑郁、视力障碍、头痛、周围神经炎、关节痛、皮疹、痤疮；③对肝、肾有一定损害，须定期查肝肾功能及时对症处理；④个别引起糖尿病、急性风湿病、月经失调、男性乳房增大、低血压、精神症状等；⑤出现视力减退或炎症时应看眼科，及时处理。

【禁忌证】　12 岁以下儿童对其过敏者、孕妇、哺乳期妇女、重症肝肾病者均禁用。

【规格】　片剂：0.1g。

注：乙硫异烟胺为同类抗结核药，有部分交叉耐药现象。

200. 利福喷丁（力福喷丁，rifapentine）[保甲]

【作用特点与用途】　本品抗菌谱与利福平相同，但比利福平强 2～10 倍。具有高效、长效、低毒特性。空腹服本品（细晶）每次 0.4g，血药浓度约为 16.8μg/ml；在 4～12h 可保持 15.35～16.89μg/ml；48h 尚有 5.4μg/ml。尿药浓度在 12～24h 为 16.52～37.98μg/ml。体内分布以心、肝、肾中较多，且在骨和脑组织中也有较高浓度。本品主要以原形和代谢形式自粪便排泄，$t_{1/2}$ 为 18～30h。用于结核病、麻风病、沙眼。

【用法用量】　口服：一次 0.6g，一周只用 1 次（其作用相当于利福平 0.6g，一日 1 次）。必要时可按以上剂量，一周 2 次。宜与其他结核药同服，一般 6～9 个月为 1 个疗程。

【不良反应】　可见皮疹及白细胞减少。如长期服用，应定期检查肝功能、白细胞与血小板，如有轻度异常不影响治疗，重症应停药。

【禁忌证】　对利福平或利福定有过敏史或中毒史者禁用。

【注意事项】　①孕妇特别是妊娠早期妇女，有肝病、肝硬化、黄疸病史者及嗜酒者应慎用。②食物可影响本品吸收，宜空腹服用。③对氨基水杨酸钠可影响其吸收；苯巴比妥钠等可加速本品的代谢而降低其疗效，且可加重对肝脏毒性，故不宜同服。

【规格】　片剂、胶囊剂：0.1g、0.15g、0.2g、0.3g。

201. 利福布汀（利福布坦，rifabutin）[保乙]

【作用特点与用途】　本品是半合成的利福霉素类药物，与利福平有相似的结构和活性，除具有抗革兰氏阴性菌和革兰氏阳性菌的作用外，还有抗结核分枝杆菌和鸟分枝杆菌的活性。有研究表明，在感染艾滋病病毒的淋巴细胞中，使用本品 0.1μg/ml，对 92% 的反转录酶有抑制作用。本品药动学可用二室开放模式描绘，本品吸收较快，口服 2～3h 后可达峰浓度。$t_{1/2}$ 为 36h，总清除率为 10～18L/h，口服生物利用度为 12%～20%。血浆蛋白结合率为 29%±2%。每次静脉注射给药约有 10% 的药物以原形由尿排出，艾滋病患者口服吸收后，2～3h 可达血药峰浓度，且峰浓度随剂量的增加成比例上升。峰谷浓度有很大差别。清除半衰期长，主要是由于本品在机体消除率很高，导致在血浆外的广泛分布引起。长期服用本品可引起 AUC 的缩小，其机制尚不明了，但有可能与利福平相似。在首剂量研究中，生物利用度仅约 20%，末剂量为 12%，非肾清除率为 8.8L/h 或 147ml/min。肝脏首关效应对生物利用度无太大影响。女性对本品具有较高的吸收率，按体重调节剂量后其表观分布容积的差别消失。用于鸟分枝杆菌感染综合征、肺炎、慢性及抗药性肺结核。

【用法用量】　口服：一次 150～300mg，一日 1～2 次。

【不良反应】　约 10% 的患者可出现白细胞减少、血小板减少及皮疹等。

【规格】　胶囊：150mg。

202. 帕司烟肼（结核清，pasiniazid）[典][保乙]

【作用特点与用途】 本品为异烟肼与对氨基水杨酸的化学结合物。口服进入体内，释放出异烟肼和对氨基水杨酸，但不会引起血中和组织中有效成分高浓度现象，并很容易透过血脑屏障。口服本品的耐受性比单纯用异烟肼或异烟肼与对氨基水杨酸合用为佳。本品适合于非卧床患者和各种结核病，以及与一线、二线抗结核药并用综合治疗能口服抗结核药的各种结核病，如肺结核、结核性脑膜炎、呼吸道和消化道结核、皮肤结核、骨结核、关节结核及生殖泌尿道结核等。亦可用于外科手术期间的保护，尤其是与链霉素合用更佳。

【用法与用量】 口服：①治疗用与其他抗结核菌药合用。成人一日按 10～20mg/kg 体重，顿服；儿童，视个体需要可增至每日按 20～40mg/kg 体重，顿服。②预防用每日按 10～15mg/kg 体重，顿服。

【规格】 片剂：0.1g。

203. 卷曲霉素（卷须霉素、缠霉素，capreomycin）[典][保乙]

【作用特点与用途】 本品是由链霉菌培养液中提取的一种多肽类抗生素，含卷曲霉素 I 90%以上。对结核分枝杆菌和其他分枝杆菌有明显抑菌作用，与卡那霉素相比，毒性小，且抑菌作用强。口服几乎不吸收，肌内注射后迅速分布于主要脏器和体液中。肌内注射 20mg/kg，1～2h 血药峰浓度可达 30μg/ml。少部分代谢，70%～80%自尿中以原形排泄。本品为二线抗结核病药。主要用于经链霉素及异烟肼等治疗无效的病例。本品常与其他抗结核药联合应用；单用时，细菌易产生耐药性。

【用法与用量】 肌内注射：用量为 20mg/（kg·d）（多数情况下用 1g），1 次或必要时可分 2 次深部肌内注射。用药 2～4 周后，根据情况可酌减给药次数，即一次 1g，一周 2 次或 3 次，持续 6～12 个月。取灭菌注射用水或等渗盐水 2ml 溶解药物，振摇 2～3min 至完全溶解后应用。

【不良反应】 ①不良反应类似氨基糖苷类，可有显著的肾毒性，如尿素氮升高、肌酐清除率降低、蛋白尿、管型尿等，必须仔细观察，必要时应停药，一般症状停药后可恢复；②对第Ⅷ对脑神经有损害，一般在用药至 2～4 个月时可出现前庭功能障碍，而听觉损害则较少见；③有一定的神经肌肉阻滞作用。

【禁忌证】 儿童及孕妇禁用，哺乳期妇女慎用。

【注意事项】 细菌对本品与氨基糖苷类和其他同类抗生素（如紫霉素）间可有不完全的交叉耐药性。

【规格】 粉针剂：1g。

204. 吡嗪酰胺（pyrazinamide）[典][基][保甲]

【作用特点与用途】　本品在 pH 5～5.5 环境杀灭结核分枝杆菌最强。口服 T_{max} 约 2h，顿服可维持血中浓度治疗作用约 15h，体内分布广，血浆蛋白结合率 50%，$t_{1/2}$ 约 9h。服用时与其他前述抗结核病药联合，特别是异烟肼耐药菌株结核病。

【用法用量】　与其他抗结核药联合服用，成年人每 6h 按 5～8.75mg/kg 体重，或每 8h 按 6.7～11.7mg/kg 体重给药，最高 3g/d。对异烟肼耐药菌株感染者可增至 60mg/（kg·d）。

【不良反应与注意事项】　①单用极易产生耐药性。②可致食欲减退、肝损害（皮肤黄染）、骨关节病、痛风、溃疡、血象异常、排尿困难等。③对其过敏者、孕妇、12 岁以下儿童禁用；糖尿病、痛风、严重肝病患者慎用。④本品可降低抗痛风药别嘌醇、秋水仙碱、丙磺舒及磺吡酮疗效。与异烟肼、利福平合用增强抗结核病疗效。

【规格】　肠溶片：0.25g、0.5g。

第二节　抗麻风药及抗麻风反应药

麻风分枝杆菌与结核分枝杆菌同属分枝杆菌属，在形态和药物的反应上有近似点。一些抗结核药也可用于麻风病的治疗。例如，利福平类是主要的麻风治疗药，氨硫脲、酒花素等也有一定作用。抗麻风药主要是砜类药物。

205. 氨苯砜（dapsone）[典][基][保甲]

【作用特点与应用】　本品为砜类抑菌剂，对麻风分枝杆菌有较强的抑菌作用，大剂量时显示杀菌作用。其作用机制与磺胺类药物相似，作用于细菌的二氢叶酸合成酶，干扰叶酸的合成。两者的抗菌谱相似，均可被对氨基苯甲酸所拮抗。本品亦可作为二氢叶酸还原酶抑制剂。此外，本品尚具免疫抑制作用，可能与抑制疱疹样皮炎的作用有关。如长期单用，麻风分枝杆菌易对本品产生耐药。抗麻风病亦较常用。氨苯砜片的适应证：①本品与其他抑制麻风药联合用于由麻风分枝杆菌引起的各种类型麻风和疱疹样皮炎的治疗。②用于脓疱性皮肤病、类天疱疮、坏死性脓皮病、复发性多软骨炎、环状肉芽肿、系统性红斑狼疮的某些皮肤病变、放线菌性足分枝菌病、聚合性痤疮、银屑病、带状疱疹的治疗。③可与甲氧苄啶联合用于治疗肺孢子虫感染。④与乙胺嘧啶联合用于预防氯喹耐药性疟疾；亦可与乙胺嘧啶和氯喹三者联合用于预防间日疟。

【药动学】　本品口服后吸收迅速而完全。蛋白结合率为 50%～90%。吸收后广泛分布于全身组织和体液中，以肝、肾的浓度为高，病损皮肤的浓度比正常皮肤高10 倍。本品在肝内经 N-乙酰转移酶代谢。患者可分为氨苯砜慢乙酰化型和快乙酰化型，前者服药后其血药峰浓度（C_{max}）亦较高，易产生不良反应，尤其血液系统的不良反应，但临床疗效未见增加。快乙酰化型患者用药时可能需要调整剂量。口服后数分钟即可在血液中测得本品，达峰时间（T_{max}）为 2~6h，有时为 4~8h，本品存在肝胆循环，所以排泄缓慢，血消除半衰期（$t_{1/2\beta}$）为 10~50h（平均为 28h）。停药后本品在血液中仍可持续存在达数周之久。70%~85%的给药量以原形和代谢产物自尿中排出，少量经粪便、汗液、唾液、痰液和乳汁排泄。

【用法用量】　口服给药：①抑制麻风与一种或多种其他抗麻风药合用。成人，一次 50~100mg，一日 1 次；或按一次 0.9~1.4mg/kg 体重，一日 1 次，最高剂量 200mg/d。开始可每日口服 12.5~25mg，以后逐渐加量至 100mg/d。小儿按一次 0.9~1.4mg/kg 体重，一日 1 次。由于本品有蓄积作用，故每服药 6 日停药 1 日，每服药 10 周停药 2 周。②治疗疱疹样皮炎。成人起始 50mg/d，如症状未完全抑制，剂量可增加至 300mg/d，成人最高剂量 500mg/d，待病情控制后减至最低有效维持量。小儿开始按一次 2mg/kg 体重，一日 1 次，如症状未完全控制，可逐渐增加剂量，待病情控制后减至最小有效量。③预防疟疾，本品 100mg 与乙胺嘧啶 12.5mg 联合，1 次顿服，每 7 日服药 1 次。

【禁忌证】　对本品及磺胺类药物过敏者、严重肝功能损害和精神障碍者禁用。

【不良反应】　①发生率较高者有背、腿痛，胃痛，食欲减退；皮肤苍白，发热，溶血性贫血；皮疹；异常乏力或软弱；变性血红蛋白血症。②发生率较低者有皮肤瘙痒、剥脱性皮炎、精神紊乱、周围神经炎；咽痛、粒细胞减低或缺乏；砜类综合征或肝脏损害等。③下列症状如持续存在需引起注意：眩晕、头痛、恶心、呕吐。

【注意事项】　①下列情况应慎用本品：严重贫血、葡萄糖-6-磷酸脱氢酶（G-6-PD）缺乏、变性血红蛋白还原酶缺乏症、肝、肾功能减退，胃与十二指肠溃疡及有精神病史者。②交叉过敏：砜类药物之间存在交叉过敏现象。此外，对磺胺类、呋塞米类、噻嗪类、磺酰脲类及碳酸酐酶抑制药过敏的患者亦可能对本品发生过敏。③随访检查：A.血常规计数，用药前和治疗第 1 个月每周一次，以后每月一次，连续 6 个月，以后每半年一次。B. G-6-PD 测定，如为 G-6-PD 缺乏者则本品应慎用。C. 肝功能试验（如尿胆红素和谷草转氨酶测定），治疗中患者发生食欲减退、恶心或呕吐时应做测定，如有肝脏损害，应停用本品。D. 肾功能测定，有肾功能减退者在治疗中应定期测定肾功能，适当调整剂量。④原发性和继发性耐氨苯砜麻风分枝杆菌菌株日渐增多，本品不宜单独用于治疗麻风，应与利福平、氯法齐明、乙硫异烟胺、丙硫异烟胺、氧氟沙星、米诺环素、克拉霉素等联合应用。⑤皮损查菌阴性者疗程 6 个月，阳性者至少 2 年或用药至细菌转阴。对未定型和结核样麻风的治疗需持续 3 年，Ⅱ型麻风需 2~10 年，瘤型麻风需终身服药。⑥快乙酰化型患者本品的血药浓度可能很低，需调整剂量。慢乙酰化型患者本品的血药浓度可能较高，亦需调整剂量。⑦肾功能减退患者用药时需减量，如肌酐清除率低于 4ml/min 时需测定血药浓度，无尿患者应停用本品。⑧用药过程中如出现新的或中毒性皮肤反应，应迅速停用本品。但出现麻风反应状态时不需停药。⑨治疗中如出现严重"可逆性"反应（Ⅰ型）或神经炎时，应合用大剂量肾上腺皮质激素。⑩G-6-PD缺乏患者应用本品时需减量。⑪治疗疱疹样皮炎时，应服用无麸质饮食，连续6个月，氨苯砜的剂量可减少50%或停用本品。

【孕妇及哺乳期妇女用药】 本品可在乳汁中达有效浓度，对新生儿具有预防作用。但砜类药物在G-6-PD缺乏的新生儿中可能引起溶血性贫血。孕妇及哺乳期妇女用药前应充分权衡利弊后决定是否采用，如确有应用指征者应在严密观察下应用。

【儿童用药】 儿童用量酌减，一般对儿童的生长发育无明显影响。

【老年用药】 老年患者肝肾功能有所减退，用药量应酌减。

【药物相互作用】 ①与丙磺舒合用可减少肾小管分泌砜类，使砜类药物血中浓度高而持久，易发生毒性反应。因此在应用丙磺舒的同时或以后需调整砜类的剂量。②利福平可刺激肝药酶的活性，使本品血药浓度降低1/10～1/7，故服用利福平的同时或以后应用氨苯砜时需调整后者的剂量。③本品不宜与骨髓抑制药物合用，因可加重白细胞和血小板减少的程度，必须合用时应密切观察对骨髓的毒性。④本品与其他溶血药物合用时可加剧溶血反应。⑤与甲氧苄啶合用时，两者的血药浓度均可增高，其机制可能为抑制氨苯砜在肝脏的代谢；两者竞争在肾脏中的排泄，本品血药浓度增高可加重其不良反应。⑥与去羟肌苷合用时可减少本品的吸收，因为口服去羟肌苷需同时服用缓冲液以中和胃酸，而本品则需在酸性环境中增加吸收，因此如两者必须同用时应至少间隔2h。

【药物过量】 过量服用本品主要导致高铁血红蛋白血症、溶血、肝肾功能损害和精神障碍。过量的处理：①洗胃，给予活性炭30g，同时每6h给予泻药1次，至少持续24～48h。②紧急情况下，对正常及变性血红蛋白还原酶缺乏的患者用亚甲蓝1～2mg/kg缓慢静脉注射，如变性血红蛋白重新出现，可重复注射。③非紧急情况时，用亚甲蓝3～5mg/kg，每4～6h口服1次，但G-6-PD缺乏患者不能使用。亦可用活性炭，即使在使用本品数小时后仍可应用。

【规格】 片剂：50mg、100mg。

206. 醋氨苯砜（二乙酰氨苯砜，acedapsone）[典][保甲]

【作用特点与用途】 本品在体内缓慢地分解成氨苯砜或醋氨苯砜而起抗麻风作用，注射1次可维持60～75日，为抗麻风长效药。用于各型麻风病。

【用法用量】 肌内注射油剂：一次1.5～2ml，每60～75天1次，疗程长达数年。用前振摇均匀，用粗针头吸出，注入臀肌。为防止细菌对本品产生耐药性，可在用药期间加服氨苯砜一次0.1～0.15g，一周2次。

【不良反应】 ①可见恶心及呕吐等，偶见头痛、头晕及心动过速等。②可有白细胞减少、粒细胞缺乏、贫血等。对于贫血，轻症可服用铁剂。严重反应及时停药。缺乏 G-6-PD 的患者，用本品可致正铁血红蛋白血症，严重者可致溶血性贫血。③用药后 1～4 周，偶可引起"麻风反应"，常表现为发热、不适、剥脱性皮炎、肝坏死并发黄疸、淋巴结肿大、贫血及高铁血红蛋白血症等，停药并给予皮质激素治疗可望好转。④偶见中毒性精神病及周围神经炎等。

【禁忌证】　严重肝、肾和造血系统疾病，胃和十二指肠溃疡者禁用。

【注意事项】　①初次注射有较强的疼痛感，连续应用可望减轻；②与磺胺类药物可有部分交叉过敏反应发生；③对氨苯甲酸可拮抗本品的抑菌活性。参见氨苯砜（本篇"205."）。

【规格】　油注射液：0.225g（1.5ml）、0.3g（2ml）、0.9g（6ml）、1.5g（10ml）；为 40%苯甲酸苄酯及 60%蓖麻油的混悬剂。

207. 苯丙砜（扫风壮，solasulfone）[保甲]

【作用特点与用途】　本品在体内部分分解成氨苯砜而起治疗作用。本品 25mg 疗效与 165mg 氨苯砜疗效相当。口服吸收不完全，多采用注射给药。用于各型麻风。

【用法用量】　肌内注射：一周 2 次，第 1～2 周一次 100～200mg，以后每 2 周递增每次 100mg，至第 14～16 周一次 800mg，继续维持，每用药 10 周后停药 2 周。口服：氨苯砜 300mg/d，逐渐增量至 3g/d。每服药 10 周后停药 2 周。

【注意事项】　①口服期间应保持排便通畅，以免蓄积中毒；②其余参见氨苯砜（本篇"205."）或醋氨苯砜（本篇"206."）。

【规格】　注射液：2g/5ml，4g/10ml。片剂：0.5g。

208. 沙利度胺（反应停，thalidomide）[典][保乙]

【作用特点与用途】　本品为一种镇静药，对于各型麻风反应如发热、结节红斑、神经痛、关节痛及淋巴结肿大等，有一定疗效；对结核样型麻风反应疗效稍差。对麻风病本身无治疗作用，但与抗麻风药同用可以减轻其不良反应。用于抗麻风药的不良反应。临床已试用于其他严重的药物不良反应，其效颇佳。

【用法用量】　口服：一次 25～50mg（1～2 片），一日 100～200mg（4～8 片），或遵医嘱。

【注意事项】　①有强致畸作用，孕妇禁忌，非麻风病者不用；②有致口干、头昏、倦怠、恶心、腹痛及面部水肿；③有免疫抑制作用，可用于骨髓移植。

【规格】　片剂：25mg。

209. 氯法齐明（氯苯吩嗪，clofazimine）[典][保乙]

【作用特点与用途】　本品为亚氨基吩嗪染料，对麻风分枝杆菌、人结核分枝杆菌和溃疡型分枝杆菌均有抗菌作用；尚有抗炎作用，可拮抗Ⅱ型麻风反应。对麻风的疗效接近氨苯砜，对耐氨苯砜麻风菌株亦有效。抗菌机制为干扰麻风分枝杆菌的核酸代谢，抑制 RNA 聚合酶，阻止 RNA 的合成而起抗菌作用。本品皮下或肌内注射给药吸收缓慢。药物吸收后血中浓度低于组织中浓度。以肝、脾、肺、肾上腺、脂肪及麻风皮损中浓度最高。脑脊髓及脑脊液中药浓度最低。本品自组织中释放缓慢，排泄极慢，$t_{1/2}$ 为 70 日左右；自大小便中排出，其中粪中原形药物排出率约 50%；少量药物自皮脂腺、乳腺和汗腺排出。主要用于治疗菌检阳性的各型麻风和第Ⅱ型麻风反应。适用于对砜类药物过敏、耐药或反复发生麻风反应的瘤型患者。临床上与氨苯砜、利福平共同组成联合化疗方案。尚可治疗其他皮肤病，如非典型分枝杆菌引起的皮肤感染、慢性盘状红斑狼疮、坏疽性脓皮病和掌跖脓疱角化病等。

【用法用量】　口服：治疗麻风病时，0.1～0.15g/d，每服药 6 日停药 1 日。治疗麻风反应时从较大剂量开始，0.2～0.4g/d，当反应控制后缓慢减量至 0.1g/d 维持。对严重麻风反应患者开始阶段，可并用肾上腺皮质激素。治疗其他皮肤病时可 0.1～0.2g/d，或酌情增大剂量，应遵医嘱。

【不良反应】　①皮肤红染及色素沉着。一般在治疗 1 周后即可出现，6～12 个月更加明显，染色程度与用药时间和剂量成正比。停药后缓慢消退，少数可持续 2 年以上。尚可使结膜着色，尿、汗液、乳汁等呈色，并使胎儿着色，但未见致畸的报道。②消化道症状一般不必停药，进食时服药可减轻反应症状。但大剂量长期使用可发生严重腹痛，或引起肠梗阻。③皮肤干燥、脱屑及皮肤鱼鳞病样改变等较为常见。停药 2～3 个月后可好转。④嗜睡、眩晕、失眠、四肢水肿等不必停药。⑤药物可在虹膜、结膜、角膜、巩膜内结晶，影响视力，但停药后 6～12 个月可以恢复。

【规格】　胶丸：0.05g、0.1g。

第二十二章 抗真菌药

真菌亦称霉菌，不含叶绿素，其构造比细菌复杂，有明显的细胞核。常形成菌丝和孢子，除少数为单细胞外，大多数真菌由多细胞组成。根据致病部位可分为浅部真菌和深部真菌。随着广谱抗菌药物、抗肿瘤药物、肾上腺皮质激素及免疫抑制药的广泛应用，或机体免疫功能严重低下，或环境严重污染等，平素不易致病的真菌便可引起二重感染、机会性感染（条件感染）。

第一节 浅表真菌感染常用外用药

部分"老药"或少用药物从略。

210. 水杨酸（salicylic acid）[典][基][保甲] 及苯甲酸（benzoic acid）[典][保乙]

水杨酸为含 3%、5%、10 乙醇的酊或膏剂，涂搽皮肤未破损的患处；苯甲酸常与水杨酸配成复方外用搽剂，涂敷患处。

211. 十一烯酸及其锌盐（undecylenic acid）

20%脚气灵膏，用于皮肤真菌病。若用于黏膜时浓度＜1%。

212. 水杨酰苯胺（salicylanilide）

软膏含本品 5g，冬青油、龙脑各 1g，羊毛脂 5g，凡士林加至 100g；涂敷患处。

213. 托萘酯（tolnaftate）

1%软/乳膏剂，涂搽患处。

214. 二硫化硒（selenium sulfide）

2.5%混悬液，用于花斑癣局部涂搽，0.5h 后洗去，一日 1 次，连用 4 日。

215. 克霉唑 [典][基][保甲/乙]

1%～3%软膏或霜剂/溶液剂用于涂搽患处，阴道栓剂 0.15g 用于真菌阴道感染病。

216. 联苯苄唑（bifonazole）[典][保乙]

1%外用剂，涂搽患处。

217. 奥昔康唑（oxiconazole）

霜剂：1%，20g；每日涂敷患处一次，疗程3～5周。

218. 硫康唑（sulconazole）

霜剂：10%；溶液剂：1%。取适量涂敷患处，一日2次。

219. 噻康唑（tioconazole）

霜剂：1%，5g，涂敷患处，一日2次，疗程1～6周。

220. 吡硫翁锌

气雾剂等。0.14g/100ml；每日喷患处2～3次，疗程2周以上。

221. 酮康唑（ketoconazole）[典][保乙]

【作用特点与用途】 本品主要抑制真菌细胞膜所必需的成分——麦角固醇的生物合成，影响细胞膜的通透性，而抑制其生长。对皮肤真菌、酵母菌、白念珠菌、粗孢子菌属及其他病原性真菌有治疗和防止进一步感染的作用。主要用于浅表和深部真菌感染，因口服不良反应大，现主要为局部外用。

【用法用量】 局部外用：涂搽患处皮肤。

【不良反应】 可见胃不适如恶心、呕吐、腹痛及皮疹、荨麻疹、瘙痒及头痛。少数患者可能发生肝毒性反应。罕见血小板减少及男性乳腺增生等。

【禁忌证】 对咪唑类抗真菌药过敏的患者、孕妇、急性肝炎患者禁用。

【注意事项】 ①对有肝病史者必须用本品时，治疗期间应测肝酶水平，当患者出现恶心、疲乏，伴灰白色粪便、棕色尿或黄疸等肝反应症状时，应立即停药。②哺乳期妇女用药，应停止授乳。③本品在酸性条件下易于吸收，可与食物同服。但避免与抗胆碱药、抗酸药及 H_2 受体拮抗药合用，如临床上需要这类药，应在服用本品2h后再服用。对胃酸缺乏者，可将本品溶于4ml、0.2mol/L的盐酸水溶液中，并用玻璃管或塑料管吸入，以免接触到牙齿。④本品可增强香豆素类药物的抗凝血作用，与利福平合用会使彼此的血药浓度降低；与环孢素合用，可引起后者血药浓度升高。⑤有长期口服半年而中毒致死的个案报道。

【规格】 乳膏剂：每支10g。

222. 益康唑（氯苯咪唑，econazole）[保乙]

【作用特点与用途】　本品为咪唑类广谱抗真菌药，其作用机制与克霉唑相同，即能干扰真菌细胞膜的生物合成而破坏其膜系统，且抑制核糖核酸合成，对阴道白念珠菌有较高疗效。其抗菌效价与制霉菌素相近或略大。用于念珠菌性阴道炎、体癣、足癣、耳真菌病及脂溢性皮炎等。

【用法用量】　治疗念珠菌阴道炎，一次50mg（栓剂或霜剂），2周为1个疗程，或一次150mg（栓剂），3日为1个疗程。用于皮肤真菌感染时，可用1%霜剂、酊剂、溶液剂和气雾剂，一日2~3次。

【不良反应】　最常见的不良反应是瘙痒和灼烧感。偶见红斑和水疱。本品的安全性远不及同类药酮康唑，因此不作内服用。

【规格】　栓剂：50mg、150mg；1%霜剂、酊剂、溶液剂、气雾剂、粉雾剂等。栓剂宜冰箱冷藏。

223. 萘特康唑（neticonazole）

【作用特点与用途】　本品有抑制真菌发育的作用。对须毛癣菌，可引起菌体尖端部膨大，细胞壁肥厚，细胞内细胞器的断裂、变形等。对酵母类真菌、皮肤丝状菌、花斑癣菌、黑色真菌及其他丝状菌显示具有与克霉唑（CTZ）、联苯苄唑（BFZ）同样的或优于CTZ及BFZ的抗菌作用。而且，对临床新分离的菌株也同样有效。根据对本品最小抑菌浓度（MIC）和最小杀菌浓度（MBC）测定，显示对念珠菌属有抑菌作用和对皮肤丝状真菌具有杀菌作用。抗真菌作用在pH中性区更强，随着接种菌数增多及培养天数增加抗真菌作用降低。适用于下列皮肤真菌病：①白癣、足癣、体癣及股癣；②皮肤念珠菌病，指（趾）间糜烂及擦烂；③花斑癣。以本品软膏一日1次涂布与克霉唑软膏一日2次涂布的密封包扎法比较试验，对足癣的最终临床综合疗效分别为81.0%（17/21）及71.4%（15/21）。用于足癣、股癣、体癣、间擦烂型皮肤念珠菌病、念珠菌性指（趾）间糜烂及花斑癣，与联苯苄唑（bifonazole）相比较，一日1次，单纯涂布，本品及对照组最后的细菌检出转阴率分别为，足癣78.6%、68.9%；体癣为78.5%、74.2%；股癣89.6%、80.4%；间擦烂型皮肤念珠菌病95.2%、88.1%；念珠菌性指（趾）间糜烂78.8%、64.5%；花斑癣84.4%、86.6%。

【用法用量】　外用：以1%的软膏或水剂，一日1次涂布于患部。

【不良反应】　有时局部可有刺激感、皮肤炎症、发红、红斑、皲裂、瘙痒、湿疹中脱屑增多。

【注意事项】　①对本品成分过敏者或有过敏史者禁用；②出现不良反应时应及时停药；③不可用于眼科疾病（角膜、结膜）；④若有明显糜烂，不宜使用。

【规格】　软膏剂：10mg/g；水剂：10mg/ml。

224. 舍他康唑（sertaconazole）

【作用特点与用途】　本品对白念珠菌、其他念珠菌属、球拟酵母菌属和毛孢子菌属具有很高的抗菌活性，对皮肤真菌和条件性丝状真菌的 MIC 值比咪康唑低。本品对白念珠菌的抑菌活性与咪康唑和克霉唑相似，比联苯苄唑、酮康唑及其他抗真菌药的抗菌活性高，属广谱抗真菌药。抗真菌作用机制在于抑制真菌麦角固醇的合成。本品口服后经胃肠道黏膜吸收，且很快被代谢。皮肤吸收试验表明，本品具有较高的穿透性，但吸收量小，人体经皮肤吸收血中的药物浓度难以测出。受试者用 2%本品霜剂 13 日，在尿、血中未检出本品。24h 内皮肤可吸收 72%。未见到皮肤炎症和全身性不良反应。用于对其他抗真菌药耐药的真菌感染，如红色毛癣菌、大小孢子菌、絮状表皮癣菌、须癣、体癣、手癣、腹股沟癣等。

【用法用量】　涂搽于患部；栓剂为阴道内用药，均遵医嘱。

【规格】　阴道栓：每枚 500mg。2%乳剂、2%凝胶、2%溶液、散剂。

225. 氟曲马唑（flutrimazole）

【作用特点与用途】　本品为一种耐受良好、毒性较小的广谱抗真菌局部外用药。对皮肤真菌病、对人和动物致病的丝状真菌和酵母菌及腐生真菌均有强效抗菌活性，其最小抑菌浓度（MIC），明显低于克霉唑的 MIC 值。用于阴道念珠菌病及发癣病等真菌感染性疾病。

【用法用量】　局部外用：1%软膏，一日 2 次涂布患处。在正常和有搔痕的皮肤处单剂量给予 1%氟曲马唑软膏 0.6g。正常皮肤给药者尿中排泄率为给药量的 0.21%～57%；有搔痕皮肤者为给药量的 0.31%～0.65%。在粪便和血浆样本中没有发现本药。

【不良反应】　本品具有良好的局部耐受性。动物实验未见致突变倾向。

【规格】　软膏剂：1%。

226. 拉诺康唑（兰诺康唑，lanoconazole）

【作用特点与用途】　本品是一种咪唑类强效局部抗真菌药，对许多致病真菌都有效，包括多种皮肤真菌病；对多种发癣尤为有效，最小抑菌浓度 0.02～3.1μg/ml。其作用机制为抑制真菌麦角固醇合成。作用强度比联苯苄唑强 25 倍以上；抗丝状真菌（包括皮肤真菌类和双态真菌）的作用较克霉唑强 64 倍。与克霉唑和联苯苄唑一样，本品在体外的活性因接种物的体积和加入血清而降低，如添加尿素则活性增强。pH 对本品的活性无显著影响。用于足癣、体癣、股癣、念珠菌性擦烂、指（趾）间糜烂、甲周炎及花斑癣。

【用法用量】　局部外用：一日 1 次，足癣连用 4 周；体癣、念珠菌病和花斑癣患者连用 2 周。

【不良反应】　主要为皮炎、皲裂、干燥、小水疱、肿胀、刺激感及瘙痒等。

【注意事项】　①用药期间患部及鞋袜衣物应保持清洁卫生；②本品不可用于严重的糜烂创面，慎用于皲裂创面，不可用于结膜和角膜感染。

【规格】　乳膏剂：1%（每支 10g、20g）；溶液剂：1%（10ml）。

227. 依巴康唑硝酸酯（eberconazole nitrate）

【作用特点与用途】　本品为咪唑类衍生物，局部抗真菌药。本品能有效拮抗多数真菌感染，对酵母菌、念珠菌、皮肤真菌有强效，其 MIC 为 0.078～1.2mg/L。其抗酵母的活性与联苯苄唑等效，而抗须毛癣菌的疗效优于联苯苄唑；抗糠秕马拉色菌和酵母菌的作用与克霉唑相等。本品能抑制白念珠菌细胞膜原生质中的不同成分，尤其是磷脂部分的合成；此外尚有直接抗炎作用。用于皮肤真菌感染。

【用法用量】　局部外用：1%或 2%乳膏涂抹，一日 1～2 次。

【不良反应】　一般仅为局部轻微刺激症状。

【规格】　乳膏：含本品 1%或 2%。

第二节　深部真菌感染用药

就目前而言，还没有任何药物的药效超过两性霉素 B（庐山霉素），但由于其不良反应多且严重，现已不提倡单用，多与氟胞嘧啶合用。相互适当减少剂量，因而不良反应也随之减少减轻，细菌对氟胞嘧啶的耐药性发生率也随之下降。两性霉素 B 脂质体抗菌活性与两性霉素 B 基本相同，不良反应有所减轻。尽管新开发的咪唑类、三唑类和棘球白素类抗真菌药作用比两性霉素 B 稍弱一些，但不良反应却相应少而轻，有很重要的临床意义。

228. 两性霉素 B 脂质体（锋克松，amphotericin B liposome）[保乙]

【作用特点与用途】　本品为抗深部真菌感染药。本品与真菌细胞膜上的甾醇结合，损伤膜的通透性，导致菌细胞内钾离子、核苷酸、氨基酸等外漏，破坏正常代谢而起抑菌作用。本品具有天然靶向性优势，即较多分布在肝、脾、肺，而在其他脏器浓度较低，尤其在肾组织内浓度低。这是由于脂质体进入人体内即被巨噬细胞作为外界异物吞噬的天然倾向产生的，其中以肝、脾中的网状内皮细胞吞噬为主。此外，本品是内含两性霉素 B 的双层脂质体，其胆固醇成分可增强药物的稳定性，使两性霉素 B 尽可能在疏水层中保留最大含量，降低与人体细胞中胆固醇结合而增强对真菌细胞膜上的甾醇结合，从而发挥两性霉素 B 的最大杀菌能力。与氟胞嘧啶（flucytosine）合用可增效。用于系统性真菌感染者；病情呈进行性发展或其他抗真菌药治疗无效者如败血症、心内膜炎、脑膜炎（隐球菌及其他真菌）、腹腔感染（包括与透析相关者）、肺部感染、尿路感染等；因肾损伤或药物毒性而不能使用有效剂量的两性霉素 B 的患者。

【用法用量】 静脉滴注：起始剂量，0.1mg/（kg·d），用注射用水稀释溶解并振荡摇匀后加至 5%葡萄糖注射液 500ml 中静脉滴注，滴速不得超过每分钟 30 滴；如能耐受，第 2 日开始剂量增加 0.25～0.5mg/（kg·d），可逐日递增至 1～3mg/（kg·d）。输液浓度≤0.15mg/ml 为宜；总剂量为 1～5g。

【不良反应】 不良反应少于两性霉素 B，但仍可见发热、寒战、头痛、食欲缺乏、恶心、呕吐等反应，静脉给药可引起血栓性静脉炎；有肾损害作用，可致蛋白尿、管型尿；尚有白细胞下降、贫血、血压下降或升高、肝损害、复视、周围神经炎、皮疹等反应。用药过程中若出现低血钾应高度重视，及时补钾。

【禁忌证】 严重肝肾功能不全、对本品过敏者禁用。

【规格】 注射剂：10mg、20mg。

229. 阿尼芬净（anidulafungin）

【作用特点与用途】 本品为第三代棘球白素类半合成抗真菌药，为棘球白素 B 衍生物，通过抑制 β-1，3-葡聚糖合成酶，从而导致真菌细胞壁破损而死亡。静脉输注 $t_{1/2\alpha}$ 为 1h，$t_{1/2\beta}$ 为 24h，体内全身分布。蛋白结合率 84%，约 10%的原形由粪排出，少于 1%的药物经尿排出。口服生物利用度仅 2%～7%。用于治疗食管念珠菌病、念珠菌性败血症、腹腔脓肿及腹膜炎等。

【用法用量】 缓慢静脉给药：食管念珠菌病，首日 100mg，以后 50mg/d，连用 14 日以上，直至症状消失后 7 日。念珠菌性败血症等，首日 0.2g，以后 0.1g/d，直至最后 1 次阴性培养后至少 14 日。

【不良反应与注意事项】 ①常见恶心、呕吐、γ-谷氨酰胺转移酶升高、低钾血症和头痛；可见皮疹、荨麻疹、面红、瘙痒、呼吸困难、低血压；②孕妇、哺乳期妇女用药应权衡利弊；③环孢素可使本品血药浓度升高；④中重度肝功能不全者慎用。

【规格】 注射剂：50mg、100mg。

230. 卡泊芬净（科赛斯，cancidas、caspofungin）[保乙]

【作用特点与用途】 本品系目前最有效的新型棘球白素类抗真菌感染药。用于对其他抗真菌药物治疗无效的或不能耐受的侵袭性曲霉菌病；念珠菌所致的食管炎、菌血症、腹腔内脓肿、腹膜炎、胸膜感染等；预防造血干细胞移植患者的念珠菌感染。

【用法用量】 缓慢静脉滴注：成年人首日 70mg；以后 50～70mg，一日 1 次维持；中度肝功能不全者减至 35mg/d。与具有代谢诱导作用的药物，如依非韦仑、奈韦拉平、利福平、地塞米松、苯妥英钠、卡马西平同时给药时，应给予 70mg/d。溶解本药瓶中的药物只用 10.5ml 的无菌注射用水。输液用生理盐水或乳酸林格液稀释。

【注意事项】　①与环孢素同时使用应权衡利弊；不推荐 18 岁以下者使用，哺乳期妇女、孕妇及对其过敏者均禁用。②禁用含糖液稀释，不与其他药混合输注。③可有不良反应，注意观察，及时处理。参见阿尼芬净（本篇"229."）。

【规格】　注射用醋酸卡泊芬净：50mg、70mg（以卡泊芬净计）。

231. 米卡芬净（micafungin）[保乙]

【作用特点与用途】　本品同卡泊芬净。用于曲霉菌和念珠菌引起的真菌血症、呼吸道真菌病、胃肠道真菌病。

【用法用量】　缓慢静脉滴注：成年人 50～300mg/d，用 0.9%氯化钠注射液溶解稀释，视病情调整用量。

【注意事项】　参见阿尼芬净（本篇"229."）和卡泊芬净（本篇"230."）。

【规格】　注射用米卡芬净钠：50mg。

232. 咪康唑（达克宁，miconazole）[典][基][保甲/乙]

【作用特点与用途】　本品为咪唑类广谱抗真菌药。对念珠菌、新型隐球菌、皮炎芽生菌、粗球孢子菌及巴西诺卡菌等有很强的抗菌活性。对皮肤癣菌也有效。但对曲霉菌和部分白念珠菌作用较差。其作用机制主要是通过改变真菌细胞膜的通透性而起杀菌作用。在体外试验中，本品对革兰氏阳性菌（金黄色葡萄球菌、表皮葡萄球菌、粪链球菌、白喉棒状杆菌、枯草杆菌、单核细胞增多性李斯特菌、卵形拟杆菌及脆弱拟杆菌等）也有抗菌作用。但对革兰氏阴性细菌无作用。高浓度时可杀灭滴虫。主要用于全身性白念珠菌等敏感真菌引起的感染，如败血症、呼吸系统感染、肾和尿路感染、消化系统感染等。

【用法用量】　静脉滴注：全身性感染 0.6g/d，若患者能耐受可增至 1.8g/d。将本品用生理盐水或其他输液稀释，1 次或分次于 24h 内滴完。也可用静脉导管给药。每份输液含本品不得超过 0.6g，并于 30～60min 滴完，滴速不宜太快。局部用药：对药物不容易到达的部位或器官感染，如脑膜炎、泌尿系统感染和肺部肿块等症，可配合局部给药。对创伤感染，将预先稀释好的药液静脉注入，一日 1～2 次。膀胱滴注：每次用未经稀释的药液 20ml，一日 2～4 次。窦道滴注：每次用未经稀释的药液 20ml，一日 2 次。支气管滴注或气雾剂吸入：用本品 20ml 稀释成 60ml，每次 5ml，一日 4～8 次；鞘内给药，用未稀释液 2ml/d。

【不良反应】　静脉给药可能出现短暂的寒战、头晕、瘙痒、皮疹或腹泻；过量能引起食欲减退、恶心和呕吐；大剂量长期给药，注射局部可引起血栓性静脉炎；滴速过快可致心律失常；偶见白细胞、血小板减少或血清氨基转移酶升高。

【禁忌证】 对本品过敏者及孕妇禁用。参见酮康唑（本篇"221."）。

【注意事项】 ①使用前必须稀释，滴速宜慢，有心脏病者尤需谨慎；②过量时应逐渐减少剂量至不良反应消失；③为防止复发，应连续用药至真菌培养阴性；④长期用药应定期查肝功能；⑤避免同时使用其他全身性抗真菌药。

【规格】 水针剂：每支 20ml，10mg/ml。

233. 伊曲康唑（itraconazole）[典][保乙]

【作用特点与用途】 本品是三唑类口服、广谱、安全的抗真菌药，抗菌谱与酮康唑相似，对深部真菌和浅表真菌都有抗菌作用。本品与酮康唑不同的是对孢子丝菌、曲霉菌、新型隐球菌、球孢子菌和暗色真菌有高效。用于浅表和深部真菌感染。

【用法用量】 口服：据病情确定剂量和疗程。①浅表真菌感染：一般一次 0.1g，一日 1 次，吃饭时服药。疗程：体癣、股癣 15 日，足癣、手癣 30 日，头癣 4～8 周，甲癣至少 3～6 个月。对花斑癣、阴道念珠菌病及真菌性角膜炎，0.2g/d，分别连用 5 日、3 日及 3 周，治愈率可达 90%以上并可控制复发，而且口服本品无常规硫化硒洗剂那种皮肤刺激性。对急慢性阴道念珠菌病，口服 0.2～0.4g/d，治疗 3 日的治愈率可达 80%，90%以上病例临床症状消失。②深部感染：全身念珠菌病患者口服本品 0.2g/d，治疗 1 个月，治愈率 69%。在治疗 14 例新型隐球菌脑膜炎的资料中 13 例是艾滋病并发感染，其中，6 例单用本品治疗，8 例先用两性霉素 B 和氟胞嘧啶治疗有效后改用本品维持治疗，剂量为口服 0.2～0.4g/d，经过 2～8.5 个月治疗，11 例痊愈或显效，2 例无效且均为单用本品者，1 例未做评价。有报道曲霉菌角膜炎，服本品 0.2g/d，治疗 3 周，治愈率达 80%。对于深部真菌感染推荐剂量为 0.2～0.4g/d，疗程酌定。儿童剂量为 3～5mg/（kg·d）。

【不良反应与注意事项】 最常见的不良反应是胃肠道反应及短暂的无症状性肝酶升高（1%～2%）。长期大剂量用药可致低钾血症、水肿及排尿困难等，停药后一般可恢复正常。其余参见酮康唑（本篇"221."）。

【禁忌证】 孕妇忌用。

【规格】 片剂：50mg、0.1g；胶囊：0.1g、0.2g。

234. 泊沙康唑（诺科飞，posaconazole、noxafil）

【作用特点与用途】 泊沙康唑为三唑类抗真菌药，是羊毛甾醇 ⅠA-脱甲基酶的强效抑制药，后者是麦角固醇生物合成关键步骤的催化剂。敏感真菌有曲霉菌（烟曲霉、黄曲霉、土曲霉、构巢曲霉、黑曲霉、焦曲霉、赭曲霉）、念珠菌属（白念珠菌、光滑念珠菌、克柔念珠菌、近平滑念珠菌）、新型隐球菌、粗球孢子菌、裴氏着色菌、荚膜组织胞浆菌、波氏阿利什霉、链格孢属、外瓶霉属、镰刀菌属、枝氯菌属、根毛霉属、毛霉属、根霉属等。临床应用于上述敏感真菌引起的感染。患者接受泊沙康唑 200mg/d 和 400mg/d 的稳态平均血药浓度(C_{av}）为 583ng/ml、723ng/ml；AUC 分别为 15 900ng/（ml·h）、9093ng/（ml·h）；CL/F 分别为 51.2L/h、76.1L/h；$t_{1/2}$ 分别为 37.2h、31.7h。

【用法用量】　口服混悬液使用前充分振摇，应在餐前或餐后 20min 服用。①预防侵袭性真菌感染：一次 200mg（5ml），一日 3 次。口咽念珠菌病一次 100mg（25ml），一日 2 次；之后一次 100mg（2.5ml），一日 1 次。②伊曲康唑和（或）氟康唑难治性口咽念珠菌病：400mg（10ml），一日 2 次。疗程视病情而定，肝肾功能不全者剂量酌情调整。③曲霉菌病和念珠菌感染的预防：泊沙康唑 200mg，一日 3 次；联用氟康唑 200mg，一日 1 次。或伊曲康唑 200mg，一日 2 次。

【不良反应与注意事项】　①严重不良反应有过敏反应、心律失常、Q-T 间期延长、肝毒性等。②其他不良反应参见三唑类抗真菌药如酮康唑、伊曲康唑或氟康唑等。③泊沙康唑与多种药物有药效学方面的相互作用，不宜合用他汀类降血脂药、麦角生物碱、苯二氮䓬类催眠药、抗艾滋病药、利福平、利福布汀、苯安英钠、胃酸抑制/中和药、长春生物碱、地高辛、胃肠动力药、格列吡嗪等。

【规格】　口服混悬液：40mg/ml，每瓶 105ml（内配 2.5ml、5ml 两个刻度量匙）。

235. 氟康唑（大扶康，fluconazole）[典][基][保甲/乙]

【作用特点与用途】　本品为三唑类广谱抗真菌药，抗菌谱与酮康唑近似，其体外抗真菌作用比酮康唑弱，但体内抗真菌活性比酮康唑强。主要是生物利用度高，血中及脑脊液药浓度高，因而对隐球菌引起的脑膜炎有特效。对阴道念珠菌和一些表皮真菌的抗菌作用比酮康唑强 10～20 倍。口服吸收良好，服药 1h 血药浓度达峰，蛋白结合率低，在体内分布广，可渗入脑脊液中（为血清浓度的 60%～80%）；体内代谢甚少，约有 63% 药物以原形由尿中排出，血浆半衰期 20～30h。口服与静脉注射药动学性质相似。主要用于念珠菌病、隐球菌病和球孢子菌病及芽生菌病、组织胞浆菌病。

【用法用量】　口服或静脉滴注：皮肤真菌病一次 50mg，一日 1 次，必要时增至 0.1g，顿服；系统真菌病试用 0.15g/d，必要时可增至 0.3g，顿服。治疗时依病情酌定，须遵医嘱。

【不良反应与注意事项】　①常见恶心、腹痛、腹泻及胃肠胀气，其次为疱疹。参见酮康唑。②对本品或三唑类药物过敏者禁用。③孕妇、哺乳期妇女和肾功能不良者慎用。较少影响肝酶功能，一般不影响体液内睾酮水平。参见酮康唑。

【规格】　片剂或胶囊剂：0.05g、0.1g、0.15g、0.2g。口服糖浆剂：5mg/ml。注射剂：2mg/ml，50ml、120ml。

236. 美帕曲星（甲帕霉素，mepartricin）

【作用特点与用途】   美帕曲星与十二烷基硫酸钠的复合制剂，属新的半合成聚烯抗生素。本品作用于念珠菌细胞外层甾醇部分，干扰微生物的正常代谢，抑制其繁殖。体外实验有明显的抑制真菌和原虫的作用，尤其对白念珠菌有特效。本品中有十二烷基硫酸钠为助吸收剂，使美帕曲星口服后迅速被吸收，达到最高血药浓度。服药期可维持的血药浓度高于最小抑菌浓度的水平。本品主要从粪便排泄，停药后30h 从体内消除，无蓄积现象。主要用于生殖道及生殖道以外的真菌病，如白念珠菌阴道炎、外阴炎、滴虫阴道炎及小肠念珠菌病等。

【用法用量】   口服：一次 10 万 U（2 片），每 12h 服用 1 次，饭后服用，3 日为 1 个疗程。对复杂性、顽固性或抗药性病例，可酌情延长或重复疗程。

【不良反应与注意事项】   ①本品耐受性良好，不良反应少，而且轻微。主要有恶心、胃部不适及肠胀气等胃肠道反应，一般可以通过饭后服药得到改善。②口服本品过敏者禁用。③孕妇，尤其是妊娠初 3 个月内不宜用。避免儿童误服。

【规格】   肠衣片：5 万 U。

237. 伏立康唑（voriconazole）[典][保乙]

【作用特点与用途】   本品的作用机制是抑制真菌中由细胞色素 P450 介导的 14α-甾醇去甲基化，从而抑制麦角固醇的生物合成。具有广谱抗真菌作用，包括黄曲霉、烟曲霉、土曲霉、黑曲霉、构巢曲霉；念珠菌属，包括白念珠菌、部分都柏林念珠菌、光滑念珠菌、克柔念珠菌、近平滑念珠菌、热带念珠菌和吉利蒙念珠菌；足放线菌属，包括尖端足分支霉和镰刀菌属有临床疗效。本品经口服后吸收迅速而完全，给药后 1～2h 达血药峰浓度，绝对生物利用度约 96%。在高脂饮食同时服用本品时 C_{max} 和 AUC 分别减少 34%和 24%，但在胃液 pH 改变时对本品吸收无影响。本品在机体组织中广泛分布，可进入脑脊液，血浆蛋白结合率约 58%。本品主要经肝代谢，个体差异很大，口服终末 $t_{1/2\beta}$ 约为 6h，仅有少数少于 2%的药物以原形随尿排出。主要用于治疗侵袭性曲霉病，对氟康唑耐药的念珠菌引起的严重侵袭性感染（包括克柔念珠菌），由足放线菌属和镰刀菌属引起的严重感染，尤其是治疗免疫缺陷患者中进行的、可能威胁生命的感染。

【用法用量】   静脉滴注：先用 5ml 专用溶媒溶解，摇动直至药物粉末溶解，然后用 5%葡萄糖和（或）0.9%氯化钠注射液稀释，伏立康唑的最终浓度为 2～5mg/ml，建议静脉滴注速度最快不超过每小时 3mg/kg，稀释后每瓶滴注时间须 1～2h 或以上。先给予负荷剂量（第 1 个 24h），每 12h 给药 1 次，一次 6mg/kg。然后给予维持剂量（开始用药 24h 以后）4mg/kg，一日 2 次。疗程酌定，但应<6 个月。口服：应遵医嘱。一般体重>40kg 者口服一次 200mg，一日 2 次；体重<40kg 者口服一次 100mg，

一日 2 次。

【不良反应】 　可有视觉障碍、发热、皮疹、恶心、呕吐、腹泻、头痛、败血症、周围性水肿、腹痛及呼吸功能紊乱。与治疗相关的，导致停药的最常见不良事件包括肝功能试验值增高、皮疹和视觉障碍。

【禁忌证】 　对伏立康唑或任何一种赋形剂有过敏史者禁用，孕妇忌用；与本品有相互作用的药物不宜合用或同时应用。

【注意事项】 　①若连续治疗超过 28 日，需监测视觉功能；②有致畸、肝损害、心律失常及致癌致突变及生殖损害性，应警惕；③服药期间应避免驾驶、操作机器等。

【药物相互作用】 　利福平、利托那韦、利福布汀、卡马西平、苯巴比妥可使伏立康唑的 C_{max} 和 AUC 显著降低；而伏立康唑与他克莫司、环孢素、华法林合用时，这些药物的剂量需减少。伏立康唑抑制磺脲类、他汀类、钙通道阻滞药、苯二氮䓬类、质子泵抑制剂或长春碱的代谢，使其血药浓度增高；可使特非那定、西罗莫司、阿司咪唑、西沙必利、匹莫齐特或奎尼丁等药物的血药浓度增高，从而导致 Q-T 间期延长，并且偶见尖端扭转型室性心动过速；本品还可使麦角类药物血药浓度增高，导致麦角类药物中毒。

【规格】 　粉针剂：0.1g（附 5ml 溶媒）、0.2g；片剂：50mg、200mg。

第二十三章 抗病毒药

病毒是病原微生物中最小的一种，其核心是核糖核酸（RNA）或脱氧核糖核酸（DNA），外壳是蛋白质，不具有细胞结构。大多数病毒缺乏酶系统，不能独立自营生活，必须依靠宿主的酶系统才能使其繁殖（复制）。由病毒引起的常见疾病有流行性感冒、普通感冒、麻疹、腮腺炎、小儿麻痹症、传染性肝炎及疱疹性角膜炎等。某些肿瘤、心脏病、小儿麻痹、性病疱疹、艾滋病（AIDS）及非典型肺炎、禽流感等也由病毒致病。许多中草药如穿心莲、板蓝根、大青叶、金银花、紫花地丁、黄芩、紫草、贯众、大黄、茵陈及虎杖等也可用于某些病毒感染性疾病的防治。双嘧达莫（潘生丁）对于小儿病毒性上呼吸道感染和小儿疱疹性咽喉炎有治疗作用。本书根据抗病毒剂对抑制 DNA、RNA 和艾滋病病毒（HIV）的效能进行分类论述。

第一节 抗感冒病毒药

238. 金刚乙胺（rimantadine）[典][保乙]

【作用特点与用途】 本品为抗病毒药，主要对 A 型流感病毒有活性。体外试验可抑制 A 型流感病毒增殖，包括自人体分离到的 H1N1、H2N2 及 H3N3 亚型。对 A 型流感病毒感染的动物，本品既有预防作用，又有治疗作用。其机制可能是通过抑制病毒颗粒在宿主细胞内脱壳而在病毒复制周期的早期起作用。同类药物金刚烷胺也有类似作用。本品并不抑制暴露于 A 型流感病毒后的免疫反应，对其他型流感病毒仅有微弱作用。而金刚烷胺对 A 型流感病毒的各种毒株均有效。用于预防亚洲 A-II 型流感病毒感染。

【用法用量】 口服：成年人及 10 岁以上儿童，0.3g/d，可 1 次或 2 次给药。连续 8～10 日。季节性预防，应确诊为 A 型病毒后即可开始给药，预防性治疗应持续 4～6 周。1～10 岁儿童，5mg/（kg·d）（不超过 0.15g/d），分 1 次或 2 次服用。

【不良反应】 可见胃肠道症状如恶心、呕吐、腹痛、食欲缺乏及腹泻。神经症状如过敏、失眠、集中力差、头晕、头痛、噩梦及焦虑等；老年人步态失调，或口干、无力等。这些不良反应在继续用药时均可消失。

【禁忌证】 对金刚烷类药物过敏者及严重肝功能不全者禁用。

【注意事项】 ①癫痫或肾衰竭患者、老年人慎用；②孕妇和 1 岁以下婴儿不推荐使用；③金刚烷胺等可改变患者注意力反应性（如驾驶或街上行走时）；④本类药与中枢神经系统药物如抗组胺药、吩噻嗪类、抗抑郁药及安定药并用时，可使中枢不良反应增强；⑤本类药物过量时可出现激动与幻觉。毒扁豆碱已证明是有效的解毒药，成年人一次 1～2mg。儿童一次 0.5mg，必要时每隔 1h 重复 1 次。此外对症治疗。

【规格】　片剂：0.1g；糖浆剂：10mg/ml，每瓶 100ml。

239. 金刚烷胺（amantadine）[典][基][保甲]

本品用于防治 A 型流感病毒感染，成年人及 9 岁以上口服一次 100mg，一日 2 次；65 岁以上剂量减半；1～9 岁小儿每 8h 服 1.5～3mg/kg，一日剂量＜150mg。

240. 复方金刚烷胺片（compound amantadine tablets）

每片含金刚烷胺 0.1g，氨基比林 0.15g，氯苯那敏 3mg。用于防治甲型流感。每日早晚各服 1 片，小儿酌减。可连用 3～5 日，不超过 10 日。

241. 奥司他韦（达菲、特敏福，oseltamivir）[典][保乙]

【作用特点与用途】　本品为奥司他韦羧酸盐的口服前体药，是 A 型和 B 型流感病毒的神经氨酸酶的一种选择性抑制药。奥司他韦抑制 N_2 神经氨酸酶活性的效力比扎那米韦高 3～6 倍。口服后 1～2h 在胃肠道完全吸收，转化成活性代谢产物奥司他韦羧酸盐，绝对生物利用度为 75%，并受饱食影响。V_d 为 25L，近似于体内水分的总容积。血浆蛋白结合率 64.2%，$t_{1/2}$ 为 2～4h。肾功能损害者奥司他韦羧酸盐的清除率降低，严重受损者血中奥司他韦羧酸盐水平升高，其剂量可改为一次 75mg，一日 1 次。用于成年人由 A 型或 B 型流感病毒引起的不超过 5 日、无并发症的急性患者的对症治疗。2009 年春防治"甲型 H1N1 流感"有良效。

【用法用量】　流感症状发生后 2 日内开始一次 75mg，一日 2 次，连用 5 日，剂量按奥司他韦计算。肾功能损害者一次 75mg，一日 1 次。或遵医嘱。尚可用于预防流感。

【不良反应】　可见恶心、呕吐、支气管炎、失眠、眩晕、恶心（或呕吐），通常在首次给药后发生，并在 1～2 日逐渐消失，只有 1%以内的患者需要停药。未见有中枢神经系统的不良反应。

【禁忌证】　对本品中任何成分过敏者。

【注意事项】　①本品不能作为流感病毒疫苗的替代品；②孕妇慎用；③未成年者的安全性和有效性未确立；④肌酐清除率＜30ml/min 者慎用或剂量减半。

【规格】　奥司他韦胶囊剂：按奥司他韦计为 75mg。

242. 扎那米韦（zanamivir）

【作用特点与用途】　本品为流感病毒神经氨酸酶抑制药。对流感病毒的抑制是以慢结合的方式进行的，有高度特异性。本品的功能基团是胍基，能将 A 型流感病毒涎酸活性部位呈结合状态的水分子逐出而产生紧密结合，具有特异性抑制作用，但对 B 型流感病毒较弱。也有人认为本品对 A 型及 B 型多种病毒株均有极强活性。口服吸入本品 10mg 后，1～2h 有 4%～17% 的药物被全身吸收，$t_{1/2}$ 为 2.9h；静脉滴注后本品 $t_{1/2\beta}$ 为 1.6h，尿中原药排出量为 87%；经鼻给药后，尿中排泄原药量较静脉少得多，仅 4%～10%；血浆 $t_{1/2}$ 为 3.4h，生物利用度 10%～25%。正常人均 $t_{1/2}$ 为 3.1h，轻中度肾功不全者为 4.7h，重度肾功能不全者 18.5h。用于 12 岁以上 A、B 型流感病毒感染。

【用法用量】 鼻吸入给药：每次 5～10mg，一日 2 次，连用 5 日。

【不良反应】 可有过敏反应。轻中度支气管哮喘的患者可诱发支气管痉挛。尚可引起轻微头痛、腹泻、恶心、呕吐、眩晕等，发生率<2%。

【禁忌证】 对本品过敏者禁用，哮喘患者不宜用。

【规格】 鼻吸入泡囊剂：5mg。

243. 阿比朵尔（阿比多尔，arbidol）

【作用特点与用途】 本品为预防和治疗流行性感冒药，通过抑制流感病毒脂膜与宿主细胞的融合而阻断病毒的复制。体外试验直接抑制 A、B 型流感病毒的复制，体内试验可降低流感病毒感染小鼠的死亡率。阿比朵尔尚有干扰素诱导作用。临床用于治疗由 A、B 型流感病毒引起的上呼吸道感染。

【药动学】 健康受试者口服本品 0.2g，约 1.63h 达血浆峰浓度值[（417.8±240.7）ng/ml]，半衰期（$t_{1/2}$）为（10.55±4.401）h。

【用法用量】 成人口服 0.2g，一日 3 次，连服 5 日。

【不良反应与注意事项】 ①总不良反应发生率 6.2%。主要表现为恶心、腹泻、头昏和血清氨基转移酶增高。②对本品过敏者禁用。③本品用于妊娠期和哺乳期妇女的疗效与安全性尚不明确。④65 岁以上老年人用药的有效性尚不明确。⑤无小儿用药的文献资料。

【规格】 片剂、胶囊剂、颗粒剂：0.1g。

第二节 抗脱氧核糖核酸类病毒药

244. 伐昔洛韦（万乃洛韦、明竹欣，valaciclovir）[典][保乙]

【作用特点与用途】 本品为阿昔洛韦的前体药的盐酸盐，进入体内水解为阿昔洛韦而抑制病毒。对单纯疱疹病毒 I 型及 II 型抑制作用强，对水痘-带状疱疹病毒、EB 病毒及 E 细胞病毒有明显抑制作用。临床评价的疗效优于阿昔洛韦。用于水痘-带状疱疹及单纯疱疹病毒 I 型及 II 型感染（包括生殖疱疹），亦可在医师指导下用于乙型肝炎、尖锐湿疣、全身性疱疹。

【用法用量】　口服：一次 300mg，一日 2 次，饭前空腹服用。成年带状疱疹患者推荐连服 7～10 日，且在症状出现后 72h 内服用；生殖器疱疹连服 7 日，病情严重者可服 15 日；尖锐湿疣配合其他治疗，服药时间不少于 9 日；乙型肝炎、疱疹性肝炎推荐用药 60 日以上，或遵医嘱。

【不良反应】　偶有轻度胃部不适、恶心、呕吐、头痛、腹泻、头晕等。

【禁忌证】　对本品及阿昔洛韦过敏者、孕妇。

【注意事项】　肾功能不全、儿童及哺乳期妇女慎用。用药期间宜多饮水。

【规格】　片剂：200mg、300mg。

245. 阿昔洛韦（无环鸟苷，aciclovir）[典][基][保甲/乙]

【作用特点与用途】　本品为化学合成的广谱抗疱疹病毒药，在体内转化为三磷酸化合物，干扰单纯疱疹病毒 DNA 聚合酶的作用，抑制病毒 DNA 的复制，对细胞的 α-DNA 聚合酶也有抑制作用，但程度较轻。本品抗疱疹病毒的作用比阿糖腺苷强 160 倍，比三氟胸苷强 15 倍，比碘苷强 10 倍，既可局部应用，又可全身应用，且有起效快的特点。用于防治单纯疱疹病毒（HSV）的 I 型及 II 型的皮肤或黏膜感染，还可用于带状疱疹病毒感染及乙型肝炎。

【用法用量】　①口服：一次 0.2g，每 4 日口服 1 次或 1g/d，分次给药。疗程根据病情不同，短则几天，长者可达半年。肾功能不全者酌减量。②静脉滴注：一次用量 5mg/kg，加入输液中，滴注时间为 1h，每 8h 给药 1 次。连续 7 日。12 岁以下儿童每次按 0.25g/m² 用量给药。对肾功能不全者应减量。肌酐清除率每分钟 25～50ml/m² 者按上量每 12h 给药 1 次；清除率每分钟 10～25ml/m² 者减为每 24h 给药 1 次；清除率一分钟 0～10ml/m² 者减为 2.5mg/kg，每 24h 给药 1 次。国内治疗乙型肝炎的用法为一次滴注 7.5mg/kg，一日 2 次，溶于适量输液，维持滴注时间约 2h，连续应用 10～30 日。③治疗生殖器疱疹，一次 0.2g，一日 4 次，连用 5～10 日。④皮肤外用：3%霜剂，用药量以全覆盖患处为限，一日 4～6 次。滴眼：用 0.1%滴眼剂，每隔 12h 滴眼 1 次，一次 1～2 滴；3%眼膏，将眼膏涂入结膜囊中，一日 3～4 次。

【不良反应】　一过性血清肌酐升高、皮疹、荨麻疹，尚有出汗、血尿、低血压、头痛、恶心及呕吐等，以及注射部位发炎、坏死或静脉炎等。

【禁忌证】　对本品过敏者忌用。

【注意事项】　①注射给药，只能缓慢滴注（持续 1～2h），不可快速注射，不可用于肌内注射和皮下注射。②对疱疹病毒性脑炎及新生儿疱疹的疗效尚未能肯定。③不良反应有一过性血清肌酐升高，肾功能不良者、孕妇及哺乳期妇女慎用。④丙磺舒增加半衰期和全身性使用本品的 AUC。⑤输液时必须输入适量的水，以免阿昔洛韦的结晶在肾小管内积存而影响肾功能。稀释后药液应立即用，不得保存后再用。

【规格】　霜剂：3%，每支 10g。滴眼液：0.1%，每支 8ml。眼膏：3%，每支 2g。胶囊剂：0.2mg。注射用阿昔洛韦冻干制剂：每瓶 0.5g（标示量），含钠盐 549mg（折合纯品 500mg）；250mg。

246. 喷昔洛韦（夫坦、可由，penciclovir）[保乙]

【作用特点与用途】　本品为全合成无环鸟苷类抗病毒药，能抑制病毒 DNA 合成酶，其抗病毒机制与阿昔洛韦（ACV）相同，但在感染细胞内稳定性约是 ACV 的 10 倍。本品对单纯疱疹病毒（HSV）Ⅰ型及Ⅱ型，带状疱疹病毒（VZV）和 EB 病毒（EBV）有效。目前主要外用其乳膏剂，治疗口唇、面部单纯疱疹（感冒疮），遵医嘱可酌情用于带状疱疹及其他病毒敏感的感染症。有人用于治疗乙型肝炎。

【用法用量】　局部外用：成年人每间隔 2h 使用 1 次，连续 4 日，患部适量涂布。

【不良反应】　动物实验表明，长期服用本品可发生肿瘤和睾丸肿大。在体外，高浓度的喷昔洛韦可致突变。用药局部可有暂时性灼烧、刺痛。

【注意事项】　16 岁以下儿童不宜使用。免疫功能受损者、妊娠期妇女或哺乳期妇女慎用。避免将本品制剂与黏膜或眼接触。

【临床评价】　1%喷昔洛韦软膏与5%阿昔洛韦软膏对照，前者治疗后疗效明显优于后者，且在控制糜烂、溃疡数目及丘疹（丘疱疹）数目方面明显优于后者。本品在感染细胞中磷酸化速率是阿昔洛韦的 80 倍，可缩短病程 1~2 日。

【规格】　铝管软膏剂：0.1g/10g。

247. 左旋韦林（levovrin）

【作用特点与用途】　本品为手性广谱抗病毒药物。左旋体对多种 DNA 和 RNA 病毒（如 A 型及 B 型流感病毒和Ⅰ型与Ⅲ型副流感病毒、呼吸道合胞病毒、出血热病毒、鼻病毒、裂谷热病毒、拉沙病毒、鼠脑炎心肌炎病毒和Ⅰ与Ⅱ型单纯疱疹病毒、腺病毒、黏液病毒、牛痘病毒、带状疱疹病毒、人巨细胞病毒、披膜病毒、日本脑炎病毒、黄热病毒等）具有抑制生长的作用。其作用机制主要是药物在细胞内发生磷酸化，其单磷酸化物对次黄苷酸脱氢酶有竞争性抑制作用，阻碍了鸟苷酸（GMP）的合成，从而阻止了病毒的复制；本品的三磷酸化物还能选择性地抑制流感病毒依赖于 RNA 的 RNA 聚合酶，阻断病毒的多肽合成。因此，它是对多种 DNA 和 RNA 病毒都有效的广谱抗病毒药物，且不会引起交叉耐药性。本品单剂量在呼吸道分泌物中浓度大多高于血药浓度，因此对呼吸道内病毒具有较强抑制作用，血药峰浓度为（1.26±0.22）μg/ml，血药峰时间为（1.3±0.3）h，相对生物利用度为 97.15%±11.40%（87.75%~108.55%）。在肝内代谢。静脉给药消除 $t_{1/2}$ 0.5~2h，主要经肾排泄。用于呼吸道合胞病毒（RSV）等引起的病毒性肺炎与支气管炎、病毒性上呼吸道感染（病毒性感冒、咽喉炎、流行性腮腺炎等）、病毒性秋季腹泻、病毒性脑炎、麻疹、风疹、单纯疱疹性角膜炎、牛痘性角膜炎、急性流行性结膜炎、流行性出血热、拉沙热、皮肤疱疹病毒的治疗及辅助治疗。与 IFN 联合应用治疗甲型、丙型肝炎及巨细胞病毒性肝炎。

【用法用量】　静脉滴注：用 0.9%氯化钠注射液或 5%葡萄糖注射液稀释成 1mg/ml 的溶液后静脉缓慢滴注，每次静脉滴注 20min 以上。一般抗病毒治疗：成年人一次 0.1～0.5g，一日 1～2 次。呼吸道合胞病毒（RSV）感染：成年人一次 0.5g，一日 2 次，疗程 3～7 日。治疗拉沙热、流行性出血热等严重疾病：成年人首剂静脉滴注 2g，继以每 8h 给药 0.5～1g，共 10 日。儿童用药：10～15mg/（kg·d），一日 2 次，疗程 3～7 日。雾化吸入：一次 20mg，一日 2～4 次。

【不良反应】　偶有乏力等，停药后即消失。

【禁忌证】　过敏者禁用。孕妇及哺乳期妇女慎用。

【药物相互作用】　本品与齐多夫定同用时有拮抗作用。

【规格】　注射剂：0.1g，每盒 6 支。

248. 阿德福韦酯（阿德福韦、贺维力、代丁，adefovir dipivo-xil）[典][保乙]

【作用特点与用途】　本品系单磷酸腺苷的无环磷酸化核苷类似物，能抑制 HBV-DNA 聚合酶的作用，阻滞病毒复制，有较强的抗 HIV、HBV 及疱疹病毒的作用。每日服用阿德福韦酯 10mg，185 例 HBeAg 阴性的慢性乙型肝炎患者，按 2∶1 分为治疗组和对照安慰剂组，经 48 周治疗后，原阿德福韦酯治疗组又随机分为继续治疗组和安慰剂组共 48 周。结果：经过阿德福韦酯治疗 96 周者的血清 HBV-DNA 浓度平均下降 3.471 拷贝（基线水平为 10），第 144 周时下降了 3.631 拷贝；而由阿德福韦酯转为安慰剂对照者中，多数患者经阿德福韦酯治疗的疗效消失。用于 HBeAg 阳性的慢性乙肝患者。

【用法用量】　口服：每次 10mg，一日 1 次，连用 144 周。

【规格】　片剂：10mg。

249. 地昔洛韦（脱氧阿昔洛韦，desciclovir）

本品亦为阿昔洛韦的前体药物，水溶性比阿昔洛韦大 18 倍，口服后在体内经黄嘌呤氧化酶作用转化为阿昔洛韦，血浆浓度较高。

【作用特点与用途】　参见阿昔洛韦（本篇"245."）。

【不良反应】　参见阿昔洛韦（本篇"245."）。口服：每次 150mg，一日 3 次。片剂：0.15g。

250. 更昔洛韦（ganciclovir）[典][保乙]

【作用特点与用途】 本品为阿昔洛韦的衍生物，但比阿昔洛韦有更强更广谱的抗病毒作用。本品在巨细胞病毒（CMV）感染的细胞线粒体中先被脱氧鸟苷激酶转化成单磷酸盐，然后经鸟苷酸激酶及磷酸甘油激酶代谢成三磷酸盐（GTP）。GTP 竞争性抑制脱氧鸟苷与 DNA 聚合酶结合，从而抑制 DNA 合成，阻止 DNA 链的延长。GTP 对细胞 DNA 聚合酶的作用极弱，因而对 CMV 有高度特异性抑制作用。此外，本品对单纯疱疹病毒 I 型和 II 型（HSV-1，HSV-2）、水痘-带状疱疹病毒（VZV）及 EB 病毒（EBV）等也有广泛的活性。本品作用于静止期病毒，具有可逆性。静脉注射本品后眼玻璃体内药物浓度升高，脑脊液药物浓度可达血药浓度的 31%～67%。静脉滴注（5mg/kg）本品几小时内，视网膜下液体内药物浓度接近或高于血药浓度。血浆蛋白结合率 1%～2%。肾功能正常者静脉注射本品后，90%以上以原形从尿中排出。血液透析患者使用本品后血药浓度低下。用于严重的免疫功能低下并发的 CMV 感染症，如致盲性巨细胞病毒性视网膜炎、艾滋病、器官移植、恶性肿瘤等，以及肺炎、胃肠炎、肝和中枢神经系统 CMV 感染。

【用法用量】 静脉滴注：25mg/kg，每 8h 给药 1 次，或 5mg/kg，每 12h 给药 1 次，滴注时间为 1h。连续用药 14～21 日。预防复发或进行维持治疗时，5mg/（kg·d）或 6mg/（kg·d）。每周给药 5 日。对有肾功能损害者，相应减少剂量；亦可不减剂量，而延长给药间隔。口服：用于维持治疗，5～10mg/kg，一日 2 次。玻璃体内给药目前多数只是实验性方法：先将本品配成 2mg/ml，取 0.1ml 或 0.2ml（约含本品 200μg、400μg）直接注入玻璃体腔内，一周 1 次或 2 次，连续给药 3 周，维持治疗每周 1 次。

【不良反应】 ①动物实验中有精巢、前列腺及精囊萎缩、胸腺萎缩、骨髓形成低下、皮肤附属器官萎缩和消化道黏膜萎缩等变化；曾出现附睾萎缩及精子形成低下、缺损等，可致畸，如唇裂、无眼或小眼等。②可致血液学变化，如白细胞及血小板减少、嗜酸粒细胞增多。尚有头痛、恶心、腹泻、发热、尿素氮升高及肝功能异常等。但一般具有可逆性。

【禁忌证】 对本品过敏者及孕妇禁用。

【注意事项】 ①小儿、有药物性白细胞减少或阿昔洛韦过敏者、精神病或呈神经毒性者应慎用。②哺乳期妇女在用药期间应中止授乳。③当中性粒细胞数下降至 5×10^9/L，血小板下降至 2×10^9/L 以下，应停止用本品。④本品与齐多夫定（AZT）有重叠的毒性作用。同时使用抑制细胞分裂、增殖或肾功能改变的药物，须特别谨慎。

【规格】 针剂：2.5mg、5mg、6mg；片剂：5mg、10mg。

251. 利巴韦林（病毒唑、三氮唑核苷，ribavirin）[典][基][保甲]

【作用特点与用途】　本品为人工合成的广谱抗病毒药，为一种强力单磷酸次黄嘌呤核苷（IMP）脱氢酶抑制药，抑制 IMP，从而阻碍病毒核酸的合成，干扰 DNA 合成而阻止病毒复制。体外能抑制呼吸道合胞病毒。对多种病毒（包括 DNA 和 RNA）均有抑制作用。对流感（甲型、乙型）、病毒性肺炎、甲型肝炎、疱疹及麻疹有防治作用，但临床评价不一。对拉沙热和流行性出血热特别是早期疗效明显，有降低病死率、减轻肾损害、降低出血倾向及改善全身症状等作用。

【用法用量】　口服：0.8～1g/d，分 3～4 次服用。肌内注射或静脉滴注：10～15mg/（kg·d），分 2 次缓滴。滴鼻：用于防治流感，用 0.5%（生理盐水配制）溶液，每小时 1次。滴眼：治疗疱疹感染，浓度 0.1%，每日数次。小儿喷鼻、咽 1～2 喷，一日 4～5 次。

【不良反应】　罕见口干、软便或稀便及白细胞减少等症，停药后可恢复正常。妊娠初 3 个月禁用。

【规格】　滴眼液：0.1%；滴鼻剂：0.5%；注射液：0.1g/1ml；泡腾颗粒 0.15g；喷雾剂：400mg/15ml。

252. 泛昔洛韦（法昔洛韦，famciclovir）[典][保乙]

【作用特点与用途】　本品为喷昔洛韦的前体药物；喷昔洛韦为鸟苷类似药物，通过干扰病毒 DNA 聚合酶的作用抑制疱疹病毒 DNA 的合成。它们对人体 DNA 几乎无影响，因为激活这两种药物的第一步都由胸苷酸激酶的催化，使它们转化为单磷酸酯，而病毒胸苷酸激酶的作用要比人体酶快得多。作用机制同喷昔洛韦。临床用于急性非复合型带状疱疹、复发性生殖器单纯疱疹。

【用法用量】　口服：治疗出疹后 72h 以内的急性带状疱疹，推荐剂量为一次 0.5g，一日 3 次，服用 7 日。对于肾功能障碍者，服药间隔应延长或剂量酌减。

【不良反应】　动物实验中，服用人剂量的 1.5 倍，2 年，母鼠乳房腺癌的发生率增加。服用人剂量的 1.9 倍，仅 10 周，雄鼠出现睾丸变化及生殖力降低。男子口服泛昔洛韦每次 0.25g，一日 2 次，18 周，未见对精子产生影响。

【注意事项】　①本品对怀孕和哺乳期的安全性尚不知道；②本品对水痘、初发性生殖器单纯疱疹感染、免疫损害患者的单纯疱疹和带状水痘的疗效有待确定；③本品用于治疗乙型肝炎的对照试验正在进行中；④对本品过敏者禁用。

【规格】　片剂：0.25g、0.5g；胶囊剂：0.125g。

第三节　抗核糖核酸类病毒药

253. 聚肌苷酸/聚胞苷酸（聚肌胞苷酸）

【作用特点与用途】　本品系合成的双链 RNA 类，具有诱导干扰素能力。有广谱抗病毒作用、抗肿瘤作用和免疫增强作用。此外，本品还可以特异性地与病毒聚合酶结合，从而抑制病毒复制。用于慢性乙型肝炎、流行性出血热、流行性乙型脑炎、病毒性角膜炎、带状疱疹、各种疣和呼吸道感染等。

【用法用量】 肌内注射：一次 2～4mg，隔日 1 次。静脉注射：一次 0.1g，每周 2 次。疗程为数日至数月。尚可供滴眼、滴鼻及喷雾用。

【不良反应】 静脉注射有发热反应，个别有轻微不适或注射局部疼痛及过敏等。对本品过敏者慎用。

【规格】 针剂：2mg、5mg。

254. 酞丁安（增光素，phthiobuzone）[典]

【作用特点与用途】 本品为我国首创的抗病毒有效药物，对单纯疱疹及带状疱疹有特效；对复发性单纯疱疹，治愈率 70%，有效率 93.3%；特别值得指出的是对人乳头瘤病毒引起的尖锐湿疣也有满意的疗效；对其他病毒性皮肤病也有一定疗效。0.5～1μg/ml 浓度的抑制眼科病原体的作用比金霉素强 10 倍。用于治疗各型沙眼、病毒性角膜炎、带状疱疹、尖锐湿疣及扁平疣等。

【用法用量】 滴眼：一日 3～6 次。外搽患部。

【规格】 滴眼剂（混悬剂）：0.1%（10ml）；眼膏：0.1%（2g）；搽剂：0.25%、0.5%、0.75%。

255. 索立夫定（溴乙烯尿苷，sorivudine）

【作用特点与用途】 本品为嘧啶核苷衍生物。抑制水痘-带状疱疹病毒（VZV）效力强（为阿昔洛韦的 1000 倍），对单纯疱疹病毒（HSV）Ⅰ型和 EB 病毒（EBV）亦有效；但对 HSV-Ⅱ型及巨细胞病毒（CMV）无效。被 HSV 感染细胞吸收的浓度是正常细胞的 40 倍，其选择性较好。作用机制：经病毒的胸苷激酶转化为双磷酸衍生物，其三磷酸衍生物竞争性抑制病毒 DNA 的复制，自身不像阿昔洛韦那样结合进入病毒的 DNA 中，而是转变为脱氧胸苷三磷酸。口服吸收好。每日单剂口服 40mg 后，高峰与低谷血药浓度分别为 1.8μg/ml 和 0.2μg/ml。$t_{1/2}$ 为 5～7h。主要以药物原形从尿中排出，5% 以下为代谢物溴乙烯尿嘧啶（BVU）。用于带状疱疹、水痘。

【用法用量】 口服或静脉注射：一次 40mg，一日 1 次；治疗艾滋病病毒感染的带状疱疹要比高剂量的阿昔洛韦好。

【不良反应】 可有头痛、恶心、呕吐、腹泻、肝酶升高。长期大剂量服用在啮齿动物实验中发现肝和睾丸肿大。

【药物相互作用】 其代谢物溴乙烯尿嘧啶可抑制氟尿嘧啶（5-FU）代谢所需的二氢嘧啶脱氢酶，增强 5-FU 的作用。

【规格】 片剂：40mg；针剂：40mg、0.1g。

256. 溴夫定（溴乙烯去氧尿苷，bromovinyldeoxyurdine、BVDU）

【作用特点与用途】　本品对 HSV-1 型有效，高浓度时对 HSV-2 型亦有效。其作用机制与阿昔洛韦相似，有产生交叉耐药的可能。用于免疫功能正常的成年急性带状疱疹患者的早期治疗。亦可用于治疗单纯疱疹病毒和带状疱疹病毒感染。

【用法用量】　口服：成人每日 1 次，每次 125mg，连续 7 日。患者应尽早应用本品，于出现皮肤表现（通常为皮疹）72h 内或水疱出现 48h 内使用。每日尽量在相同时间服药。7 日疗程内，如果症状没有缓解或情况恶化，请给予适当处理。建议短期应用溴夫定片，7 日后不要继续服用本品。对于肝、肾功能不全的患者，无须调整剂量。

【不良反应与注意事项】　参见阿昔洛韦（本篇"245."）。

【规格】　片剂：125mg。

257. 阿糖腺苷（vidarabine）

【作用特点与用途】　本品静脉滴注进入体内后迅速去氨成为阿拉伯糖次黄嘌呤，并很快分布到一些组织中。有抑制单纯疱疹病毒的作用，能抑制乙型肝炎病毒复制（为单磷脂作用）。可透过脑膜，脑脊液与血浆中浓度比为 1：3。每日用量的 41%～53% 以阿拉伯糖次黄嘌呤形式自尿中排出，母体化合物只占 1%～3%。阿拉伯糖次黄嘌呤的平均 $t_{1/2}$ 为 3.3h；肾功能不全者有蓄积性，其血浆浓度为正常人的几倍。用于单纯疱疹病毒性脑炎、带状疱疹、乙型病毒性肝炎。

【用法用量】　静脉滴注：成年人 10～15mg/（kg·d），10 日为 1 个疗程，剂量不超过 20mg/（kg·d），加入输液中静脉滴注用。

【不良反应】　可有消化、中枢神经及血液系统方面反应。剂量超过 20mg/（kg·d），会引起骨髓抑制，引起白细胞和血小板减少等。有时可引起局部血栓性静脉炎。

【禁忌证】　孕妇（尤其初孕 3 个月内）及对本品过敏者。

【注意事项】　肝肾功能不全者、哺乳期妇女、脑水肿者均慎用或监护；避免与肾上腺皮质激素等免疫抑制药合用。

【规格】　注射液剂：1g/5ml、0.1g/5ml；注射用单磷酸阿糖腺苷粉剂：0.2g。

第四节　抗乙型肝炎病毒药

258. 恩替卡韦（博路定，entecavir、baraclude）[保乙]

【作用特点与用途】　本品早期干扰乙型肝炎病毒（HBV）聚合酶启动，并取代第一个碱基与聚合酶结合，从而终止 HBV 副链和 DNA 正链合成。对拉米夫定耐药的患者改用本品仍有效，但用药剂量相当于未出现耐药突变者的 2 倍。适用于病毒活跃、血清氨基转移酶 ALT 持续升高或肝组织有活动性病变的慢性成年人乙型肝炎的治疗。

【用法用量】　成年人和 16 岁以上青少年口服一次 0.5mg（1 片），一日 1 次；拉米夫定治疗时发生病毒血症或耐药突变者，一次 1mg，一日 1 次。均空腹服用，肝功能不全者不必调整剂量。

【规格】　片剂：0.5mg。

259. 聚乙二醇干扰素α-2a（派罗欣，peginterferon α-2a）[保乙]

【作用特点与用途】　作用同干扰素 α-2a，但为长效注射剂。皮下注射达血药浓度峰值的 80%所需时间为 2～4 日，血药浓度可维持 3～4 日，绝对生物利用度 84%，$t_{1/2}$ 约 80h。而静脉注射达稳态分布容积为 6～14L，$t_{1/2}$ 约 60h。主要用于肝硬化代偿期或无肝硬化的慢性乙型或丙型肝炎的治疗。

【用法用量】　皮下注射，推荐剂量为 180μg，一周 1 次，共 48 周。发生中度和重度不良反应者，初始剂量可减至 135μg 或 90μg，或 45μg，待不良反应减轻后，再酌情增加或恢复常规剂量。

【不良反应与注意事项】　同普通各型干扰素制剂。

【规格】　注射剂：135μg、180μg。

260. 丙帕锗（喜乐生，propagermanium）

【作用特点与用途】　本品在体外无抗病毒作用，但在体内有抗病毒作用。健康成年人口服本品 60mg，血药浓度在服药后 2.6h 左右达峰值，然后以约 2.7h 的半衰期消除。24h 尿中排泄率 34%。连续 7 日给药，一日 1 次，血中浓度第 7 日与第 1 日大体一致。用于需改善 HBe 抗原阳性的慢性乙型肝炎的标志，使 HBe 抗原转阴。

【用法用量】　饭后口服：成年人一次 10mg，一日 3 次。

【不良反应】　有时可见皮疹、瘙痒、荨麻疹、湿疹等；食欲缺乏、腹痛、嗳气、呕吐、腹泻、腹胀、胃烧灼感、口腔炎等；头痛、眩晕、震颤、手足麻木感；氨基转移酶升高，嗜酸粒细胞增多等；倦怠感、发热、血压升高、关节痛、胸痛、水肿等。

【注意事项】　①服用本品期间应每 4 周检查 1 次病毒标记（HBe 抗原），若在第 16 周未见病毒标志改善。应改用其他疗法；若有改善，可继续用药，待 HBe 抗原转阴性后停用本品。②有药物过敏史者慎用本品。③老人特别是肾功能不良者慎用；如用本品，宜从小剂量如 20mg/d 开始，且密切观察反应。④孕妇、小儿使用本品的安全性尚未确立。⑤本品在母乳中分布，应用本品期间应停止哺乳。

【规格】　胶囊剂：10mg。

261. 替比夫定（素比伏，telbivudine）[保乙]

【作用特点与用途】　本品是一种人工合成的胸腺嘧啶核苷类似物，可抑制乙型肝炎病毒脱氧核糖核酸（HBV-DNA）聚合酶的活性。健康受试者（$n=12$）每日一次替比夫定 600mg，稳态血浆浓度在给药后 1～4h（平均 2h）达峰值[C_{max} 为（3.69 ± 1.25）μg/ml]，5～7 日后达稳态，蓄积量约为 1.5 倍，有效蓄积半衰期（$t_{1/2}$）约为 15h。食物几乎不影响本品的吸收，终末半衰期（$t_{1/2}$）为 40～49h，主要以原形从尿排出。临床用于病毒复制期及有血清氨基转移酶（ALT、AST）持续升高或肝组织活动性病变证据的慢性乙型肝炎成人患者。

【用法用量】　①成人和 16 岁以上青少年慢性乙型肝炎患者的推荐剂量为600mg，一日 1 次，餐前后服均可。②肌酐清除率为 30～49ml/min 的患者服用替比夫定 600mg，每 2 日 1 次。肌酐清除率<30ml/min（无透析）的患者，服替比夫定600mg，每 3 日 1 次。③ESRD 患者，服替比夫定 600mg，每 4 日 1 次。

【不良反应与注意事项】　①停止治疗后病情加重，如有必要，可重复抗乙肝病毒治疗。②建议患者治疗开始的几周至数月出现原因未明的肌肉酸痛、疼痛、触痛或肌无力时及时就诊，如果疑似或诊断为肌病，则应中断或终止替比夫定治疗。③可发生头晕、头痛；少见周围神经病变；可发生血淀粉酶升高、腹泻、脂肪酶升高、恶心、氨基转移酶升高；可发生皮肤及软组织症状，如血肌酸激酶（CK）升高，少见肌病、肌炎、关节痛、肌痛；全身不适。④尚有报道出现肌肉骨骼、结缔组织横纹肌溶解、感觉减退、代谢和营养失调；乳酸性酸中毒等。⑤孕妇及哺乳期妇女属于美国 FDA 药物妊娠安全性 B 类药物。

【规格】　片剂：600mg。

262. 拉米夫定（贺普丁，lamivudine、heptodine）[典][保乙]

【作用特点与用途】　本品对人类免疫缺陷病毒（艾滋病病毒，HIV-1 和 HIV-2）和肝炎病毒（乙型、丙型）均有较强抑制作用，为核苷类抗病毒药。本品可在艾滋病病毒或乙型肝炎病毒（HBV）感染的细胞和正常细胞内代谢生成拉米夫定三磷酸盐，它是拉米夫定的活性形式，既是 HBV 聚合酶的抑制药，亦是此聚合酶的底物。拉米夫定三磷酸盐掺入到病毒 DNA 链中，阻断 DNA 的合成。拉米夫定三磷酸盐不干扰正常细胞脱氧核苷的代谢，对哺乳动物 DNA 聚合酶 α 和 β 的抑制作用微弱，对哺乳动物细胞 DNA 含量几乎无影响。拉米夫定对细胞内线粒体的结构、DNA 含量及功能无明显毒性，但其肝功能异常者恢复缓慢。本品抑制艾滋病病毒复制 50%的浓度为 4～670nmol/L，抑制乙型肝炎病毒复制 50%的有效浓度为 0.1μmol/L。临床已发现 HIV 和 HBV 耐药性变异毒株。本品经口服吸收良好，成年人口服 0.1g 约 1h后达血药峰浓度 1.1～1.5μg/ml，生物利用度 80%～85%。与食物同服可使血药峰浓度出现时间延后 0.25～2.55h，峰浓度下降 10%～40%，但生物利用度不变。静脉注射平均 V_d=1.3L/kg，平均系统清除率 0.3L/（kg·h），70%以上本品经有机阳离子转运系统从尿中排出，消除 $t_{1/2}$ 为 5～7h。在治疗剂量范围内，药动学呈线性关系，血清蛋白结合率低于 16%～36%；可透过血脑屏障而进入脑脊液中。给药剂量的 5%～10%被代谢成反式硫氧化物的衍生物。对肌酐清除率<30ml/min 的患者，建议不用本品。临床用于：①在艾滋病患者病情好转的情况下与齐多夫定联用治疗艾滋病；②乙型肝炎病毒复制的慢性乙型肝炎。

【用法用量】 ①治疗艾滋病：12 岁以上口服一次 0.15g，一日 2 次，与齐多夫定联用。对于体重低于 50kg 的成年人，可按 4mg/kg 体重（直至最高剂量为 0.15g），一日 2 次。也要与齐多夫定联用。②治疗乙型肝炎：成年人口服一次 0.1g，一日 1 次。

【不良反应】 可见上呼吸道感染样症状，头痛、恶心、身体不适、腹痛和腹泻，症状一般较轻并可自行缓解。尚有报道呕吐、厌食、神经痛、麻木、失眠、困倦、发热或畏寒、鼻塞、咳嗽、骨骼肌痛及中性粒细胞减少症。

【注意事项】 ①当患者肌酐消除率<30ml/min 时，应用本品可能对胃和肝功能有影响，故建议不用本品。②应定期复查病毒学指标及相关临床检查值。③少数患者停用本品后，肝炎病情可能加重，若停用，要对患者严密观察，若肝炎恶化，应考虑重新使用本品。④孕妇、哺乳期妇女及 16 岁以下患者的疗效尚未确立，故不宜用本品。⑤本品治疗期间不能防止患者感染他人，故应采取适当隔离措施。⑥目前尚未见药物过量的特殊体征和症状；若发生药物过量，要对患者进行监护，给予常规支持疗法，本品可通过血液透析排除。

【规格】 片剂：0.1g、0.15g；溶液剂：10mg/ml。

第五节　核苷类反转录酶抑制药及抗人类免疫缺陷病毒药

263. 基因表达调节剂 91（gene expression regulator 91）

【作用特点与用途】 人类免疫缺陷病毒（HIV，艾滋病病毒）是获得性免疫缺陷综合征，即艾滋病的病原体。本品为 HIV-1 复制的反义硫代磷酸寡核苷酸抑制药。反义寡核苷酸治疗 HIV-1 感染，在于它对病毒基因组独特片段或其转录 RNA 互补，能抑制维持生命周期的关键结构或功能蛋白。反义寡核苷酸抑制 HIV-1 具有下列特性：①在细胞与体液内对核苷酸酶的稳定性；②可有效地被细胞摄取；③与互补核苷酸链特异性杂交；④与靶点的顺序强烈亲和。临床用于艾滋病患者及无症状的 HIV 阳性者。

【用法用量】 静脉滴注：0.1～1.0mg/（kg·d），2h 内缓慢滴完。

【不良反应】 猴静脉内给药，可见某些心血管不良反应。这些不良反应取决于给药剂量与速率，调整剂量及缓慢滴注给药可缓解不良反应症状。

【临床评价】　按 0.1mg/kg 给患者 2h 静脉滴注，其血浆半衰期呈双相性，分别为 0.2h 和 27h；峰浓度为 296ng/ml；清除率为 30ml/（kg·d）；主要随尿排出，给药 24h 约排出 49%。本品剂量 1mg/kg 时，患者耐受良好。

【规格】　注射剂：6mg；10mg。

拉米夫定（贺普丁，lamivudine、heptodine）[保乙]　　见本篇"262."。

阿德福韦酯（阿迪法韦酯，adefovir dipivoxil）[典][保乙]　　见本篇"248."。

264. 司他夫定（司坦夫定，stavudine）[典][保乙]

【作用特点与用途】　本品系第 4 个抗艾滋病病毒（HIV）胸腺嘧啶脱氧核苷类抑制药。其结构与齐多夫定、二脱氧肌苷及二脱氧胞苷相似，均为 RNA 导向的 DNA 聚合酶抑制药，通过抑制病毒的复制，减慢 HIV 发展。口服 T_{max} 为 30～90min，生物利用度 80% 以上。食物可降低其最高血清浓度，但全身生物利用度保持不变，肾排泄占总剂量的 40%。本品在细胞内的 $t_{1/2}$ 为 3.0～3.5h，高于血浆 $t_{1/2}$ 1.0～1.6h，当血浆中司他夫定的药物浓度较低时，细胞内药物浓度仍处于抑制 HIV 的有效浓度。V_d 0.5L/kg 时可在一定限度越过血脑屏障。口服给药，有 30%～60% 的司他夫定以原形从尿中排泄。该药 $t_{1/2}$ 为 1.12～1.42h。T_{max} 为 0.8～1.05h，生物利用度 89.5%，ID_{50} 为 0.1～0.25μmol/L。用于治疗不能耐受齐多夫定或者二脱氧肌苷等核苷类药物的晚期艾滋病病毒感染患者，以及已接受齐多夫定治疗的艾滋病患者，已出现症状或免疫抑制明显的 3 个月至 12 岁的艾滋病病毒感染的儿童。

【用法用量】　体重 60kg 以上者一次 40mg，一日 2 次；60kg 以下者一次 30mg，一日 2 次。如果出现周围神经症状，停用后可完全恢复，应降低剂量恢复治疗，体重 60kg 以上者为一次 20mg，一日 2 次；60kg 以下者为一次 15mg，一日 2 次。氨基转移酶明显上升者也同样处理。

【不良反应】　①周围神经症状发生率 15%～21%，表现为麻木、震颤或手足疼痛等；②胰腺炎发生率 1%，已导致 14 人死亡，其中 5 人为药物毒性所致；③胃肠道反应可见腹泻、恶心、呕吐、腹痛、厌食、体重减轻；④其他尚可见头痛、畏寒、发热、肌痛、潮红、虚弱、背痛、关节痛、出汗、不适、呼吸困难、瘙痒、失眠、抑郁及氨基转移酶升高等。

【注意事项】　①有周围神经炎病史者用本品会加重该病，宜慎用且必须严密监测，一旦出现周围神经炎症状，应立即停药。某些患者暂时中断用药后症状可能更严重。当不良反应症状完全消失后，应减量恢复治疗。②本品属于 C 类妊娠药。孕妇应权衡利弊。③哺乳期妇女应停止授乳。④肾消除功能低下者应减少剂量。

【规格】　胶囊剂：15mg、20mg、30mg、40mg。

265. 沙奎那韦（saquinavir）[保乙]

【作用特点与用途】 本品为沙奎那韦的甲磺酸盐，高效高选择性艾滋病病毒（HIV）蛋白酶抑制药。本品作用于 HIV 繁殖的后期，本品与 HIV 蛋白酶的激活点结合，使之失去结合，并水解断裂多肽的功能。本品抑制 HIV 蛋白酶与其他抗 HIV 病毒药如齐多夫定，抑制 HIV 反转录酶的作用酶靶点不同，无交叉耐药病毒产生。临床与其他药物合用治疗严重的 HIV 感染，如 CD4$^+$细胞计数低于 300/mm^3 者，能增加 CD4$^+$细胞计数，降低血中 HIV 总量。

【用法用量】 口服：一次 0.6g，一日 3 次，饭后 2h 服用。合用药物剂量：齐多夫定每次 0.2g，一日 3 次；扎西胞苷一次 0.75mg，一日 3 次。

【不良反应】 主要有腹泻（4%）、恶心（2%）、腹部不适（1%），但本品不增强其他药物如齐多夫定和扎西胞苷的不良反应。

【禁忌证】 ①利福平可降低本品血药浓度的 20%，利福喷丁可降本品血药浓度约 40%，应忌联用；②特非那定、阿司咪唑需细胞色素 P450 同工酶代谢，而本品却抑制该酶活性，故在应用本品时须换用其他抗组胺药物；③其他可诱导同工酶的药物如苯巴比妥、苯妥英钠和卡马西平等均可降低本品和血药浓度，故应避免合用。

【注意事项】 ①不推荐单独应用。②16 岁以下 HIV 感染者的安全性尚无资料。③肝功能不全者慎用。④可作为酶 CYP3A4 代谢底物的药物如钙通道阻滞药、奎尼丁、三唑仑等可升高本品血药浓度，合用时须密切观察。必要时应调整剂量，酌情处理。⑤酮康唑可升高本品 AUC，但不必调整剂量。

【规格】 胶囊剂：0.2g。

266. 安普那韦（安泼那韦，amprenavir、agenerase）

【作用特点与用途】 本品为磺酰胺衍生物，艾滋病病毒（HIV）天冬氨酸蛋白酶抑制药。本品与蛋白酶抑制药茚地那韦或利托那韦合用产生相加作用。服用本品 4 周（2.4g/d 以上）未见耐药性分离毒株。本品血浆峰浓度（C_{max}）和 AUC 与剂量（0.15～1.2g）成比例。单剂量给药 0.3g 和 0.9g，C_{max} 分别为 1.7mg/L、6.3mg/L，达峰时间（T_{max}）1.1～2.1h。$t_{1/2\beta}$ 约 9h。高脂肪食物可影响本品吸收。血浆蛋白结合率约 90%（主要为 α_1 核酸糖蛋白）。本品肝代谢有限，主要由胆汁排泄。还具有抑制细胞色素 P450 活性的作用。用于 HIV 感染的成年人和 4～16 岁儿童。

【用法用量】 胶囊剂：体重≥50kg 者一次 1.2g，一日 2 次；或一次 15mg/kg，一日 3 次，总剂量不得超过 2.4g/d。溶液剂用于 4～12 岁儿童（体重<50kg）：一次 22.5mg/kg（1.5ml/kg），一日 2 次；或一次 17mg/kg（1.1ml/kg），一日 3 次，总量不得超过 2.8g/d。遵医嘱可酌情调整。

【不良反应】 发生率 5%以上，如恶心、腹泻、呕吐、感觉异常（口腔或口周）、皮疹、情绪异常、味觉异常。皮疹（约 28%）轻微者无系统性表现（可不停药）；严重的可危及生命（占 4%）。

【注意事项】 ①本品可导致自发性出血，具有甲型、乙型血友病史的患者慎用，需加止血药治疗；②可致脂肪再分配或蓄积；③可出现本品耐药和多种蛋白酶抑制药交叉耐药现象；④与多种药物存在交叉相互作用，不得同时混合使用；⑤4 岁以下小儿安全性、有效性未确立；⑥65 岁以上老年人慎用；⑦孕妇、哺乳期妇女慎用，并停止授乳；⑧肝、肾功能障碍者慎用。

【规格】 胶囊、软胶囊剂：0.5g、0.15g（含维生素 E）；溶液剂：15mg/ml（含维生素 E）。

267. 阿巴卡韦（阿波卡韦，abacavir、ziagen）

【作用特点与用途】 本品为核苷反转录酶抑制药，抑制艾滋病病毒（HIV）的活性与齐多夫定相当或略强；而对周围淋巴细胞和人淋巴细胞（MT-4）培养中本品的活性强度比齐多夫定大 100 倍，故对中枢神经系统艾滋病有强效。与齐多夫定、拉米夫定联用有强效，并可减弱交叉耐药性。用于艾滋病。

【用法与用量】 口服：成年人一次 0.3g，一日 2 次，与其他抗反转录病毒药联用。3 个月至 16 岁儿童剂量按一次 8mg/kg 体重，一日 2 次（直至成年人剂量），也应与其他抗转录病毒药同服。若漏服 1 次，应尽快补服。

【不良反应】 ①过敏反应；②头痛、恶心、呕吐、腹泻、腹痛、皮疹；③失眠或睡眠紊乱；④应用本品已经出现过敏症、肝衰竭、肾衰竭、低血压甚至死亡病例；⑤用本品治疗的儿童，比接受拉米夫定、齐多夫定的不良反应更常见，包括恶心和呕吐（38%）、发热（19%）、头痛（16%）、厌食（9%）。

【注意事项】 ①肝病患者慎用；②患者服用前应知道可能出现的不良反应，以利于治疗；③孕妇、哺乳期妇女慎用，并停止授乳；④伴随本品单一治疗后用含本品的联用疗法，对 HIV 感染患者有明显的抗病毒和免疫学益处；⑤本品可透过血脑屏障。中枢神经系统中药物浓度相当于血浆药浓度的 1/3。

【规格】 片剂：0.3g。口服溶液剂：0.2g/ml。

268. 恩曲他滨（emtricitabine）[典][保乙]

【作用特点与用途】 本品具有特异抗艾滋病病毒（HIV）1 型、2 型及乙肝病毒（HBV）作用，对 HIV-1 的 LAV 和 IIIb 病毒株及 HIV-2 的 ROD2 和 ZY 病毒株呈强效抑制作用，其 IC_{50} 值比齐多夫定（AZT）低 95 倍。本品对 AZT 耐药病毒株仍相对敏感，可与 AZT 联用并具协同作用。据称，本品耐药病毒株同时耐拉米夫定。用于抗艾滋病及乙型肝炎。

【用法与用量】 口服首剂 25mg/d，可酌情增至 0.1～0.2g/d。应遵医嘱。

【临床评价】 HIV 感染者口服 0.1～0.2g，吸收迅速，3h 内达血药峰值，$t_{1/2\beta}$ <4h，主要从肾排泄。食物会略微降低其吸收率，但不影响生物利用度。个体差异小。耐受性好。不良反应轻微。

【注意事项】 对本品过敏者禁用。本品对孕妇、哺乳期妇女及小儿的安全性尚未确定。

【规格】 片剂：25mg、50mg、100mg。

269. 替诺福韦（tenofovir）

【作用特点与用途】 本品为（R）-PMPA 的前体药。对 Molt4/克隆 δ 细胞、人淋巴细胞（MT-4）、人单核细胞、巨噬细胞和外周血单核细胞（PBMC）中的 HIV-1（Ⅲb 株，Ba-L 或 HE）或 HIV-2（ROD）的抗病毒活性比（S）-PMPA 强 10～100 倍。对感染了 HIV-1 Ⅲb 的 T 淋巴细胞 MT-2 细胞系，bis（POC）PMPA 显示出强细胞毒性。IC_{50} 为 0.5μmol/L，CC_{50} 为 250μmol/L；bis（POC）PMPA 与（R）-PMPA 相比，除了选择性指数提高外，其化学稳定性和酶稳定性亦改善。成年人 HIV 感染者空腹口服单剂量本品 75mg/d，0.15g/d 或 0.3g/d，间隔 7 日，再给药 28 日，发现其生物利用度随食物摄取从约 27% 增加至 41%，其血清 $t_{1/2} \geq 17h$。且全身血药浓度呈剂量依赖性变化。在治疗 28 日后，患者 HIV RNA 水平从基线呈剂量依赖性降低。临床用于艾滋病感染。

【用法用量】 口服：一次 15～300mg，一日 1 次。

【不良反应】 严重不良反应包括肌酸激酶可逆性升高；原有的感觉神经病病情加重。

【注意事项】 原有感觉神经病患者慎用。

【规格】 片剂：0.1g、0.15g。

270. 依非韦仑（efavirenz、sustiva）

【作用特点与用途】 本品为非核苷类 HIV 反转录酶抑制药，呈强力抗病毒作用（包括对抗药株），而且比以往的同类产品有更好的药动学特点，体外对 HIV 反转录酶有广谱活性，用 1.5nmol/L 浓度，即抑制 HIV-1 在细胞内 95% 的复制，并对非核苷类反转录酶抑制药发生突变的病毒也有效。过去迅速产生耐药性的病毒株，对本品耐药性产生比较缓慢。此外，本品容易透过血脑屏障，且在脑脊液浓度超过 HIV-1 的 IC_{90}，故对 HIV 脑内感染者亦有效。本品口服：一次 0.2g、0.4g、0.6g 后，稳态血浆浓度分别为 2.00μmol/L、4.34μmol/L、4.45μmol/L，均能广泛抑制 HIV-1 及其突变株的复制，包括 K103N 突变病毒株。一般患者耐受良好。用于艾滋病。

【用法用量】　口服：成年人一次 0.6g，一日 1 次，单用或与其他抗病毒药联用。

【临床评价】　HIV 感染的患者用本品合用齐多夫定联用拉米夫定 24 周。患者 HIV RNA 达到检测水平以下。常见不良反应是恶心、头痛和疲劳。另用本品联用茚地那韦比三元治疗组的 CD4$^+$细胞数有较大的增加，两者均耐受良好。

【不良反应】　常见有头晕、失眠、嗜睡、思想不集中和噩梦。这些情况于治疗初期发生，数周后消失。临睡前服药更易耐受。偶见情绪低落或不能清醒地思考问题。

【注意事项】　使用本品期间应注意肝酶变化，合并有乙型肝炎或丙型肝炎患者，服用本品期间应避免高脂饮食。

【规格】　胶囊剂：50mg、100mg、200mg。

271. 茚地那韦（indinavir、crixivan）

【作用特点与用途】　本品对人类免疫缺陷病毒（艾滋病病毒，HIV）的 1 型和 2 型蛋白酶有很强的竞争性抑制作用。因只有 HIV-1 被激活后病毒才有感染性，当其被抑制后则失去传染性。本品对 HIV-1 的选择性比 HIV-2 大 10 倍。用自患者分离的病毒株，包括耐核苷或非核苷类反转录酶抑制药的病毒株感染成人淋巴细胞、单核细胞或外周血淋巴细胞，本品对病毒均呈抑制作用，其抑制 HIV 复制的 IC$_{95}$为 25～100nmol/L。与齐多夫定和二脱氧肌苷等合用有协同作用。本品 400μmol/L 对 MT4 细胞无毒性。本品与其他 HIV 蛋白酶抑制药有交叉耐药现象。体外证明本品抑制临床分离 HIV 的传播，包括那些对齐多夫定和非核苷反转录酶抑制药耐药的病毒株的传播。本品口服吸收迅速，在 1h 内达血浆药浓度峰值，$t_{1/2}$较短并在 1～2h 被排出体外。用于艾滋病。

【用法用量】　口服：一次 0.8g，一日 3 次，饭前 1h 或 2h 用温开水送服。

【不良反应】　常见胃肠功能紊乱、头痛、虚弱或疲劳、皮肤反应、味觉异常、头晕、失眠、感觉过敏、口干、排尿困难、感觉异常、肌痛、肾结石、高胆红素血症和其他血液化学改变。

【注意事项】　肝功能损害和肾结石患者必须补充足够的水（必要时静脉补液 1～2L），血友病患者、孕妇慎用。儿童不推荐应用本品。

【禁忌证】　哺乳期妇女禁用或停止授乳。

【药物相互作用】　本品主要由细胞色素 P450 同工酶 CYP3A4 代谢，凡是抑制或诱导酶的底物都会影响本品的代谢而升高或降低血清药物浓度。

【规格】　胶囊剂：0.2g、0.4g。

272. 地拉夫定（delavirdine、rescriptor）

【作用特点与用途】　本品为非核苷类反转录酶抑制药，作用与奈韦拉平相似，单独应用很快产生抗药性，且有交叉耐药性。但与 HIV 蛋白酶抑制药或核苷类反转录酶抑制药发生交叉抗药性的可能性很小。本品的甲磺酸盐，生物利用度明显大于游离碱。本品口服吸收快，受食物影响较小。本品的浓度-时间曲线呈平行的一级消除而下降；抗酸药能降低其吸收率。用于艾滋病。

【用法用量】 口服：一次 0.4g，一日 3 次。

【临床评价】 ①本品与核苷类似物 3 种药合用优于单用或两种药合用的疗效；②与谷氨酸和齐多夫定及二脱氧肌苷合用的疗效优于两药合用和本品单用的疗效。

【不良反应】 常见有红斑（18%），多在 3～14 天消失。

【注意事项】 ①与非核苷类反转录酶抑制药相似；②儿童的安全性和有效性尚未确立；③服药期间禁止授乳；④孕妇忌用；⑤与利福平、利福喷丁、卡马西平、苯巴比妥、苯妥英钠、抗酸药（如雷尼替丁等）存在药物相互作用；⑥前述的核苷类似物虽在合用时能增效，但给药间隔应在 1h 以上为宜；⑦胃酸缺乏者应用本品时，建议饮用酸性饮料，如橙汁等。

【规格】 片剂：100mg。

273. 奈韦拉平（nevirapine、viramune）[典]

【作用特点与用途】 本品为第 1 个非核苷类反转录酶抑制药。通过与酶在酶催化位点附近的结合，直接与反转录酶作用而抑制其活性，从而抑制 HIV 复制。在细胞培养基中本品很容易使 HIV-1 产生抗药性，临床亦有抗药病毒株出现。口服本品 200mg，一日 1 次，可达稳态血药浓度且比细胞培养基中抑制 HIV-1 复制所需浓度大许多倍；剂量超过 200mg，$t_{1/2}$ 缩短，这是诱导代谢酶导致。本品与齐多夫定无明显的药动学相互作用。临床用于治疗艾滋病。

【用法用量】 口服：前 14 日为一次 200mg，一日 1 次；以后改为一日 2 次。如果治疗中断 7 日以上，再用本品应如前述从头开始。

【不良反应】 常见红斑（37%），其中严重的和威胁生命的为 8%，包括渗出性多形红斑占 0.5%。尚有发热（10%）、恶心（10%）、头痛（10%）及肝功能异常，如 ALT 升高（3%），偶见肝炎。

【注意事项】 ①参见地拉夫定（本篇"272."）等同类药；②若红斑严重或伴发热、水疱、口腔损害、结膜炎、肿胀、肌痛、关节痛及全身不适等症状，必须停止用药。

【规格】 片剂：200mg。

274. 奈非那韦（nelfinavir、viracept）

【作用特点与用途】 本品为 HIV-1 型蛋白酶抑制药。可与核苷类似物齐多夫定、二脱氧胸苷、扎西他滨、拉米夫定、司他夫定等联用而增效。本品与沙奎那韦合用时，后者 AUC 增高了 38%，但没有必要调整剂量；本品亦可增加茚地那韦、利托那韦等的血浆浓度。用于 HIV 感染症。

【用法用量】　口服：成年人一次 0.75g，一日 2～3 次；2～13 岁儿童推荐剂量为一次 20～30mg/kg，一日 2～3 次，均可在餐时服用。本品粉剂可以和少量的水、牛奶、婴儿食品，或者食物添加剂混匀后服用，以获得全剂量，本品在混匀后的保存时间是 6h。常与齐多夫定、拉米夫定合用于艾滋病。

【不良反应】　常见腹泻（20%），服用盐酸洛哌丁胺可得以控制。其他不良反应参见同类药。

【药物相互作用】　①其他肝药酶诱导药如卡马西平、苯巴比妥、苯妥英等可降低本品的血浆浓度和活性；②与齐多夫定、拉米夫定等合用应间隔 1～2h；③食物或酸性果汁不能与本品混合；④特非那定、阿司咪唑、西沙必利、三唑仑等与本品有药理药效方面的相互作用，不能同时合用。

【规格】　片剂：0.25g；散剂：每克含本品 50mg。

275. 利托那韦（ritonavir、norvir）

【作用特点与用途】　本品对艾滋病病毒（HIV）1 型和 2 型有抑制作用，能阻断天冬氨酸蛋白酶，使其不能产生形成 HIV 颗粒所需的聚蛋白，使 HIV 颗粒保持在未成熟状态，从而减慢 HIV 在细胞中的蔓延，防止新一轮感染的发生和延迟疾病的发展。已发现产生突变的 HIV-1 对沙奎那韦、替拉那韦等蛋白酶抑制药和本品有耐药性和交叉耐药性。在联合用药治疗期间，本品的 HIV 耐药性产生较缓慢。临床用于治疗艾滋病。

【用法用量】　口服：一次 0.6g，一日 2 次，餐时服用。

【不良反应】　常见有恶心（23%～26%）、呕吐（13%～16%）、腹泻（13%～18%）、虚弱（9%～14%）、腹痛（3%～7%）、厌食（1%～6%）、味觉异常（1%～10%）、感觉异常（3%～6%）。偶见头痛、血管扩张、实验室化验值异常，如三酰甘油、胆固醇、谷丙转氨酶、谷草转氨酶、尿酸等升高。

【注意事项与药物相互作用】　①本品对细胞色素 P450 系同工酶 CYP3A 具有强力抑制作用，也能抑制 CYP2D6，因此本品对许多药物存在药理、药效方面的相互作用，故不可混用，包括抗精神病药、治疗心脑疾病药物、抗凝药、皮质激素、抗生素、抗真菌药、抗过敏药等；若必须联用，至少应分开间隔 1～2h 以上。②孕妇、小儿的安全性未确立。③轻、中度肝病患者慎用。④服用本品的哺乳期妇女应停止授乳。⑤定期检查临床化验值，以便及时对症处理。⑥为掩盖怪味，可与巧克力、牛奶或营养补品同服。⑦本品与二脱氧肌苷、氟康唑和齐多夫定的相互作用无临床意义。

【禁忌证】　严重肝病患者。

【规格】　胶囊剂：0.1g；口服液（醇溶液）0.6g/75ml（80mg/ml）。

276. 恩夫韦肽（enfuviride）[保乙]

【作用特点与用途】 本品与其他抗反转录病毒药物联合，用于治疗 HIV-1 感染的患者。

【用法用量】 成年人皮下注射：一次 90mg，一日 2 次。6～16 岁患者推荐剂量为一次 2mg/kg，一日 2 次。

【规格】 注射用恩夫韦肽：每瓶内含 108mg，使用时用无菌水溶解成 1ml 含 90mg 恩夫韦肽的注射液。

277. 西多福韦（cidofovir）

【作用特点与用途】 本药是最有效的抗巨细胞病毒（CMV）药物之一。作用机制是抑制其聚合酶。首先在细胞内被磷酸化成为活性的二磷酸形式，竞争性抑制脱氧胞嘧啶-5-三磷酸盐，抑制病毒的 DNA 聚合酶并掺入至病毒的 DNA，使病毒的 DNA 失去稳定性，进一步减慢 DNA 的合成而最终清除病毒。CMV 是疱疹病毒成员之一，普遍存在于自然界，可引起免疫抑制和艾滋病患者严重发热、昏睡、白细胞减少、肝炎、肺炎、大脑炎、胃炎和视网膜炎（引起失明）。本品对人胚肺成纤维细胞中的 CMV 实验株（AD-169）和临床分离的 CMV 都有显著性抗病毒活性。本品对 AD-169 抑制 50% 的浓度（MIC_{50}）为 0.017mg/L；对 17 种临床分离株 IC_{50} 平均值为 0.89mg/L，而膦甲酸钠和更昔洛韦的 MIC_{50} 分别为 20.4mg/L 和 0.58mg/L。本品呈剂量限制性毒性，与齐多夫定并用可减轻后者的骨髓毒性。艾滋病患者单次静脉注射 3～5mg/kg，血浆浓度值（C_{max}）7.3～11.55ml/L，24h 后 80% 以上呈原形随尿排出。$t_{1/2\beta}$ 为 2.4～3.2h。本药的药动学不受每周 3mg/kg 重复给药的影响。丙磺舒（2g）与生理盐水可导致本品血浆浓度增加 2 倍。用于艾滋病伴巨细胞病毒性感染，如视网膜炎等。

【用法用量】 静脉注射：一次 0.5～1.5mg/kg，一周 2 次。与丙磺舒联用可减轻肾毒性，本品最大剂量可增至 5mg/kg。方法是用 2g 丙磺舒在本品给药前 3h，用 2L 液体稀释后滴注，在本品给药结束后 2h、8h 再各输注 1g 丙磺舒。

【不良反应】 主要是对肾的毒性，可出现蛋白尿、血清肌酐升高、中性粒细胞减少及发热等。

【注意事项】 ①本品与多种药物有相互作用，不可混合使用；②必须联用的药物应分开间隔 2h 以上；③本品与丙磺舒均有一定肾毒性。

【规格】 注射剂：0.375g/5ml。

278. 福米韦生（fomivirsen、vitravene）

【作用特点与用途】 本品为抗巨细胞病毒反义药。因其导致靶 RNA 和蛋白的丢失及对病毒吸收的抑制而呈两种作用机制。本品体外抑制 50%病毒抗原表达所需浓度为 0.2～0.5μmol/L，比更昔洛韦强 30 倍。本品 0.3μmol/L 低浓度可抑制 90%以上在细胞内的病毒。本品对巨细胞病毒的抑制活性强于更昔洛韦、膦甲酸钠、二脱氧肌苷和齐多夫定。用于艾滋病患者巨细胞病毒性视网膜炎。在体外使用 HCMV（人巨细胞病毒）原发感染人的皮肤成纤维细胞。发现本品抑制 50%病毒抗原表达在 0.2～0.5μmol/L 浓度中比更昔洛韦强 30 倍。甚至在 0.3μmol/L 低剂量的本品能抑制 90%以上细胞内感染的病毒。在另一项研究中，本品的抗病毒活性伴随剂量依赖性降低主要的早期蛋白合成，这并非由于低聚核苷酸诱导的细胞毒素，因为除非在本品过高浓度，细胞增生和存活力不被影响。对本品与其他治疗 HCMV 抗病毒药如更昔洛韦、膦甲酸钠、双脱氧胞苷和齐多夫定的相互作用进行了研究。在体外用免疫分析法对 HCMV 的复制和急性感染的 HIV 复制进行研究。由于 HCMV 复制，正常人包皮皮肤纤维细胞被 HCMV 感染，用抗病毒药处理，本品抗病毒 EC_{50} 为 0.01～1.0μmol/L，更昔洛韦、膦甲酸钠和双脱氧胞苷分别为 0.5～2μmol/L，0.1～40μmol/L、0.3～300μmol/L。毒性：以 10μmol/L 和 5μmol/L 浓度分别给家兔、猪玻璃体内注射本品并未引起持续的视网膜毒性。当给予 1μmol/L 本品，不引起视网膜任何毒性和炎症，如果给予 3μmol/L，则出现短暂的炎症反应。给猴子眼玻璃体内，每周注射本品 3.3～33μg，1 个月，其反应不像家兔那样敏感，可引起眼炎包括睫状体血管炎，虽然是偶发的并且不是剂量依赖性的。炎症可以局部用类固醇消除。在毒性研究中，用家兔、剂量直至每只眼 330μg。研究认为本品对巨细胞病毒性视网膜炎的患者是安全的。用于艾滋病患者的巨细胞病毒性视网膜炎对其他同类抗病毒药物治疗无效的情况。但是，本品与以前上市的同类药物一样，不能治愈巨细胞病毒性视网膜炎，因为本品只提供眼睛局部治疗作用，故对全身的巨细胞病毒无效。

【用法用量】 在局部麻醉和抗微生物治疗之后，患眼玻璃体内注射。治疗包括引导期和维持期。引导期每 2 周注射 1 次，每次 330mg（0.05ml），共注射 2 次。维持期每 4 周注射 1 次，剂量同前。

【不良反应】 眼部炎症（虹膜炎、玻璃体炎）发生率约 25%，有一过性眼压升高。5%～20%患者视力异常，如视物模糊、白内障、眼痛、畏光和对视网膜的影响。有 5%～10%患者出现胃肠道反应及哮喘、发热、头痛、皮疹和全身 CMV 感染。

【注意事项】 可一过性影响眼压，须监护。如果患者近期用过西多福韦（cidofovir），4 周内不可使用本品，因为可能加重眼内炎症，孕妇不宜使用，授乳妇女须停止授乳，小儿用本品的安全性尚未确立。

【规格】 注射剂：每小瓶含本品 0.25ml（6.6mg/ml）。

279. 齐多夫定（叠氮胸苷，zidovudine、azidothymidine）[典][保乙]

【作用特点与用途】 本品与病毒的 DNA 聚合酶结合，中止 DNA 链的增长，从而阻抑病毒的复制。对人的 α-DNA 聚合酶的影响小而不抑制人体细胞增殖。本品口服吸收迅速。服用胶囊，经首关效应，生物利用度为 52%～75%。口服 $t_{1/2}$ 为 1h；静脉滴注 $t_{1/2}$ 为 1.1h。约有 14% 药物通过肾小球滤过和肾小管主动渗透排泄入尿；代谢物有 74% 也由尿排出。用于治疗艾滋病。患者有并发症（肺孢子虫病或其他感染）时需与对症的其他药物联合治疗。

【用法用量】 口服或静脉滴注：成年人常用量：一次 0.2g，每 4h 给药 1 次，按时给药。有贫血的患者可一次 0.1g。

【不良反应】 ①有骨髓抑制作用，可引起意外感染、疾病痊愈延缓和牙龈出血等。在用药期间要进行定期血液检查，嘱咐患者在使用牙刷、牙签时要防止出血。②可改变味觉，引起唇、舌肿胀和口腔溃疡。③叶酸和维生素 B_{12} 缺乏者更易引起血象变化。④在肝中代谢，肝功能不全者易引起毒性反应。⑤遇有喉痛、发热、寒战、皮肤灰白色、不正常出血、异常疲倦和衰弱等情况，应注意到骨髓抑制的发生。

【注意事项】 ①对乙酰氨基酚、阿司匹林、苯二氮䓬类、西咪替丁、保泰松、吗啡、磺胺药等都抑制本品的葡糖醛酸化；而降低清除率，应避免联用；②与阿昔洛韦（无环鸟苷）联合应用可引起神经系统毒性如昏睡、疲劳等；③丙磺舒抑制本品的葡糖醛酸化，并减少肾排泄，有引起中毒的危险。防冻结。

【规格】 胶囊剂：0.1g、0.25g；静脉滴注剂：0.2g/10ml。

280. 去羟肌苷（didanosine、videx）[典]

【作用特点与用途】 本品为艾滋病病毒（HIV）复制抑制药，为美国第二种被批准用来治疗 HIV 感染的药物，且为齐多夫定（叠氮胸苷，AZT）的替代药。本品通过细胞酶转化成有抗病毒活性的代谢物双脱氧腺苷三磷酸（ddATP），干扰反转录酶而阻止病毒的复制，其作用机制与齐多夫定相似。本品临床使用能使患者 $CD4^+$ 细胞数增多，能延长其生存时间和减少机会致病菌感染发生率，所以被作为 HIV 感染的首选治疗药物（有禁忌证除外）。本品对齐多夫定已产生抗药性的 HIV 变异种可能有效，常联合用药抗 HIV。本品经空腹吸收良好，成年人生物利用度 42%，儿童为 29%，T_{max} 0.25～1.5h，饭后服用其血药峰值和 AUC 下降 55%，血浆蛋白结合率低，成年人 $t_{1/2}$ 约 1.5h，儿童为 0.8h。体内部分被代谢，自尿排出约 18%。用于成年或 6 个月以上儿童较严重 HIV 感染症，或对齐多夫定不能耐受者及治疗期间有明显的临床或免疫学上恶化的艾滋病患者。

【用法用量】 口服：体重在 50～74kg 者推荐剂量为片剂，每 12h 服 0.2g；缓冲粉末剂，每 12h 服 0.25g。两者剂量差异的解释是片剂的生物利用度比用缓冲粉末剂配的溶液高 20%～25%。对体重在 50kg 以下、74kg 以上的成年患者和儿童，其推荐剂量可按 0.2g/（$m^2 \cdot d$），可酌情增减。

【不良反应】 约 9% 的患者在推荐剂量或低于推荐剂量时发生胰腺炎。约 34%

用药者在正常或低于推荐剂量情况下出现外周神经痛，其中有神经痛或神经毒性药物治疗史的患者发生率较高，表现为麻刺感、灼烧感、疼痛或手足麻木等。已报道有 4 名儿童用高于推荐剂量出现视网膜失色素症。此外，约 1/3 患者有头痛和腹泻；20%～25%患者出现恶心、呕吐、腹痛、失眠、药疹及瘙痒等；10%～20%患者可呈现忧郁、腹痛、便秘、口炎、味觉障碍、肌痛、关节炎及肝药酶升高。

　　【禁忌证】　　有胰腺炎或酒精中毒病史者忌用。

　　【注意事项】　　①使用本品期间应避免与已知对胰有毒性的药物（如静脉滴注用喷他脒）合用。②本品应空腹时给药，除饮水外，服药前 1h 或服药后 2h 不要进食或饮用其他东西。③在服用本品 2h 内，不能联用四环素、氟喹诺酮类或能与本品添加剂铝、镁络合的其他药物。在服本品前 2h 内避免用酮康唑，以免产生相互作用。④本品不能与果汁或其他含酸的液体相混合，液体必须搅拌 2～3min 直至缓冲粉末剂完全溶解，并且应立即饮下全部药液；片剂必须充分咀嚼，手工碾碎或分散在水中服用。⑤苯丙酮酸尿患者慎用。

　　【规格】　　咀嚼及分散缓冲片有 25mg、50mg、0.1g、0.15g 4 种含量，本品中有氢氧化镁和枸橼酸钠等缓冲剂，每片含钠 264.5mg；缓冲粉末剂有 0.1g、0.167g、0.25g、0.375g 4 种规格，均含有磷酸氢二钠、枸橼酸钠和枸橼酸缓冲剂，每包含钠 380mg。

281. 膦甲酸钠（可耐，foscamet sodium、foscavir）[保乙]

　　【作用特点与用途】　　本品为合成的抗病毒药，其同系物膦乙酸钠及膦丙酸钠，均有抗病毒活性，以本品最强。能抑制疱疹病毒 DNA 聚合酶，对人疱疹病毒 I 型的抑制浓度为 3μg/ml，对人体细胞的毒性甚小（＞250μg/ml 显示毒性），主要外用于疱疹病毒感染的皮肤及黏膜。本品尚可抑制艾滋病毒转录酶，曾试用于并发鼻炎、肺炎、结肠炎或食管炎的艾滋病患者，有一定的疗效。用于艾滋病、疱疹病毒 I 型感染症及乙型肝炎。

　　【用法用量】　　艾滋病：230mg/d。疱疹病毒 I 型感染症：3%乳膏或胶冻局部外用，一般成年人可经中心静脉给药，或以 5%葡萄糖注射液稀释至 12mg/ml 或更低浓度经周围静脉给药。初始量按 20mg/kg 体重静脉滴注 30min，然后视肾功能调节滴速，推荐疗程为 2～3 周，尚无儿童用药经验。乙型、丙型肝炎：一次 250mg，2h 内静脉滴完，一日 2 次，疗程 28 日。

　　【不良反应】　　血钙减少、肾功能损伤、低血糖、癫痫发作及血清蛋白浓度降低。若未稀释周围静脉给药可致血栓性静脉炎。此外尚有头痛、恶心、呕吐、乏力、皮疹。

　　【规格】　　等渗输液剂：25mg/ml，每瓶 50ml。

282. 齐多拉米双夫定（zidovudine/lamivudine、combivir）[典][保乙]

【作用特点与用途】 参见齐多夫定和拉米夫定。两者合用的特点是降低 HIV-1 的病毒量，增加 $CD4^+$ 细胞数，能显著降低疾病进展的危险率和病死率。肾功能不全应分别调整两者的剂量（宜分别处方调整）。拉米夫定主要由尿液排泄，肝病患者除重症外，一般不必调整剂量，但对齐多夫定则应调节剂量，并分别处方给药。用于 HIV 感染的成年人及 12 岁以上儿童。12 岁以下儿童禁用。

【用法用量】 可与或不与食物同服，每次 1 片，一日 2 次。

【注意事项】 参见拉米夫定（本篇"262."）和齐多夫定（本篇"279."）。

【规格】 片剂：每片含齐多夫定 300mg，拉米夫定 150mg。

283. 阿巴卡韦-拉米夫定-齐多夫定（三协维，abacavir-lamivudine-zidovudine、trizivir）

【作用特点与用途】 阿巴卡韦是一个新型碳环 2'-脱氧鸟苷类药物，口服吸收完全，为前体药物，在体内代谢为活性三磷酸酯、竞争性抑制 dGTP（脱氧鸟苷三磷酸）结合进行核酸链接；并阻断碱基的加入，终止 DNA 链延长，从而抑制 HIV DNA 的合成。阿巴卡韦、拉米夫定和齐多夫定合用抗 HIV 呈协同作用。建议在治疗初期采用单独阿巴卡韦、拉米夫定、齐多夫定治疗 6～8 周。选择本固定的复方制剂应主要依据其预计的益处与 3 种药相关危险，而不仅仅取决于简单的适用标准。本品的疗效可以用首次接受用药者和经过中度抗反转录病毒治疗的非进展期患者的疗效来考虑。高病毒载量（每毫升>10 万拷贝）患者比较适宜选用本品。艾滋病及 HIV-1 感染者。体重不足 40kg 者不宜用，老人慎用。

【用法用量】 18 岁以上成年人口服：一次 1 片，一日 2 次。本品不宜用于体重不足 40kg 的成年人和青少年，因本品为不能减量的固定片剂；也不宜与食物同服。单用阿巴卡韦成年人 300mg，一日 2 次；3 月龄至 16 岁者 8mg/kg，一日 2 次。

【注意事项】 ①参见拉米夫定（本篇"262."）、齐多夫定（本篇"279."）。②中重度肝损伤患者、肾功能减退者、已对本品任何成分过敏者、中性粒细胞减低者禁用。③同时感染乙型肝炎病毒的患者停用拉米夫定后，可能发生病情反跳，尤其是失代偿性肝病的患者，可导致严重后果；因此，感染 HBV 者一旦停用本品，必须定期同时监测肝功能和 HBV 复制的标志物。④孕妇用药应权衡利弊，停止授乳。

【规格】 三协维片剂：每片含阿巴卡韦 300mg，拉米夫定 150mg，齐多夫定 300mg。

284. 扎西他滨（双去氧胞嘧啶核苷，zalcitabine）

【作用特点与用途】 本品为核苷类反转录酶抑制剂。化学成分为二硫卡钠，可抑制 HIV 复制，增强抗 HIV 感染的免疫力。但最新研究提示，该药并无免疫调节作用。其生物利用度＞80%，与食物同服可降低生物利用度 14%，主要经肾从尿中排出。用于抗 HIV 感染，常与其他抗 HIV 药联用。

【用法用量】　口服：一次 0.75mg，一日 3 次。肾功能不全时调整剂量。

【不良反应与注意事项】　①可出现口腔食管溃疡、胰腺炎、肝炎、恶心、呕吐、腹部不适、末梢神经炎、皮疹等。②服用本药期间禁止饮酒。

【规格】　片剂：0.375mg、0.75mg。

285. 拉替拉韦钾（艾生特，raltegravir potassium、isentress）

【作用特点与用途】　本品可抑制艾滋病病毒（HIV）整合酶的催化活性，这是一种抑制 HIV 复制所必需的 HIV 编码酶。抑制整合酶可防止感染早期 HIV 基因组共价插入或整合到宿主细胞基因组上。整合失败的 HIV 基因组无法引导生成新的感染病毒颗粒，因此抑制整合可预防病毒传播。拉替拉韦钾对包括 DNA 聚合酶 α、β 和 γ 在内的人体磷酸转移酶无明显抑制作用。临床与其他抗反转录病毒药物联合使用，用于治疗 HIV-1 感染。

【用法用量】　用于 HIV-1 感染者时，口服一次 400mg，一日 2 次，餐前、后服用均可；应与其他抗 HIV 药物联合应用。

【不良反应与注意事项】　①严重不良事件：临床试验报道的与药物相关的严重事件有胃炎、肝炎、肾衰竭、生殖器疱疹、意外用药过量。②其他不良反应有腹泻、头痛；室性期前收缩、眩晕、恶心、腹胀或痛、消化不良、胃食管反流、口干、嗳气、上腹不适；衰弱、疲乏；发热、寒战、面部水肿、外周性水肿；疱疹、糖代谢紊乱；关节痛、肌痛、背痛、骨质疏松症、多关节炎、感染异常、嗜睡、震颤、肾结石、夜尿症、尿频、肾衰竭、肾间质性肾炎（TIN）；鼻出血；获得性脂肪营养不良、皮疹、多汗症、痤疮性皮炎、红斑、皮肤干燥症、瘙痒等。③免疫重建炎症综合征。④服用前仔细阅读药品说明书。

【规格】　薄膜衣片：0.4g。

286. 富马酸替诺福韦二吡呋酯（韦瑞德，tenofovir disoproxil fumarate、viread）

【作用特点与用途】　本品是一种单磷酸腺苷的开环核苷膦化二酯结构类似物。经口服后在人体内先水解成替诺福韦（替诺法韦，tenofovir），即链末端终止剂，能抑制反转录酶和 HBV 反转录酶的活性。临床用于抗艾滋病病毒（HIV-1）感染和慢性乙肝病毒（HBV）感染引起的慢性乙型肝炎。

【用法用量】　成人和 12 岁及 12 岁以上儿童患者（35kg 或以上）推荐剂量：①对 HIV-1 或慢性乙肝的治疗：剂量为 1 片（300mg），一日 1 次，口服，空腹或与食物同时服用。②肌酐清除率30～49ml/min者，口服300mg，每48h服1次。③肌酐清除率10～29ml/min者，口服300mg，每3～4日服1次。④血液透析患者口服300mg，每7日服1次。本品应当在完成透析后给药。

【不良反应与注意事项】　①最常见不良反应（10%以上）有皮疹、腹泻、头痛、抑郁、衰弱和恶心等。②不常见不良反应尚有头晕、乏力、鼻咽炎，每小瓶含本品0.25ml（每毫升含6.6mg）。背痛、临床检查值异常如肌酸激酶、尿糖、乳酸性酸中毒、严重肝大伴脂肪变性、乙型肝炎恶化（多在中断治疗后）、肾功能损害、骨矿物质密度下降等。③本品在美国妊娠分级B类。④治疗引发氨基酸突变。

【规格】　片剂：300mg。

第二十四章 抗寄生虫及抗厌氧菌药

　　人体寄生虫一般指的是肠虫，如蛔虫、蛲虫、钩虫、鞭虫及绦虫等；尚有疟原虫、阿米巴原虫、血吸虫、肺吸虫、华支睾吸虫、姜片虫、丝虫，以及引起黑热病的杜氏利什曼原虫等，有的寄生虫在全国范围内已基本被消灭。然而有的药物兼有抗原虫及抗厌氧菌的作用，为此，本章将对常见寄生虫/原虫病均有较好疗效且兼有抗厌氧菌作用的药物进行论述。

第一节　兼抗原虫/滴虫及抗厌氧菌药

287. 甲硝唑（metronidazole）[典][基][保甲/乙]

　　【作用特点与用途】　本品为硝基咪唑衍生物，可抑制阿米巴原虫的氧化还原反应，使原虫氮链发生断裂。体外试验证明，药物浓度为 1～2mg/L 时，溶组织阿米巴于 6～20h 即可发生形态改变，24h 内全部被杀灭，浓度为 0.2mg/L 时，72h 内可杀死溶组织阿米巴。本品有强大的杀灭滴虫的作用，其机制未明。甲硝唑对厌氧微生物有杀灭作用，它在人体中还原时生成的代谢物也具有抗厌氧菌作用，抑制细菌的DNA 合成，从而干扰细菌的生长、繁殖，最终致细菌死亡。

　　【药动学】　口服或直肠给药后能迅速而完全吸收，蛋白结合率<5%，吸收后广泛分布于各组织和体液中，且能通过血脑屏障，药物有效浓度能够出现在唾液、胎盘、胆汁、乳汁、羊水、精液、尿液、脓液和脑脊液中。有报道，药物在胎盘、乳汁、胆汁的浓度与血药浓度相似。健康人脑脊液中血药浓度为同期血药浓度的43%。少数脑脓肿患者，每日服用 1.2～1.8g 后，脓液的药物浓度（34～45mg/L）高于同期的血药浓度（11～35mg/L）。耳内感染后其脓液内的药物浓度在 8.5mg/L 以上。口服后 1～2h 血药浓度达高峰，有效浓度能维持 12h。口服 0.25g、0.4g、0.5g、2g后的血药浓度分别为 6mg/L、9mg/L、12mg/L、40mg/L。本品经肾排出 60%～80%，约 20%的原形药从尿中排出，其余以代谢产物（25%为葡糖醛酸结合物，14%为其他代谢结合物）形式由尿排出，10%随粪便排出，14%从皮肤排泄。用于治疗肠道和肠外阿米巴病（如阿米巴肝脓肿、胸膜阿米巴病等）。还可用于治疗阴道毛滴虫病、小袋纤毛虫病和皮肤利什曼病、龙线虫感染等。目前还广泛用于厌氧菌感染的治疗，如注射用甲硝唑磷酸二钠用于由厌氧菌所致的各种感染性疾病，如败血症、心内膜炎、脓胸、肺脓肿、腹腔感染、盆腔感染、妇科感染、骨和关节感染、脑膜炎、脑脓肿、皮肤软组织感染等。

【用法用量】　口服：①成人常用量，A. 肠道阿米巴病，一次 0.4~0.6g，一日 3 次，疗程 7 日；肠道外阿米巴病，一次 0.6~0.8g，一日 3 次，疗程 20 日。B. 贾第虫病，一次 0.4g，一日 3 次，疗程 5~10 日。C. 龙线虫病，一次 0.2g，每日 3 次，疗程 7 日。D. 小袋纤毛虫病，一次 0.2g，一日 2 次，疗程 5 日。E. 皮肤利什曼病，一次 0.2g，一日 4 次，疗程 10 日。间隔 10 日后重复一疗程。F. 滴虫病，一次 0.2g，一日 4 次，疗程 7 日；可同时用栓剂，每晚 0.5g 置入阴道内，连用 7~10 日。G. 厌氧菌感染，口服每日 0.6~1.2g，分 3 次服，7~10 日为一个疗程。②小儿常用量，A. 阿米巴病，每日按 35~50mg/kg 体重，分 3 次口服，10 日为一疗程。B. 贾第虫病，每日按 15~25mg/kg 体重，分 3 次口服，连服 10 日；治疗龙线虫、小袋纤毛虫病、滴虫病的剂量同贾第虫病。C. 厌氧菌感染，口服每日按 20~50mg/kg 体重，静脉滴注甲硝唑注射液，一次药量为 0.4g。在 1h 内缓慢滴注，每 8h 给药 1 次，7 日为一疗程。

【不良反应】　15%~30%病例出现不良反应，以消化道反应最为常见，包括恶心、呕吐、食欲缺乏、腹部绞痛，一般不影响治疗；神经系统症状有头痛、眩晕，偶有感觉异常、肢体麻木、共济失调、多发性神经炎等，大剂量可致抽搐。少数病例发生荨麻疹、潮红、瘙痒、膀胱炎、排尿困难、口中金属味及白细胞减少等，均属可逆性，停药后自行恢复。

【禁忌证】　有活动性中枢神经系统疾患和血液病者禁用。

【注意事项】　①对诊断的干扰：本品的代谢产物可使尿液呈深红色。②原有肝脏疾患者剂量应减少。出现运动失调或其他中枢神经系统症状时应停药。重复一个疗程之前，应做白细胞计数。厌氧菌感染合并肾衰竭者，给药间隔时间应由 8h 延长至 12h。③本品可抑制乙醇代谢，用药期间应戒酒，饮酒后可能出现腹痛、呕吐、头痛等症状。

【孕妇及哺乳期妇女用药】　孕妇及哺乳期妇女禁用。

【药物相互作用】　本品能增强华法林等抗凝血药物的作用。与土霉素合用可干扰甲硝唑清除阴道毛滴虫的作用。

【药物过量】　大剂量可致抽搐。

【毒理研究】　对某些动物有致癌作用。

【规格】　甲硝唑注射液：0.4g/100ml；片剂：0.2g。

288. 甲硝唑磷酸二钠

【作用特点与用途】　参见甲硝唑。

【用法用量】　静脉滴注：一次 0.915g，溶于 100ml 氯化钠注射液或 5%葡萄糖注射液中，在 1h 内缓慢滴注，每 8h 给药 1 次，7 日为一疗程。如为甲硝唑注射液，一次药量为 0.4g。

【规格】　注射剂甲硝唑磷酸二钠：0.915g（相当于无水物为 0.862g）。

289. 替硝唑（tinidazole）[典][基][保甲/乙]

【作用特点与用途】　本品作用强于甲硝唑而不良反应相对少且轻。用于治疗各种厌氧菌感染：盆腔炎、腹膜炎、口腔炎、肛周脓肿、假膜性结肠炎、溃疡性牙龈炎、糖尿病坏疽。预防术后感染：结肠和直肠手术后感染，如脓毒血症等；胃肠手术后及妇科手术后各种厌氧菌感染等。

【用法用量】　静脉滴注：①厌氧菌感染，一次 0.8g，一日 1 次，静脉缓慢滴注，一般疗程 5～6 日，或根据病情决定。②预防手术后厌氧菌感染，总量 1.6g，1 次或 2 次滴注，第一次于手术前 2～4h，第二次于手术期间或术后 12～24h 滴注。口服片剂：①厌氧菌感染，一次 1g，一日 1 次，首剂量加倍，一般疗程 5～6 日，或根据病情决定。②预防手术后厌氧菌感染，手术前 12h 一次顿服 2g。③原虫感染，A. 阴道毛滴虫病、贾第虫病：单剂量 2g 顿服，小儿 50mg/kg 顿服，间隔 3～5 日可重复 1 次。B. 肠阿米巴病，一次 0.5g，一日 2 次，疗程 5～10 日；或一次 2g，一日 1 次，疗程 2～3 日；小儿一日 50mg/kg，顿服 3 日。C. 肠外阿米巴病，一次 2g，一日 1 次，疗程 3～5 日。替硝唑阴道泡腾片用于滴虫性阴道炎。阴道给药，将本品置于阴道后穹窿，每晚 1 片，连用 7 日为一疗程。

【不良反应】　主要为恶心、呕吐、上腹痛、食欲下降及口腔金属味，可有头痛、眩晕、皮肤瘙痒、皮疹、便秘及全身不适。此外还可有血管神经性水肿，中性粒细胞减少，双硫仑样反应及黑尿，偶见滴注部位轻度静脉炎。高剂量时也可引起癫痫发作和周围神经病变。

【禁忌证】　①对本品或吡咯类药物过敏患者及有活动性中枢神经疾病和血液病者禁用。②对替硝唑及硝基亚硝基咪唑衍生物过敏者禁用。③血液病患者或有血液病史者禁用，有活动性中枢神经疾病患者禁用。④妊娠 3 个月内妇女及哺乳期妇女禁用。⑤12 岁以下患者禁用。

【注意事项】　参见甲硝唑（本篇"287."）。

【规格】　注射剂：0.4g；片剂：0.2g。

290. 左奥硝唑（优诺安，levornidazole）[典][保乙]

【作用特点与用途】　本品为奥硝唑的左旋体，对病原微生物的作用机制和抗菌活性和消旋奥硝唑基本相同。临床用于治疗由脆弱拟杆菌、狄氏拟杆菌、卵形拟杆菌、多形拟杆菌、普通拟杆菌、梭状芽孢杆菌、真杆菌、消化球菌和消化链球菌、幽门螺杆菌、黑色素拟杆菌、梭杆菌、二氧化碳嗜纤维菌、牙龈类杆菌等敏感厌氧菌所引起的多种感染性疾病，包括腹膜炎、腹内脓肿、肝脓肿等腹腔（部）感染；子宫内膜炎、子宫肌炎、输卵管或卵巢脓肿、盆腔软组织感染、嗜血杆菌阴道炎等盆腔感染；牙周炎、尖周炎、冠周炎、急性溃疡性牙龈炎等口腔感染；外科感染，如伤口感染、表皮脓肿、压疮溃疡感染、蜂窝织炎、气性坏疽等；胸部感染，如胸膜炎；脑部感染，如脑膜炎、脑脓肿；败血症、菌血症等严重厌氧菌感染等；也用于手术前预防感染和手术后厌氧菌感染的治疗。

【药动学】　本品单次静滴 1h 给药的达峰值时间（T_{max}）为 1.5～2h，半衰期（$t_{1/2}$）约为 12h，血中达峰浓度及 AUC 与给药剂量呈线性特征。志愿者 0.5g，一日 2 次，连用 5 日静脉滴注给药，在第 3 日（第 5 次给药）后达稳态血药浓度。多次连续给药后在体内有一定的蓄积。

【用法用量】　静脉滴注时间 0.5～1h。①术前、术后预防感染：成人手术前 1～2h 静脉滴注左奥硝唑 1g；术后 12h 静脉滴注 0.5g，术后 24h 静脉滴注 0.5g。②治疗厌氧菌感染：成人开始用 0.5～1g，以后每 12h 静脉滴注 0.5g，连用 5～10 日；患者症状改善后可改为口服给药一次 0.5g，一日 2 次。③小儿剂量为 20～30mg/kg，一日 2 次。④肝功能严重者，宜一日 1 次。

【规格】　注射剂：100ml 内含左奥硝唑 0.5g，氯化钠 0.83g。

291. 奥硝唑（ormidazole）[典][保乙]

【作用特点与用途】　本品作用与左奥硝唑相同，但剂量要大 1 倍。适用于腹部感染、口腔感染、妇科感染、外科感染、胸部感染、手术前预防感染和手术后厌氧菌（包括败血症、脑膜炎、腹膜炎、手术后伤口感染、产后脓毒病、脓毒性流产、子宫内膜炎及敏感菌引起的其他感染）的治疗，男女泌尿生殖道毛滴虫、贾第虫感染、消化系统阿米巴虫病等的治疗。

【用法用量】　静脉滴注，每瓶（100ml，浓度为 5mg/ml）滴注时间不少于 30min，用量：①预防术后厌氧菌引起的感染，术前一次静脉滴注 1g 奥硝唑。②治疗厌氧菌引起的感染，首剂静脉滴注为 0.5～1g，然后每 12h 静滴 0.5g，连用 5～10 日；儿童按每 12h 滴注 10mg/kg 剂量静脉滴注，厌氧菌引起的感染如患者症状改善，建议改用口服制剂。③治疗严重阿米巴痢疾或阿米巴肝脓肿，起始剂量为 0.5～1g，然后每 12h 静脉滴注 0.5g，用 3～6 日，儿童按一日滴注 20～30mg/kg 剂量静脉滴注。口服片剂：①急性毛滴虫病，一次性服药，成人一次 1500mg（6 片），晚上顿服。儿童 25mg/（kg·d），一次顿服。慢性毛滴虫病，成人一次 500mg（2 片），一日 2 次，共 5 天。性伙伴应给予同样的治疗，以避免重复感染。②阿米巴痢疾，成人及体重 35kg 以上的儿童，一次 1500mg，晚饭后顿服，连服 3 日；体重 60kg 以上者，一次 1000mg（4 片），一日 2 次，饭后口服，连服 3 日；体重 35kg 以下儿童，40mg/kg，一次顿服，饭后口服，连服 3 日。③其他阿米巴虫病：成人及体重 35kg 以上儿童，一次 500mg（2 片），一日 2 次；体重 35kg 以下儿童，25mg/kg，一次顿服，连服 5～

10 日。吞服或溶于少量水中服用。

口服奥硝唑分散片：①防止厌氧菌感染，成人 500mg（2 片）/次，一日 2 次（早晚各服 1 次，以下同）；儿童每 12h 服 10mg/kg。②阿米巴虫病，成人 500mg（2 片）/次，一日 2 次；儿童 25mg/（kg·d）。③贾第虫病，成人一次 1.5g，1 次/天；儿童 40mg/（kg·d）。④毛滴虫病，成人一次 1～1.5g（4～6 片），1 次/天；儿童 25mg/（kg·d）。或遵医嘱。

【注意事项】　不良反应等参见甲硝唑（本篇"287."）。

【规格】　奥硝唑氯化钠注射液：0.5g/100ml；片剂：均 0.25g。

292. 苯酰甲硝唑（metronidazole benzoate）

【作用特点与用途】　①泌尿生殖系统滴虫病，如阴道毛滴虫病等；②肠道及肠外阿米巴病；③贾第虫病；④敏感厌氧菌所致各种感染，如菌血病、败血病、腹部手术后感染等；⑤预防有厌氧菌引起的妇科、外科术后感染；⑥肝胆外科、传染病科、妇产科感染，滴虫性阴道炎，阿米巴痢疾，阿米巴肝脓肿，菌血症，败血症。

【用法用量】　口服：分散片每日 3 次，每次 0.5～1 片。胶囊剂：饭前 1h 口服，成人及 12 岁以上儿童的用量如下：①敏感厌氧菌感染的治疗，每日 3 次，每次 0.64g，连服 7 日。②作为预防用药，在术前 24h 开始服用，剂量为每次 0.64g，连服 7 日。③阿米巴病，肠阿米巴病者每日 3 次，每次 1.28g，连服 5 日；慢性阿米巴肝炎者每日 3 次，每次 0.64g，连服 5～10 日；阿米巴肝脓肿及其他形式的肠外阿米巴病者每日 3 次，每次 0.64g，连服 5 日。④泌尿生殖系统滴虫病，每日 3 次，每次 0.32g，连服 7 日；或单次剂量 3.2g 顿服。⑤贾第虫病，每日 1 次，每次 3.2g，连服 7 日。其他制剂遵医嘱。

【不良反应与注意事项】　参见甲硝唑（本篇"287."）。

【规格】　胶囊剂：0.32g、0.16g；片剂：0.5g；干混悬剂：1g 含苯酰甲硝唑 0.64g。

第二节　驱肠（蛔）虫及广谱驱虫药

目前临床应用的驱虫药主要为咪唑类。已有报道四咪唑和左旋咪唑致迟发性脑病（俗称"脑炎"）达 4.85 万人，而其他咪唑类驱虫药也值得高度怀疑。下述药品项下虽未提及"脑炎"的情况，但应引起注意。

293. 阿苯达唑（肠虫清，albendazole、zentel）[典][基][保甲]

【作用特点与用途】　本品是继甲苯咪唑之后研制成功的又一苯并咪唑类驱虫药，具有广谱、跨纲、高效及低毒的特点，是当前最好的驱虫药之一。本品在体内迅速代谢为丙硫唑砜和亚砜，抑制虫体对葡萄糖的摄取，导致虫体糖原耗竭；抑制延胡索酸还原酶系统，阻碍 ATP 的生成，致使虫体失去能量供应而不能生存和发育。本品对肠道寄生虫的驱杀作用基本同甲苯咪唑，但由于本品及其活性代谢物口服后吸收迅速，血药浓度比口服甲苯咪唑后高出约 100 倍，肝和肺等组织中均能达到相当高的浓度，并能进入棘球囊内，因此，对肠道外寄生虫病也有较好疗效，为甲苯咪唑所不及。本品口服后吸收迅速，血药浓度达峰时间 2.5～3h，$t_{1/2}$ 为 8.5h。体内分布广泛，而以肝和肾中分布较多。24h 几乎全部代谢后由尿排出。连续给药时，血药浓度平稳。适用于驱蛔虫、蛲虫、钩虫、鞭虫及粪类圆线虫等肠道寄生虫病，也可用于家畜的驱虫。临床观察 556 例，证明驱钩虫、蛔虫、蛲虫及鞭虫虫卵转阴率分别为 100%、96.4%、98.9%、70%。本品尚可用于治疗各类型的囊虫病如脑型、皮肌型，显效率为 80% 以上，用于治疗旋毛虫病，总有效率达 100%，疗效优于甲苯达唑。

【用法用量】　口服：成年人驱钩虫，第 1 次服 400mg，10 日后重复给药 1 次。驱蛔虫、蛲虫及鞭虫，400mg 顿服。其他寄生虫如粪类圆线虫等，400mg/d，连服 6 日，必要时重复给药 1 次。12 岁以下儿童，用量减半，服法同成年人，或遵医嘱。治疗囊虫病，15～20mg/（kg·d），分 2 次服用。10 日为 1 个疗程。停药 15～20 日后，可进行第 2 个疗程治疗，一般为 2～3 个疗程。必要时可重复治疗。

【不良反应】　每日服 400mg 者，20%～30% 可见口干、乏力、头晕、思睡、头痛、食欲缺乏、恶心、腹痛、腹泻及腹胀等，但均较轻微，常在数小时内自行缓解，不必停药。每日服 800mg 者，初期有 30% 的患者白细胞减少，治疗后 5～6 个月大多数恢复正常。少数人氨基转移酶升高，但于 1～2 周恢复正常。

【禁忌证】　本品有胚胎毒和致畸作用，孕妇和 2 岁以下儿童忌用。急性病、蛋白尿、化脓性或弥漫性皮炎、癫痫等患者不宜用。

【注意事项】　①有严重肝、肾、心脏功能不全及活动性溃疡病者慎用；②少数患者服药后 3～10 日才出现驱虫效果；③在治疗囊虫病过程中，部分患者出现不同程度的头晕、头痛、发热及荨麻疹等反应，反应程序与囊虫数量、寄生虫部位及机体反应性有关。重度感染者必须住院治疗，进行脑脊液及眼底检查，并密切观察。必要时可酌情给予地塞米松及 20% 的甘露醇。对于皮肌型囊虫病无须处理。

【规格】　片剂、胶囊剂：200mg。

294. 复方甲苯咪唑（速效肠虫净，compound mebendazole）[典]

【作用特点与用途】　本品系由甲苯咪唑和盐酸左旋咪唑组成的复方口服片剂。甲苯咪唑为一新型广谱、高效驱虫药，能直接作用于蛲虫的肠细胞，阻碍寄生虫肠细胞中毛细管系统的活动，并破坏一般细胞内的功能，尤其是能妨碍寄生虫排泄分泌物和吸收营养，抑制对葡萄糖的摄取，结果导致糖原耗竭和 ATP 缺乏，使寄生虫的肠管发生不可逆的变质及营养缺乏性死亡，且能抑制虫卵发育。但因吸收少，作用慢，偶见引起驱虫骚动、游走而导致吐虫。盐酸左旋咪唑能抑制蛲虫肌肉中琥珀酸脱氢酶的活性，阻断延胡索酸还原酶系统的作用，使虫体麻痹随肠蠕动而排出体外，故作用较甲苯咪唑迅速，但需服用较大剂量，并可能出现头痛、眩晕及胃肠功能障碍等不良反应。将上述两药配伍用于驱虫，其效力大为增强，且可消除单用甲苯咪唑吐虫的不良反应，同时又减少了盐酸左旋咪唑的剂量和不良反应，使排虫时间集中和提前，确保驱虫效果。用于蛲虫、蛔虫、钩虫及鞭虫病等。

【用法用量】　口服：驱蛲虫，1 片顿服，未达到根除目的时，宜在用药后 2 周或 4 周重复用药 1 次。驱蛔虫，2 片顿服。驱钩虫和蛔虫、钩虫及鞭虫混合感染，一次 1 片，一日 2 次，连服 3 日。成年人及 4 岁以上儿童按上述剂量，4 岁以下遵医嘱。服药期间不服泻药，不忌饮食。孕妇忌用，2 岁以下儿童慎用。外用乳膏驱虫遵医嘱。

【不良反应】　除个别患者有轻度腹痛和腹泻外，未见明显的不良反应。

【规格】　片剂：每片含甲苯咪唑 100mg，盐酸左旋咪唑 25mg。复方甲苯咪唑乳膏（海蜜克）：每支含甲苯咪唑 0.15g，盐酸左旋咪唑 0.1g。涂腹部驱虫。

295. 奥苯达唑（丙氧咪唑，oxibendazole）

【作用特点与用途】　本品为广谱驱肠虫药。对蛔虫、钩虫和鞭虫均有明显作用。与其他驱钩虫药比较，本品不但对十二指肠钩虫疗效较好，而且对美洲钩虫也有较好疗效。二日和三日疗法的虫卵转阴率可达 56%～100%。一般驱虫药物对鞭虫疗效较差，奥克太尔驱鞭虫时虫卵转阴率虽可达 70%，但对钩虫和蛔虫无效，而本品不仅对钩虫和蛔虫有效，而且驱鞭虫的疗效也可达 70% 左右。

【用法用量】　口服：驱蛔虫、钩虫及鞭虫，10mg/（kg·d），半空腹一次口服，连用 3 日。

【注意事项】　不良反应多为乏力及头晕，程度轻微，持续时间短暂，一般无须处理。不影响肝、肾功能及血常规，对心率亦无明显影响。

【规格】　片剂、胶囊剂：100mg。

296. 芬苯达唑（硫苯咪唑，fenbendazole）

【作用特点与用途】　本品作用机制同阿苯达唑。强效广谱杀蛲虫药。治疗蛔虫、钩虫、蛲虫与鞭虫病有良效，但对粪类圆线虫无效。

【用法用量】　①治疗蛔、钩虫病，成年人 1g，顿服；或 0.5g，早晚各服 1 次。②治疗蛲虫病，成年人一次 100mg，每 12h 服 1 次，共 2 次。③治疗鞭虫病和绦虫病，一次 0.5g，一日 2 次，连服 3 日。④治疗内脏蠕虫蚴移行症，一次 0.5g，一日 2 次，连服 10 日。⑤治疗棘球蚴病，一次 750mg，一日 2 次，连服 42 日，饭后服。

【不良反应与注意事项】　①人畜对本品耐受良好，但注意虫体被杀死后释放出大量异体蛋白，可引起过敏反应。②参见阿苯达唑（本篇"293."）。

【规格】　片剂：0.1g。

297. 环苯达唑（环苯咪唑，ciclobendazole）

【作用特点与用途】　本品为广谱抗肠虫药，作用机制同阿苯达唑。用于治疗蛔虫、钩虫、鞭虫病（感染）。T_{max}为 2～3h，$t_{1/2\beta}$为 7～8h。

【用法用量】　口服：100～200mg，一日 1～2 次，连服 2～4 日。

【不良反应与注意事项】　①参见阿苯达唑（本篇"293."）；②可有腹部不适、轻微头昏等不良反应。

【规格】　片剂：100mg。

298. 氟苯达唑（氟苯咪唑，flubendazole）

【作用特点与用途】　本品系甲苯咪唑含氟衍生物，作用机制同甲苯咪唑。无致畸性，但对鞭虫病疗效不如甲苯咪唑。主要用于治疗蛔虫、钩虫、鞭虫、蛲虫、绦虫、棘虫蚴、囊尾蚴感染（病）。亦可用于粪类圆线虫、盘尾丝虫、华支睾吸虫、后睾吸虫等蠕虫感染。本品在肠道几无吸收，3 日内可有原药的 80%从粪便排出。

【用法用量】　①驱蛔虫、钩虫、鞭虫、蛲虫：口服一次 100mg，一日 2 次，连服 4 日。②驱绦虫：口服每次 200mg，一日 2 次，连服 3 日。③治疗棘虫病和脑囊虫病：口服 40～50mg/kg，一日 2 次，连服 10 日。④治疗华支睾吸虫病：口服 6g/d，连服 7 日；未愈者可 2g/d，再服 7 日。⑤治疗异性吸虫病及后睾吸虫病：口服 1g/d，连服 7 日为 1 个疗程，可用 2～3 个疗程。

【不良反应与注意事项】　①参见阿苯达唑（本篇"293."）；②偶有胃肠反应，但因吸收极少，故患者耐受很好，不良反应少。

【规格】　片剂：100mg。

299. 碘二噻宁（碘化噻唑青胺，dithiazanine iodide）

【作用特点与用途】　本品可抑制肠虫需氧代谢和糖酵解。广谱驱虫，但对鞭虫杀灭力最强，故主要用于治疗鞭虫病。

【用法用量】　口服：一次 0.2g，一日 3 次。小儿 45mg/（kg·d），分 3 次服。最大剂量不超过 0.6g/d，5～10 日为 1 个疗程。

【注意事项】　①可有胃肠道反应；②粪便可被染成蓝色；③碘过敏者忌用。

【规格】　片剂：0.2g。

300. 噻苯达唑（噻苯唑，tiabendazole）

【作用特点与用途】　本品为广谱驱虫药。对粪类圆线虫、各种螨虫、蛲虫、钩虫、蛔虫、旋毛虫均有作用。低浓度时对幼虫有杀灭作用。能杀灭小肠旋毛虫成虫，使之不再排出幼虫。对组织内幼虫也有一定杀灭作用。T_{max} 为 1～2h，可从粪、尿和乳汁中排出。用于治疗粪类圆线虫、蛲虫、钩虫、鞭虫、蛔虫病及皮肤幼虫移行症等，以及旋毛虫病肠内期。

【用法用量】　①粪类圆线虫病：按 25mg/kg 体重，一日 2 次，3 日为 1 个疗程，对播散性粪类圆线虫病，可连服 5 日。②旋毛虫病，按 25mg/kg 体重，一日 2 次，5～7 日为 1 个疗程，必要时间隔数日再重复 1 个疗程。③钩虫、蛔虫、蛲虫病，按 25mg/kg 体重，一日 2 次，2 日为 1 个疗程。1 次量不超过 1.5g，每日总量不超过 3g；必要时间隔 1 周可重复 1 个疗程。

【不良反应与注意事项】　不良反应发生率 5%～30%，多在服药后 3～4h 出现厌食、恶心、呕吐、眩晕、上腹不适；较常见腹泻、瘙痒、疲倦、嗜睡、手足发麻、头昏、头痛、耳鸣、高血糖、脉搏徐缓、低血压、虚脱、暂时性肝功能异常；少见发热、脸潮红、结膜充血、血管神经性水肿、淋巴结肿、皮疹；偶见幻视、嗅觉障碍、重症多形性红斑、尿结晶、暂时性白细胞减少及肝内胆汁淤积。

【规格】　片剂：0.25g。

301. 双硫氰苯（苯硫氰，bitoscanate）

【作用特点与用途】　口服被肠道吸收一部分，T_{max} 为 16～24h，且在钩虫体内有较高浓度，是通过宿主血液或经过蠕虫表面弥散进入虫体，对成虫或移行的幼虫均有作用，并可影响幼虫的发育。本品主要分布于血液和肝、肺等器官；从粪中排出约占 85%，从尿中排出约 11%，从呼吸排出约 0.01%；$t_{1/2\beta}$ 为 26h。主要用于治疗钩虫病（感染）。

【用法用量】　口服：一次 0.1g，每 12h 服 1 次，共 2 次；或每 12h 服 1 次，共 3 次。

【不良反应】　有可耐受的恶心、呕吐、头痛等反应。

【规格】　片剂：100mg。

302. 司替碘铵（驱蛲净，stilbazium iodide）

【作用特点与用途】　本品为季铵类驱蛲虫药，其疗效优于哌嗪。治蛲虫病。

【用法用量】　按 10mg/kg 体重，顿服；或 5mg/（kg·d），连服 3 日（3 日疗法）。

【不良反应】　可有眩晕、恶心、呕吐、腹部不适等反应；服药后大便呈红色。

【规格】　肠溶片：50mg。

303. 双羟萘酸噻嘧啶（噻嘧啶，pyrantel）[典][保乙]

【作用特点与用途】　本品为去极化神经肌肉阻滞药，有烟碱样活性，能使蛔虫痉挛，并抑制胆碱酯酶；可使虫体单个细胞去极化，锋电位发生频率增加，肌张力增高，使虫体失去自主活动。与哌嗪不同的是其作用快，虫体先显著收缩，其后麻痹不动（痉挛性收缩或收缩性麻痹）。口服后 1～3h，血药浓度达峰值，1 次口服 11mg/kg 时，血药峰值为 0.05～0.13μg/ml。粪中原形药排出率 50%～75%，胆汁及尿中排出仅 7%。用于治疗蛔虫、蛲虫、十二指肠钩虫感染。

【用法用量】　口服：①蛔虫病，10mg/（kg·d），连服 2 日；②钩虫病，同上，连服 3 日；③蛲虫病，10mg/（kg·d），睡前顿服，共 7 日。

【不良反应】　大剂量可有恶心、呕吐、食欲缺乏、腹痛、腹泻等，偶有头痛、头晕、嗜睡、胸闷、皮疹及谷草转氨酶升高。

【注意事项】　①孕妇及 1 岁以下儿童禁用；②肝功能不全者禁用；③严重溃疡、肾病者慎用；④营养不良，贫血者应先给予支持疗法，然后再用本品。

【规格】　片剂：0.3g（相当于噻嘧啶1.04g），0.36g（相当于噻嘧啶1.25g）；宝塔糖：0.2g；颗粒剂：每 1g 含双羟噻嘧啶 0.15g。

304. 伊维菌素（ivermectin、stromectol）

【作用特点与用途】　本品是一个大环内酯，能使氯离子穿过系膜汇集起来，从而造成多种线虫及节肢动物麻痹，对人类盘尾丝虫病几乎都有效，并能治疗大多数其他丝虫（斑氏丝虫、马来丝虫及罗阿丝虫、奥氏丝虫）所致疾病，但对培氏曼森线虫无效。本品尚对人类圆线虫病皮肤移行性幼虫疹有很好的治疗效果。对蛔虫、鞭虫、蛲虫的作用与目前常用药物作用相当，对钩虫仅有部分作用。初步研究表明，本品对螨虫、虱感染有效。口服可被吸收，几乎完全从粪便排泄。口服后4h达血药峰浓度，$t_{1/2\alpha}$约 12h，$t_{1/2\beta}$约 3 日。生物利用度约 50%。目前临床多用片剂，剂量为 150～200μg/kg，血浆浓度接近 50μg/L。另有资料报道，$t_{1/2\beta}$为 28h，V_d 为 46.9L，血浆蛋白结合率 93%，口服清除率 12g/h。用于驱除肠道寄生虫。

【用法用量】　口服：①驱蛔虫，50～200μg/kg，一周 1 次，连用 4 次；②粪类圆线虫病，200μg/kg，间隔 2 周重复 1 次，有效率 90%～95%，少数患者（10%以下）出现轻微不良反应；③蛲虫病，50～200μg/kg，一周 1 次，连用 4 次，治愈率达 85%，且无不良反应；④鞭虫病，400μg/kg，连用 2 日，100%治愈，而用 50～200μg/kg，只有 55%的患者治愈；⑤钩虫病，50～400μg/kg，1 个月仅治愈 20%，故不推荐用本品治疗。

【不良反应】　少数人有轻微发热、眩晕、全身无力，个别患者出现直立性低血压。

【规格】　片剂：25mg、5mg。

第三节　驱肠（绦）虫及广谱驱虫药

305. 鹤草酚（agrimophol）

【作用特点与用途】　本品系蔷薇科仙鹤草根芽的提取物。①驱绦虫：由本品 $10^{-5}\sim10^{-4}$ 浓度溶液对猪肉绦虫、牛肉绦虫、短膜壳绦虫及莫氏绦虫均有直接杀灭作用，对成虫作用比幼虫更为敏感。与同浓度的氯硝柳胺相比，本品作用较快、较强，且对头节、颈节及体链均有直接毒杀作用，能迅速穿透绦虫体壁，使虫体痉挛致死。生化试验表明，本品能持久而显著地抑制虫体细胞代谢，切断维持生命的能量供应，导致虫体死亡。②驱蛔虫：有明显兴奋作用，故与蛔虫混合感染时，应先驱蛔虫。③抗血吸虫：以小鼠及狗实验表明本品均有较强的抗血吸虫作用，与硝唑咪合用对宿主毒性无明显增加。用于绦虫、滴虫及血吸虫感染。

【用法用量】　口服：成年人 0.7～0.8g/d，小儿则 25mg/kg。对牛肉绦虫，成年人 1.2g/d，清晨空腹 1 次顿服，凉开水送下，当日早餐禁食，1.5h 后服泻药导泻。另外尚可用于短膜壳绦虫病、滴虫性肠炎及血吸虫病。

【不良反应】　偶见恶心、呕吐、头晕及冷汗，或服药半个月后有一过性腹泻症状，偶可导致虚脱反应。

【禁忌证】　油类、酒及蓖麻油可增加其毒性，服药期间忌食油腻及饮酒，避免用蓖麻油导泻。

【注意事项】　①有蛔虫混合感染者应先驱蛔虫，以免服用本品时引起蛔虫兴奋游窜，导致肠痉挛或蛔虫钻胆等意外。②导泻药宜选用硫酸镁、硫酸钠、酚酞、多库酯钠或番泻叶。但对于年老体弱、小儿营养不良或心脏病患者应特别小心谨慎。

306. 氯硝柳胺（niclosamide）[典][保乙]

【作用特点与用途】　本品能抑制绦虫细胞内线粒体的氧化磷酸过程，使吸收葡萄糖受阻而蜕变。口服不易吸收，在人肠中保持高浓度，可杀死绦虫的头节和近段。临床上用以驱除牛、猪绦虫和短膜壳绦虫，效力比槟榔、南瓜子显著。尚可杀灭钉螺、血吸虫尾蚴、毛蚴。

【用法用量】　①抗牛、猪绦虫：1 次嚼碎吞服 1g，隔 1h 服 1 次，共 2 次。②抗短膜壳绦虫：首日首次服 1g，隔 1h 再服 1g；第 2 日起每日 1 次 1g，连服 6～8 日，均嚼碎服，少喝水，使药物在小肠上段呈高浓度杀虫效果。第 2 次服药后 2h 需服硫酸镁导泻，以排出死去的成虫。

【不良反应与注意事项】　①服药前需加服镇吐药（甲氧氯普胺）；②可有头晕、胸闷、腹部不适、疼痛、发热、瘙痒。

【规格】　片剂：0.5g。

以下简介几种广谱驱虫药。

307. 双氯酚（dichlorophen）

本品主要作用于各种绦虫感染的治疗。成人口服一次 2～3g，儿童一次 1～2g，均一日 3 次，连服 2～3 日，早晨空腹服用。可消化道反应、皮疹，大剂量可出现黄疸。

【规格】　片剂：0.5g。

308. 己二酸哌嗪（piperazine adipate）

【适应证】　肠蛔虫病、蛲虫病等。

【用法用量】　①驱蛔虫：成人一次服 2.5～3.5g；儿童按 0.1～0.15 g /kg 体重，总剂量不超过 3g。②驱蛲虫：成人日服 2 次，每次 1～1.2g，连服 7～10 日；儿童按 60mg/（kg·d），分 2 次服，总量不超过 2g。

【规格】　片剂：0.25g。

309. 莫仑太尔（甲噻嘧啶，morantel）

莫仑太尔为一广谱驱肠虫药，临床疗效与噻嘧啶近似；其特点是效果好、毒性低。驱蛔虫剂量：每次 5～10mg/kg。

310. 噻乙吡啶（thioethylpyridine）

噻乙吡啶是水溶性季铵盐类的驱肠虫药。对钩虫、蛔虫、蛲虫均有驱虫作用。适用于治疗蛲虫、钩虫、蛔虫及混合感染。

【用法用量】　0.25g 顿服。小儿按 5mg/kg 体重服用。或遵医嘱。

【不良反应与注意事项】　有头痛、头昏、流涎、恶心、呕吐。肝功能不全者忌用。

【规格】　片剂、胶囊剂：0.25g。

第四节　驱 鞭 虫 药

311. 奥克太尔（酚嘧啶，oxantel）

【作用特点与用途】　本品是一种较好的驱鞭虫新药。动物急性及亚急性毒性试验证明，无明显毒性反应。国内应用本品的不同剂量治疗鞭虫病患者 423 例，虫卵转阴率可达 70%，疗效高于甲苯咪唑。

【用法用量】　口服：总量为 20mg/kg，分 3 次服，一日 1 次，半空腹服下。

【注意事项】　服药后少数患者有轻度头晕、恶心、腹痛及腹部不适感，多在服药后 5～8h 出现，短时间（2～3h）后可自行消失。个别患者有较轻的心电图变化，亦可自行恢复。孕妇及心脏病患者忌用。

【规格】　片剂：100mg、350mg。

第五节　驱蛲虫药

312. 吡维氯铵（恩波吡维铵扑蛲灵，pyrvinium embonate）

【作用特点与用途】　本品具有杀蛲虫作用。可干扰肠虫的呼吸酶系统，抑制需氧呼吸，并阻碍肠虫对葡萄糖的吸收，影响虫体的生长和繁殖。为治疗蛲虫的首选药。

【用法用量】　口服：儿童 5mg/kg（按本品盐基计），总量不超过 0.25g，成年人 0.25～3g，睡前一次服。为防止复发，可间隔 2～3 周再服 2 次或 3 次。

【不良反应】　偶有恶心、呕吐、肌痉挛、腹痛、腹泻和荨麻疹等不良反应。

【注意事项】　本品可将粪便染成红色，应事先告诉患者。胃肠道有炎症时不宜用，以免增加吸收而引起严重反应。

【规格】　片剂：50mg（盐基）。

第六节　抗丝虫药

丝虫病为丝虫寄生于人体淋巴系统所引起，临床症状有淋巴管炎、乳糜尿及象皮肿等。患者是传染源。成虫产生的微丝蚴，通过蚊的吸血活动传播。常用抗丝虫药有乙胺嗪、呋喃嘧酮及卡巴肿等。

313. 呋喃嘧酮（furapyrimidone）

【作用特点与用途】　本品为化学合成药。对棉鼠丝虫成虫和微丝蚴均有较强作用，且对成虫作用更优。小鼠口服的 LD_{50} 为（243±31）mg/kg。临床试用证明，对斑氏丝虫的微丝蚴和成虫均有一定的作用。抗丝虫病优于乙胺嗪。用于斑氏丝虫病及马来丝虫病。

【用法用量】　口服：总剂量 140mg/kg 或 20～50mg/（kg·d），疗程 6～7 日。每日剂量分 2～3 次，饭后 30～60min 服用。

【不良反应】　本品可引起头痛、乏力、关节痛、恶心及呕吐等不良反应。主要由于药物消灭大量丝虫（尤其是马来丝虫）后释出异性蛋白，尚可引起畏寒、发热、皮疹、关节肌肉酸痛及哮喘等过敏反应，严重者可给予复方阿司匹林片及抗过敏药。停药或对症处理后症状可显著减轻或消失。不良反应以发热和消化道症状较多。发热一般出现在服药 3 日后，热程多为 2～3 日，消化道症状为恶心、呕吐及食欲减退等。少数病例有四肢轻麻、皮疹、心悸及胸闷，也有氨基转移酶轻微上升者，个别病例心电图有 T 波变化。

【注意事项】　①几天后由于成虫死亡，尚可出现局部淋巴结炎及淋巴管炎；②若有蛔虫混合感染，在用本品前，应先驱蛔虫，以免引起胆道蛔虫病。

【规格】　肠溶片：50mg、100mg。

314. 乙胺嗪（海群生，diethylcarbamazine）[典][保甲]

【作用特点与用途】　本品对丝虫成虫（除盘尾丝虫外）及微丝蚴均有杀灭作用，可使易感微丝蚴肌肉被抑制（麻痹），并改变微丝蚴体表膜；但对成虫的杀灭机制不详。口服易吸收，T_{max} 为 1～2h，体内分布均匀、蓄积少，$t_{1/2}$ 约 8h，主要由肾排泄。用于斑氏丝虫、马来丝虫、罗阿丝虫感染及盘尾丝虫病。尚可用于热带嗜酸粒细胞增多症、蛔虫病等。

【用法用量】　①治疗斑氏丝虫病及重症马来丝虫病总量 4.2g，7 日疗法，即每日服 0.6g，分 2～3 次服，7 日为 1 个疗程，间隔 1～2 个月后，可应用 2～3 个疗程。②治疗马来绦虫病：1～1.5g，夜间顿服，也可间歇服用 2～3 个疗程。③罗阿丝虫病，按 2mg/kg 体重，一日 3 次，连服 2～3 周；必要时间隔 3～4 周可复治。④盘丝尾蚴：按低于 0.5mg/kg 体重，首日 1 次服，第 2 日服 2 次，第 3 日增至 1mg/kg，口服 3 次。治疗其他寄生虫已少用。

【不良反应与注意事项】　可有较多的胃肠反应、神经系统反应；发热、皮疹、瘙痒；偶有过敏性喉头水肿、支气管痉挛、一过性蛋白尿、血尿、肝肾损害、淋巴系统炎症、精索炎、附睾炎，并出现结节。

【规格】　片剂：50mg。

315. 哌嗪（驱蛔灵，piperazine）[保乙]

【作用特点与用途】　本品可麻痹蛔虫肌肉，使蛔虫不能附着在宿主肠壁随粪便排出体外。用于肠蛔虫病、蛔虫所致的不全性肠梗阻和胆道蛔虫病绞痛的缓解期；尚可驱蛲虫。

【用法用量】　成年人驱蛔用枸橼酸哌嗪 25mg/kg；儿童 100～150mg/kg，最多不超过 3g，睡前顿服或分 1～2 次服，连服 2 日。未驱净者可再服 1 次，或遵医嘱。成年人驱蛲虫每次 1～1.2g，一日 2 次，连服 7～10 日；儿童 60mg/（kg·d），每日总量不超过 2g，连服 7～10 日。枸橼酸哌嗪遵医嘱。

【规格】　枸橼酸哌嗪片：0.2g、0.5g；糖浆剂：100ml；磷酸哌嗪片：0.5g。

第七节　抗 吸 虫 药

吸虫病有血吸虫病、肺吸虫病、肝吸虫病等。本书在"抗血吸虫药"的基础上，特别增加抗肺吸虫药、抗肝吸虫药等。

316. 呋喃丙胺（furapromide）

【作用特点与用途】　本品为硝基呋喃类非锑剂口服抗血吸虫药，有干扰血吸虫糖代谢的作用，使其体肌及吸盘功能丧失，随血流进入肝脏而被包围消灭。对急性血吸虫病患者有特异性退热作用，但单用疗效较差。主要用于日本血吸虫病，也可用于姜片虫病和华支睾吸虫病。

【体内过程】　口服吸收快，经肠吸收后入肝脏，大部分迅速被代谢，代谢物和原药由尿排出，15min 即可从尿液中检出黄色呋喃丙胺及其代谢物，4～6h 排出量最多，12h 从尿中排泄殆尽。

【用法用量】　口服。①血吸虫病，60mg/（kg·d），最大剂量≤3g/d，分 3 次服，10 日为 1 个疗程。②姜片虫病：1～2g/d，分 2 次服，连服 3 日。③华支睾吸虫病，首日服 1g，第 2 日服 2g，第 3 日后 3g/d，分 2 次或 3 次服，连服 14～20 日或遵医嘱，参见说明书。饭后服，多饮水可减轻胃肠道反应。

【不良反应与注意事项】　①治疗剂量内心肝肾损不明显。②可有食欲缺乏、恶心、呕吐等胃肠道症状；偶见便血、腓肠肌痉挛等。③少见精神经症状，如记忆力减退、情绪失常、行为异常。④有上消化道出血史、精神病史、癫痫病史、慢性肾炎、黄疸及肝功能减退者禁用。

【规格】　片剂：0.125g。

317. 酒石酸锑钾（potassium antimony tartrate）

【作用特点与用途】　本品主要用于患者体质较好的慢性血吸虫病、晚期血吸虫病腹水消退且全身症状已好转、急性血吸虫病退热后的患者治疗。

【用法用量】　临床 20 日疗法：总剂量为 25mg/kg，分 20 次，每日静脉注射 1 次，注射 6 日后休息 1 次（日）。注射液用 5%葡萄糖糖注射液稀释。成人总剂量不超过 1.5g，女性不超过 1.3g。3 日疗法：总剂量为 12mg/kg，分成 6 次注射，每日注射 2 次（2 次间隔≥5h），注射液用葡萄糖注射液 20ml 稀释，至少用 10min 缓慢注射完毕。注射后卧床休息 2h，治疗完毕后需休息 3～5 日。

【规格】　注射液：0.1g/10ml。

318. 次没食子酸锑钠（锑-273，sodium antimony subgallate）

【作用特点与用途】　本品主要用于治疗慢性早期血吸虫病。治疗后大便虫卵转阴率在 70%以上。

【用法用量】　临床 10 日疗法：中速片的总量按 0.35g/kg 体重；15 日疗效按 0.4g/kg 体重（体重超过 50kg 者仍按 50kg 计）；小儿及老人应权衡利弊并调整剂量。

由于中速片对胃肠刺激性大，故开始时先服适应片，适应片含少量锑-273，可轻微刺激胃肠道使其适应。在正式疗程开始前1天睡前及治疗当日早饭后，分别服适应片20mg（2片）及40mg（4片）（其药量不计算在中速片的总量内）。中速片宜在饭后3h基本空腹时服，并只用少量温开水送服，以便保持药物较大有效浓度，宜早晚饭后2～3h服，且晚饭后服比早饭后服多1～2片，此时饮水量不限，缓释须遵医嘱。

【规格】　适应片：0.12g（含锑-273为10mg）；中速片：0.3g（含锑-273为0.2g）；缓释片：0.4g（含锑-273为0.2g）。

319. 葡萄糖酸锑钠（斯锑钠）[典][基][保甲]

【作用特点与用途】　参见没食子酸锑钠（本篇"318."）。

320. 六氯对二甲苯（血防846、血防乳干粉，hexachloropara-xylene）

【作用特点与用途】　本品为广谱抗寄生虫药。临床用于华支睾吸虫病、肺吸虫病、姜片虫病、阿米巴原虫、疟原虫、绦虫、钩虫、蛔虫、蛲虫感染，且均呈杀灭作用。目前临床主要用于治疗吸虫病。

【用法用量】　①体质较好的血吸虫病慢性患者，有肝脾大但无明显压痛者，肝功能较好的晚期血吸虫病患者，口服滴丸一日1次，100mg/（kg·d）连服7日。或服乳干粉一日1次，50mg/（kg·d）连服7日。或服片剂按80mg/（kg·d），每晚临睡前服，连服10日为1个疗程，总剂量50g。体重超过50kg者均按50kg计算。1个疗程6～12日。②姜片虫病：服片剂，50mg/kg，每晚1次顿服，服1～2日。便秘患者给予轻泻药。

【规格】　滴丸：为含油的40%滴丸；片剂：0.25g；乳干粉：21g/100g。

321. 奥沙尼奎（羟氯喹、羟氨喹，oxamniquine）

【作用特点与用途】　本品为四氢喹啉衍生物，是用于治疗曼氏血吸虫病的主要药物，对曼氏血吸虫成虫及各期幼虫均有效。经奥沙尼奎作用后，雄虫最早出现实质组织疏松，并移行和滞留于肝内；雌虫则出现卵巢和卵黄腺退化，且残存的雌虫返回肠系膜静脉后不再排卵。

【用法用量】　口服治疗曼氏血吸虫病剂量为250mg/d，分3次服；或每次80mg，一日3次。

【规格】　片剂：80mg；糖浆剂：0.5g/ml。

322. 美曲磷酯（敌百虫，metrifonate、dipterex）

【作用特点与用途】　本品为胆碱酯酶有机磷抑制药。能抑制虫体内胆碱酯酶活性，使释放的乙酰胆碱不能及时分解破坏而大量蓄积，进而使虫体中毒，是有效的杀虫药。临床配合呋喃丙胺治疗日本血吸虫病，可提高疗效，减轻不良反应。

【用法用量】　治疗日本血吸虫病用肛栓剂量：0.2g 或 0.15g，连续肛塞 3 日同时服呋喃丙胺。或成人肌内注射 150mg（3mg/kg），以注射用水稀释，于服呋喃丙胺疗程第 2、4、6 日各注射 1 次，共 3 次。

【规格】　栓剂：150mg、200mg；粉针剂：100mg。

323. 硫氯酚（别丁，bithionol）[保甲]

【作用特点与用途】　本品对肺吸虫囊蚴有明显杀灭作用。临床用于治疗肺吸虫病、牛带绦虫病、姜片虫病。

【用法用量】　口服：①治疗吸虫病，50～60mg/（kg·d），分 3 次服，隔日给药，疗程总量 30～45g。②治疗姜片虫病，睡前服 1 次 2～3g 即可。③治疗牛带绦虫病，总剂量 50mg/kg，分 2 次服（间隔 30min），服完第 2 次后的 2～4h 服泻药（使绦虫头及节片排出体外）。

【规格】　片剂、胶囊剂：0.25g、0.5g。

324. 吡喹酮（praziquantel、pyquiton）[典][基][保甲]

【作用特点与用途】　本品为新型广谱抗寄生虫药。对日本血吸虫及绦虫、华支睾吸虫、肺吸虫、曼氏血吸虫及埃及血吸虫等均有杀灭作用。低浓度的吡喹酮（5ng/ml）可刺激血吸虫使其活动加强；较高浓度（1μg/ml）时虫体挛缩。本品对虫的糖代谢有明显的抑制作用。影响虫对葡萄糖的摄入，促进虫体内糖原的分解，使糖原明显减少或消失。口服后约 80% 自消化道迅速吸收，达峰浓度时间为 0.5～1h。体内分布以肝、肾及脂肪组织含量最高。在体内转化和排泄较快，主要经肝代谢，$t_{1/2}$ 为 1～1.5h。本品治疗血吸虫病的特点为剂量小（约为老药剂量的 1/10）、疗程短（由以往用药的 10～20 日缩短为 1～2 日）、不良反应轻，并有较高的近期效果，在体内无蓄积作用。口服 1 次，4 日内排泄 80%，而 70% 在 24h 内随尿中排出。血吸虫病患者经本品治疗后半年粪检虫卵转阴率为 97.7%～99.4%。由于本品对尾蚴及毛蚴也有杀灭作用，故适应证较广。用于各种血吸虫病及预防尾蚴、毛蚴感染。尚可用于绦虫、华支睾吸虫、肺吸虫及其夹杂症、脑囊虫病等。

【用法用量】　口服：用于治疗晚期和慢性血吸虫病，在轻感染区用 40mg/kg 顿服；中度感染区用总量 50mg/kg，1 日内分 2 次服；在重感染区用总量 70mg/kg，1 日内分 2 次服。对急性血吸虫病用总量 120mg/kg，分 4～6 次服。皮肤涂搽 1% 吡喹酮，12h 内对血吸虫有可靠的防护作用。治疗脑囊虫病，20mg/（kg·d），体重 > 60kg 者以 60kg 计，分 3 次服，9 日为 1 个疗程，总量为 180mg/kg，疗程间隔 3～4 个月。用于治疗其他各种蠕虫病的剂量和用法，应遵医嘱。

【不良反应】　①在服首剂 1h 后可出现头晕、头痛、乏力、腹痛、关节酸痛、腰痛酸胀、腹胀、恶心、腹泻、失眠、多汗、肌束震颤及期前收缩等，一般不需处理。于停药数小时至 1～2 日即消失。②成年患者服药后大多心率减慢，儿童则多数心率增快。③偶见心电图改变（房性或室性期前收缩、T 波压低等）、氨基转移酶升高及中毒性肝炎等。④可诱发精神失常及消化道出血；脑疝及过敏反应（皮疹、哮喘）等亦有所见。

【注意事项】　严重心、肝、肾病及有精神病史者慎用。

【规格】　片剂：0.2g。

325. 硝硫氰胺（硝硫氰酯、硝硫苯酯，nithiocyanamine、nitro-scanate）

【作用特点与用途】　硝硫氰胺与硝硫氰酯，经各种动物实验与毒性试验，均证明有明显抗血吸虫作用，毒性较低。作用机制是干扰虫体三羧酸循环代谢，使虫体缺乏能量供应，最后导致虫体死亡。用于血吸虫病。

【用法用量】　口服：①硝硫氰胺治疗急性血吸虫病总剂量 10mg/kg，分 5 次服，一日 1 次；慢性剂量 7mg/kg，分 3 次服用，一日 1 次；治疗钩虫病总剂量 0.2g，分 2 次服。②硝硫氰酯总剂量按 26mg/kg 计（以 60kg 体重为限），等量分为 3 剂，每日 1 剂，疗程 3 日，装胶囊或用糯米纸包裹于晚饭后 0.5h 服用。

【不良反应】　主要不良反应有头晕、头痛、眩晕、步态不稳、腹胀、腹泻、恶心及呕吐等，一般服药第 2 日出现，1 周左右消失。少数病例有轻度黄疸，个别有心悸和期前收缩、皮疹和肌肉酸痛等。不良反应与硝硫氰胺大致相似但较轻。

【禁忌证】　精神病患者禁用，有功能眩晕史者忌用。孕妇及哺乳期妇女禁用。

【注意事项】　肝炎患者、氨基转移酶升高者、大便多次孵化阴性者不宜用。

【规格】　微粉胶囊剂：50mg。

第八节　抗滴虫、胆蛔虫、绦虫和原虫等驱虫药

甲硝唑（灭滴灵，metronidazole）[典][基][保甲]　见本篇"287."。

替硝唑（腹净，tinidazole）[典][基][保甲/乙]　见本篇"289."。

左奥硝唑（优诺安，levornidazole）[典][保乙]　见本篇"290."。

奥硝唑（滴比露，ornidazole）[典][保乙]　见本篇"291."。

326. 尼莫拉唑（尼莫唑，nimorazole）

【作用特点与用途】　本品是 5-硝基咪唑衍生物，它有抗微生物作用和类似甲硝

唑的作用，抗原虫/微生物与甲硝唑相似。用于治疗细菌性阴道病、急性坏死性溃疡性牙龈炎，对阴道毛滴虫病、阿米巴病、蓝氏贾第鞭毛虫病有效。

【用法用量】　治疗阴道毛滴虫病：饭后顿服 2g 或每次 0.25g，一日 2 次，连服 6 日，夫妻同时治疗。治疗贾第虫病：每次 0.5g；一日 2 次，连服 5 日。儿童：每次 0.01g/kg，一日 2 次，连服 2 日。阿米巴病用类似方案治疗。急性坏死性溃疡性龈炎：每次 0.5g，一日 2 次，连服 2 日。肠阿米巴病：每日 0.02～0.04g/kg，分 2 次服，连服 5～10 日。

【不良反应与注意事项】　参见甲硝唑（本篇"387."）。

【规格】　片剂、胶囊剂：500mg。

327. 塞克硝唑（可尼，secnidazole）[典]

【作用特点与用途】　本品抗原虫/微生物的作用与甲硝唑相似，属 5-硝基咪唑类。口服后 1.5～3h 血药浓度达峰值，生物利用度近 100%。血清药物浓度与龈缝液中药物浓度相近，极易透过牙龈组织，亦可透过胎盘屏障、进入乳汁。单次口服 72h 后尿中排量为口服量的 10%～25%；终末 $t_{1/2}$ 为 17～29h。适应证同甲硝唑。

【用法用量】　口服：①治疗阴道毛滴虫性尿道炎、阴道炎，成年人 2g（8 粒），单次口服，配偶应同时服用。②有症状急性阿米巴病，成年人 2g（8 粒），儿童 30mg/kg，顿服。无症状急性阿米巴病，成年人 2g（8 粒），儿童 30mg/kg；均一日 1 次，连服 3 日。③肝脏阿米巴病，成年人 1.5g（6 粒），儿童 30mg/kg；均一日 1 次，连服 5 日。④贾第鞭毛虫病，儿童 30mg/kg，单次服用（顿服）。

【不良反应与注意事项】　参见甲硝唑（本篇"287."）。

【规格】　片剂、胶囊剂：0.25g×8 粒/盒。

328. 哌硝噻唑（piperanitrozole）

【作用特点与用途】　本品为 5-硝基噻唑类抗原虫病。对阴道、肠道毛滴虫和阿米巴原虫均有抑制和杀灭作用。口服吸收良好，疗效确切，不良反应少。用于阴道、肠道毛滴虫病，急慢性阿米巴痢疾和阿米巴肝脓肿等。

【用法用量】　口服：一次 0.1g，一日 3 次，7～10 日为 1 个疗程。原虫检查若尚未全部阴转，可连服 2 个疗程，直到治愈为止。为避免重复感染，须男女同治。遵医嘱可用于阴道。

【注意事项】　①一般无不良反应，但肝功能异常者，服用本品后可致氨基转移酶升高，并有肝区疼痛；②用药后个别人发生全身性紫癜及白细胞、血小板减少，停药并给予利可君、维生素 B_4 或鲨肝醇等，可迅速恢复正常。

【规格】　片剂：0.1g。

329. 胆蛔宁（danhuining）

【作用特点与用途】 本品为抗蛔虫药，用于治疗胆道蛔虫病。

【用法用量】 成年人口服一次 6 片，一日 2 次，连服 2 日。小儿 4～6 岁，每次 2 片；7～11 岁，一次 3 片；12～14 岁，一次 4 片；可连服 2 日。

【不良反应与注意事项】 ①适用于胆绞痛缓解期服用，忌与碱性药物合用；②溃疡病、严重肝肾疾病及对本品组成成分过敏者慎用；③不良反应可出现头晕、嗜睡、多汗、上腹不适，偶有恶心、呕吐、肌肉颤动等。

【规格】 片剂：每片内含精制敌百虫 28mg，阿司匹林 200mg。

330. 替克洛占（二苯胺醚，teclosan）

【作用特点与用途】 本品为抗阿米巴药，能杀灭阿米巴原虫。用于治疗组织阿米巴原虫病。

【用法用量】 口服：一次 100mg，一日 3 次，5 日为 1 个疗程。

【不良反应与注意事项】 可有头痛、恶心、呕吐、腹泻、便秘等可耐受的反应。

【规格】 片剂：100mg。

331. 立法胺（克痢酰胺、氯硝发胺，clefamide）

【作用特点与用途】 本品为二氯乙酰胺衍生物，口服吸收少，肠内药物浓度高。对阿米巴包囊虫病和肠内阿米巴均有效。用于治疗无症状阿米巴包囊虫病、肠内阿米巴病。

【用法用量】 口服：一次 0.5g，一日 3 次，连用 10 日。儿童酌减。

【规格】 片剂：0.25g。

332. 喷他脒（喷他脒丁、戊烷脒，pentamidine）[保甲/乙]

【作用特点与用途】 本品为抗原虫药，能杀灭卡氏肺孢子虫；抑制锥虫的胸腺嘧啶合成酶；引起热带利什曼原虫运动核、线粒体、核糖体蛋白的形态学变化，墨西哥利什曼原虫接触本品后亦可出现线粒体分裂，膜和嵴断裂成碎片，并抑制无鞭毛体，使之不能转变成前鞭毛体。此外本品尚具有一定抗菌作用，可抑制金黄色葡萄球菌的蛋白合成，干扰氨基酸的转运。原虫较人体组织摄取、浓集更多的药物，有选择性抗原虫作用。用于黑热病和黏膜皮肤利什曼病、肺孢子虫肺炎、冈比亚锥虫病。

【用法用量】 ①对五价锑剂无效的黑热病和黏膜皮肤利什曼病：一次 4mg/kg，一日 1 次，共 14 日。②肺孢子虫肺炎：4mg/（kg·d），连用 9～14 日，若伴有艾滋病，可适当延长疗程。雾化吸入已广泛用于艾滋病患者肺孢子虫肺炎预防复发，支气管和肺泡中本品浓度为同剂量静脉注射的 5～6 倍，不良反应甚微；预防肺孢子虫肺炎成年人剂量为 300mg，每月 1 次，雾化吸入。③冈比亚锥虫病：4mg/（kg·d），疗程 10 日。

【不良反应与注意事项】　①静脉注射者即刻反应可见血压下降、心动过速、颜面潮红、瘙痒、口中异味、幻觉、昏厥等；②注射部位局部反应；③全身反应常见肾毒性（23%），白细胞和粒细胞减少（14%），贫血（4%），低血糖（8%），耐糖不良（5%），可逆性心毒性（23%），肝功能异常（11%）等。少见皮疹、药物热、低钙血症、血小板减少等。

【规格】　注射剂：0.2g、0.3g。

333. 乙酰胂胺（acetarsol）

【作用特点与用途】　本品对阴道毛滴虫及阿米巴原虫均有抑制作用。先以稀消毒液冲洗净阴道，然后将含以乙酰胂胺为主药的滴维净片置于阴道穹部，次晨坐浴。局部可有轻微刺激，月经期间忌用，用药期间禁性交。

【规格】　滴维净片：每片含乙酰胂胺 0.25g，硼酸 0.03g。

第九节　抗　疟　药

334. 青蒿素（黄蒿素，arteannuim）[典][基][保乙]

本品为我国首次从黄花蒿（*Artremisia annua*）中提出的一种新的抗疟有效成分，以四川、广西及海南等省产的黄花蒿中含量较高。纯品为白色针状结晶，味苦，易溶于乙醇及丙酮等有机溶剂，几乎不溶于水，熔点 156～157℃。

【作用特点与用途】　抗疟效高而迅速。主要作用于疟原虫红细胞内期，对间日疟及恶性疟，特别是抢救脑型疟有良效。退热时间及疟原虫转阴时间都较氯喹短；对氯喹有抗药性的疟原虫，使用本品亦有效。但对间日疟原虫近期复发率比氯喹高 20%～30%。若联用伯氨喹，可使复发率降至 10%左右。本品对血吸虫亦有杀灭作用。用于间日疟、恶性疟（脑型疟）及耐氯喹疟原虫感染、红斑狼疮。

【用法用量】　①深部肌内注射：第 1 次 200mg，6～8h 后给药 100mg，第 2、3日各肌内注射 100mg，总剂量为 500mg，个别重症第 4 日再给 100mg。或连用 3 日，肌内注射 300mg/d，总量 900mg。小儿 15mg/kg，按上述方法 3 日内注射完。②口服：先服 1g，6～8h 再服 0.5g，第 2 日及第 3 日各服 0.5g，疗程 3 日，总量 2.5g。小儿仍为 15mg/kg，按上述方法 3 日内服完。或遵医嘱，如直肠给药。

【不良反应】　少数病例有轻度恶心、呕吐及腹泻等不良反应，但可自行恢复。

【注意事项】　①注射部位较浅时，易引起局部疼痛和硬块。②偶见氨基转移酶升高、皮疹等。

【规格】　油注射液：50mg/2ml、100mg/2ml、200mg/2ml、300mg/2ml；水混悬注射液：300mg/2ml；片剂：50mg、100mg。栓剂：400mg、600mg。

335. 蒿甲醚（青蒿素甲醚，artemtherin）[典][保甲]

本品为我国通过构效关系研究而找到的一种青蒿素衍生物，有 α、β 两型。α 型为黏稠油，固化后的熔点 97~100℃，β 型为无色片状结晶，熔点 86~88℃。药理及临床研究所用的蒿甲醚系 α、β 型混合物，以 β 型为主。溶于油，溶解度比青蒿素大。

【作用特点与用途】　疟原虫红细胞内期裂殖体杀灭剂。作用强度为青蒿素的10~20 倍。肝肾为其代谢和排泄的主要部位。体内转运迅速，排泄快，静脉注射后24h 或 72h 大部分药物被代谢，尿中几乎无原药。生物利用度 36.8%~49.5%（家兔）。本品对恶性疟近期疗效可达 100%。用药后 2 日内多数病例血中原虫转阴并退热。复发率 8%，比青蒿素低，联用伯氨喹后复发率更低。临床还用于急性上呼吸道感染的高热患者，肌内注射后 0.5h 左右即逐渐降温，4~6h 再逐渐回升，无体温骤降现象。退热作用稳定。本品肌内注射后患者出汗少，不易使老年人、小儿及虚弱者虚脱。用于间日疟、恶性疟及上感高热症。主要用于抗氯喹恶性疟。

【用法用量】　抗疟、肌内注射：第 1 日 160~200mg，第 2~4 日各 80~100mg，或第 1 日及第 2 日各 200mg，第 3 日及第 4 日各 100mg。总剂量 600mg。小儿剂量酌减。退热：肌内注射 200mg。亦可口服治疗，有良效。

【不良反应与注意事项】　可致肝肾功能及心电图出现轻微改变。参见青蒿素（本篇"334."）。

【规格】　油注射液：100mg/1ml、200mg/2ml；片剂、胶囊剂：40mg。

336. 青蒿琥酯（artesunate）[典]

【作用特点与用途】　同青蒿素。本品静脉注射后血药浓度下降快，$t_{1/2}$ 约 0.5h。体内分布广，以肠、肝、肾中较高。主要在体内代谢转化，仅少量随尿、粪便排泄。用于各种疟疾，尤其是脑型疟等危重疟疾的急救。

【用法用量】　口服：首剂 100mg，第 2 日起为一次 50mg，一日 2 次，连服 5日。静脉注射：用前加入所附的 5% $NaHCO_3$ 溶液 0.6ml，振摇 2min，待完全溶解后，加 5%葡萄糖注射液或葡萄糖氯化钠注射液 5.4ml 稀释，使成 10mg/ml，缓慢静脉注射。首次 60mg（或 1.2mg/kg），首次用药后 4h、24h、48h 各重复注射 1 次，重症首次剂量为 120mg，3 日为 1 个疗程，总剂量为 240~300mg。

【不良反应】　使用过量（＞2.75mg/kg）可见外周网织红细胞一过性降低。

【注意事项】　①有胚胎毒性，孕妇慎用；②症状控制后，宜用其他抗疟药根治。

【规格】　片剂：50mg；注射剂：60mg。

337. 双氢青蒿素（dihydroartemisinin）[典]

【作用特点与用途】　本品对疟原虫无性体有强力杀灭作用，能迅速控制症状和杀灭疟原虫。它通过增加对红细胞内期疟原虫的氧化应激作用杀灭疟原虫，产生抗疟效果。本品对抗氯喹、抗甲氟喹的恶性疟原虫同样有效。复发率仅 1.95%。口服 2mg/kg 后 1.33h 血药浓度达峰，为 0.71μg/ml。血浆 $t_{1/2}$ 为 1.57h。体内吸收快、分布广，代谢和排泄迅速。用于各型疟疾，同青蒿素。

【用法用量】　口服：成年人每次 60mg，一日 1 次，首次剂量加倍（儿童按年龄递减），连用 5～7 日。口服本品 3～5 日后加服 1 次甲氟喹 25mg/kg，可提高治愈率、降低复发率。复方双氢青蒿片、双氢青蒿素、哌喹片等遵医嘱用。

【不良反应】　少数人有轻度网织红细胞一过性减少、头晕、呕吐和其他胃肠反应，中性粒细胞减少、惊厥等。

【注意事项】　孕妇慎用。

【规格】　双氢青蒿素片剂：20mg。复方双氢青蒿素片：每片含双氢青蒿素 40mg，磷酸氯喹 320mg。双氢青蒿素哌喹片：每片含双氢青蒿素 40mg，磷酸哌喹 320mg。

338. 咯萘啶（双喹哌、疟乃停，pyronaridine）[典][保乙]

【作用特点与用途】　本品为我国创制的一种疟原虫红细胞内期裂殖体杀灭药，其作用优于咯啶，与氯喹无交叉抗药性，可供口服、肌内注射或静脉滴注。本品首先是破坏滋养体的复合膜结构功能和食物泡的代谢活力。同时可查见线粒体、内质网、核膜、核糖体及染色质等变化。药物作用 4h 已可查见结构瓦解的滋养体。随后裂殖体的线粒体膨胀，自噬泡形成，8h 已难寻获。用于恶性疟、间日疟的治疗。

【用法用量】　口服：小儿总剂量为 24mg/kg，分 3 次服。成年人第 1 日服 2 次，每次 0.3g，间隔 4～6h。第 2 日及第 3 日各服 1 次。静脉滴注：每次 3～6mg/kg，加入 5% 葡萄糖注射液 200～500ml 中，于 2～3h 滴毕。间隔 6～8h 重复 1 次，12h 内总剂量相当于 12mg/kg。臀部肌内注射：每次 2～3mg/kg。共给药 2 次，间隔 4～6h。以上剂量均以盐基计。

【不良反应】　少数病例出现轻度腹痛及胃部不适。肌内注射后局部有硬块，少数患者有头昏、恶心及心悸等反应。总发生率约 38%。

【注意事项】　严重心、肝、肾病患者慎用。

【规格】　肠溶片：每片含盐基 100mg；注射液：80mg（盐基）/2ml。

339. 复方硝喹片（nitroquine）

【作用特点与用途】　本品对鼠疟、鸡疟及猴疟的红细胞内期都有较好的抗疟作用，对鸡疟及猴疟在蚊体孢子增殖期有切断作用。本品口服后 70%～90%从肠道吸收，10%～30%随粪便排出，1%～2%以原形随尿中排出。药物主要存在于血浆中，血细胞仅含微量；分布以肺含量最高，肝及肾上腺次之，心脏及子宫含量极微。达峰时间 4h，$t_{1/2}$ 为 27h。氨苯砜对本品有明显增效作用，并可延长本品在血液中有效浓度，$t_{1/2}$ 延长至 75h。临床两药合用能阻断孢子增殖，可防止疟疾传播。用于恶性疟和间日疟的治疗与预防。

【用法用量】 口服：间日疟根治，成年人一次 4 片，一日 1 次，连服 8 日。恶性疟治疗同上，连服 3 日。预防，一次 4 片，10～15 日服 1 次，连服 6 个月。

【不良反应】 主要损害肠黏膜上皮和肾上腺皮质，偶见轻度恶心、腹胀、腹痛及肠鸣等，不加处理可自行消失。

【注意事项】 ①肝肾功能不全者慎用；②肾上腺皮质功能不全者禁用。

【规格】 片剂：每片含硝喹和氨苯砜各 12.5mg。

340. 甲氟喹（mefloquine）

【作用特点与用途】 本品为人工合成抗疟药，活性与奎宁相近，对各类疟原虫及其他抗疟药敏感和耐药的虫体均有效。然而，东南亚已出现对本品有某种程度耐药性的虫株。本品主要消灭红细胞内期无性生殖的疟原虫。口服后吸收率为 80%，4～6h 血浆浓度达峰值，其中 98.2%与血浆蛋白结合。药物在红细胞中的浓度比血浆高 5 倍。V_d 为 20L。主要经肝消除，$t_{1/2\beta}$ 约为 20 日。小部分以原形从尿中排出。用于疟疾的治疗。预防对氯喹耐药恶性疟。

【用法用量】 餐时口服：不宜嚼碎，温汤送服。恶性疟 25mg/kg，间日疟可减少剂量，分 1～3 次服。体重 15～45kg 者按 25mg/kg，分 1 次或分 2 次服，即每 10kg 体重服 250mg（1 片）；体重 45～60kg 者首次服 750mg（3 片），6～8h 后再服 500mg（2 片），即总剂量为 1250mg。60kg 以上者首次服 750mg（3 片），6～8h 后再服 500mg（2 片），6～8h 后再服 250mg（1 片），总剂量为 1500mg。预防用药：体重 45～60kg 者首次可服 750mg；60kg 以上者首次可服 750mg，6～8h 后加服 250mg；恶性疟发作，消化系统紊乱者建议先用奎宁静脉滴注。耐药性恶性疟的预防：成年人或 45kg 以上儿童服 250mg。15kg 以上儿童 5～7.5mg/kg；15kg 以下儿童预防用药尚无经验。每周的同 1 日服药 1 次。启程至疫区前 1 周第 1 次，疫区回来后第 3 周服最后 1 次药，有效预防期可达离疫区后 6 周至 2 个月。

【不良反应】 可见意识不清、眩晕、醉酒状、站立不稳、恶心呕吐、便溏或腹泻、上腹胀痛；食欲不佳。罕见头痛、窦性心动过缓、皮肤过敏反应、鼻出血、心律失常、期前收缩等；极罕见情绪波动、氨基转移酶升高。主要在治疗用药时发生，而预防用药时较少见。

【注意事项】 育龄妇女应在最后一次给药后 2 个月才考虑受孕。肝肾功能严重不全者禁作预防用药。不能与奎宁同服。监护或遵医嘱用药。

【规格】　片剂：50mg、250mg。

341. 卤泛群（halofantrine、halfan）

【作用特点与用途】　本品系杀血液中疟原虫裂殖体抗疟药，对感染的其他阶段如镰状体、肝内期无明显作用。治愈率>90%，但毒性大。用于治疗疟疾。

【用法用量】　饭前 1h 或饭后 2h 服用 500mg，每 6h 服 1 次，共 3 次，可重复7 日。监护或遵医嘱。

【不良反应】　可见心电图 Q-T 间期延长、已有罕见严重心律失常的报道，可能是突然的并且有时是致命的。常见不良反应包括腹痛、恶心、呕吐、腹泻、厌食、头晕、头痛。可疑光敏性。

【注意事项】　忌与甲氨喹同时并用或相继服用。不可与阿司咪唑、西沙必利并用。孕妇慎用或忌用。哺乳期妇女、小儿无安全性资料。

【禁忌证】　有先天 Q-T 间期延长家族史或已知患有 Q-T 间期延长的患者禁用。

【规格】　片剂：250mg。

342. 治疟宁（fansidar）

【作用特点与用途】　本品为磺胺多辛与乙胺嘧啶的复合制剂。对疟原虫的叶酸合成酶和还原酶有双重阻断作用，对某些抗药性疟原虫株仍有效。用于抗氯喹的疟疾发病区的预防；恶性疟、间日疟及三日疟的治疗；弓形体病和肺孢子虫病引起的肺炎等。

【用法用量】　口服：预防半免疫力患者，一次 2~3 片，每 4 周 1 次；无免疫力患者每次 2 片，每周 1 次。治疗用剂量：一次 2~3 片，每周 1 次。深部肌内注射用于治疗，一次 5~7.5ml，每周 1 次。

【不良反应】　偶见胃肠道不适及皮肤反应。可见磺胺类药物引起的不良反应。

【禁忌证】　孕妇及对磺胺类药物过敏者禁用。

【注意事项】　对间日疟和三日疟最好加服伯氨喹 2 周，重症病例应联用奎宁。

【规格】　片剂：每片含磺胺多辛 0.5g，乙胺嘧啶 0.025g；针剂：每安瓿 2.5ml，含量同片剂。

343. 本芴醇（benflumetol）[典]

【作用特点与用途】　本品对疟原虫红细胞内期有强力杀灭作用，治愈率 95%。口服血药浓度达峰时间 4~6h，$t_{1/2}$ 为 25~72h。但对红细胞前期和配子体无效。用于恶性疟及耐氯喹的恶性疟；可与青蒿素同用。

【用法用量】　口服：成年人首日 0.8g，第 2、3、4 日各服 0.4g；儿童 8mg/kg，连用 4 日，首日加倍不超过 0.6g。

【注意事项】　在症状控制后，红细胞内期疟原虫被杀灭，可用伯氨喹杀灭配子体。心脏病、肾脏病患者慎用。

【规格】　胶丸：0.1g；复方本芴醇片：每片含本芴醇 0.12g，蒿甲醚 0.02g。

在疟疾疫区，抗疟效果较好的药物还有 8 种单方或复方制剂，简介如下。

344. 伯氨喹（primaquine）[典][基][保甲]

【作用特点与用途】　本品主要用于根治间日疟和控制疟疾传播，常与氯喹或乙胺嘧啶合用。对红细胞内期作用较弱，对恶性疟红内期则完全无效，不能作为控制症状的药物应用。对某些疟原虫的红细胞前期也有影响，但因需用剂量较大，已接近极量，不够安全，故也不能作为病因预防药应用。

【用法用量】　每日剂量不超过 52.8mg。由于剂型及规格不同，用法用量请仔细阅读药品说明书或遵医嘱。

【不良反应与注意事项】　①毒性比其他抗疟药大。每日剂量超过 52.8mg 时，易发生疲乏、头昏、恶心、呕吐、腹痛、发绀、药物热等症状，停药后可自行恢复。②少数特异质者可发生急性溶血性贫血（因其红细胞缺乏葡萄糖 6-磷酸脱氢酶），应即停药，给予地塞米松或泼尼松可缓解，并静脉滴注 5%葡萄糖氯化钠注射液，严重者输血。如发生高铁血红蛋白血症，可静脉注射亚甲蓝 1~2mg/kg。③肝脏、肾脏及血液系统疾病患者、糖尿病患者慎用。

【禁忌证】　孕妇禁用。

【规格】　片剂：每片含磷酸伯氨喹 13.2mg（相当于伯氨喹盐基 7.5mg）。

345. 氯喹（chloroquine）[典][基][保甲]

【作用特点与用途】　本品从 1944 年开始应用于临床；最初用来治疗疟疾，以后用途逐渐扩大。1951 年，用于治疗氯喹类风湿关节炎，有一定效果。本品主要用于治疗疟疾急性发作，控制疟疾症状。还可用于治疗肝阿米巴病、华支睾吸虫病、肺吸虫病、结缔组织病等。另可用于治疗光敏性疾患，如日晒红斑。

【用法用量】　①口服，控制疟疾发作，首剂 1g，第 2、3 日各服 0.5g。如与伯氨喹合用，只需第 1 日服本品 1g。小儿首次 16mg/kg（高热期酌情减量，分次服），6~8h 后及第 2~3 日各服 8mg/kg。肌内注射，一日 1 次，一次 2~3mg/kg，静脉滴注：临用前用 5%葡萄糖注射液或 0.9%氯化钠注射液 500ml 稀释后缓慢滴注，每次 2~3mg/kg。②疟疾症状抑制性预防，一周服 1 次，一次 0.5g。小儿每周 8mg/kg。③抗阿米巴肝脓肿，每 1、2 日，一日 2~3 次，一次服 0.5g，以后每日 0.5g，连用 2~3 周。④治疗结缔组织病，对盘状红斑狼疮及类风湿关节炎，开始剂量一日 1~2 次，每次 0.25g，经 2~3 周后，如症状得到控制，改为一日 2~3 次，每次量不宜超过

0.25g，长期维持。对系统性红斑狼疮，用皮质激素治疗症状缓解后，可加用氯喹以减少皮质激素用量。

【注意事项】 ①服药后可有食欲减退、恶心呕吐、腹泻等反应；还可出现皮肤瘙痒、紫癜、脱毛、毛发变白、湿疹和剥脱性皮炎、牛皮癣；头重、头痛、头昏、耳鸣、眩晕、倦怠、睡眠障碍、精神错乱、视野缩小、角膜及视网膜变性等。②有临床观察显示，有时可见白细胞减少，如减至 4000 以下应停药。③本品无收缩子宫作用，但可能使胎儿耳聋、脑积水、四肢缺陷，故孕妇忌用。④对少数患者，可引起心律失常，严重者可致阿-斯综合征，值得重视，若不及时抢救，可能导致死亡。⑤长期使用，可产生抗药性（多见于恶性疟）。如用量不足，恶性疟常在 2～4 周复燃，且易引起抗药性。⑥本品对角膜和视网膜有损害，因此长期服用本品治疗以前，应先做眼部详细检查，排除原有病变，60 岁以上患者宜勤检查，以防视力功能损害。长期维持剂量每日以 0.25g 或其以下为宜，疗程不超过 1 年。

【规格】 片剂：每片含磷酸氯喹 0.075g、0.25g；注射液：每支 129mg（盐基 80mg）（2ml）、250mg（盐基 155mg）（2ml）；复方磷酸氯喹片（复方止疟片）每片含磷酸氯喹 110mg（盐基 66mg）和磷酸伯氨喹 8.8mg（盐基 5mg）。一日 1 次，每次口服 6 片，连服 3 日。

346. 复方奎宁注射（compound quinine injection）

本品内含盐酸奎宁 0.13g、咖啡因 0.034g、乌拉坦 0.02g；能控制疟疾高热症状，参见说明书，遵医嘱用。

【规格】 注射用：2ml。

347. 羟氯喹（hydroxychloroquine）[保乙]

【作用特点与用途】 本品为 4-氨基喹啉衍生物类抗疟药，作用和机制与氯喹类似。用于控制疟疾临床症状和疟疾的抑制性预防。还可以用于治疗系统性和盘状红斑狼疮，以及类风湿关节炎。用于治疗多形性光疹，仅用在最大曝光期间。也用于预防术后血栓栓塞。

【用法用量】 治疗疟疾急性发作：成人首剂 0.8g，6h 后 0.4g，以后每 2 日 0.4g，儿童首剂 0.01g/kg，6h 后 5mg/kg，以后每 2 日 5mg/kg。预防疟疾：每周 0.4g。儿童：5mg/kg，1 次/周。片剂：0.2g（本品 0.1g 相当于羟氯喹基质 0.077g）。

【注意事项】 妊娠初期用可致畸，孕妇禁用；禁用于视网膜病、视网膜炎、肝病症、葡萄糖-6-磷酸脱氢酶缺乏症（G-6-PD 缺乏症）、银屑病、关节炎、儿童期/状态。

【不良反应】 与氯喹相似，胃肠道反应较氯喹轻，眼毒性较低。

【规格】 片剂胶囊剂：0.1g、0.2g、0.4g。

348. 哌喹（piperaquine）[保乙]

【作用特点与用途】　本品抗疟作用与氯喹相似，但作用较为持久。临床主要用于疟疾症状的抑制性预防，也用于疟疾的治疗，并试用于矽肺的防治。

【用法用量】　①疟疾症状抑制性预防：每月服磷酸哌喹 0.75～1g 一次，睡前服，可连服 3～4 个月，但不宜超过 6 个月。②控制疟疾症状：本药对于抗氯喹性恶性疟有根治作用，但作用缓慢，宜在奎宁、青蒿素类或咯萘啶控制症状后续用本品。首剂服磷酸哌喹 1g，8～12h 以后服 0.5～1g。③矽肺的防治：预防用每次服 500mg，10～15 日 1 次，1 月量 1000～1500mg；治疗用一次 500～750mg，一周 1 次，1 月量 2000mg。以半年为 1 个疗程，间歇 1 个月后，进行第 2 疗程，总疗程 3～5 年。

【不良反应与注意事项】　服药后偶有头昏、嗜睡、乏力、胃部不适、面部和嘴麻木感，轻者一般休息后能自愈。肝功能不全及孕妇慎用。个别会有皮疹或过敏，药厂粉碎工人长期吸入时会使呼吸免疫力降低。

【规格】　片剂：每片含磷酸哌喹 250mg。

349. 复方三哌喹片

【作用特点与用途】　本品用于预防和治疗恶性疟和间日疟，疗效良好。

【用法用量】　口服：首剂用 6 片，6～8h 后再服 4 片，共服 10 片为 1 个疗程。

【注意事项】　有胃肠道反应。对磺胺药过敏者忌用。

【规格】　片剂：每瓶 100 片。

350. 硝喹（nitroquine）

本品对红细胞内期抗疟作用较强，与氨苯砜配伍增效。见本篇"339."。

351. 阿莫地喹（amodiaquine）[典]

【作用特点与用途】　本品抗疟作用与氯喹相同，作用于红细胞内期，主要用于控制症状。不良反应较少。孕妇及肝功能不良者亦可用。

【用法用量】　常与伯氨喹合用。成人第 1 日服 0.6g（基质），第 2、3 日各服 0.4g（基质）1 次，抗复发及预防：每周服 0.4g（基质）1 次。预防用每周顿服 2 片（含盐酸阿莫地喹 0.522g）。治疗用首日顿服 3 片，第 2、3 日各顿服 2 片。

【规格】　片剂：0.2g（基质）。

此外，临床应用还有 352. 奎宁（quinine）[典][保甲乙]、氯喹（chloroquine）[典][基][保甲]（见本篇"345."）、353. 乙胺嘧啶（pyrimethamine）[典][基][保甲乙]等，请仔细阅读说明书，遵医嘱。